Remschmidt/Schmidt/Poustka

Multiaxiales Klassifikationsschema

HUBER

Helmut Remschmidt
Martin Schmidt
Fritz Poustka
(Herausgeber)

Multiaxiales Klassifikationsschema

für psychische Störungen des Kindes- und Jugendalters nach ICD-10 der WHO

Mit einem synoptischen Vergleich von ICD-10 mit DSM-IV

5., vollständig überarbeitete und erweiterte Auflage

Verlag Hans Huber

Adressen der Herausgeber:

Prof. Dr. med., Dr. phil. H. Remschmidt
Klinik für Kinder- und Jugendpsychiatrie und -psychotherapie der Philipps-Universität
Hans-Sachs-Straße 6
D-35039 Marburg

Prof. Dr. med., Dr. rer. nat. M. H. Schmidt
Lehrstuhl für Kinder- und Jugendpsychiatrie
der Fakultät für Klinische Medizin Mannheim der Universität Heidelberg
Postfach 122120
D-68072 Mannheim

Prof. Dr. med. Fritz Poustka
Klinikum der Johann-Wolfgang-Goethe-Universität Frankfurt
Klinik für Psychiatrie und Psychotherapie des Kindes- und Jugendalters
Deutschordenstraße 50, D-60590 Frankfurt a. Main

Lektorat: Monika Eginger
Herstellung: Kurt Thönnes, die Werkstatt, Liebefeld-Bern
Druckvorstufe: MedienTeam Berger, Ellwangen
Umschlag: Atelier Mühlberg, Basel
Druck und buchbinderische Verarbeitung: AZ Druck und Datentechnik, Kempten
Printed in Germany

Bibliografische Information der Deutschen Bibliothek
Die Deutsche Bibliothek verzeichnet diese Publikation in der Deutschen Nationalbibliografie; detaillierte bibliografische Daten sind im Internet über http://dnb.ddb.de abrufbar.

Auch der fünften Auflage des «Multiaxialen Klassifikationsschemas für psychische Störungen im Kindes- und Jugendalter» liegt die Ausgabe zu Grunde, die in englischer Sprache 1996 im Namen und Auftrag der Weltgesundheitsorganisation von der Cambridge University Press unter dem Titel *Multiaxial classification of child and adolescent psychiatric disorders* publiziert worden ist.

Anregungen und Zuschriften bitte an:
Verlag Hans Huber
Hogrefe AG
Länggass-Strasse 76
CH-3000 Bern 9
Tel: 0041 (0)31 300 4500
Fax: 0041 (0)31 300 4593
www.verlag-hanshuber.com

5., vollständig überarbeitete und erweiterte Auflage 2006

ISBN 3-456-84284-8

Inhaltverzeichnis

Anhang

Vorwort

zur 5. Auflage des Multiaxialen Klassifikationsschemas (MAS)

Seit der 1977 im Verlag Hans Huber erschienenen 1. Auflage des Multiaxialen Klassifikationsschemas für psychische Störungen des Kindes- und Jugendalters wurde dieses Schema in unserem Sprachraum zunehmend eingeführt und hat auch international zur wissenschaftlichen Verständigung beigetragen. Wir freuen uns nun, die 5. Auflage des MAS vorzulegen. Sie folgt wie ihre Vorläuferfassung der 10. Revision der internationalen Klassifikation der Krankheiten in den Achsen I–IV. Die altersspezifischen Störungen, die zu den Klassen F8 und F9 zusammengefasst sind, wurden in der multiaxialen Klassifikation den weniger oder nicht entwicklungsabhängigen Störungen vorangestellt, soweit sie die klinisch-psychiatrischen Syndrome der Achse I betreffen, nämlich die tiefgreifenden Entwicklungsstörungen und die alterstypisch früh beginnenden emotionalen Verhaltensstörungen. Die umschriebenen Entwicklungsstörungen aus der Klasse F8 sind wie in der 4. Auflage der Achse II zugeordnet, die Beeinträchtigung der Intelligenz gemäß den Diagnoseziffern der Klasse F7 – erweitert um die Klassifikation der höheren Intelligenz – der Achse III. Die Kapitel A bis E sowie G bis Y finden sich in unterschiedlicher Ausführlichkeit auf der Achse IV. Für die diagnostischen Kategorien der Achsen I–III folgen den diagnostischen Leitlinien jeweils die Diagnosekriterien gemäß den Forschungskriterien. Die Achse V betrifft abnorme psychosoziale Umstände. Sie wurden im Zuge von Feldstudien bereits in der 3. Auflage überarbeitet und ist nun mit einem detaillierten Glossar versehen, das die Reliabilität und Validität entsprechender Angaben deutlich erhöht. Soweit die Angaben der Achse V Z-Kodierungen der 10. Revision entsprechen, ist das in einer separaten Liste angegeben. Die Achse VI blieb gegenüber der 4. Auflage unverändert und entspricht der Skala zur globalen Erfassung des Funktionsniveaus, die das DSM-IV verwendet.

Eine Synopse der mit ICD-10-Diagnosen korrespondierenden DSM-IV-Diagnosen und eine Tabelle der kinder- und jugendpsychiatrisch relevanten ICD-10-Diagnosen, die im DSM-IV keine Entsprechung finden, sind angefügt. Bereits in der 4. Auflage neu eingefügt wurde, nach dem Erscheinen der «Leitlinien zur Diagnose und Therapie psychischer Störungen im Säuglings-, Kindes- und Jugendalter» eine Liste, die die vorliegenden Leitlinien zu den einzelnen diagnostischen Kategorien des MAS in Beziehung setzt.

In der hier vorliegenden 5. Auflage wurden, neben der Ausmerzung von Druckfehlern, folgende Ergänzungen vorgenommen:

- Das Literaturverzeichnis zur multiaxialen Diagnostik wurde um neu erschienene Arbeiten erweitert.
- Die Tabelle mit den korrespondierenden DSM-IV-Diagnosen zur ICD-10 für die Kategorien F0 bis F9 wurde um eine Reihe von Störungen ergänzt, und
- die Leitlinienübersicht wurde dem derzeitigen Kenntnisstand angepasst.

DSM-V und ICD-11 sind in Vorbereitung. Eine weitere Annäherung beider Systeme ist geplant. Wichtiger als die Differenzen werden die Fortschritte in der Klassifikation sein, die nicht nur die Unterteilung bekannter Störungsbilder, sondern auch neue

Sichtweisen einbringen. Auch wenn zum voraussichtlichen Termin von 2010 der Beitrag der klinischen Neurowissenschaften noch zu bescheiden sein wird, um das Achsensystem zu ändern, stehen doch eine bessere Fassung der Vorläufer von Persönlichkeitsstörungen, das Auffinden von Risikoprofilen aus biologischen und Umweltbelastungen und vor allem die Einführung alterstypischer Beziehungsstörungen als Diagnosen im Kindes- und Jugendalter zur Bearbeitung an. Wegen der Verflochtenheit des Kindes mit seiner Umwelt ist die Möglichkeit der Klassifikation von Beziehungsstörungen umso dringlicher, als entsprechende Diagnosen auch für erwachsene Patienten in Überlegung sind. In diesem Bereich erscheinen Weiterentwicklungen im Augenblick am greifbarsten. Eine stärkere Berücksichtigung des Entwicklungsaspekts bahnt sich in der Klassifikationsforschung ohnehin an, wenn auch weniger im Hinblick auf das Kindes- und Jugendalter, sondern eher unter dem Aspekt möglicher Frühinterventionen.

Unser Dank gilt zunächst der WHO für die Erlaubnis zur Übernahme der Texte in deutschen Übersetzungen, den Autoren der Gruppe um Sir Michael Rutter danken wir für ihre Vorbereitungen in Gestalt der englischen Fassung, insbesondere, was die Überarbeitung der Achse V angeht, Frau Dr. Martina Pitzer sind wir ebenso wie dem Verlag Hans Huber für die Erlaubnis der Übernahme der synoptischen Vergleichstabelle DSM-IV/ICD-10 zu Dank verpflichtet. Herrn Dr. Peter Wehmeier danken wir für die Erstellung des Sachregisters. Schließlich gilt unser Dank dem Verlag Hans Huber und seiner Mitarbeiterin Frau Monika Eginger, die die Neuauflage hilfreich betreut hat.

Wir wünschen, dass auch die 5. Auflage die Zuverlässigkeit und Gültigkeit der Klassifikation in unserem Fach weiter verbessern hilft und dadurch zu einer besseren Verständigung in Praxis, Klinik und Forschung beiträgt.

Marburg, Mannheim und Frankfurt/Main im Dezember 2005

H. Remschmidt M. H. Schmidt F. Poustka

Einleitung

Prinzipien einer Multiaxialen Klassifikation

Psychiatrische Diagnosen enthalten zwangsläufig verschiedene Elemente. So kann es wichtig sein, neben der Art einer Störung z.B. das Vorhandensein oder Nicht-Vorhandensein einer intellektuellen Behinderung mit oder ohne gleichzeitig vorliegender Hirnschädigung festzustellen. In den meisten Fällen lassen sich all diese Faktoren nicht in einer einzigen diagnostischen Bezeichnung zusammenfassen, woraus sich die Notwendigkeit multipler Zuordnungen ergibt. Natürlich sieht auch das ICD-Schema Mehrfach-Klassifikationen vor, es gibt jedoch keine speziell für den Kinder- und Jugendpsychiater entwickelte Anweisungen, in welcher Form mehrere Kategorien benutzt oder in welcher Reihenfolge sie angegeben werden sollten. Es hat sich gezeigt, dass Psychiater in der Praxis solche Mehrfach-Kategorisierungen sehr unterschiedlich handhaben. Dies hat zur Folge, dass im Falle der Nicht-Berücksichtigung einer diagnostischen Kategorie verschiedene Interpretationen möglich sind: z.B., dass sie nicht zutraf, dass sie zwar zutraf, aber nicht bedeutsam war, oder dass sie nicht registriert wurde, obwohl sie sehr wesentlich war. Es entstehen also Schwierigkeiten, aus der Kodierung auf die Gegebenheiten zu schließen.

Das multiaxiale Diagnosenschema wurde entwickelt, um diese Mängel zu beheben. Es handelt sich dabei um eine logische Weiterentwicklung des ICD-Schemas, das geringfügig modifiziert wurde, um die erwähnten Schwierigkeiten zu vermeiden. Um Vollständigkeit und Vergleichbarkeit der Daten zu erreichen, sind drei Regeln zu beachten:

- Eine einheitliche Zahl von Kodierungen ist vorzusehen,
- diese Kodierungen müssen sich stets auf die gleichen Elemente der Diagnosen beziehen, und
- sie müssen stets in der gleichen Reihenfolge erscheinen.

Grundsätzlich könnte man eine unbegrenzte Zahl von diagnostischen Elementen in ein solches multiaxiales Schema bringen, aber aus Gründen der Praktikabilität ist eine strikte Begrenzung der Zahl der Achsen notwendig. Diese müssen so ausgewählt werden, dass sie möglichst eindeutige und klinisch relevante Informationen für möglichst viele Fälle liefern. Im Hinblick auf psychische Störungen von Kindern und Jugendlichen berücksichtigen die ausgewählten Achsen (Dimensionen) das klinisch-psychiatrische Syndrom (z.B. Angststörung, frühkindlicher Autismus), das Vorliegen oder Fehlen umschriebener Entwicklungsstörungen (z.B. umschriebene Entwicklungsstörung der motorischen Funktionen), das Intelligenzniveau (z.B. Normvariante, leichte intellektuelle Behinderung), die körperliche Symptomatik (z.B. Diabetes mellitus, Mikrocephalie). Die fünfte Achse (assoziierte abnorme psychosoziale Umstände) und die sechste Achse (Globalbeurteilung des psychosozialen Funktionsniveaus) wurden eigens für den multiaxialen Ansatz entwickelt. Sie erfassen wesentliche zusätzliche Informationen, die sowohl für die Genese einer Störung bedeutsam sind als auch zur Abschätzung aktueller Belastungen und der Möglichkeiten der Integration eines Patienten in seine jeweilige Umgebung dienen.

Grundprinzip einer multiaxialen Betrachtungsweise ist, jedes wichtige diagnostische Element systematisch auf einer eigenen Achse festzuhalten, wobei auf den einzelnen Achsen eine unterschiedliche Anzahl von Kodierungen möglich ist. Auf den ersten fünf Achsen ist auch die Möglichkeit gegeben, das Nicht-Vorhandensein entsprechender Kategorien durch eine 0 (oder 00, 000, 0000) zu vermerken, so dass für jeden Patienten auf diesen fünf Achsen eine Kodierung vorliegt. Auf der sechsten Achse ist ebenfalls für jeden Patienten eine Kodierung möglich, die sich an seiner Fähigkeit zur sozialen Adaptation orientiert. Dieses Vorgehen ist eine Gewähr dafür, dass für alle Patienten vergleichbare Daten bezüglich aller sechs Dimensionen erhoben und stets in gleicher Reihenfolge notiert werden. Dadurch ist ein systematischer Rückgriff auf die Daten relativ einfach.

Das Schema ist vorwiegend deskriptiv und – entsprechend der Philosophie der ICD-10 – wenig theoriegebunden, so dass es in vergleichbarer Weise von Klinikern ganz unterschiedlicher theoretischer Ausrichtung angewandt werden kann. Dabei wird das Ziel verfolgt, das Vorhandensein oder Nicht-Vorhandensein unterschiedlicher Phänomene oder Situationen zu erfassen, gleichgültig, ob sie der Kliniker als ursächliche Faktoren für die jeweilige psychiatrische Störung ansieht. Diese Verfahrensweise unterscheidet sich etwas vom herkömmlichen Vorgehen beim Formulieren von Diagnosen, ist aber im Hinblick auf die fortgesetzten theoretischen Auseinandersetzungen über die mögliche ätiologische Bedeutung biologischer, psychosozialer und kognitiver Faktoren derzeit notwendig. Darüber hinaus gewinnen aber Zuschreibungen verschiedener Umstände an Bedeutung etwa für die therapeutische oder evaluative Arbeit.

Es muss ferner betont werden, dass die Kodierungen sich ausschließlich auf die aktuelle Situation und die aktuellen Schwierigkeiten eines Patienten beziehen und nicht auf seine Persönlichkeit. Sie machen auch keine Aussagen über Fortdauer und Irreversibilität einer Störung und sind deshalb gänzlich ungeeignet, um den Einzelnen im Sinne eines Labeling-Approach zu diskriminieren. Im übrigen werden ja nicht Patienten klassifiziert, sondern deren Störungen.

Die Entwicklung der multiaxialen Klassifikation

Bereits 1969 wurde eine triaxiale Klassifikation psychischer Störungen im Kindesalter vorgeschlagen (Rutter et al. 1969). Neben einem klinisch-psychiatrischen Syndrom wurden das Intelligenzniveau und auf einer dritten Achse assoziierte oder ätiologische Faktoren kodiert, die körperliche Umstände oder die Umwelt betreffen. Später wurde die Kodierung dieser Faktoren auf zwei Achsen aufgeteilt. In diesem vieraxialen Schema, zu dem 1975 eine Evaluationsstudie publiziert wurde, entsprachen die Kategorien der ersten drei Achsen der ICD-8 (Rutter et al. 1975b). Das auf diesen Erfahrungen aufbauende, 1976 von Rutter, Shaffer und Sturge (ohne Jahr) erarbeitete Schema hatte eine zusätzliche Achse für umschriebene Entwicklungsstörungen und basierte auf der inzwischen eingeführten ICD-9 (Rutter et al., o.J.). Es benutzte eine relativ grobe Klassifikation zur Erfassung abnormer psychosozialer Umstände und wurde 1977 als multiaxiale Klassifikation von Remschmidt und Schmidt in Deutschland eingeführt. Im gleichen Zuge wurden Evaluationsstudien begonnen, die sechs

Jahre später publiziert wurden (Remschmidt und Schmidt 1983). Als 1991 die 10. Revision der ICD in Kraft trat, wurde sie für die 3. Auflage der deutschen Fassung übernommen (Remschmidt und Schmidt 1994). Damals waren die empirischen Untersuchungen zur Verbesserung der fünften Achse bereits in Gang gesetzt.

ICD-10 verfügte mit einem neuen Kodierungssystem über die Möglichkeit, die Zahl der Kategorien für psychische Störungen im Kindes- und Jugendalter deutlich zu erhöhen. Die Gruppierung in Störungsklassen erfolgte nach Symptom- und Verlaufsverwandtschaft, während man von ätiologisch belasteten Begriffen wie wie z. B. Neurosen abrückte. Die Ausdifferenzierung der Störungen zog auch genauere Operationalisierungen nach sich. Die Fortschritte in der Klassifikation von ICD-9 nach ICD-10 waren wesentlich größer als die von ICD-8 nach ICD-9. Dennoch blieben viele Wünsche bezüglich der Berücksichtigung entwicklungspsychopathologischer Aspekte unberücksichtigt. Feldstudien zur Reliabilität der ICD-10-Kategorien liegen vor (Blanz und Schmidt 1990). Im Hinblick auf die gestiegene Zahl der Kategorien, mit der hohe Übereinstimmungsraten natürlich schwieriger zu erreichen sind, waren die Ergebnisse, die generell mit denen der 1983 publizierten Evaluationsstudien zur ICD-9 übereinstimmten, befriedigend. In die 1994 publizierte 3. Auflage war auch die inzwischen etablierte sechste Achse eingeführt worden, die sich an die globale Erfassung von Beeinträchtigungen, wie sie bereits in DSM-III-R benutzt wurde, anlehnt. Dies geschah auf der Basis des WHO-Vorschlags, die Erfassung von Beeinträchtigungen generell zu einem Teil psychiatrischer Diagnostik und Klassifikation zu machen (WHO 1988).

Die Reliabilität der 1975 vorgeschlagenen Klassifikation abnormer psychosozialer Umstände auf der Achse V dieses Schemas zeigte eine unbefriedigende Reliabilität (van Goor-Lambo 1984, 1987). Im Zuge der Entwicklung von Vorschlägen zur ICD-10 wurde eine Revision der fünften Achse bearbeitet (van Goor-Lambo et al. 1984, 1990). Dieser Entwurf war Basis für Felduntersuchungen, die ab 1988 durchgeführt wurden (van Goor-Lambo et al. 1994). Die Kategorien der Achse V korrespondieren mit Kategorien der Z-Klassifikation, die psychosoziale Faktoren mit Bedeutung für Kontakte zu Gesundheitsdiensten im Rahmen der ICD-10 beschreibt, wenn auch nicht alle dort genannten Kategorien durch die Achse V abgedeckt sind. Strukturierte und standardisierte Interviews für Eltern und Kinder (Poustka et al. 1994) verbessern die rationalisierte Erhebung abnormer psychosozialer Umstände, die ohne Kenntnis der Psychopathologie stattfinden soll. Diese Interviews eignen sich zum Training von Achse V-Kodierungen. Die Reliabilität - und damit die Validität - dieser Kodierungen ist von einer sorgfältigen Schulung und Einübung abhängig; verschiedene Studien verdeutlichen das (van Goor-Lambo 1990, van Goor-Lambo et al. 1994), Bästlein und Poustka 1993, Lehmann et al. 1993). Vor der Verwendung des jetzt publizierten Glossars in der Routinediagnostik wird deshalb die Benutzung standardisierter Interviews zur Einübung in einer Trainingsphase empfohlen. Entsprechende Hilfestellungen bietet das Fallbuch Kinder- und Jugendpsychiatrie zur Erfassung und Bewertung belastender Lebensumstände von Kindern (Poustka und van Goor-Lambo 2000) und auch die Verwendung standardisierter Interviews zur Achse V (Poustka et al. 1994). Die Tradition multiaxialer Klassifikation, die seitens der Amerikanischen Gesellschaft für Psychiatrie ebenso weitergeführt wird, hat sich für unser Fachgebiet fest etabliert. Die Kinder- und Jugendpsychiatrie war diesbezüglich auch Schrittmacher für andere Entwicklungen, denn 1996 wurde multiaxiale Klassifikation auch für die Erwachsenen eingeführt. Das dabei verwendete Schema (Janca 1996) beruht auf einem dreiaxialen System, ist aber von dem für Kinder und Jugendliche deutlich verschieden.

Zur Benutzung des Glossars

Keine Klassifikation kann sinnvoll benutzt werden, wenn nicht eine Interpretation der grundliegenden Termini gegeben ist. Dies ist Sinn des Glossars. Hinsichtlich der Entwicklung eines solchen Glossars gibt es jedoch spezifische Probleme. Diagnosen, die aufgrund einiger weniger pathognomonischer Zeichen oder Symptome gestellt werden, sind in der Psychiatrie ungebräuchlich. In den meisten Fällen gibt es keine absolut klaren Abgrenzungen, wie man sie bei einigen organischen Erkrankungen findet. Eingedenk solcher Schwierigkeiten zielt das Glossar darauf ab, einen einheitlichen Gebrauch der Terminologie soweit wie möglich sicherzustellen. Es wurde zusammengestellt von Klinikern, die verschiedene Länder repräsentieren und auch unterschiedliche theoretische Ansichten vertreten. Dennoch ist das Ergebnis ein Kompromiss, der nicht frei von Inkonsistenzen und Schwierigkeiten ist, die immer noch Bestandteil der Psychiatrie generell sind. Kein Kliniker wird wahrscheinlich finden, dass alle Termini und Deskriptionen mit seinem persönlichen Blickwinkel oder seinem Sprachgebrauch übereinstimmen. Zum Zwecke der gegenseitigen Verständigung ist es jedoch notwendig, sich auf derartige Kompromisslösungen zu einigen. Dies wurde auch in diesem Glossar versucht.

Das Glossar enthält Definitionen für alle Achsen außer der vierten. Für die erste bis dritte Achse liegt es in drei Formen vor: einer kurzen Version, die in den Volltext der ICD-10 aufgenommen wurde, einer ausführlicheren Beschreibung der Konzepte und diagnostischen Vorgehensweisen (deutsch durch Dilling, Mombour und Schmidt 1999) und in Form der Forschungskriterien (deutsch durch Dilling et al. 1994), die in die hier vorgelegte Fassung der multiaxialen Klassifikation eingearbeitet sind. Das Glossar für die Kodierungen auf Achse V ist ähnlich detailliert wie die Forschungskriterien.

Achse I: Klinisch-psychiatrisches Syndrom

Die erste Achse besteht aus der Sektion V des ICD-Schlüssels in der 10. Version, läßt aber die Klassen F7 und F8 – ausgenommen die tiefgreifenden Entwicklungsstörungen unter F84 – aus. Bezüglich anderer Kodierungen und ihre Beschreibungen im Glossar wurden keine Veränderungen vorgenommen. Es ist ein Grundprinzip des ICD-Schlüssels, dass unterschiedliche Klassifizierungen nicht für unterschiedliche Altersgruppen vorgenommen werden sollten (obwohl bestimmte Störungen nur in einer bestimmten Altersgruppe auftreten). Konsequenterweise enthält die erste Achse auch zahlreiche Verschlüsselungen für Störungen, die nur geringe Bedeutung für Kinder und Jugendliche haben.

Das Glossar enthält Beschreibungen für alle Kategorien, einige allgemeine Gesichtspunkte sollten jedoch betont werden:

Falls kinderpsychiatrische Störungen unter Bezeichnungen zusammengefasst werden können, die in der Erwachsenenpsychiatrie benutzt werden, sollten sie auch so kodiert werden. Zum Beispiel sollte die Störung eines Kindes, das an einer Agoraphobie leidet (F41.0), auch so verschlüsselt werden. Die Kodierung unter den emotionalen Störungen des Kindesalters (hier z.B. F93.1) sollte nur angewandt werden, wenn die Störungen nicht den Definitionen in den Kategorien F40 bis F48 entsprechen und typische Charakteristika des Kindesalters aufweisen.
Einzelne Kategorien implizieren trotz des Grundprinzips, dass Annahmen über die Ätiologie vermieden werden sollen, in einigen Kategorien entsprechende Hinweise. Dies läßt sich nicht völlig vermeiden. Die Philosophie der ICD-10 geht dennoch dahin, die einzelnen Störungen gemäß ihrem Erscheinungsbild und nicht gemäß theoretischer Vorannahmen zu klassifizieren. Die Klassen F00 bis F09 unterstellen für organische einschließlich symptomatischer psychischer Störungen eine nachweisliche Ätiologie in Hirnerkrankungen, Hirnverletzungen oder anderen Ereignissen, die zu Hirnfunktionsstörungen führen. Ähnlich ist die Kategorie F34 Störungen zugeordnet, die aufgrund außerordentlicher Stressbelastung oder als Anpassung an wechselnde Lebensumstände oder dauernd ungünstige Umstände entstehen. Dennoch sind diese Störungen aufgrund von Symptommustern zu diagnostizieren und nicht, weil offensichtlich Umgebungseinflüsse eine Rolle spielen; deren Bedeutung müsste durch Kodierungen auf Achse V erfolgen.

Schließlich sei auf die spezielle Kodierung F54 hingewiesen, die das Vorhandensein von psychologischen oder Verhaltensfaktoren anzeigt, von denen man annimmt, dass sie die Entstehung körperlicher Erkrankungen, wie beispielsweise Asthma oder Ulcus, wesentlich beeinflussen können. Sofern eine solche Kodierung vorgenommen wird, muss gleichzeitig die körperliche Erkrankung separat auf Achse IV klassifiziert werden.

Achse II: Umschriebene Entwicklungsstörungen

Die Kodierungen auf dieser Achse sind deskriptiv und nicht ätiologisch. Umschriebene Entwicklungsstörungen sollten unabhängig von ihrem Ursprung verschlüsselt werden; ausgenommen sind definitionsgemäße Entwicklungsverzögerungen aufgrund von unzureichender Schulbildung, intellektuellen Beeinträchtigungen, sensorischen Behinderungen oder neurologischen Erkrankungen. Andererseits ist beispielsweise vorgesehen, dass die Sprech- oder Sprachstörung eines Kindes mit Autismus, die im deutlichen Missverhältnis zu seinen kognitiven Fähigkeiten steht, hier kodiert werden muss. Leitlinie für die Klassifikation umschriebener Entwicklungsstörungen ist, dass diese nur dann vorliegen, wenn sie aus dem übrigen Entwicklungsniveau eines Kindes herausfallen. Dies bedeutet, dass die Störung eines Kindes, welches eine allgemeine Entwicklungsverzögerung als Teil einer schweren geistigen Behinderung aufweist, auf der zweiten Achse die Kodierung 0 („kein umschriebener Entwicklungsrückstand") erhalten sollte.

Achse III: Intelligenzniveau

Im Unterschied zu den in der Kategorie der Klasse F7 nach dem sozialen Funktionsniveau klassifizierten Beeinträchtigungen soll hier strikt nach dem intellektuellen Niveau vorgegangen werden, das entweder psychometrisch erfasst oder klinisch eingeschätzt wird. Wünschenswert ist dazu eine Untersuchung des Intelligenzniveaus, unabhängig vom sozialen Funktionsniveau, weil letzteres durch komorbide Störungen der Achse I beeinträchtigt sein kann. Außerdem wird das psychosoziale Funktionsniveau ohnehin auf der Achse VI klassifiziert. Bei den höheren Kategorien des Intelligenzniveaus gilt diese Regelung umgekehrt, d.h. ein Kind kann ein hohes Intelligenzniveau aufweisen, ohne bezüglich des psychosozialen Funktionsniveaus als überdurchschnittlich bezeichnet zu werden.

Achse IV: Körperliche Symptomatik

Diese Achse ist vorgesehen zur Kodierung von nicht-psychiatrischen Krankheitssymptomen oder -syndromen. Die Verschlüsselung bezieht sich auf die augenblickliche Situation; zurückliegende Symptome aus der Krankengeschichte oder Verletzungen sollten nur dann festgehalten werden, wenn sie mit einer klassifizierbaren und augenblicklich vorhandenen somatischen Störung zusammenhängen. Stets sollten jedoch körperliche Bedingungen unabhängig davon kodiert werden, ob angenommen werden kann, dass sie eine psychische Störung verursacht haben oder nicht. Die Liste der Ziffern umfasst alle ICD-Kategorien in der 10. Version mit Ausnahme des Kapitels V (Psychische Störungen). Eine vierstellige Verschlüsselung ist unter besonderer Berücksichtigung des Kapitels VI (G00–G99) für die neurologischen Erkrankungen und einige andere wegen ihrer Häufigkeit und Bedeutung für psychische Störungen des Entwicklungsalters bedeutsame Kategorien vorgesehen. Jedoch werden hinsichtlich anderer somatischer Störungen nur dreistellige Klassifizierungen angeführt. Da bislang kein entsprechendes Glossar für Achse IV erstellt worden ist, erfolgen keine Definitionen für die einzelnen Kategorien auf dieser Achse. Auf dieser Achse sind selbstverständlich mehrere Kodierungen zulässig. Selbstverletzende Handlungen, die mit einer psychiatrischen Störung assoziiert sind, sollen auf Achse IV mittels einer X-Kodierung klassifiziert werden. Das gilt sowohl für Selbsttötungsversuche wie für parasuizidale Handlungen.

Achse V: Assoziierte aktuelle abnorme psychosoziale Umstände

Diese Achse bietet die Möglichkeit zur Kodierung abnormer psychosozialer Situationen, die für die Verursachung der psychischen Störung oder für die Therapieplanung relevant sein können. Wegen des Bezugs zur Therapieplanung und weil Unsicherheiten bezüglich der Kausalität bestehen, sollten solche abnormen psychosozialen Umstände hier ohne Rücksicht darauf klassifiziert werden, ob man glaubt, dass sie die psychiatrische Störung des Patienten auch verursacht haben.

Ein unausweichliches Dilemma besteht bezüglich der Entscheidungen über den Zeitrahmen, auf den sich solche Kodierungen beziehen sollen. Einerseits mögen schwerwiegende widrige Erfahrungen in der Vergangenheit noch gegenwärtig klinische Relevanz haben, andererseits haben akute Lebensereignisse gewöhnlicher Art eine Wahrscheinlichkeit klinisch fortzuwirken, vor allem wenn sie zeitlich mit dem Einsetzen einer psychischen Störung assoziiert waren. Weil jede Regelung bezüglich Kodierung eines kausalen Zusammenhangs unter Klinikern sehr variabel genutzt würde (und weil sie dem generell atheoretischen Ansatz von ICD-10 widerspräche), wären damit unbefriedigende Lösungen gegeben. Dem entsprechend sind die Kodierungen hier auf die Lebenszeit ausgedehnt, aber mit der Einschränkung, dass die Benutzer des Schemas selbst über den Zeitraum entscheiden müssen, der ihren Bedürfnissen am besten entspricht. Wird also ein engerer Zeitrahmen gewählt, dann müssen Ereignisse, die innerhalb dieses Rahmens nicht kodierbar sind, über die Anamnese erfasst werden können. Zum Zwecke der Verständigung wird aber im Glossar empfohlen, den gewählten Zeitraum zu definieren und aus praktischen Gründen die Zuschreibung einer aktuellen Zeitspanne von einem halben Jahr vor die Beurteilung angeregt. Ausdrücklich ist vorgesehen, die volle Breite der Normvarianten in der psychosozialen Umgebung eines Kindes oder Jugendlichen und seiner Familie unter die Kodierung 0 zu subsumieren.

Achse VI: Globalbeurteilung des psychosozialen Funktionsniveaus

Kodierungen auf dieser Achse spiegeln die psychologische, soziale und schul-berufliche Funktion zur Zeit der klinischen Untersuchung. Sie betrifft Funktionsbeeinträchtigungen, die als Konsequenz einer psychischen Störung, einer spezifischen Entwicklungsstörung oder einer intellektuellen Beeinträchtigung entstanden sind. Funktionsbeeinträchtigungen, die infolge körperlicher Störungen (oder infolge der physischen Umweltbedingungen) entstanden sind, sind hier nicht zu berücksichtigen; diesbezüglich weicht die Kodierung von dem multiaxialen Schema für psychische Störungen Erwachsener ausdrücklich ab. Die Achse folgt dem Format und den Untergruppen der vergleichbaren Achse in DSM-IV. Eine wichtige Modifikation ist, dass in der für die ICD-10-Feldversuche benutzten Skala Beziehungen zu spezifischen Symptomen ausgeschlossen wurden, weil diese auf Achse I kodiert sind. Außerdem wurden die Bereiche, die berücksichtigt werden müssen, etwas stärker spezifiziert. Außer bei sehr akuten Störungen bezieht sich die Kodierung auf den Zeitraum von drei Monaten vor der aktuellen psychiatrischen Untersuchung. Für diesen (oder einen entsprechend der Aktualität der Störung kürzeren Zeitraum) wird das niedrigste Funktionsniveau erfasst.

Ausdrücklich sollen die Kodierungen auf Achse VI nicht defizitbezogen, sondern kompetenzbezogen durchgeführt werden. Die Operationalisierungen erfolgen aber entsprechend der DSM-IV-Vorlage weitgehend einem defizitbezogenen Ansatz. Wir fügen deswegen hier beispielhaft kompetenzbezogene Definitionen an:

1. Kann alterstypische Entwicklungsaufgaben (ATE) bezüglich inner- und außerfamiliärer Beziehungen zu Gleichaltrigen oder Erwachsenen, soziale Autonomie, schulischer/beruflicher Anpassung und Interessen/Freizeitaktivitäten hervorragend oder gut erfüllen
2. Kann ATE in zwei oder drei der genannten Bereiche gut oder besser erfüllen, sonst nur befriedigende Anpassung aufgrund vorübergehender oder geringer Schwierigkeiten
3. Kann ATE in zwei oder drei Bereichen befriedigend oder besser erfüllen, sonst fast funktionsfähig
4. Kann ATE in zwei oder drei Bereichen befriedigend oder besser erfüllen, sonst nur teilfunktionsfähig

5. Kann ATE in zwei oder drei Bereichen befriedigend oder besser erfüllen, sonst nur restfunktionsfähig
6. Kann ATE nur in einem Bereich befriedigend erfüllen, sonst nur restfunktionsfähig
7. Kann ATE nur in einem Bereich befriedigend erfülllen, sonst nicht funktionsfähig ohne zeitweise Beaufsichtigung und/oder Anleitung
8. Kann auch reduzierte ATE nicht ohne beträchtliche Anleitung und zeitweise Aufsicht erfüllen oder ist in seiner Kommunikation auf Restfunktionen angewiesen
9. Kann ATE nicht erfüllen und braucht trotzdem ständige Anleitung und Aufsicht, ist nicht kommunikationsfähig

Diese Hinweise sollen zur Betonung der kompetenzorientierten und einheitlichen Beurteilung des globalen Funktionsniveaus beitragen.

Hinweise zu den «Diagnostischen Kriterien»

Die diagnostischen Kriterien in den einzelnen Diagnosenkapiteln beziehen sich auf die Forschungskriterien der ICD-10. Sie folgen einer bestimmten Hierarchie in bezug auf die Generalisierung und Wichtigkeit der angeführten Kriterien.

Generelle Kriterien sind als G gekennzeichnet. Sie müssen für alle Untergruppierungen einer Störung ebenso zutreffen. Mehrere generelle Kriterien sind als G plus einer Nummer gekennzeichnet. Obligatorische Kriterien für eine einzelne Störung sind durch Großbuchstaben gekennzeichnet (A, B, C, etc.). Mit arabischen Zahlen (1, 2, 3, etc.) und Kleinbuchstaben (a, b, c, etc.) werden dann weitere Untergruppierungen von Merkmalen, von denen nur einige für eine Diagnosenstellung notwendig sind, differenziert.

Literatur

American Psychiatric Association (1994). Diagnostic and Statistical Manual of Mental Disorders. Fourth Edition. Washington, DC. American Psychiatric Association.

Amorosa, H. (1984). Die diagnostische Klassifikation kindlicher Sprachentwicklungsstörungen. Zeitschrift für Kinder- und Jugendpsychiatrie 12, 379–390.

Blanz, B., Schmidt, M. H. (1986). Kinder- und jugendpsychiatrische Klassifikation in einer unausgelesenen Stichprobe – MAS und DSM-III im Vergleich. Zeitschrift für Kinder- und Jugendpsychiatrie 14, 296–307.

Bästlein, M., Poustka F. (1993). Anwendbarkeit und Reliabilität der psychosozialen Achse der WHO. In: Gefährdung der kindlichen Entwicklung, hrsg. von Poustka, F. und U. Lehmkuhl, S. 66–72, Quintessenz Verlag, München.

Blanz, B., Schmidt, M. H. (1990). Reliabilität kinder- und jugendpsychiatrischer Diagnosen in der ICD-10. Zeitschrift für Kinder- und Jugendpsychiatrie 18, 78-86.

Blanz, B., Schmidt, M. H. (1994). Die Klassifikation kinder- und jugendpsychiatrischer Störungsbilder in der ICD-10 – Ergebnisse der Mannheimer Feldstudie. In: Dilling, H., Schulte-Markwort, E., Freyberger, H. H. (Hrsg.): Neue Ansätze der Diagnostik psychischer Störungen in der Psychiatrie, Psychosomatik und Kinder- und Jugendpsychiatrie. Huber, Bern.

Blanz, B., Amorosa, H., Schmidt, M. H. (1990). Psychiatric disorders in children and adolescents: results of the ICD-10 field trial. Pharmacopsychiatry 23 (Suppl.), 173–176.

Blanz, B., Schmidt, M. H., Niemeyer, J., Amorosa, H. (1990). Phenomenal and operationalized classification of psychiatric disorders in children and adolescents with ICD-9 and ICD-10, on the basis of a field study. Pharmacopsychiatry 23 (Suppl.), 177–182.

Clarke, A. R., Barry, R. J., McCarthy, R., Selikowitz, M. (2003). Hyperkinetic disorder in the ICD-10: EEG evidence for a definitional widening? European Child and Adolescent Psychiatry, 12, 92–99.

Cooper, J. E. (1989). An overview of the prospective ICD-10-Classification of Mental Disorders. British Journal of Psychiatry 154 (Suppl.4) 21–23.

Corboz, R., Schmidt, M. H., Remschmidt, H., Schieber, P. M., Göbel, D. (1983). Multiaxiale Klassifikation in Berlin, Mannheim und Zürich. Gemeinsamkeiten und Differenzen der Inanspruchnahmepopulation dreier Kliniken: Artefakt oder Realität? In: Remschmidt, H., Schmidt, M. H. (Hrsg.): Multiaxiale Diagnostik in der Kinder- und Jugendpsychiatrie. Ergebnisse empirischer Untersuchungen. Huber, Bern, 77–109.

Denner S., Poustka, F. (1988). Kinderinterview zur Achse 5 des Multiaxialen Klassifikationsschemas für psychische Erkrankungen im Kindes- und Jugendalter nach dem Glossar zur Achse 5 – Assoziierte aktuelle abnorme psychosoziale Umstände (nach der deutschen Übersetzung des revid. WHO - Dokuments MNH/PRO/86.1, Genf, 1988).

Dilling, H., Mombour, W., Schmidt, M. H., (Hrsg.) (1999). Internationale Klassifikation psychischer Störungen. ICD-10 Kapitel V (F). Klinisch-diagnostische Leitlinien, 3. Auflage, Huber, Bern.

Dilling, H., Mombour, W., Schmidt, M. H., Schulte-Markwort, E. (1994). Internationale Klassifikation psychischer Störungen. ICD-10 Kapitel V (F) Forschungskriterien. Huber, Bern.

Foreman, D. M., Foreman, D., Prendergast, M., Minty, P. (2001). Is clinical prevalence of ICD-10 hyperkinesis underestimated? Impact of increasing awareness by a questionnaire screen in a UK clinic. European Child and Adolescent Psychiatry, 10, 130–134.

Graham, P., Skuse, D. (1992). The developmental perspective in classification. In: Remschmidt, H., Schmidt, M. H. (Eds.): Developmental Psychopathology. Hogrefe and Huber, Lewiston, N.Y., Toronto, Bern, 1–6.

Janca, A. (1996). The Multiaxial Presentation of the ICD-10 for use in Adult Psychiatry. Published on behalf of the World Health Organization by Cambridge University Press.

Kastrup, M. (2002). Experience with current multiaxial diagnostic systems: A critical re-

view. Psychopathology, 35, 122–126.
Leekam, S. R., Libby, S. J., Wing, L., Gold, J., Taylor, C. (2002) The diagnostic interview for social and communication disorders: Algorithms for ICD-10 childhood autism and Wing and Gold autistic spectrum disorder. Journal of Child Psychology and Psychiatry, 43, 327–342.
Lehman R., Burk B., Poustka F. (1993). Psychosoziale Belastung in Familien amerikanischer Armeeangehöriger. In: Gefährdung der kindlichen Entwicklung, hrsg. von Poustka, F. und U. Lehmkuhl, S. 73–77, Quintessenz Verlag, München.
Leitlinie zur Diagnostik und Therapie von psychischen Störungen im Säuglings-, Kindes- und Jugendalter (2000). Herausgegeben von der Deutschen Gesellschaft, der Bundesarbeitsgemeinschaft leitender Klinikärzte und dem Berufsverband der Ärzte für Kinder- und Jugendpsychiatrie und Psychotherapie. Deutscher Ärzte-Verlag GmbH, Köln.
Lopez-Ibor, J. J. (2002). The classification of stress-related disorders in ICD-10 and DSM-IV. Psychopathology, 35, 107–111.
Mall, W., Amon, P., Beck, B., Castell, R., Wilkes, J. (1992). Mehrfachdiagnosen und -belastungen bei Kindern im Grundschulalter, Zeitschrift für Kinder- und Jugendpsychiatrie 21, 14–20.
Marcus, A., Fritz-Stratmann, A., Schmidt, M. H. (1991). Entwicklungsbezogene Diagnostik bei zwei Kindern mit der seltenen «kombinierten Störung schulischer Fertigkeiten» gemäß ICD-10, F 81.3. Zeitschrift für Kinder- und Jugendpsychiatrie 19, 92–98.
Martinez, S., Detzner, M., Schmidt, M. H. (1985). Gibt es eine Untergruppe hyperkinetischer Kinder mit emotionalen Störungen? Ergebnisse einer Pilot-Studie. Zeitschrift für Kinder- und Jugendpsychiatrie 13, 16–23.
McDougall, J., Miller, L. T. (2003). Measuring chronic health condition and disability as distinct concepts in national surveys of school-age children in Canada: A comprehensive review with recommendations based on the ICD-10 and ICF. Disability and Rehabilitation, 25, 922–939.
Noterdaeme, M., Schlamp, D., Linder, M., Kischkel, K. H. (2004). Analyse der komorbiden psychiatrischen Diagnosen anhand der Basisdokumentation der Kinder- und Jugendpsychiatrie. Psychiatrische Praxis, Suppl. 1, 126–128.
Overmeyer, S., Blanz, B., Schmidt, M. H. (1993). Die Diagnostik belastender Lebensereignisse in der klinischen Routine mittels eines (halb)standardisierten Interviews. Zeitschrift für Kinder- und Jugendpsychiatrie. 21, 5–13.
Pitzer, M., Schmidt, M. H. (2000). Referenztabellen zur Abbildung von ICD-10-Diagnosen im DSM-IV. Zeitschrift für Kinder- und Jugendpsychiatrie und Psychotherapie, 28, 119–128.
Poustka, F. P., Schieber, P. M. (1983). Effekte ergänzender Beurteilungen zur kinder- und jugendpsychiatrischen Syndromdiagnose. In: Remschmidt, H., Schmidt, M. (Hrsg.): Multiaxiale Diagnostik in der Kinder- und Jugendpsychiatrie. Ergebnisse empirischer Untersuchungen. Huber, Bern 111–125.
Poustka F. unter Mitarbeit von B. Burk, M. Bästlein, S. Denner, G. van Goor-Lambo, D. Schermer. (1994). Assoziierte Aktuelle Abnorme Umstände. Achse Fünf des Multiaxialen Klassifikationsschemas für psychiatrische Erkrankungen im Kindes- und Jugendalter (ICD-10). Glossar der WHO (MNH/PRO/86.1 1. Rev. Genf, 1988) in deutscher Übersetzung mit Interview für Eltern (Life-Time-Fassung) und Kindern. SwetsTest, Frankfurt/M.
Poustka, F., Bästlein, M. (1987). Elterninterview zur Achse V: Assoziierte aktuelle abnorme psychosoziale Umstände des Multiaxialen Klassifikationsschemas für psychiatrische Erkrankungen im Kindes- und Jugendalter (nach dem Glossar des WHO-Dokuments: MNH/PRO/86.1, 1. Rev., Genf, 1988). Rev. Fassung vom 31. 3. 1987/ Nov. 1988/ März 1989/ Jan. 1990. Abt. für Kinder- und Jugendpsychiatrie, Universitätsklinikum Frankfurt/M.
Poustka, F., van Goor-Lambo, G. (2000). Fallbuch Kinder- und Jugendpsychiatrie. Erfas-

sung und Bewertung belastender Lebensumstände von Kindern nach Kapitel V (F) der ICD-10. Huber, Bern.
Remschmidt, H.(1981). Klassifikationsprobleme. In: Remschmidt, H., Schmidt, M. (Hrsg.): Neuropsychologie des Kindesalters. Enke, Stuttgart, 191–197.
Remschmidt, H. (1983). Multiaxiale Klassifikation in der Kinder- und Jugendpsychiatrie. In: Remschmidt, H., Schmidt, M. H. (Hrsg.): Multiaxiale Diagnostik in der Kinder- und Jugendpsychiatrie. Ergebnisse empirischer Untersuchungen. Huber, Bern, 11–42.
Remschmidt, H. (1985). Klassifikation kinder- und jugendpsychiatrischer Erkrankungen und Störungen. In: Remschmidt, H., Schmidt, M. H. (Hrsg.): Kinder- und Jugendpsychiatrie in Klinik und Praxis. Bd. II, Thieme, Stuttgart, 22–27.
Remschmidt, H. (1992). Klassifikation und Dokumentation. Remschmidt, H.: Psychiatrie der Adoleszenz. Thieme, Stuttgart, New York, 133–145.
Remschmidt, H., Schmidt, M. H. (Hrsg.) (1977). Multiaxiales Klassifikationsschema für psychiatrische Erkrankungen im Kindes- und Jugendalter nach Rutter, Shaffer und Sturge.
Remschmidt, H., Schmidt, M. H. (Hrsg.) (1994) Multiaxiales Klassifikationsschema für psychische Störungen des Kindes- und Jugendalters nach ICD-10 der WHO. Mit einem synoptischen Vergleich von ICD-10 mit ICD-9 und DSM-III-R. 3. rev. Auflage. Huber, Bern, Göttingen, Toronto, Seattle
Remschmidt, H., Schmidt, M. H., Göbel, D. (1983). Erprobungs- und Reliabilitätsstudie zum multiaxialen Klassifikationsschema für psychiatrische Erkrankungen im Kinder- und Jugendalter. In: Remschmidt, H., Schmidt, M. H. (Hrsg.): Multiaxiale Diagnostik in der Kinder- und Jugendpsychiatrie. Huber, Bern, 43–75.
Rutter, M. (1965). Classification and categorization in child psychiatry. Journal of Child Psychology and Psychiatry 6, 71–83.
Rutter, M. (1977). Classification. In: Rutter, M., Hersov, L. (Eds.): Child Psychiatry. Blackwell Scientific Publications, Oxford, 359–384.
Rutter, M. (1989). Child psychiatric disorders in ICD-10. Journal of Child Psychology and Psychiatry 30, 499–513.
Rutter, M., Lebovici, L., Eisenberg, L., Sneznevskij, A. V., Sadoun, R. Brooke, E., Lin, T-Y. (1969). A tri-axial classification of mental disorders in childhood. Journal of Child Psychology and Psychiatry 10, 41–61.
Rutter, M., Shaffer, D., Shepherd, M. (1975a). A multi-axial classification of child psychiatric disorders. World Health Organization, Geneva.
Rutter, M., Shaffer, D., Shepherd, M. (1975b). An Evaluation of a Proposal for a Multiaxial Classification of Child Psychiatric Didorders. World Health Organization Monograph, Geneva.
Rutter, M., Shaffer, D., Sturge, C. (ohne Jahr). A guide to a multi-axial classification scheme for psychiatric disorders in childhood and adolescent. Institute of Psychiatry, London.
Schubert, M. T., Herle, M., Wurst, E. (2003). ICD-10-Diagnostik und Lebensqualität. Pilotstudie zur Lebensqualität psychisch auffälliger Kinder und Jugendlicher. Zeitschrift für Kinder- und Jugendpsychiatrie und Psychotherapie, 31, 285–291.
Schmidt, M. H. (1987). Klassifikation kinder- und jugendpsychiatrischer Störungsbilder in der ICD-10 – Zum Stand der Diskussion. Zeitschrift für Kinder- und Jugendpsychiatrie. 15, 208-223.
Schmidt, M. H., Moll, G. H. (1992). Differenzen in der Klassifikation psychiatrischer und kinderpsychiatrischer Störungen nach ICD-10 und DSM-III-R. Zeitschrift für Kinder- und Jugendpsychiatrie 20, 266–272.
Schmidt, M. H., Blanz, B. (1992). Klassifikationsansätze innerhalb der Kinder- und Jugendpsychiatrie. Fundamenta Psychiatrica 6, 143–149.
Schneider, W., Freyberger, H., Muhs, A., Schüller, G. (Hrsg.) (1993). Diagnostik und Klassifikation nach ICD-10, Kapitel V. Vandenhoeck und Ruprecht, Göttingen.

Steinhausen, H. Ch. (1985). Eine Skala zur Beurteilung psychisch gestörter Kinder und Jugendlicher. Zeitschrift für Kinder- und Jugendpsychiatrie 13, 230–240.

Steinhausen, H. Ch., Erdin, A. (1991). A comparison of ICD-9 and ICD-10 diagnoses of child and adolescent psychiatric disorders. Journal of Child Psychology and Psychiatry 32, 909–920.

Steinhausen, H. Ch., Erdin, A. (1991). The inter-rater reliability of child and adolescent psychiatric disorders in the ICD-10. Journal of Child Psychology and Psychiatry 32, 921–928.

Steinhausen, H. Ch., Göbel, D. (1981). Die Symptomatik in einer kinder- und jugendpsychiatrischen Population: I. Erhebungsmethde und Prävalenzraten. Praxis der Kinderpsychologie und Kinderpsychiatrie 30, 231–236.

Steinhausen, H. Ch., Göbel, D. (1982). Die Symptomatik in einer kinder- und jugendpsychiatrischen Population: II. Zusammenhangs- und Bedingungsanalysen. Praxis der Kinderpsychologie und Kinderpsychiatrie 31, 3–9.

Stieglitz, R.-D., Freyberger, H. J., Blanz, B. (1990). Erste Ergebnisse der ICD-10-Feldstudie. In: Lungershausen, E., Kaschka, W. P., Witkowski, R. J. (Hrsg.): Affektive Psychosen. Schattauer, Stuttgart.

Van Goor-Lambo, G. (1984). Wie zuverlässig ist die Achse V? Zeitschrift für Kinder- und Jugendpsychiatrie 12, 62–78.

Van Goor-Lambo, G. (1987). The reliability of axis V of the multiaxial classification scheme. Journal of Child Psychology and Psychiatry 28, 4, 597–612.

Van Goor-Lambo, G., Orley, J., Poustka, F., Rutter, M. (1990). Classification ob abnormal psychosocial situations: Preliminary report of a revision of an WHO scheme. Journal of Child Psychology and Psychiatry 31, 229–241.

Van Goor-Lambo, G. Orley, J. Poustka, F., Rutter, M. (1994). Multiaxial classification of psychiatric disorders in children and adolescents: axis five – associated abnormal psychosocial situations. Preliminary results of a WHO and a German multicenter study. European Child and Adolescent Psychiatry 3, 229–241.

Willemse, G. R., van Yperen, T. A., Rispens, J. (2003). Reliability of ICD-10 classification of adverse familial environment. Journal of Child Psychology and Psychiatry, 44, 202–213.

Woodbury-Smith, M., Klin, A., Volkmar, F. (2005). Asperger's syndrome: A comparison of clinical diagnoses and those made according to the ICD-10 and DSM-IV. Journal of Autism and Developmental Disorders, 35, 235–240.

World Health Organization (1988). Psychiatric Disability Assessment Schedule (WHO/DAS). Geneva.

World Health Organization (1992). Short Glossary. ICD-10 Chapter V (F), Mental and Behavioural Disorders.

World Health Organization (1992). The ICD-10 Classification of Mental and Behavioural Disorders. Clinical descriptions and diagnostic guidelines. Geneva.

World Health Organization (1996). Multiaxial classification of child and adolescent psychiatric disorders. The ICD-10 classification of mental and behavioural disorders in children and adolescents / World Health Organization; with an introduction by Sir Michael Rutter. Cambridge University Press.

Erste Achse
Klinisch-psychiatrisches Syndrom

Störungen mit altersbezogener Bedeutung in der Kinder- und Jugendpsychiatrie

000 keine psychiatrische Störung

F84 tiefgreifende Entwicklungsstörungen

Diese Gruppe von Störungen ist durch qualitative Beeinträchtigungen in gegenseitigen sozialen Interaktionen und Kommunikationsmustern sowie durch ein eingeschränktes, stereotypes, sich wiederholendes Repertoire von Interessen und Aktivitäten charakterisiert. Diese qualitativen Abweichungen sind in allen Situationen ein grundlegendes Funktionsmerkmal der betroffenen Person, variieren jedoch im Ausprägungsgrad. In den meisten Fällen besteht von frühester Kindheit an eine auffällige Entwicklung. Meist besteht eine gewisse allgemeine kognitive Beeinträchtigung, die Störungen sind jedoch durch das Verhalten definiert, das nicht dem Intelligenzalter des Individuums entspricht

In einigen Fällen gehen die Störungen mit bestimmten somatischen Krankheitsbildern einher und sind ihnen möglicherweise zuzuschreiben: infantile Zerebralparese, angeborene Röteln, tuberöse Sklerose, zerebrale Lipoidose und das Syndrom des fragilen X Chromosoms sind am häufigsten vertreten. Die Störung ist, aber auf Grundlage der Verhaltensweisen, unabhängig vom Vorhandensein oder Fehlen begleitender somatischer Störungen, zu diagnostizieren. Jede zusätzliche Störung ist separat zu kodieren. Wenn eine Intelligenzminderung vorliegt, ist sie gesondert unter F70–F79 zu klassifizieren, da sie nicht bei allen tiefgreifenden Entwicklungsstörungen vorkommt.

F84.0 frühkindlicher Autismus

Diese Form der tiefgreifenden Entwicklungsstörung ist definiert durch:

- Eine abnorme oder beeinträchtigte Entwicklung, die sich vor dem dritten Lebensjahr manifestiert,
- eine gestörte Funktionsfähigkeit in den drei psychopathologischen Bereichen der sozialen Interaktion, der Kommunikation und im eingeschränkten repetitiven Verhalten.

Die Störung tritt bei Jungen drei- bis viermal häufiger auf als bei Mädchen.

Diagnostische Leitlinien

In der Regel gibt es keine vorangehende Periode einer eindeutig unauffälligen Entwicklung; wenn es doch eine solche gibt, dann nicht über das dritte Lebensjahr hinaus. In jedem Fall finden sich qualitative Beeinträchtigungen in den sozialen Interaktionen. Sie zeigen sich in Form einer unangemessenen Einschätzung sozialer und emotionaler Signale wie z.B. im Fehlen von Reaktionen auf Emotionen anderer Menschen oder einer fehlenden Verhaltensmodulation im sozialen Kontext. Es besteht ein geringer Gebrauch sozialer Signale und eine mangelhafte Integration sozialer, emotionaler und kommunikativer Verhaltensweisen; und besonders fehlen soziale und emotionale Gegenseitigkeit. Ebenso sind qualitative Beeinträchtigungen der Kommunikation allgemein anzutreffen. Diese zeigen sich im Fehlen eines sozialen Gebrauchs vorhandener sprachlicher Fertigkeiten, wie immer diese entwickelt sein mögen. Es bestehen Beeinträchtigungen im «So tun als ob» – und sozial imitierendem Spiel; eine mangelhafte Synchronie und Fehlen von Gegenseitigkeit im Gesprächsaustausch; geringe Flexibilität im Sprachausdruck und ein relativer Mangel an Kreativität und Phantasie im Denkprozess; ein Mangel emotionaler Resonanz auf verbale und nonverbale Annäherungen anderer Menschen; ein beeinträchtigter Gebrauch von Veränderungen der Sprachmelodie durch Stimmsenkung und -hebung, die die kommunikative Modulation widerspiegeln; ebenso ein Mangel an Begleitgestik, welche die sprachliche Kommunikation betont oder ihren Sinn unterstreicht.

Die Störung ist außerdem charakterisiert durch eingeschränkte, sich wiederholende und stereotype Verhaltensmuster, Interessen und Aktivitäten. Sie zeigen sich in einer Tendenz, große Teile alltäglicher Aufgaben starr und routiniert auszuführen. Dies gilt meist für neue Beschäftigungen ebenso wie für vertraute Gewohnheiten und Spielmuster. Besonders in der frühen Kindheit kann eine spezifische Bindung an ungewöhnliche, typischerweise nicht weiche Objekte vorhanden sein. Die Kinder können darauf bestehen, bestimmte Handlungsroutinen in bedeutungslosen Ritualen auszuführen. Es können stereotype Beschäftigungen mit Daten, Fahrtrouten oder Fahrplänen vorkommen. Motorische Stereotypien sind häufig, ebenso ein spezifisches Interesse an unwichtigen Teilaspekten von Objekten (beispielsweise wie sie riechen oder sich anfühlen). Auch kann Widerstand gegenüber Veränderungen, von Handlungsroutinen oder gegenüber Details der persönlichen Umgebung (wie etwa Veränderungen der Dekoration oder der Möbel in der Wohnung) vorhanden sein.

Neben diesen spezifischen diagnostischen Merkmalen zeigen Kinder mit Autismus oft auch eine Reihe anderer, unspezifischer Probleme wie Befürchtungen, Phobien, Schlaf- und Essstörungen, Wutausbrüche und Aggressionen. Selbstverletzung (wie das Beißen in den Handrücken) ist häufig, besonders wenn zusätzlich eine schwere Intelligenzminderung vorliegt. Die meisten Patienten mit Autismus lassen Spontaneität, Initiative und Kreativität in der Organisation ihrer Freizeit vermissen und haben Schwierigkeiten dabei, Konzepte zur Entscheidungsfindung anzuwenden (auch wenn die Aufgaben an sich von ihnen zu bewältigen sind). Die spezifische Manifestation der für den Autismus charakteristischen Defizite ändert sich mit zuneh-

mendem Alter, jedoch bleiben die Defizite im Erwachsenenalter mit weitgehend ähnlichen Problemen in der Sozialisation, der Kommunikation und der Interessen bestehen. Um die Diagnose stellen zu können, müssen Entwicklungsauffälligkeiten in den ersten drei Jahren vorhanden gewesen sein, das Syndrom kann aber in allen Altersgruppen diagnostiziert werden.
Bei einem Autismus kann jedes Intelligenzniveau vorkommen, jedoch besteht in etwa drei Viertel der Fälle eine deutliche Intelligenzminderung.

Dazugehörige Begriffe:
autistische Störung / frühkindliche Psychose / infantiler Autismus / Kanner Syndrom

Ausschluss:
autistische Psychopathie (F84.5)

Diagnostische Kriterien

A. Vor dem dritten Lebensjahr manifestiert sich eine auffällige und beeinträchtigte Entwicklung in mindestens einem der folgenden Bereiche:
   1. rezeptive oder expressive Sprache wie sie in der sozialen Kommunikation verwandt wird;
   2. Entwicklung selektiver sozialer Zuwendung oder reziproker sozialer Interaktion;
   3. funktionales oder symbolisches Spielen.

B. Insgesamt müssen mindestens sechs Symptome von 1., 2. und 3. vorliegen, davon mindestens zwei von 1. und mindestens je eins von 2. und 3.:
   1. Qualitative Auffälligkeiten der gegenseitigen sozialen Interaktion in mindestens drei der folgenden Bereiche:
      a. Unfähigkeit, Blickkontakt, Mimik, Körperhaltung und Gestik zur Regulation sozialer Interaktionen zu verwenden;
      b. Unfähigkeit, Beziehungen zu Gleichaltrigen aufzunehmen, mit gemeinsamen Interessen, Aktivitäten und Gefühlen (in einer für das geistige Alter angemessenen Art und Weise, trotz hinreichender Möglichkeiten);
      c. Mangel an sozio-emotionaler Gegenseitigkeit, die sich in einer Beeinträchtigung oder devianten Reaktion auf die Emotionen anderer äußert; oder Mangel an Verhaltensmodulation entsprechend dem sozialen Kontext; oder nur labile Integration sozialen, emotionalen und kommunikativen Verhaltens.
      d. Mangel, spontan Freude, Interessen oder Tätigkeiten mit anderen zu teilen (z.B. Mangel, anderen Menschen Dinge, die für die Betroffenen von Bedeutung sind, zu zeigen, zu bringen oder zu erklären).
   2. Qualitative Auffälligkeiten der Kommunikation in mindestens einem der folgenden Bereiche:
      a. Verspätung oder vollständige Störung der Entwicklung der gesprochenen Sprache, die nicht begleitet ist durch einen Kompensationsversuch durch Gestik oder Mimik als Alternative zur Kom-

munikation (vorausgehend oft fehlendes kommunikatives Geplapper);
b. relative Unfähigkeit, einen sprachlichen Kontakt zu beginnen oder aufrechtzuerhalten (auf dem jeweiligen Sprachniveau), bei dem es einen gegenseitigen Kommunikationsaustausch mit anderen Personen gibt;
c. stereotype und repetitive Verwendung der Sprache oder idiosynkratischer Gebrauch von Worten oder Phrasen;
d. Mangel an verschiedenen spontanen Als-ob-Spielen oder (bei jungen Betroffenen) sozialen Imitationsspielen.

3. Begrenzte, repetitive und stereotype Verhaltensmuster, Interessen und Aktivitäten in mindestens einem der folgenden Bereiche:
   a. umfassende Beschäftigung mit gewöhnlich mehreren stereotypen und begrenzten Interessen, die in Inhalt und Schwerpunkt abnorm sind; es kann sich aber auch um ein oder mehrere Interessen ungewöhnlicher Intensität und Begrenztheit handeln.
   b. offensichtlich zwanghafte Anhänglichkeit an spezifische, nicht funktionale Handlungen oder Rituale;
   c. stereotype und repetitive motorische Manierismen mit Hand- und Fingerschlagen oder Verbiegen, oder komplexe Bewegungen des ganzen Körpers;
   d. vorherrschende Beschäftigung mit Teilobjekten oder nicht funktionalen Elementen des Spielmaterials (z.B. ihr Geruch, die Oberflächenbeschaffenheit oder das von ihnen hervorgebrachte Geräusch oder ihre Vibration);

C. Das klinische Bild kann nicht einer anderen tiefgreifenden Entwicklungsstörung zugeordnet werden, einer spezifischen Entwicklungsstörung der rezeptiven Sprache (F80.2) mit sekundären sozio-emotionalen Problemen, einer reaktiven Bindungsstörung (F94.1), einer Bindungsstörung mit Enthemmung (F94.2), einer Intelligenzminderung (F70–F72) mit einer emotionalen oder Verhaltensstörung, einer Schizophrenie mit ungewöhnlich frühem Beginn oder einem Rett-Syndrom (F84.2).

F84.1 atypischer Autismus

Diese Form der tiefgreifenden Entwicklungsstörung unterscheidet sich vom frühkindlichen Autismus entweder durch das Alter bei Krankheitsbeginn oder dadurch, dass die diagnostischen Kriterien nicht in allen drei Bereichen erfüllt werden. So wird entweder die abnorme oder beeinträchtigte Entwicklung erst nach dem dritten Lebensjahr erstmals manifest, oder es bestehen deutlich nachweisbare Auffälligkeiten nur in einem oder zwei der drei für die Diagnose eines Autismus geforderten psychopatholgischen Bereiche (nämlich gegenseitige soziale Interaktion und Kommunikation sowie eingeschränktes, stereotypes, zur Wiederholung neigendes Verhalten), trotz charakteristischer Abweichungen in anderen Bereichen.

Atypischer Autismus findet sich am häufigsten bei schwerst intelligenzgeminderten Personen, deren sehr niedriges Funktionsniveau kaum spezifisch abweichendes Verhalten zulässt. Diese Störung tritt auch bei Patienten auf, die unter einer schweren umschriebenen Entwicklungsstörung der rezeptiven Sprache leiden. So stellt der atypische Autismus eine sinnvollerweise vom Autismus getrennte Störung dar.

Dazugehörige Begriffe:
atypische kindliche Psychose / Intelligenzminderung mit autistischen Zügen

Diagnostische Kriterien

A. Vorliegen einer auffälligen und beeinträchtigten Entwicklung mit Beginn im oder nach dem dritten Lebensjahr (die Kriterien entsprechen denen des Autismus, abgesehen vom Manifestationsalter).
B. Qualitative Auffälligkeiten der gegenseitigen sozialen Interaktion oder der Kommunikation oder begrenzte, repetitive und stereotype Verhaltensmuster, Interessen und Aktivitäten (die Kriterien entsprechen denen für Autismus, abgesehen von der Zahl der gestörten Bereiche).
C. Die diagnostischen Kriterien für Autismus (F84.0) werden nicht erfüllt.

Der Autismus kann untypisch in Bezug auf das Erkrankungsalter (F84.10) oder in der Symptomatologie (F84.11) sein. Diese beiden Typen können für Forschungszwecke mit einer fünften Stelle differenziert werden. Autistische Syndrome mit atypischem Erkrankungsalter und atypischer Phänomenologie, sollten mit F84.12 kodiert werden.

F84.10 Autismus mit atypischem Erkrankungsalter

Diagnostische Kriterien

A. Das Kriterium A. für Autismus (F84.0) wird nicht erfüllt. D.h. die auffällige und beeinträchtigte Entwicklung wird erst im oder nach dem dritten Lebensjahr deutlich.
B. Die Kriterien B. und C. für Autismus (F84.0) werden erfüllt.

F84.11 Autismus mit atypischer Symptomatologie

Diagnostische Kriterien

A. Das Kriterium A. für Autismus ist erfüllt. D.h. Vorliegen einer auffälligen und beeinträchtigten Entwicklung vor dem dritten Lebensjahr.
B. Qualitative Auffälligkeiten der gegenseitigen sozialen Interaktion oder der Kommunikation oder begrenzte, repetitive und stereotype Verhaltensmuster, Interessen und Aktivitäten (die Kriterien für Autismus sind erfüllt abgesehen von der Zahl der beeinträchtigten Bereiche).
C. Das Kriterium C. für Autismus wird erfüllt.
D. Das Kriterium B. für Autismus F84.0 wird nicht vollständig erfüllt.

F84.12 atypisches Erkrankungsalter und atypische Symptomatologie

Diagnostische Kriterien

A. Das Kriterium A. für Autismus wird nicht erfüllt. D.h. die auffällige und beeinträchtigte Entwicklung wird erst im oder nach dem dritten Lebensjahr deutlich.
B. Qualitative Auffälligkeiten der gegenseitigen sozialen Interaktion oder der Kommunikation oder begrenzte, repetitive und stereotype Verhaltensmuster, Interessen und Aktivitäten (die Kriterien entsprechen denen des Autismus abgesehen von der Zahl der beeinträchtigten Bereiche).
C. Das Kriterium C. für Autismus wird erfüllt.
D. Das Kriterium B. für Autismus (F84.0) wird nicht vollständig erfüllt.

F84.2 Rett Syndrom

Dieses Zustandsbild wurde bisher nur bei Mädchen beschrieben. Es wurde aber auf der Grundlage eines charakteristischen Beginns, Verlaufs und Symptommusters differenziert. Typischerweise folgt einer scheinbar normalen oder weitgehend normalen frühen Entwicklung ein teilweiser oder vollständiger Verlust von erworbenen Fähigkeiten im Gebrauch der Hände und der Sprache, zusammen mit einer Verlangsamung des Kopfwachstums, mit einem Krankheitsbeginn meist zwischen dem 7. und 24. Lebensmonat. Der Verlust zielgerichteter Handbewegungen, Stereotypien in Form windender Handbewegungen und Hyperventilation sind besonders charakteristisch. Sozial- und Spielentwicklung sind in den ersten zwei oder drei Jahren gehemmt, ein gewisses soziales Interesse wird jedoch meist aufrechterhalten. Während des mittleren Kindesalters besteht die Tendenz zur Entwicklung einer Rumpfataxie und Apraxie, einhergehend mit Skoliose oder Kyphoskoliose; manchmal bestehen choreoathetoide Bewegungen. Es resultiert immer eine schwere intellektuelle Beeinträchtigung. Häufig entwickeln sich Anfälle während der frühen oder mittleren Kindheit.

Diagnostische Leitlinien

In den meisten Fällen liegt der Krankheitsbeginn zwischen dem 7. und 24. Lebensmonat. Das typischste Merkmal ist der Verlust zielgerichteter Handbewegungen und erworbener feinmotorischer manueller Fertigkeiten. Dieser ist verbunden mit einem vollständigem oder teilweisen Verlust, oder einer mangelhaften Entwicklung der Sprache; mit charakteristischen stereotypen windend-wringenden oder «Handwasch»-bewegungen mit vor der Brust oder dem Kinn gebeugten Armen und mit stereotypem Bespeicheln der Hände. Ferner besteht ein mangelhaftes Kauen der Nahrung; häufige Episoden von Hyperventilation; nahezu immer Ausbleiben des Erwerbs von Blasen- und Darmkontrolle; häufig exzessives Sabbern und Herausstrecken der Zunge; und ein Verlust des sozialen Interesses. Typischerweise behalten die Kinder eine Art «soziales Lächeln» und ein «die Leute Ansehen» oder «ein durch sie Hindurchsehen» bei, interagieren mit ihnen jedoch in der frühen Kindheit nicht (obwohl sich später häufig soziale Interaktionen entwickeln).

Sie neigen zu breitbeiniger Stellung und Haltung, die Muskulatur ist hypoton, Rumpfbewegungen werden meist wenig koordiniert, und häufig entwickelt sich eine Skoliose oder eine Kyphoskoliose. Spinale Atrophien mit schwerer motorischer Beeinträchtigung entwickeln sich in etwa der Hälfte der Fälle im Jugend- oder Erwachsenenalter. Später kann eine starre Spastik auftreten, die in der Regel mehr an den unteren als an den oberen Extremitäten betont ist. Epileptische Anfälle treten in der Mehrzahl der Fälle auf, wobei es sich gewöhnlich um irgendeine Art kleiner Anfälle handelt, generell mit einem Beginn vor dem achten Lebensjahr. Im Gegensatz zum Autismus sind Selbstbeschädigungen und komplexe stereotype Bewegungen oder Gewohnheiten selten.

Differentialdiagnose:
Die Verdachtsdiagnose eines Rett Syndroms ist zunächst auf der Grundlage eines Mangels zielgerichteter Handbewegungen mit Verlangsamung des Kopfwachstums, Ataxie, stereotypen Händewaschbewegungen und mangelhaftem Kauen zu stellen. Der Verlauf, vor allem die progressive Verschlechterung der Motorik, sichert die Diagnose.

Diagnostische Kriterien

A. Eindeutig normale pränatale und perinatale Periode und eindeutig normale psychomotorische Entwicklung während der ersten fünf Monate und normaler Kopfumfang bei der Geburt.
B. Abnahme des Kopfwachstums zwischen dem fünften Lebensmonat und dem vierten Lebensjahr und Verlust der erworbenen zielgerichteten Handbewegungen zwischen dem fünften und dem dreißigsten Lebensmonat, verbunden mit einer gleichzeitigen Kommunikationsstörung und beeinträchtigten sozialen Interaktionen und Auftreten von kaum koordiniertem, unsicheren Gang und/oder Rumpfbewegungen.
C. Entwicklung einer schwer gestörten expressiven und rezeptiven Sprache mit einer schweren psychomotorischen Verlangsamung.
D. Stereotype Handbewegungen (wie Händewringen oder Waschbewegungen), die mit oder nach dem Verlust zielgerichteter Handbewegungen auftreten.

F84.3 sonstige desintegrative Störung des Kindesalters

Diese Form einer tiefgreifenden Entwicklungsstörung ist, anders als das Rett Syndrom, durch eine Periode einer zweifellos normalen Entwicklung vor dem Beginn der Erkrankung definiert. Es erfolgt ein Verlust vorher erworbener Fertigkeiten aus mehreren Bereichen der Entwicklung innerhalb weniger Monate; hinzu kommen charakteristische Auffälligkeiten in den sozialen, kommunikativen und Verhaltensfunktionen. Oft gibt es eine Frühphase nicht näher bestimmbarer Krankheit; das Kind wird unruhig, irritierbar, ängstlich und überaktiv; dieser Phase folgt eine Erschöpfung und dann ein Verlust der Sprechfertigkeit und der Sprache, zusammen mit einer Desintegration des Verhaltens. In einigen Fällen schreitet der Verlust der Fertigkeiten ständig fort (meist, wenn die Störung mit einer diagnostizierbaren fortschreitenden neurologischen Krankheit einhergeht); häufiger jedoch folgt der Verschlechterung über eine Periode von einigen Monaten ein Plateau und dann eine begrenzte Besserung. Die Prognose ist meist sehr schlecht, da die meisten Patienten eine schwere Intelligenzminderung behalten. Es herrscht Unsicherheit darüber, inwieweit sich diese Störung vom frühkindlichen Autismus unterscheidet. In einigen Fällen kann die Störung einer begleitenden Enzephalopathie zugeschrieben werden, jedoch ist die Diagnose anhand der Verhaltensmerkmale zu stellen. Jede begleitende neurologische Krankheit ist getrennt zu kodieren.

Diagnostische Leitlinien

Die Diagnose basiert auf einer offensichtlich normalen Entwicklung bis zum Alter von mindestens zwei Jahren, gefolgt von einem deutlichen Verlust vorher erworbener Fertigkeiten; begleitet wird dies von qualitativ abnormen sozialen Funktionen. Üblicherweise besteht ein tiefgreifender Rückschritt in den sprachlichen Fertigkeiten oder ein Verlust der Sprache; ein Rückschritt im Spielniveau, in den sozialen Fertigkeiten und im Anpassungsverhalten; häufig ein Verlust der Darm- und Blasenkontrolle; manchmal eine Verschlechterung der motorischen Kontrolle. Typischerweise geht die Störung mit einem allgemeinen Verlust von Interesse an der Umwelt einher; mit stereotypen, sich wiederholenden motorischen Manierismen und mit einer autismusähnlichen Beeinträchtigung der sozialen Interaktion und Kommunikation. In einiger Hinsicht ähnelt das Syndrom einer Demenz des Erwachsenenalters, es unterscheidet sich jedoch in drei Hauptmerkmalen: Meist findet sich kein Hinweis auf eine identifizierbare organische Krankheit oder Schädigung (auch wenn eine Form einer zerebralen Dysfunktion des Gehirns häufig vorliegt). Dem Verlust von Fertigkeiten kann eine gewisse Besserung folgen. Die Beeinträchtigung in der Sozialisation und Kommunikation hat eher die für den Autismus typischen Merkmale als die für einen intellektuellem Abbau.
Aus all diesen Gründen ist das Syndrom hier und nicht unter F00–F09 subsumiert.

Dazugehörige Begriffe:
Dementia infantilis / desintegrative Psychose / Heller Syndrom / symbiotische Psychose

Diagnostische Kriterien

A. Eindeutig normale Entwicklung bis zu einem Alter von mindestens zwei Jahren. Für die Diagnose werden das Vorliegen normaler altersgemäßer Fertigkeiten in der Kommunikation, in sozialen Beziehungen, im Spiel und im Anpassungsverhalten im Alter von zwei Jahren oder später verlangt.
B. Endgültiger Verlust vorher erworbener Fertigkeiten mit Beginn der Störung.
   Die Diagnose verlangt einen klinisch deutlichen Verlust von Fertigkeiten (und nicht nur eine Unfähigkeit, sie in bestimmten Situation anzuwenden) in mindestens zwei der folgenden Bereiche:

1. expressive oder rezeptive Sprache;
2. Spielen;
3. Soziale Fertigkeiten oder adaptives Verhalten;
4. Darm- oder Blasenkontrolle;
5. motorische Fertigkeiten.

C. Qualitativ auffälliges soziales Verhalten in mindestens zwei der folgenden Bereiche:
1. qualitative Auffälligkeiten der gegenseitigen sozialen Interaktion (wie für Autismus definiert);
2. qualitative Auffälligkeiten der Kommunikation (wie für Autismus definiert);
3. begrenzte, repetitive und stereotype Verhaltensmuster, Interessen und Aktivitäten einschließlich motorischer Stereotypien und Manierismen;
4. allgemeiner Interessenverlust an Objekten und an der Umwelt insgesamt.

D. Die Störung kann nicht einer der anderen tiefgreifenden Entwicklungsstörungen, einer erworbenen Aphasie mit Epilepsie (F80.6), einem elektiven Mutismus (F94.0), einer Schizophrenie (F20–F29) oder einem Rett Syndrom (F84.2) zugeordnet werden.

F84.4 überaktive Störung mit Intelligenzminderung und Bewegungsstereotypien

Dies ist eine schlecht definierte Störung von unsicherer nosologischer Validität. Die Kategorie wird an dieser Stelle aufgrund folgender Hinweise aufgeführt:
Kinder mit mittelgradiger/schwerer Intelligenzminderung (IQ unter 50), die größere Probleme bezüglich Überaktivität und Aufmerksamkeit zeigen, weisen häufig stereotype Verhaltensweisen auf.
Solche Kinder profitieren gewöhnlich nicht von Stimulantien (anders als die mit einem IQ im Normbereich) und können eine schwere dysphorische Reaktion zeigen (manchmal mit psychomotorischer Entwicklungsverzögerung), wenn ihnen Stimulantien gegeben werden.
In der Adoleszenz verändert sich die Überaktivität in verminderte Aktivität (ein Muster, das bei hyperkinetischen Kindern mit normaler Intelligenz nicht typisch ist).
Meist wird das Syndrom von einer Vielzahl von umschriebenen oder globalen Entwicklungsverzögerungen begleitet. Es ist nicht bekannt, in welchem Umfang das Verhaltensmuster dem niedrigen IQ oder einer organischen Hirnschädigung zuzuschreiben ist. Ebenso ist nicht klar, ob die Störung bei Kindern mit einer leichten Intelligenzminderung und einem hyperkinetischen Syndrom besser an dieser Stelle oder unter F90 klassifiziert wird. Gegenwärtig ist sie unter F90 aufgeführt.

Diagnostische Leitlinien

Die Diagnose erfordert die Kombination einer entwicklungsbezogenen, unangemessen schweren Überaktivität mit motorischen Stereotypien und einer mittelgradigen/schweren Intelligenzminderung. Alle drei Bedingungen müssen für die Diagnose vorhanden sein. Sind die diagnostischen Kriterien für F84.0, F84.1 oder F84.2 erfüllt, ist die Störung dort zu klassifizieren.

Diagnostische Kriterien

A. Schwere motorische Überaktivität mit mindestens zwei der folgenden Aktivitäts- und Aufmerksamkeitsproblemen:
   1. anhaltende motorische Ruhelosigkeit mit Laufen, Springen und anderen Bewegungen des ganzen Körpers;
   2. deutliche Schwierigkeit, sitzen zu bleiben: die Betroffenen bleiben höchstens wenige Sekunden ruhig sitzen, außer sie sind mit einer stereotypen Tätigkeit beschäftigt (siehe Kriterium B.);
   3. exzessive Aktivität in Situationen, die eigentlich Ruhe erfordern.
   4. sehr schnelle Aktivitätswechsel, so dass einzelne Tätigkeiten weniger als eine Minute dauern (gelegentliche längere Zeitabschnitte mit bevorzugten Aktivitäten sind nicht ausgeschlossen, auch sehr lange Perioden stereotyper Aktivitäten können mit diesem Phänomen, das zu anderen Zeiten vorliegt, vereinbar sein).

B. Repetitives und stereotypes Verhalten mit mindestens einem der folgenden Merkmale:
   1. fixierte und häufig wiederholte motorische Manierismen: dies können komplexe Bewegungen des ganzen Körpers sein oder Teilbewegungen wie Schlagen mit den Händen.
   2. exzessives und nichtfunktionales Wiederholen von stereotypen Aktivitäten: wie Spielen mit einem einzigen Objekt (z.B. fließendes Wasser) oder ritualisierte Aktivitäten (allein oder unter Einbeziehung anderer Menschen).
   3. wiederholte Selbstbeschädigung.

C. IQ unter 50.

D. Kein Vorliegen des autistischen Typs sozialer Beeinträchtigung, d.h. das Kind muss mindestens drei der folgenden Verhaltensweisen zeigen:
   1. entwicklungsgemäßer Gebrauch von Augenkontakt, Ausdruck und Haltung zur Regulation sozialer Interaktion;
   2. entwicklungsgemäße Beziehungen zu Gleichaltrigen mit gemeinsamen Interessen, Aktivitäten usw.;
   3. Kontaktaufnahme mit anderen Personen; wenigstens gelegentliche Suche nach Trost und Zuneigung bei anderen;
   4. manchmal wird die Freude anderer geteilt. Andere Formen sozialer Beeinträchtigung, wie z.B. ungehemmtes Zugehen auf Fremde, sind mit der Diagnose vereinbar.

E. Die Kriterien für Autismus (F84.0, F84.1), für die desintegrative Störung des Kindesalters (F84.3) oder für hyperkinetische Störungen (F90.–) werden nicht erfüllt.

F84.5 Asperger Syndrom

Diese Störung von unsicherer nosologischer Validität ist durch dieselbe Form qualitativer Beeinträchtigungen der gegenseitigen sozialen Interaktionen charakterisiert, die für den Autismus typisch ist, hinzu kommt ein Repertoire eingeschränkter, stereotyper, sich wiederholender Interessen und Aktivitäten. Die Störung unterscheidet sich von dem Autismus in erster Linie durch das Fehlen einer allgemeinen Entwicklungsverzögerung bzw. keines Entwicklungsrückstandes der Sprache oder der kognitiven Entwicklung. Die meisten Patienten besitzen eine normale allgemeine Intelligenz, sind jedoch üblicherweise motorisch auffällig ungeschickt; die Erkrankung tritt vorwiegend bei Jungen (das Verhältnis Jungen zu Mädchen beträgt acht zu eins) auf. Sehr wahrscheinlich sind wenigstens einige Fälle mildere Variationen des Autismus, jedoch ist unsicher, ob dies für alle Fälle zutrifft. Die Auffälligkeiten haben eine starke Tendenz, bis in die Adoleszenz und das Erwachsenenalter zu persistieren. Es scheint, dass sie individuelle Charakteristika darstellen, die durch Umwelteinflüsse nicht besonders beeinflusst werden. Im frühen Erwachsenenleben treten bei ihnen gelegentlich psychotische Episoden auf.

Diagnostische Leitlinien

Bei der Stellung der Diagnose kombinieren sich die qualitative Beeinträchtigung in den sozialen Interaktionen sowie die eingeschränkten, sich wiederholenden, stereotypen Verhaltensmuster, Interessen und Aktivitäten (wie beim Autismus), jedoch ohne eine eindeutige sprachliche oder kognitive Entwicklungsverzögerung. Kommunikationsprobleme ähneln denen beim Autismus, eine eindeutige Sprachentwicklungsverzögerung schließt die Diagnose jedoch aus.

Dazugehörige Begriffe:
autistische Psychopathie / schizoide Störung des Kindesalters

Diagnostische Kriterien

A. Es fehlt eine klinisch eindeutige allgemeine Verzögerung der gesprochenen oder rezeptiven Sprache oder der kognitiven Entwicklung. Die Diagnose verlangt, dass einzelne Worte bereits im zweiten Lebensjahr oder früher und kommunikative Phrasen im dritten Lebensjahr oder früher benutzt werden. Selbsthilfefertigkeiten, adaptives Verhalten und die Neugier an der Umgebung sollten während der ersten drei Lebensjahre einer normalen intellektuellen Entwicklung entsprechen. Allerdings können Meilensteine der motorischen Entwicklung etwas verspätet auftreten und eine motorische Ungeschicklichkeit ist ein häufiges (aber kein notwendiges) diagnostisches Merkmal. Isolierte Spezialfertigkeiten, oft verbunden mit einer auffälligen Beschäftigung sind häufig, aber für die Diagnose nicht erforderlich.
B. Qualitative Beeinträchtigungen der gegenseitigen sozialen Interaktion (entsprechend den Kriterien für Autismus).

C. Ein ungewöhnlich intensives umschriebenes Interesse oder begrenzte, repetitive und stereotype Verhaltensmuster, Interessen und Aktivitäten (entspricht dem Kriterium für Autismus, hier sind aber motorische Manierismen, ein besonderes Beschäftigtsein mit Teilobjekten oder mit nicht-funktionalen Elementen von Spielmaterial ungewöhnlich).
D. Die Störung ist nicht einer anderen tiefgreifenden Entwicklungsstörung, einer schizotypen Störung (F21), einer Schizophrenia simplex (F20.6), einer reaktiven Bindungsstörung des Kindesalters oder einer Bindungsstörung mit Enthemmung (F94.1 und F94.2) einer zwanghaften Persönlichkeitsstörung (F60.5) oder einer Zwangsstörung (F42) zuzuordnen.

F84.8 sonstige tiefgreifende Entwicklungsstörungen

Für dieses diagnostische Kriterium ist kein spezielles Kriterium definiert.

F84.9 nicht näher bezeichnete tiefgreifende Entwicklungsstörung

Dies ist eine diagnostische Restkategorie, die für Störungen zu verwenden ist, auf welche die allgemeine Beschreibung der tiefgreifenden Entwicklungsstörungen zutrifft, bei denen jedoch ein Mangel an ausreichender Information oder widersprüchliche Befunde dazu führen, dass die Kriterien für die einzelnen F84 Kodierungen nicht erfüllt werden können.

F90–F98 Verhaltens- und emotionale Störungen mit Beginn in der Kindheit und Jugend

F90 hyperkinetische Störungen

Diese Gruppe von Störungen ist charakterisiert durch einen frühen Beginn (meist in den ersten fünf Lebensjahren), einer Kombination eines Mangels an Ausdauer bei Beschäftigungen, die kognitiven Einsatz verlangen und einer Tendenz von einer Tätigkeit zur anderen zu wechseln ohne etwas zu Ende zu bringen; hinzu kommt eine desorganisierte, mangelhaft regulierte und überschießende Aktivität. Verschiedene andere Auffälligkeiten können zusätzlich vorliegen. Hyperkinetische Kinder sind oft achtlos und impulsiv, neigen zu Unfällen und werden oft bestraft, weil sie eher aus Unachtsamkeit als vorsätzlich Regeln verletzen. Ihre Beziehung zu Erwachsenen ist von einer Distanzstörung und einem Mangel an normaler Vorsicht und Zurückhaltung geprägt. Bei anderen Kindern sind sie unbeliebt und können isoliert sein. Kognitive Beeinträchtigung ist häufig, spezifische Verzögerungen in der motorischen und sprachlichen Entwicklung kommen überproportional oft vor. Sekundäre Komplikationen schließen dissoziales Verhalten und ein niedriges Selbstwertgefühl mit ein. Dementsprechend gibt es eine beträchtliche Überschneidung zwischen hyperkinetischem Verhalten und anderen Mustern störenden Verhaltens wie Störung des Sozialverhaltens bei fehlenden sozialen Bindungen. Trotzdem legen die gegenwärtigen Befunde eine Abtrennung der Störungsgruppe nahe, bei der das hyperkinetische Verhalten das Hauptproblem darstellt.
Hyperkinetische Störungen treten bei Jungen häufiger auf als bei Mädchen. Begleitende Leseschwierigkeiten und andere schulische Probleme sind verbreitet.

Diagnostische Leitlinien

Die Kardinalsymptome sind beeinträchtigte Aufmerksamkeit, Überaktivität und Impulsivität. Für die Diagnose sind Aufmerksamkeit und Überaktivität notwendig und sie sollten in mehr als einer Situation (z.B. zu Hause, im Klassenraum, in der Klinik) vorkommen.
Die beeinträchtigte Aufmerksamkeit zeigt sich darin, dass Aufgaben vorzeitig abgebrochen und Tätigkeiten nicht beendet werden. Die Kinder wechseln häufig von einer Aktivität zur anderen, wobei sie anscheinend das Interesse an einer Aufgabe verlieren, weil sie zu einer anderen hin abgelenkt werden (wenn auch Laboruntersuchungen nicht regelmäßig ein ungewöhnliches Ausmaß an sensorischen oder perzeptiver Ablenkbarkeit zeigen). Diese Defizite in Aufmerksamkeit und Ausdauer sollten nur dann diagnostiziert werden, wenn sie im Verhältnis zum Alter und Intelligenzniveau des Kindes stark ausgeprägt sind.
Überaktivität bedeutet exzessive Ruhelosigkeit, besonders in Situationen, die relative Ruhe verlangen. Situationsabhängig kann sie sich im Herumlaufen oder Herumspringen äußern, im Aufstehen, wenn dazu aufgefordert wurde,

sitzen zu bleiben, in ausgeprägter Redseligkeit und Lärmen oder im Wackeln und Zappeln. Beurteilungsmaßstab sollte sein, dass die Aktivität im Verhältnis zu dem, was in der gleichen Situation von gleichaltrigen Kindern mit gleicher Intelligenz zu erwarten wäre, extrem ausgeprägt ist. Diese Verhaltensmerkmal zeigt sich am deutlichsten im strukturierten und organisierten Situationen, die ein hohes Maß an eigener Verhaltenskontrolle erfordern.
Die Impulsivität äußert sich durch häufige überstürzte Reaktionen, eine Unfähigkeit zu warten bis man an die Reihe kommt, ein häufiges Unterbrechen und exzessives Reden ohne angemessen auf soziale Beschränkungen zu reagieren.
Die charakteristischen Verhaltensprobleme sollten früh (vor dem sechsten Lebensjahr) begonnen haben und von längerer Dauer sein. Wegen der breiten Variation der Norm ist Hyperaktivität vor dem Schulalter schwierig zu erkennen. Bei Vorschulkindern soll nur ein extremes Ausmaß zu dieser Diagnose führen. Auch im Erwachsenenalter kann die Diagnose eines hyperkinetischen Syndroms gestellt werden. Die Kriterien sind dieselben, jedoch müssen Aufmerksamkeit und Aktivität anhand entwicklungsmäßig angemessener Normen beurteilt werden. Wenn eine hyperkinetische Störung in der Kindheit bestand, diese aber nicht mehr nachweisbar ist, eine andere Störung wie etwa eine dissoziale Persönlichkeitsstörung oder ein Substanzmissbrauch aber folgte, dann ist die augenblickliche Störung, nicht die anamnestisch bekannte zu verschlüsseln.

Differentialdiagnose

Kombinierte Störungen sind verbreitet. Eine gleichzeitig vorhandene tiefgreifende Entwicklungsstörung ist vorrangig zu diagnostizieren. Die Hauptprobleme bei der Differentialdiagnose liegen in den Unterscheidungen von Störungen des Sozialverhaltens. Wenn die Kriterien erfüllt sind, wird eine hyperkinetische Störung vorrangig vor einer Störung des Sozialverhaltens diagnostiziert. Geringere Ausprägungen von Hyperaktivität und Unaufmerksamkeit sind bei Störungen des Sozialverhaltens aber üblich. Sind Merkmale sowohl von Hyperaktivität wie auch einer Störung des Sozialverhaltens vorhanden, und ist die Hyperaktivität umfassend und schwerwiegend, so sollte die Diagnose F90.1 gestellt werden.
Hyperaktivität und Unaufmerksamkeit in ganz anderer Ausprägung als es für die hyperkinetische Störung charakteristisch ist können auch Symptome von Angstzuständen oder einer depressiven Störung sein. Die typische Unruhe der agitierten Depression sollte also nicht zur Diagnose einer hyperkinetischen Störung führen. In gleicher Weise sollte auch die Unruhe, die Ausdruck großer Angst ist, nicht zu der Diagnose einer hyperkinetischen Störung führen. Sind die Kriterien für Angststörung (F40.–, F41.–, F43.– oder F93.–) erfüllt, haben diese Vorrang gegenüber der hyperkinetischen Störung, außer es liegt offensichtlich zusätzlich eine hyperkinetische Störung vor, die durch andere Symptome auffällt als durch die bei Angst vorkommende Unruhe. In ähnlicher Weise sollte auch keine hyperkinetische Störung diagnostiziert werden, wenn Konzentrationsstörungen und psychomotorische Unruhe vorliegen und die Kriterien für eine schwere depressive Störung

(F30–F39) erfüllt sind. Doppeldiagnosen sind nur dann zu stellen, wenn eine hyperkinetische Störung vorliegt, die durch Symptome auffällt, die nicht einfach Ausdruck der affektiven Störung sind.
Ein akut einsetzendes hyperaktives Verhalten bei einem Kind im Schulalter ist wahrscheinlich auf eine reaktive Störung (psychogen oder organisch), einen manischen Zustand, eine Schizophrenie oder eine neurologische Krankheit (z.B. rheumatisches Fieber) zurückzuführen.

Diagnostische Kriterien

Beachte: Die Forschungsdiagnose einer hyperkinetischen Störung fordert das eindeutige Vorliegen eines abnormen Ausmaßes von Unaufmerksamkeit, Überaktivität und Unruhe. Die Störung ist situationsübergreifend und andauernd und nicht durch andere Störungen wie Autismus oder eine affektive Störung verursacht.

G1. Unaufmerksamkeit: Mindestens sechs Monate lang mindestens sechs der folgenden Symptome von Unaufmerksamkeit in einem mit dem Entwicklungsstand des Kindes nicht zu vereinbarenden und unangemessenen Ausmaß.
Die Kinder:
1. sind häufig unaufmerksam gegenüber Details oder machen Sorgfaltsfehler bei den Schularbeiten und sonstigen Arbeiten und Aktivitäten;
2. sind häufig nicht in der Lage, die Aufmerksamkeit bei Aufgaben und beim Spielen aufrechtzuerhalten;
3. hören häufig scheinbar nicht, was ihnen gesagt wird;
4. können oft Erklärungen nicht folgen oder ihre Schularbeiten, Aufgaben oder Pflichten am Arbeitsplatz nicht erfüllen (nicht wegen oppositionellem Verhalten oder weil die Erklärungen nicht verstanden werden);
5. sind häufig beeinträchtigt, Aufgaben und Aktivitäten zu organisieren;
6. vermeiden ungeliebte Arbeiten, wie Hausaufgaben, die häufig geistiges Durchhaltevermögen erfordern;
7. verlieren häufig Gegenstände, die für bestimmte Aufgaben wichtig sind, z.B. für Schularbeiten, Bleistifte, Bücher, Spielsachen und Werkzeuge;
8. werden häufig von externen Stimuli abgelenkt;
9. sind im Verlauf der alltäglichen Aktivitäten oft vergesslich.

G2. Überaktivität: Mindestens sechs Monate lang mindestens drei der folgenden Symptome von Überaktivität in einem mit dem Entwicklungsstand des Kindes nicht zu vereinbarenden und unangemessenen Ausmaß.
Die Kinder:
1. fuchteln häufig mit Händen und Füßen oder winden sich auf den Sitzen;
2. verlassen ihren Platz im Klassenraum oder in anderen Situationen, in denen Sitzen bleiben erwartet wird;

3. laufen häufig herum oder klettern exzessiv in Situationen, in denen dies unpassend ist (bei Jugendlichen oder Erwachsenen entspricht dem nur ein Unruhegefühl);
4. sind häufig unnötig laut beim Spielen oder haben Schwierigkeiten bei leisen Freizeitbeschäftigungen; zeigen ein anhaltendes Muster exzessiver motorischer Aktivitäten, die durch den sozialen Kontext oder Verbote nicht durchgreifend beeinflussbar sind.

G3. Impulsivität: Mindestens sechs Monate lang mindestens eins der folgenden Symptome von Impulsivität in einem mit dem Entwicklungsstand des Kindes nicht zu vereinbarenden und unangemessenen Ausmaß.

Die Kinder:

1. platzen häufig mit der Antwort heraus, bevor die Frage beendet ist;
2. können häufig nicht in einer Reihe warten oder warten, bis sie bei Spielen oder in Gruppensituationen an die Reihe kommen;
3. unterbrechen und stören andere häufig (z.B. mischen sie sich ins Gespräch oder Spiel anderer ein);
4. reden häufig exzessiv ohne angemessen auf soziale Beschränkungen zu reagieren.

G4. Beginn der Störung vor dem siebten Lebensjahr.

G5. Symptomausprägung: Die Kriterien sollten in mehr als einer Situation erfüllt sein, z.B. sollte die Kombination von Unaufmerksamkeit und Überaktivität sowohl zuhause als auch in der Schule bestehen oder in der Schule und an einem anderen Ort, wo die Kinder beobachtet werden können, z.B. in der Klinik. (Der Nachweis situationsübergreifender Symptome erfordert normalerweise Informationen aus mehr als einer Quelle. Elternberichte über das Verhalten im Klassenraum sind meist unzureichend.)

G6. Die Symptome von G1.–G3. verursachen deutliches Leiden oder Beeinträchtigung der sozialen, schulischen oder beruflichen Funktionsfähigkeit.

G7. Die Störung erfüllt nicht die Kriterien für eine tiefgreifende Entwicklungsstörung (F84.–), eine manische Episode (F30.–), eine depressive Episode (F32.–) oder eine Angststörung (F41.–).

Kommentar: Viele Experten beschreiben auch Zustände, die unter der Schwelle der hyperkinetischen Störung liegen. Kinder, die Kriterien in gewisser Weise erfüllen, aber keine Auffälligkeiten i.S. von Überaktivität und Impulsivität zeigen, leiden an einem Aufmerksamkeitsdefizit; umgekehrt zeigen Kinder, die keine Aufmerksamkeitsprobleme haben und dennoch Kriterien aus den anderen Bereichen erfüllen eine Aktivitätsstörung. In gleicher Weise kann die Störung als spezifisch für zuhause oder als schulspezifisch angesehen werden, wenn die Kriterien nur in einer Situation erfüllt werden. Diese Störungsbilder wurden bis jetzt noch nicht in die Hauptklassifikation aufgenommen, da die empirische prädiktive Validierung noch unzureichend ist und weil Kinder mit «Subgruppen»-störungen noch andere Symptome zeigen (wie z.B. eine Störung des Sozialverhaltens mit oppositionellem, aufsässigen Verhalten, F91.3) und in der entsprechenden Kategorie klassifiziert werden sollten.

F90.0 einfache Aktivitäts- und Aufmerksamkeitsstörung

Dazugehörige Begriffe:
Aufmerksamkeitsdefizite bei:
Störung mit Hyperaktivität / Hyperaktivitätsstörung / hyperaktivem Syndrom

Ausschluss:
Hyperkinetische Störungen des Sozialverhaltens (F90.1)

F90.1 hyperkinetische Störung des Sozialverhaltens

Dazugehöriger Begriff:
Hyperkinetische Störung verbunden mit Störung des Sozialverhaltens.

Diagnostische Kriterien

Sowohl die allgemeinen Kriterien für die hyperkinetische Störung (F90) als auch für eine Störung des Sozialverhaltens (F91.–) müssen erfüllt sein

F90.8 sonstige hyperkinetische Störungen

kein spezielles Kriterium definiert

F90.9 nicht näher bezeichnete hyperkinetische Störung

Dazugehörige Begriffe:
nicht näher bezeichnete hyperkinetische Reaktion oder hyperkinetisches Syndrom der Kindheit oder des Jugendalters

Diagnostische Kriterien

Diese Restkategorie wird nicht empfohlen und sollte nur verwendet werden, wenn die allgemeinen Kriterien zwar erfüllt sind, aber eine Unterscheidung zwischen F90.0 und F90.1 nicht möglich ist.

F91 Störungen des Sozialverhaltens

Störungen des Sozialverhaltens sind durch ein sich wiederholendes und andauerndes Muster dissozialen, aggressiven oder aufsässigen Verhaltens charakterisiert. In seinen extremsten Auswirkungen beinhaltet dieses Verhalten gröbste Verletzungen altersentsprechender sozialer Erwartungen. Es soll schwerwiegender sein als gewöhnlicher kindischer Unfug oder jugendliche Aufmüpfigkeit. Einzelne dissoziale oder kriminelle Handlungen sind allein kein Grund für die Diagnose, für die ein andauerndes Verhaltensmuster gefordert ist. Merkmale der Störungen des Sozialverhaltens können symptomatisch auch bei anderen psychiatrischen Erkrankungen auftreten, dann ist die zugrundeliegende Diagnose zu kodieren.

Störungen des Sozialverhaltens können sich in einigen Fällen zu dissozialen Persönlichkeitsstörungen (F60.2) entwickeln. Eine Störung des Sozialverhaltens tritt oft zusammen mit schwierigen psychosozialen Umständen, wie unzureichenden familiären Beziehungen und Schulversagen auf; sie wird bei Angehörigen des männlichen Geschlechts häufiger gesehen. Die Unterscheidung von einer emotionalen Störung ist gut belegt; ihre Abgrenzung gegen Hyperaktivität ist weniger klar, hier sind Überschneidungen häufig.

Diagnostische Leitlinien

Beurteilungen über das Bestehen einer Störung des Sozialverhaltens müssen das Entwicklungsniveau des Kindes berücksichtigen. Wutausbrüche beispielsweise sind bei einem Dreijährigen eine normale Erscheinung und ihr alleiniges Vorhandensein begründet die Diagnose nicht. Gleichermaßen liegen Verletzungen der persönlichen Rechte anderer Menschen (wie bei Gewaltverbrechen) nicht im Möglichkeitsbereich der meisten Siebenjährigen und sind somit kein notwendiges diagnostisches Kriterium für diese Altersgruppe.
Beispiele für Verhaltensweisen, welche die Diagnose begründen, sind ein extremes Maß an Streiten oder Tyrannisieren, Grausamkeit gegenüber anderen Menschen oder gegenüber Tieren, erhebliche Destruktivität gegen Eigentum, Feuerlegen, Stehlen, häufiges Lügen, Schulschwänzen und Weglaufen von zu Hause, ungewöhnlich häufige oder schwere Wutausbrüche und Ungehorsam. Jedes dieser Beispiele ist bei erheblicher Ausprägung ausreichend für die Diagnose; isolierte dissoziale Handlungen genügen dagegen nicht.
Andere seltene, aber ernste zugrundeliegende Störungen wie Schizophrenie, Manie, tiefgreifende Entwicklungsstörung, hyperkinetische Störung und Depression sind Ausschlusskriterien.
Es wird empfohlen, diese Diagnose nur dann zu stellen, wenn die Dauer des oben beschriebenen Verhaltens sechs Monate oder länger beträgt.

Ausschluss:
affektive Störungen (F30–F39) / hyperkinetische Störung des Sozialverhaltens (F90.1) / kombinierte Störungen des Sozialverhaltens und der Emotionen (F92.–) / tiefgreifende Entwicklungsstörungen (F84.–) / Schizophrenie (F20.–)

Diagnostische Kriterien

G1. Vorliegen eines wiederholten, persistierenden Verhaltensmusters, bei dem entweder die Grundrechte anderer oder die wichtigsten altersentsprechenden sozialen Normen oder Gesetzte verletzt werden, mindestens sechs Monate anhaltend, mit einigen der unten angegebenen Symptome (weitere Vorgaben und geforderte Zahl der Symptome siehe unter den Subkategorien).

Beachte: Die Symptome 11., 13., 15., 16., 20., 21., 23. brauchen nur einmal aufgetreten zu sein, um das Kriterium zu erfüllen.

1. für das Entwicklungsalter des Kindes ungewöhnlich häufige und schwere Wutausbrüche;
2. häufiges Streiten mit Erwachsenen;

3. häufige aktive Ablehnung und Zurückweisung von Wünschen und Vorschriften Erwachsener;
4. häufiges, offensichtlich wohl überlegtes Ärgern anderer;
5. häufiges Verantwortlichmachen anderer für die eigenen Fehler oder für eigenes Fehlverhalten;
6. häufige Empfindlichkeit oder Sichbelästigtfühlen durch andere;
7. häufiger Ärger oder Groll;
8. häufige Gehässigkeit oder Rachsucht;
9. häufiges Lügen oder Brechen von Versprechen um materielle Vorteile und Begünstigungen zu erhalten oder um Verpflichtungen zu vermeiden;
10. häufiges Beginnen von körperlichen Auseinandersetzungen (außer Geschwisterauseinandersetzungen);
11. Gebrauch von gefährlichen Waffen (z.B. Schlagholz, Ziegelstein, zerbrochene Flasche, Messer, Gewehr);
12. häufiges Draußenbleiben in der Dunkelheit, entgegen dem Verbot der Eltern (beginnend vor dem dreizehnten Lebensjahr);
13. körperliche Grausamkeit gegenüber anderen Menschen (z.B. Fesseln, ein Opfer mit einem Messer oder mit Feuer verletzen);
14. Tierquälerei;
15. absichtliche Destruktivität gegenüber dem Eigentum anderer (außer Brandstiftung);
16. absichtliches Feuerlegen mit dem Risiko oder der Absicht, ernsthaften Schaden anzurichten;
17. Stehlen von Wertgegenständen ohne Konfrontation mit dem Opfer, entweder Zuhause oder außerhalb (z.B. Ladendiebstahl, Einbruch, Unterschriftenfälschung);
18. häufiges Schuleschwänzen, beginnend vor dem dreizehnten Lebensjahr;
19. Weglaufen von den Eltern oder elterlichen Ersatzpersonen, mindestens zweimal oder einmal länger als eine Nacht (außer dies geschieht zur Vermeidung körperlicher oder sexueller Misshandlung);
20. jede kriminelle Handlung, bei der ein Opfer direkt angegriffen wird, (einschließlich Handtaschenraub, Erpressung, Straßenraub);
21. Zwingen einer anderen Person zu sexuellen Aktivitäten;
22. häufiges Tyrannisieren anderer (z.B. absichtliches Zufügen von Schmerzen oder Verletzungen, einschließlich andauernder Einschüchterung, Quälen oder Belästigung);
23. Einbruch in Häuser, Gebäude oder Autos.

G2. Die Kriterien für eine dissoziale Persönlichkeitsstörung (F60.2), eine Schizophrenie (F20.–), eine manische Episode (F30.–), eine depressive Episode (F32.–), eine tiefgreifende Entwicklungsstörung (F84.–) oder eine hyperkinetische Störung (F90.–) werden nicht erfüllt. (Werden Kriterien für eine emotionale Störung erfüllt, ist die Diagnose «gemischte» Störung des Sozialverhaltens und Emotionen (F92.–) zu stellen).

Der Störungsbeginn kann näher gekennzeichnet werden:

Beginn in der Kindheit: Auftreten eines Symptoms der Störung des Sozialverhaltens vor dem zehnten Lebensjahr.

Beginn in der Adoleszenz: Keine Symptome einer Störung des Sozialverhaltens vor dem zehnten Lebensjahr.

Mögliche Untergruppen:

Fachleute stimmen darin überein, dass die Störungen des Sozialverhaltens heterogen sind, die Art und Weise, wie in Untergruppen eingeteilt wird, ist jedoch unterschiedlich. Für die Prognose ist die Schwere (Zahl der Symptome) eine bessere Richtlinie als ein bestimmter Typ der Symptomatologie. Die am besten validierte Unterscheidung ist die zwischen Störungen des Sozialverhaltens bei fehlenden oder vorhandenen sozialen Bindungen definiert nach dem Vorhandensein oder dem Fehlen andauernder Freundschaften mit Gleichaltrigen. Die auf den familiären Rahmen beschränkten Störungen scheinen jedoch ebenfalls eine wichtige Untergruppe zu bilden. Für diese Fälle ist eine eigene Kategorie vorgesehen. Natürlich ist weitere Forschung notwendig, um die Validität aller vorgeschlagenen Untergruppen der Störung des Sozialverhaltens zu überprüfen.

Es wird vorgeschlagen, zusätzlich zu diesen Kategorien die Fälle entsprechend dem Störungsausmaß in den folgenden drei Bereichen näher zu beschreiben:

1. Hyperaktivität (Unaufmerksamkeit, unruhiges Verhalten);
2. emotionale Störung (Angst, Depression, Zwanghaftigkeit, Hypochondrie);
3. Schweregrad der Störung des Sozialverhaltens :
   a. leicht: keine oder nur wenige Symptome, neben denen, die für die Diagnose gefordert werden; die Verhaltensprobleme verursachen anderen nur geringen Schaden;
   b. mittelgradig: die Zahl der Symptome und der Schaden für andere liegt zwischen leicht und schwer;
   c. schwer: viele neben den für die Diagnose geforderten Symptome oder Verhaltensprobleme verursachen anderen nennenswerten Schaden, z.B. bei schwerer körperlicher Gewalt, Vandalismus oder Diebstahl.

F91.0 auf den familiären Rahmen beschränkte Störung des Sozialverhaltens

Diese Kategorie umfasst Störungen des Sozialverhaltens mit dissozialem oder aggressiven Verhalten (und nicht nur oppositionellem, aufsässigen, trotzigen Verhalten), bei denen das abnorme Verhalten völlig oder fast völlig auf den häuslichen Rahmen oder auf Interaktionen mit Mitgliedern der Kernfamilie oder der unmittelbaren Lebensgemeinschaft beschränkt ist. Für die Störung müssen die allgemeinen Kriterien für F91 erfüllt sein; auch schwer gestörte Eltern Kind Beziehungen sind für die Diagnose allein nicht ausreichend. Stehlen zu Hause, meist auf Geld oder das Eigentum einer oder zweier bestimmter Personen beschränkt, kann vorkommen. Es kann begleitet sein von vorsätzlich destruktivem Verhalten, wiederum meist beschränkt auf bestimmte Familienmitglieder, z.B. Zerstören von Spielzeug oder Schmuck, Zerreißen von Kleidungsstücken, Schnitzen an Möbeln oder Zerstören teurer Besitzgegenstände. Gewaltanwendung gegen Familienmitglieder (aber nicht gegen andere Personen) und auf den häuslichen Rahmen begrenztes Feuerlegen können ebenfalls die Diagnose rechtfertigen.

Diagnostische Leitlinien

Die Diagnose fordert, dass keine bedeutsame Störung des Sozialverhaltens außerhalb des familiären Rahmens auftrat und dass sich die sozialen Beziehungen des Kindes außerhalb der Familie im normalen Rahmen bewegen. In den meisten Fällen sind diese familienspezifischen Störungen des Sozialverhaltens aus einer bedeutsamen Beziehungsstörung des Kindes zu einem oder mehreren Mitgliedern der Kernfamilie entstanden. In einigen Fällen beispielsweise kann die Störung im Umfeld eines Konfliktes mit einem neu hinzugekommenen Ersatz-Elternteil entstanden sein. Die nosologische Eigenständigkeit dieser Kategorie bleibt unsicher. Es ist jedoch möglich, dass diese in hohem Maße situationsspezifischen Störungen des Sozialverhaltens nicht die allgemein ungünstige Prognose der umfassenden Störungen des Sozialverhaltens haben.

Diagnostische Kriterien

A. Die allgemeinen Kriterien für eine Störung des Sozialverhaltens (F91) müssen erfüllt sein.
B. Drei oder mehr der unter F91, G1. genannten Symptome müssen vorliegen, davon mindestens drei von 9.–23.
C. Mindestens ein Symptom von 9.–23. muss mindestens sechs Monate lang vorgelegen haben.
D. Die Störung der Sozialverhaltens beschränkt sich auf den familiären Rahmen.

F91.1 Störung des Sozialverhaltens bei fehlenden sozialen Bindungen

Diese Störung des Sozialverhaltens ist charakterisiert durch die Kombination von andauerndem dissozialen oder aggressiven Verhalten, mit einer deutlichen und umfassenden Beeinträchtigung der Beziehungen des betroffenen Kindes zu anderen (die allgemeinen Kriterien für F91 sind erfüllt und es besteht nicht nur oppositionelles, aufsässiges und trotziges Verhalten).

Diagnostische Leitlinien

Das Fehlen einer wirksamen Einbindung in eine Peer Group ist Hauptunterscheidungsmerkmal gegenüber den «sozialisierten» Störungen des Sozialverhaltens und hat Vorrang vor allen anderen Unterscheidungskriterien. Gestörte Beziehungen zu Gleichaltrigen zeigen sich hauptsächlich in Isolation,

Zurückweisung oder durch Unbeliebtheit bei anderen Kindern, weiter durch ein Fehlen enger Freunde oder dauerhafter, einfühlender wechselseitiger Beziehungen zu Gleichaltrigen. Die Beziehungen zu Erwachsenen zeichnen sich durch Unstimmigkeiten, Feindseligkeit und Verärgerung aus. Es können aber auch gute Beziehungen zu Erwachsenen vorkommen (gewöhnlich entbehren sie dennoch einer engeren, vertrauensvollen Qualität); sie schließen die Diagnose nicht aus. Häufig findet sich eine gewisse begleitende emotionale Störung (falls diese so ausgeprägt ist, dass die Kriterien für eine gemischte Störung erfüllt werden, ist F92 zu kodieren).
Die aggressiven Übergriffe werden charakteristischerweise (aber nicht immer) allein begangen. Typische Verhaltensweisen sind Tyrannisieren, exzessives Streiten und (bei älteren Kindern) Erpressung oder Gewalttätigkeit; extreme Ausmaße von Ungehorsam, Grobheit, Fehlen von Kooperationsbereitschaft und Widerstand gegen Autorität; ausgeprägte Wut- und unkontrollierte Zornesausbrüche; Zerstörung von Eigentum, Feuerlegen und Grausamkeit gegenüber Tieren und anderen Kindern. Einige Kinder werden trotz ihrer Isolierung in Gruppenvergehen verwickelt. Die Art des Übergriffs ist deswegen weniger wichtig für die Diagnosenstellung, als die Qualität der persönlichen Beziehungen.
In der Regel tritt die Störung situationsübergreifend auf, dürfte jedoch in der Schule am offensichtlichsten sein. Situationsspezifität abgesehen vom familiären Rahmen ist mit der Diagnose vereinbar.

Dazugehörige Begriffe:
Störung des Sozialverhaltens, nur aggressiver Typ / nichtsozialisierte aggressive Störung

Diagnostische Kriterien

A. Die allgemeinen Kriterien für eine Störung des Sozialverhaltens (F91.–) müssen erfüllt sein.
B. Drei oder mehr der unter F91.–, G1. genannten Symptome müssen vorliegen, davon mindestens drei von 9.–23.
C. Mindestens ein Symptom von 9.–23. muss mindestens sechs Monate lang vorgelegen haben.
D. Eindeutig wenig Beziehungen zu Gleichaltrigen mit Isolation, Zurückweisung oder Unbeliebtheit, Fehlen längerdauernder enger gegenseitiger Freundschaft.

F91.2 Störung des Sozialverhaltens bei vorhandenen sozialen Bindungen

Diese Kategorie umfasst Störungen des Sozialverhaltens mit andauerndem dissozialen oder aggressiven Verhalten bei Kindern, die allgemein gut in ihrer Altersgruppe eingebunden sind. Die Kriterien für F91 sind erfüllt und es besteht nicht nur oppositionelles, aufsässiges und trotziges Verhalten.

Diagnostische Leitlinien

Hauptdifferenzierungsmerkmal ist eine angemessene andauernde Freundschaft mit etwa Gleichaltrigen. Oft besteht diese Bezugsgruppe aus delinquenten oder dissozialen Kindern und Jugendlichen (in diesem Fall wird das sozial unerwünschte Verhalten des Kindes von der Gruppe der Gleichaltrigen gutgeheißen und durch die Subkultur, zu der es gehört, reguliert). Das ist jedoch keine notwendige Bedingung für die Diagnose; das betroffene Kind kann auch einer nichtdelinquenten Gruppe Gleichaltriger angehören und sein eigenes dissoziales Verhalten vollzieht sich außerhalb dieses Rahmens. Besonders wenn das dissoziale Verhalten auch Tyrannisieren umfasst, können gestörte Beziehungen zu den Opfern oder zu einigen anderen Kindern bestehen. Dies schließt die Diagnose nicht aus, vorausgesetzt, dass das betroffene Kind sich zu irgendeiner Gruppe loyal verhält und anhaltende Freundschaften hat.
Beziehungen zu Autoritätspersonen sind häufig schlecht, jedoch kann zu einigen Erwachsenen ein gutes Verhältnis bestehen. Emotionale Störungen sind gewöhnlich sehr gering ausgeprägt. Die Störung des Sozialverhaltens kann auch den familiären Rahmen betreffen, ist sie aber auf ihn begrenzt, schließt das die Diagnose aus. Oft ist die Störung außerhalb des familiären Rahmens am besten sichtbar, auf die Schule bezogenes (oder auf einen anderen extrafamiliären Rahmen beschränktes) Verhalten entspricht der Diagnose.

Dazugehörige Begriffe:
gemeinsames Stehlen / Gruppendelinquenz / Schulschwänzen / Vergehen im Rahmen einer Bandenmitgliedschaft / Verhaltensstörung in der Gruppe

Ausschluss:
Bandenmitgliedschaft ohne manifeste psychiatrische Störung (Z03.2)

Diagnostische Kriterien

A. Die allgemeinen Kriterien für eine Störung des Sozialverhaltens (F91) müssen erfüllt sein.
B. Drei oder mehr der unter F91, G1. genannten Symptome müssen vorliegen, davon mindestens drei von 9.–23.
C. Mindestens ein Symptom von 9.–23. muss mindestens sechs Monate lang vorgelegen haben.
D. Die Störung des Sozialverhaltens tritt auch außerhalb von zuhause oder außerhalb des familiären Rahmens auf.
E. Beziehungen zu Gleichaltrigen im normalen Ausmaß.

F91.3 Störung des Sozialverhaltens mit oppositionellem, aufsässigen Verhalten

Diese Form einer Störung des Sozialverhaltens tritt charakteristischerweise bei Kindern unter neun oder zehn Jahren auf. Sie ist definiert durch ein deutlich aufsässiges, ungehorsames und trotziges Verhalten bei Fehlen schwerer dissozialer oder aggressiver Handlungen, die das Gesetz oder die Rechte anderer verletzen. Für die Diagnose dieser Störung müssen die allgemeinen Kriterien für F91 erfüllt sein; nur deutlich mutwilliges oder ungezogenes Verhalten reicht allein für die Diagnosenstellung nicht aus. Viele Fachleute meinen, dass das oppositionell aufsässige Verhaltensmuster eher eine leichtere Störung des Sozialverhaltens als eine qualitativ unterschiedliche Form darstellt. Wissenschaftliche Beweise für eine qualitative oder quantitative Unterscheidung, fehlen. Es gibt jedoch Ergebnisse, die darauf schließen lassen, dass zwei echte Störungstypen hauptsächlich oder ausschließlich bei jüngeren Kindern zu unterscheiden sind. Die Diagnose sollte, besonders bei älteren Kindern, mit Vorsicht gestellt werden. Klinisch bedeutsame Störungen des Sozialverhaltens älterer Kinder gehen meist mit dissozialem oder aggressivem Verhalten einher, das über Aufsässigkeit, Ungehorsam oder Trotz hinausgeht. Nicht selten ist früher eine Störung mit oppositionell aufsässigem Verhalten vorausgegangen. Die Kategorie wurde aufgenommen, um einer allgemein üblichen Praxis Rechnung zu tragen und die Klassifikation der Störungen bei jüngeren Kindern zu erleichtern.

Diagnostische Leitlinien

Das wesentliche Merkmal dieser Störung ist ein Muster mit durchgehend negativistischem, feindseligen, aufsässigen, provokativen und trotzigen Verhalten, welches deutlich außerhalb der Grenzen des normalen Verhaltens bei einem gleichaltrigen Kind im gleichen soziokulturellen Kontext liegt. Ernsthaftere Verletzungen der Rechte anderer, wie sie als aggressives und dissoziales Verhalten für die Kategorien F91.0 und F91.2 beschrieben werden, fehlen. Kinder mit dieser Störung neigen dazu, häufig und aktiv Anforderungen oder Regeln Erwachsener zu missachten und überlegt andere Menschen zu ärgern. Sie sind oft zornig, übelnehmerisch und verärgert über andere Menschen, welchen sie die Verantwortung für ihre eigenen Fehler oder Schwierigkeiten zuschreiben. Generell haben sie eine geringe Frustrationstoleranz und werden schnell wütend. Typischerweise hat ihr Trotz eine deutlich provokative Qualität, so dass sie Konfrontationen hervorrufen. Sie legen ein exzessives Maß an Grobheit, Unkooperativität und Widerstand gegen Autorität an den Tag.

Dieses Verhalten ist häufig viel offensichtlicher bei Interaktionen mit Erwachsenen oder Gleichaltrigen, die das Kind gut kennt. Während einer klinischen Untersuchung können Hinweise auf die Störung fehlen.

Das Schlüsselmerkmal zur Unterscheidung von anderen Störungen des Sozialverhaltens ist das Fehlen von Verletzungen der Gesetze oder Grundrechte anderer wie beispielsweise Diebstahl, Grausamkeit, Quälen, Vergewaltigung und Destruktivität. Das sichere Vorhandensein einer dieser Punkte schließt die Diagnose aus. Oppositionelles und aufsässiges Verhalten, wie es oben dargestellt wurde, findet sich bei den anderen Störungen des Sozialverhaltens häufig. Liegt eine andere Störung des Sozialverhaltens (F91.0 bis F91.2) vor, ist sie einer Störung mit oppositionellem aufsässigen Verhalten vorzuziehen.

Ausschluss:
Störungen des Sozialverhaltens mit offensichtlich dissozialem oder aggressiven Verhalten (F91.0–F91.2)

Diagnostische Kriterien

A. Die allgemeinen Kriterien für ein Störung des Sozialverhaltens (F91) müssen erfüllt sein.
B. Vier oder mehr der unter F91, G1. angegebenen Symptome müssen vorliegen, aber nicht mehr als zwei Symptome von 9.–23.
C. Die Symptome des Kriterium B. müssen für das Entwicklungsalter unangemessen sein.
D. Mindestens vier Symptome müssen mindestens sechs Monate vorgelegen haben.

F91.8 sonstige Störungen des Sozialverhaltens

Für dieses diagnostische Kriterium ist kein spezielles Kriterium definiert.

F91.9 nicht näher bezeichnete Störung des Sozialverhaltens

Es handelt sich um eine nicht empfohlene Restkategorie für Störungen, die die allgemeinen Kriterien für F91 erfüllen, bei welchen aber keine Zuordnung zu einer Subgruppe erfolgte oder welche die Kriterien keiner Subgruppe erfüllen.

Dazugehörige Begriffe:
nicht näher bezeichnete Störung des Sozialverhaltens der Kindheit / nicht näher bezeichnete Verhaltensstörung der Kindheit

Diagnostische Kriterien

Diese Restkategorie wird nicht empfohlen und sollte nur für Störungen verwendet werden, die zwar die allgemeinen Kriterien für F91 erfüllen, die aber nicht so genau beschrieben sind, dass sie einer Subgruppe zugeordnet werden könnten oder die die Kriterien der Subgruppen nicht erfüllen.

F92 kombinierte Störung des Sozialverhaltens und der Emotionen

Diese Gruppe von Störungen ist durch die Kombination von andauerndem aggressiven, dissozialen oder aufsässigen Verhalten mit offensichtlichen und deutlichen Symptomen von Depression, Angst oder sonstigen emotionalen Störungen charakterisiert.

Diagnostische Leitlinien

Der Schweregrad soll die Kriterien für Störungen des Sozialverhaltens im Kindesalter (F91.–) und für altersspezifische emotionale Störungen (F93.–)

oder für eine erwachsenentypische neurotische Störung (F40–49) oder eine affektive Störung (F30–39) erfüllen.
Es wurden keine ausreichenden Forschungsanstrengungen unternommen, die sicherstellen, dass diese Kategorie tatsächlich von den Störungen des Sozialverhaltens im Kindesalter zu trennen ist. Sie wurde hier wegen ihrer möglichen ätiologischen und therapeutischen Bedeutung und ihres Beitrags zur diagnostischen Zuverlässigkeit der Klassifikation aufgenommen.

F92.0 Störung des Sozialverhaltens mit depressiver Störung

Diese Kategorie verlangt die Kombination einer Störung des Sozialverhaltens im Kindesalter (F91.–) mit anhaltenden, eindeutigen depressiven Symptomen, wie ausgeprägte Traurigkeit, Interessenverlust und Freudlosigkeit bei üblichen Aktivitäten, Schuldgefühle und Hoffnungslosigkeit. Schlafstörungen und Appetitverlust können ebenfalls vorhanden sein.

Dazugehörige Begriffe:
Störung des Sozialverhaltens (F91.–) mit depressiver Störung (F30–F39)

Diagnostische Kriterien

A. Die allgemeinen Kriterien für eine Störung des Sozialverhaltens (F91.–) müssen erfüllt sein.
B. Die Kriterien für eine affektive Störung (F30–F39) müssen erfüllt sein.

F92.8 sonstige kombinierte Störung des Sozialverhaltens und der Emotionen

Diese Kategorie verlangt die Kombination einer Störung des Sozialverhaltens im Kindesalter (F91.–) mit anhaltenden, eindeutigen Symptomen wie Angst, Furcht, Zwangsgedanken oder Zwangshandlungen, oder Depersonalisations- bzw. Derealisationsphänomenen, Phobien oder Hypochondrie. Zorn und Verärgerung sind eher Merkmale der Störungen des Sozialverhaltens als der emotionalen Störungen; sie schließen die Diagnose weder aus, noch stützen sie sie.

Dazugehörige Begriffe:
Störungen des Sozialverhaltens (F91.–) / mit emotionaler Störung (F93.–) / neurotischer Störung (F40–F48)

Diagnostische Kriterien

A. Die allgemeinen Kriterien für eine Störung des Sozialverhaltens (F91.–) müssen erfüllt sein.
B. Die Kriterien für eine neurotische, Belastungs- oder somatoforme Störung (F40–48) oder für eine emotionale Störung mit Beginn in der Kindheit müssen erfüllt sein.

F92.9 nicht näher bezeichnete kombinierte Störung des Sozialverhaltens und der Emotionen

Für dieses diagnostische Kriterium ist kein spezielles Kriterium definiert.

F93 emotionale Störungen des Kindesalters

In der Kinder- und Jugendpsychiatrie wird traditionellerweise zwischen den für das Kindesalter und die Adoleszenz typischen emotionalen Störungen und den für das Erwachsenenalter typischen neurotischen Störungen unterschieden. Für diese Unterscheidung gibt es vier Hauptgründe:

1. Forschungsergebnisse zeigen konsistent, dass die Mehrheit der Kinder mit emotionalen Störungen als Erwachsene unauffällig sind (d.h. nur eine Minderheit zeigt neurotische Störungen im Erwachsenenalter). Umgekehrt scheinen viele neurotische Störungen Erwachsener erst im Erwachsenenalter zu beginnen, ohne deutliche psychopathologische Vorläufer in der Kindheit. Es besteht also eine erhebliche Diskontinuität der emotionalen Störungen in diesen beiden Altersabschnitten.
2. Viele emotionale Störungen im Kindesalter scheinen eher Verstärkungen normaler Entwicklungstrends als eigenständige, qualitativ auffällige Phänomene darzustellen.
3. Bezogen auf die letzte Überlegung gibt es die theoretische Annahme, dass die bei den emotionalen Störungen des Kindesalters beteiligten psychischen Mechanismen nicht dieselben sind, wie bei den Neurosen Erwachsener.
4. Die emotionalen Störungen des Kindesalters lassen sich weniger eindeutig in spezifischere Einheiten wie etwa phobische Zustände oder Zwangsstörungen einteilen.

Zum dritten Punkt fehlen empirische Belege; falls der vierte Punkt zutrifft, lassen epidemiologische Befunde vermuten, dass dies nur eine Frage des Schweregrades ist: Wenig ausdifferenzierte emotionale Störungen sind sowohl in der Kindheit als auch im Erwachsenenalter häufig. Entsprechend ist das zweite Merkmal (d.h. die besondere Entwicklungsbezogenheit) das diagnostische Schlüsselmerkmal für die Unterscheidung zwischen den emotionalen Störungen des Kindesalters (F93) und den neurotischen Störungen (F40–F48). Die Eindeutigkeit dieser Unterscheidung ist unsicher, jedoch gibt es einige empirische Evidenz dafür, dass die entwicklungsbezogenen emotionalen Störungen des Kindesalters eine bessere Prognose haben.

Diagnostische Kriterien

Beachte: Die phobische Störung des Kindesalters (F93.1), die Störung mit sozialer Ängstlichkeit des Kindesalters (F93.2) und die generalisierte Angststörung des Kindesalters (F93.80) haben eindeutig Ähnlichkeiten mit Störungen des Abschnittes F40–F48. Die gegenwärtige Auffassung ist jedoch, dass die Unterschiede in der Art und Weise, wie sich Angststörungen im Kindesalter äußern, eigene Kategorien dafür rechtfertigen. In weiteren Studien, sollte untersucht werden, ob Beschreibungen und Definitionen erarbeitet werden können, die sowohl für Erwachsene als auch für Kinder geeignet sind oder ob die Trennung beibehalten werden sollte.

F93.0 emotionale Störung mit Trennungsangst des Kindesalters

Normalerweise zeigen Säuglinge und Vorschulkinder ein bestimmtes Maß an Angst vor realer oder befürchteter Trennung von Menschen, an die sie gebunden sind. Eine Störung mit Trennungsangst soll nur dann diagnostiziert werden, wenn die Furcht vor Trennung den Angstfokus darstellt und eine solche Angst erstmals während der ersten Lebensjahre auftritt. Sie unterscheidet sich von der normalen Trennungsangst durch einen außergewöhnlichen Schweregrad (einschließlich einer abnormen Dauer über die typische Altersstufe hinaus) und durch eine Beeinträchtigung sozialer Funktionen. Zusätzlich verlangt die Diagnose, dass keine allgemeine Störung der Persönlichkeitsentwicklung besteht (falls vorhanden, ist eine Kodierung in Abschnitt F40–F48 in Betracht zu ziehen). Trennungsangst, die in einer nicht entwicklungsangemessenen Altersstufe (z.B. in der Adoleszenz) auftritt, soll hier nicht klassifiziert werden, es sei denn, sie stellt eine abnorme Fortsetzung der entwicklungsbezogenen Trennungsangst dar.

Diagnostische Leitlinien

Das diagnostische Hauptmerkmal ist eine fokussierte, übermäßig ausgeprägte Angst vor der Trennung von solchen Personen, an die das Kind gebunden ist (üblicherweise Eltern oder andere Familienmitglieder). Diese ist nicht lediglich Teil einer generalisierten Angst in vielen Situationen.
Viele mit einer Trennung verbundene Situationen gehen auch mit anderen möglichen Stressfaktoren oder Ursachen von Angst einher. Die Diagnose beruht auf dem Nachweis, dass die Trennung von einer Hauptbezugsperson das gemeinsame Element der verschiedenen angstauslösenden Situationen darstellt. Am deutlichsten wird das vielleicht bei der Schulverweigerung bzw. Schulphobie. Oft beruht diese auf Trennungsangst, manchmal (besonders während der Adoleszenz) nicht. Schulverweigerung, die erstmals während der Adoleszenz auftritt, sollte nicht hier klassifiziert werden, es sei denn, sie ist primär eine Funktion der Trennungsangst und trat bereits während des Vorschulalters auf. Sind diese Kriterien nicht erfüllt, soll das Syndrom in einer der anderen Kategorien von F93 oder unter F40–F48 verschlüsselt werden.

Ausschluss:
affektive Störungen (F30–F39) / altersspezifische phobische Störung (F93.1) / altersspezifische Störung mit sozialer Überempfindlichkeit (F93.2) / neurotische Störungen (F40–F48)

Diagnostische Kriterien

A. Mindestens drei der folgenden Merkmale:
   1. unrealistische und anhaltende Besorgnis über mögliches Unheil, das der Hauptbezugsperson zustoßen könnte oder über den möglichen Verlust solcher Personen (z.B. Furcht, dass sie weg gehen und nicht wieder kommen könnten oder dass das Kind sie nie mehr wiedersehen wird) oder anhaltende Sorge um den Tod von Bezugspersonen;
   2. unrealistische und anhaltende Besorgnis, dass ein unglückliches Ereignis das Kind von einer Hauptbezugsperson trennen werde (z.B., dass das Kind verloren gehen, gekidnappt, ins Krankenhaus gebracht oder getötet werden könnte);
   3. aus Angst vor Trennung von einer Hauptbezugsperson oder um zuhause zu bleiben (weniger aus anderen Gründen, z.B. Angst vor bestimmten Ereignissen in der Schule) andauernde Abneigung oder Verweigerung, die Schule zu besuchen;
   4. Trennungsschwierigkeiten am Abend, erkennbar an einem der folgenden Merkmale:
      a. anhaltende Abneigung oder Weigerung, Schlafen zu gehen, ohne dass eine Hauptbezugsperson dabei oder in der Nähe ist;
      b. häufiges Aufstehen nachts, um die Anwesenheit der Bezugsperson zu überprüfen oder bei ihr zu schlafen;
      c. anhaltende Abneigung oder Weigerung, auswärts zu schlafen.
   5. anhaltende, unangemessene Angst davor, allein oder tagsüber ohne eine Hauptbezugsperson zu Hause zu sein;
   6. wiederholte Alpträume zu Trennungsthemen;
   7. wiederholtes Auftreten somatischer Symptome (Übelkeit, Bauchschmerzen, Kopfschmerzen oder Erbrechen) bei Gelegenheiten, die mit einer Trennung von einer Hauptbezugsperson verbunden sind, wie beim Verlassen des Hauses, um zur Schule zu gehen oder bei anderen Gelegenheiten, die mit einer Trennung verbunden sind (Urlaub, Ferienlager);
   8. extremes und wiederholtes Leiden in Erwartung, während oder unmittelbar nach der Trennung von einer Hauptbezugsperson (es zeigt sich in Angst, Schreien, Wutausbrüchen; in der anhaltende Weigerung, von zuhause wegzugehen; in dem intensiven Bedürfnis, mit den Eltern zu reden oder in dem Wunsch nach Hause zurückzukehren, in Unglücklichsein, Apathie oder sozialem Rückzug).

B. Fehlen einer generalisierten Angststörung des Kindesalters (F93.80).

C. Beginn vor dem sechsten Lebensjahr.

D. Die Störung tritt nicht im Rahmen einer umfassenderen Störung der Emotionen, des Sozialverhaltens oder der Persönlichkeit auf oder bei einer tiefgreifenden Entwicklungsstörung, einer psychotischen Störung oder einer substanzbedingten Störung.

E. Dauer mindestens vier Wochen.

F93.1 phobische Störung des Kindesalters

Kinder können wie Erwachsene Befürchtungen vor verschiedensten Objekten oder Situationen entwickeln. Einige dieser Befürchtungen (oder Phobien) sind nicht Bestandteil einer normalen psychosozialen Entwicklung, beispielsweise die Agoraphobie. Wenn derartige Befürchtungen während der Kindheit auftreten, sollen sie unter der entsprechenden Kategorie im Abschnitt F40–F48 kodiert werden. Andere Befürchtungen zeigen eine deutliche Spezifizität für bestimmte Entwicklungsphasen und treten (in gewissem Grade) bei der Mehrheit der Kinder auf. Beispielsweise die Furcht vor Tieren im Vorschulalter.

Diagnostische Leitlinien

Diese Kategorie sollte nur für entwicklungsphasenspezifische Befürchtungen verwendet werden, die die zusätzlichen Kriterien für alle Störungen im Abschnitt F93 erfüllen. Der Beginn liegt in der entwicklungsangemessenen Altersstufe. Das Ausmaß der Angst ist klinisch auffällig. Die Angst ist nicht Teil einer generalisierten Störung.

Ausschluss:
generalisierte Angststörung (F41.1)

Diagnostische Kriterien

A. Eine anhaltende oder wiederkehrende Angst (Phobie), die zwar entwicklungsphasenspezifisch ist (oder zum Zeitpunkt des Beginns war), die aber übermäßig ausgeprägt und mit deutlichen sozialen Beeinträchtigungen verbunden ist.
B. Fehlen einer generalisierten Angststörung des Kindesalters (F93.80).
C. Die Störung tritt nicht im Rahmen einer umfassenderen Störung der Emotionen, des Sozialverhaltens oder der Persönlichkeit auf oder bei einer tiefgreifenden Entwicklungsstörung, einer psychotischen Störung oder einer substanzbedingten Störung.
D. Dauer mindestens vier Wochen.

F93.2 Störung mit sozialer Ängstlichkeit des Kindesalters

Misstrauen gegenüber Fremden ist in der zweiten Hälfte des ersten Lebensjahres ein normales Phänomen. Ein gewisses Ausmaß sozialer Unsicherheit oder Angst, wenn Kinder neue, fremde oder sozial bedrohliche Situationen erleben, ist während der gesamten frühen Kindheit normal. Diese Kategorie soll nur für Störungen verwendet werden, die vor dem 6. Lebensjahr beginnen, die das übliche Maß überschreiten und von Schwierigkeiten im Sozialverhalten begleitet sind und die nicht Teil einer generelleren emotionalen Störung sind.

Diagnostische Leitlinien

Kinder mit dieser Störung zeigen eine durchgängige oder wiederkehrende Furcht vor Fremden oder meiden diese. Diese Furcht kann sich hauptsächlich auf Erwachsene, auf Gleichaltrige oder auf beide beziehen. Die Furcht ist mit einer normalen selektiven Bindung an Eltern oder an andere vertraute Personen verbunden. Die Vermeidung oder Furcht vor sozialen Begegnungen erreicht ein Ausmaß, das außerhalb der altersspezifischen üblichen Grenzen liegt und von einer bedeutsamen sozialen Beeinträchtigung begleitet ist.

Dazugehörige Begriffe:
vermeidende Störung in der Kindheit und Jugend

Diagnostische Kriterien

A. Anhaltende Ängstlichkeit in sozialen Situationen, in denen das Kind auf fremde Personen, auch Gleichaltrige, trifft, mit vermeidendem Verhalten.
B. Befangenheit, Verlegenheit oder übertriebene Sorge über die Angemessenheit des Verhaltens Fremden gegenüber.
C. Deutliche Beeinträchtigung und Reduktion sozialer Beziehungen (einschließlich zu Gleichaltrigen), die infolgedessen vermindert sind; in neuen oder erzwungenen sozialen Situationen deutliches Leiden und Unglücklichsein mit Weinen, Schweigen oder Rückzug aus der Situation.
D. Befriedigende soziale Beziehungen zu Familienmitgliedern und zu gut bekannten Gleichaltrigen.
E. Die Störung beginnt im allgemeinen in der Entwicklungsphase, in der diese ängstlichen Reaktionen als angemessen angesehen werden. Die übermäßige Ausprägung, das zeitliche Überdauern und die begleitenden Beeinträchtigungen müssen vor dem sechsten Lebensjahr manifest werden.
F. Fehlen einer generalisierten Angststörung des Kindesalters (F93.80).
G. Die Störung tritt nicht im Rahmen einer umfassenderen Störung der Emotionen, des Sozialverhaltens oder der Persönlichkeit auf oder bei einer tiefgreifenden Entwicklungsstörung, einer psychotischen Störung oder einer substanzbedingten Störung.
H. Dauer mindestens vier Wochen.

F93.3 emotionale Störung mit Geschwisterrivalität

Die Mehrzahl jüngerer Kinder zeigt ein gewisses Ausmaß emotionaler Störungen nach der Geburt eines unmittelbar nachfolgenden Geschwisters. Meist ist diese Störung nur gering ausgeprägt, jedoch kann die in der Zeit nach der Geburt des jüngeren Geschwisters entstandene Rivalität und Eifersucht auffällig lange anhalten.

Diagnostische Leitlinien

Die Störung ist charakterisiert durch die Kombination von Geschwisterrivalität und/oder -eifersucht und beginnt während der Monate nach der Geburt

eines, meist unmittelbar folgenden, jüngeren Geschwisters. Einer emotionalen Störung, die bezüglich Ausmaß und Dauer abnorm und mit psychosozialer Beeinträchtigung verbunden ist.
Geschwisterrivalität bzw. Eifersucht kann sich in deutlichem Konkurrieren mit den Geschwistern um die Aufmerksamkeit und Zuneigung der Eltern zeigen; um dieses als abnorm bewerten zu können, soll es mit besonders negativen Gefühlen verbunden sein. In schweren Fällen kommen offene Feindseligkeit, körperliches Verletzen, Böswilligkeit oder Hintergehen des Geschwisters vor. In weniger schweren Fällen kommen hartnäckige Verweigerung zu teilen und Mangel an positiver Beachtung sowie freundlicher Interaktion vor. Die emotionale Störung kann in verschiedenen Formen auftreten. Oft umfasst sie eine gewisse Regression mit Verlust bereits erworbener Fertigkeiten (wie Darm- oder Blasenkontrolle) und eine Tendenz zu babyhaftem Verhalten. Häufig wünscht das Kind darüber hinaus, das Baby in Aktivitäten, die die elterliche Aufmerksamkeit in Anspruchnehmen wie beispielsweise dem Gefüttertwerden, nachzuahmen. Gewöhnlich kommt es zu einer Zunahme von konfrontierendem oder oppositionellem Verhalten gegenüber den Eltern, Wutausbrüchen und Verstimmungszuständen in Gestalt von Angst, Unglücklichsein oder sozialem Rückzug. Der Schlaf kann gestört sein, und häufig besteht ein verstärktes Bedürfnis nach elterlicher Aufmerksamkeit, etwa beim Zubettgehen.

Dazugehörige Begriffe:
Geschwistereifersucht

Ausschluss:
Rivalität in der Peer-Gruppe (nicht mit Geschwistern) (F93.8)

Diagnostische Kriterien

A. Auffällige, intensive negative Gefühle gegenüber einem unmittelbar jüngeren Geschwister.
B. Emotionale Störung mit Regression, Wutausbrüchen, Verstimmung, Schlafstörung, oppositionellem oder Aufmerksamkeit suchenden Verhalten gegenüber einem oder beiden Elternteilen (zwei oder mehr dieser Merkmale müssen vorliegen).
C. Beginn innerhalb von sechs Monaten nach der Geburt eines unmittelbar jüngeren Geschwisters.
D. Dauer mindestens vier Wochen.

F93.8 sonstige emotionale Störungen des Kindesalters

Dazugehörige Begriffe:
Identitätsstörung/Rivalität in der Peer-Gruppe (nicht mit Geschwistern) / Störung mit Überängstlichkeit

Ausschluss:
Geschlechtsidentitätsstörung des Kindesalters (F64.2)

F93.80 generalisierte Angststörung des Kindesalters

Kommentar: Kinder und Jugendliche klagen meist weniger über die für die generalisierte Angststörung typischen Beschwerden (siehe F41.1) als Erwachsene und die spezifischen Symptome der vegetativen Stimulierung stehen oft weniger im Vordergrund. Für diese Betroffenen können folgende alternative Kriterien verwendet werden.

Diagnostische Kriterien

A. Intensive Ängste und Sorgen (ängstliche Erwartung) über einen Zeitraum von mindestens sechs Monaten an mindestens der Hälfte der Tage. Die Ängste und Sorgen beziehen sich auf mindestens einige Ereignisse und Aktivitäten (wie Arbeits- oder Schulpflichten).

B. Die Betroffenen haben Schwierigkeiten, die Sorgen zu kontrollieren.

C. Die Ängste und Sorgen sind mit mindestens drei der folgenden Symptome verbunden (mindestens zwei Symptome an mindestens der Hälfte der Tage):
   1. Ruhelosigkeit, Gefühl überdreht, nervös zu sein (deutlich z.B. durch das Gefühl geistiger Anstrengung zusammen mit der Schwierigkeit, sich zu entspannen);
   2. Gefühl von Müdigkeit, Erschöpfung oder einfach Anstrengung durch die Ängste und Sorgen;
   3. Konzentrationsschwierigkeiten oder Gefühl, der Kopf sei leer;
   4. Reizbarkeit;
   5. Muskelverspannung;
   6. Schlafstörung (Ein- und Durchschlafstörungen, unruhiger oder schlechter Schlaf) wegen der Ängste und Sorgen.

D. Die vielfältigen Ängste und Befürchtungen treten in mindestens zwei Situationen, Zusammenhängen oder Umständen auf. Die generalisierte Angststörung tritt nicht in einzelnen paroxysmalen Episoden (wie eine Panikstörung) auf, die Hauptsorgen beziehen sich auch nicht auf ein einzelnes Hauptthema (wie bei der Störung mit Trennungsangst oder der phobischen Störung des Kindesalters). (Treten bei einer generalisierten Angststörung auch häufiger fokussierte Ängste auf, hat die generalisierte Angststörung Vorrang vor der Diagnose einer anderen Angststörung.)

E. Beginn in der Kindheit oder in der Adoleszenz (vor dem 18. Lebensjahr).

F. Die Ängste, Sorgen oder körperlichen Symptome verursachen klinisch deutliches Leiden oder Beeinträchtigungen in sozialen, beruflichen und in anderen wichtigen Lebens- und Funktionsbereichen.

G. Die Störung ist keine direkte Folge einer Substanzaufnahme (z.B. psychotrope Substanzen, Medikamente) oder einer organischen Krankheit (wie z.B. Hyperthyreose) und tritt auch nicht ausschließlich im Rahmen einer affektiven oder psychotischen Störung auf oder bei einer tiefgreifenden Entwicklungsstörung.

F93.9 nicht näher bezeichnete emotionale Störung des Kindesalters

Dazugehörige Begriffe:
nicht näher bezeichnete kindliche emotionale Störung

F94 Störungen sozialer Funktionen mit Beginn in der Kindheit und Jugend

Es handelt sich hier um eine heterogene Gruppe von Störungen, mit Auffälligkeiten in den sozialen Funktionen und mit Beginn in der Entwicklungszeit. Anders als die tiefgreifenden Entwicklungsstörungen sind sie nicht primär durch eine offensichtlich konstitutionelle soziale Beeinträchtigung oder ein Defizit in allen Bereichen sozialer Funktionen charakterisiert. In vielen Fällen spielen schwerwiegende Beeinträchtigungen des Milieus oder Deprivationen eine vermutlich entscheidende Rolle in der Ätiologie. Es gibt keinen deutlichen Geschlechtsunterschied. Die Existenz dieser Gruppe der Störungen sozialer Funktionen ist unzweifelhaft, jedoch herrscht Unsicherheit über die konstituierenden diagnostischen Kriterien und Uneinigkeit über die optimale Unterteilung und Klassifikation.

F94.0 elektiver Mutismus

Diese Störung ist durch eine deutliche, emotional bedingte Selektivität des Sprechens charakterisiert. Das Kind zeigt seine Sprachkompetenz in einigen Situationen, in anderen definierten Situationen jedoch nicht. Meistens tritt die Störung erstmals in der frühen Kindheit auf, mit ungefähr gleicher Häufigkeit bei beiden Geschlechtern. Meist ist der Mutismus mit deutlichen Persönlichkeitsbesonderheiten, wie Sozialangst, Rückzug, Empfindsamkeit oder Widerstand, verbunden. Typischerweise spricht das Kind zu Hause oder mit engen Freunden, ist jedoch in der Schule oder bei Fremden mutistisch. Es können aber auch andere Muster (einschließlich des umgekehrten) auftreten.

Diagnostische Leitlinien

Die Diagnose setzt voraus: a) Ein normales oder nahezu normales Niveau des Sprachverständnisses, b) eine Kompetenz im sprachlichen Ausdruck, die für eine soziale Kommunikation ausreicht sowie c) einen Beleg dafür, dass die betroffene Person in einigen Situationen normal oder fast normal sprechen kann und spricht.
Eine Minderheit der Kinder mit elektivem Mutismus hat eine Vorgeschichte mit einer gewissen Sprachentwicklungsverzögerung oder mit Artikulationsproblemen. Die Diagnose eines elektiven Mutismus kann nur unter der Voraussetzung gestellt werden, dass die Sprache für eine effektive Kommunikation ausreicht und es in Abhängigkeit vom sozialen Kontext einen deutlichen Unterschied im Sprachgebrauch gibt. Das heißt, das Kind spricht in einigen Situationen fließend, in anderen bleibt es jedoch stumm oder fast stumm. Außerdem soll ein Unvermögen, in einigen sozialen Situationen zu sprechen, während in anderen gesprochen wird, belegbar sein. Die Diagnose erfordert,

dass das Unvermögen zu sprechen dauerhaft ist und dass eine Konsistenz und Voraussagbarkeit für die Situationen besteht, in denen gesprochen und nicht gesprochen wird.
Andere sozial emotionale Störungen sind bei der großen Mehrheit der Betroffenen ebenfalls vorhanden, gehören jedoch nicht zu den für die Diagnose notwendigen Merkmalen. Solche Störungen folgen keinem durchgängigen Muster, abnorme Temperamentsmerkmale (besonders soziale Überempfindlichkeit, soziale Ängstlichkeit und sozialer Rückzug) und oppositionelles Verhalten sind häufig.

Dazugehörige Begriffe:
selektiver Mutismus

Ausschluss:
passagerer Mutismus als Teil einer Störung mit Trennungsangst bei jungen Kindern (F93.0) / Schizophrenie (F20.–) / tiefgreifende Entwicklungsstörungen (F84.–) / umschriebene Entwicklungsstörungen des Sprechens und der Sprache (F80.–)

Diagnostische Kriterien

A. Sprachausdruck und Sprachverständnis, beurteilt in einem individuell angewandten standardisierten Test, innerhalb von zwei Standardabweichungen entsprechend dem Alter des Kindes.
B. Nachweisbare beständige Unfähigkeit, in bestimmten sozialen Situationen, in denen erwartet wird, dass das Kind redet (z.B. in der Schule), zu sprechen; in anderen Situationen ist das Sprechen möglich.
C. Dauer des elektiven Mutismus länger als vier Wochen.
D. Es liegt keine tiefgreifende Entwicklungsstörung (F84.–) vor.
E. Die Störung beruht nicht auf fehlenden Kenntnissen der gesprochenen Sprache, die in den sozialen Situationen, in denen das Kind nicht spricht, erwartet wird.

F94.1 reaktive Bindungsstörung des Kindesalters

Diese Störung tritt bei Kleinkindern und jungen Kindern auf und ist durch anhaltende Auffälligkeiten im Muster der sozialen Beziehungen des Kindes charakterisiert. Sie sind von einer emotionalen Störung begleitet und reagieren auf Wechsel in den Milieuverhältnissen. Häufig kommen Furchtsamkeit und Übervorsichtigkeit, die auf Zuspruch nicht ansprechen, vor; geringe soziale Kontakte mit Gleichaltrigen sind typisch, sowie gegen sich selbst und andere gerichtete Aggressionen und Unglücklichsein. In einigen Fällen tritt eine Wachstumsverzögerung auf. Das Syndrom ist wahrscheinlich direkte Folge ausgeprägter elterlicher Vernachlässigung, Missbrauch oder schwerer Misshandlung. Die Existenz dieses Verhaltensmusters ist allgemein bekannt und akzeptiert. Es besteht jedoch weiterhin Unsicherheit bezüglich der anzuwendenden diagnostischen Kriterien, der Grenzen des Syndroms und darüber, ob es sich um eine nosologische Einheit handelt. Dennoch wird diese

Kategorie wegen ihrer Bedeutung für das Gesundheitswesen hier aufgenommen, weil es keinen Zweifel darüber gibt, dass sie existiert (trotz Uneinigkeit über die präzise Definition) und weil das Verhaltensmuster erwiesenermaßen nicht die Kriterien anderer diagnostischer Kategorien erfüllt.

Diagnostische Leitlinien

Das Hauptmerkmal ist ein abnormes Beziehungsmuster zu Betreuungspersonen, das sich vor dem Alter von fünf Jahren entwickelt, mit mangelnder Anpassung, die bei unauffälligen Kindern meist nicht gesehen wird. Es dauert an, ändert sich jedoch bei ausreichend deutlichem Wechsel im Betreuungsmuster. Jüngere Kinder mit diesem Syndrom zeigen stark widersprüchliche oder ambivalente soziale Reaktionen, die bei Verabschiedungen oder Wiederbegegnungen am besten sichtbar werden. So können sich die Kinder mit abgewandtem Gesicht nähern oder den Blick deutlich in eine andere Richtung wenden, während sie gehalten werden. Sie können mit einer Mischung aus Annäherung, Vermeidung und Widerstand gegen Zuspruch auf Betreuungspersonen reagieren. Die emotionale Störung kann in Unglücklichsein, einem Mangel an emotionaler Ansprechbarkeit, Rückzugsreaktionen, wie etwa sich am Boden zusammenkauern oder aggressiven Reaktionen zum eigenen oder Nachteil anderer sichtbar werden. Furchtsamkeit und Übervorsichtigkeit (manchmal beschrieben als «gefrorene Wachsamkeit»), die nicht auf Zuspruch ansprechen, treten in einigen Fällen auf. Meistens zeigen die Kinder Interesse an Interaktionen mit Gleichaltrigen, aber soziales Spielen ist durch negative emotionale Reaktionen behindert. Die Bindungsstörung kann auch von einer Gedeihstörung und einer Wachstumsverzögerung begleitet sein (diese sollten dann mit einer geeigneten somatischen Kodierung (R62) auf der Achse 4 versehen werden).
Viele normale Kinder zeigen Unsicherheit in ihrer selektiven Bindung an den einen oder anderen Elternteil. Dies sollte nicht mit der reaktiven Bindungsstörung verwechselt werden, die sich in einigen wesentlichen Gesichtspunkten unter scheidet. Die Störung ist durch eine abnorme Unsicherheit mit eindeutig widersprüchlichen sozialen Reaktionen, die bei normalen Kindern in der Regel nicht angetroffen werden, charakterisiert. Die abnormen Reaktionen erstrecken sich auf unterschiedliche soziale Reaktionen und sind nicht auf eine dyadische Beziehung mit einer bestimmten Betreuungsperson beschränkt. Es herrscht ein Mangel an Reagibilität gegenüber Zuspruch; begleitend besteht eine emotionale Störung in Form von Apathie, Unglücklichsein oder Furchtsamkeit.

Fünf Hauptmerkmale unterscheiden diese Störung von den tiefgreifenden Entwicklungsstörungen:

1. Kinder mit einer reaktiven Bindungsstörung besitzen eine normale Fähigkeit zu sozialer Gegenseitigkeit und Reagibilität, die Kindern mit einer tiefgreifenden Entwicklungsstörung fehlt.
2. Das abnorme soziale Reaktionsmuster, auch wenn es anfänglich durchgängig in einer Vielzahl von Situationen auftrat, bildet sich bei der reaktiven Bindungsstörung zum größten Teil zurück, wenn das Kind in eine normal fördernde Umgebung mit einer kontinuierlichen,

einfühlenden Betreuung gebracht wird. Dies geschieht bei tiefgreifenden Entwicklungsstörungen nicht.

3. Kinder mit einer reaktiven Bindungsstörung zeigen trotz einer beeinträchtigten Sprachentwicklung (wie unter F80.1 beschrieben) nicht die für den Autismus charakteristischen Merkmale der Kommunikation.
4. Die reaktive Bindungsstörung wird, anders als der Autismus, nicht von anhaltenden und ausgeprägten kognitiven Defiziten, die auf Milieuveränderungen nicht merklich ansprechen, begleitet.
5. Eingeschränkte, repetitive und stereotype Muster von Verhalten, Interessen und Aktivitäten sind kein Merkmal der reaktiven Bindungsstörung.

Reaktive Bindungsstörungen treten nahezu immer bei grob unangemessener Kinderbetreuung auf. Dies kann psychischer Missbrauch oder Vernachlässigung sein (brutale Bestrafung, ständiges Ausbleiben von Reaktionen auf kindliche Annäherungsversuche oder grob unangebrachtes elterliches Verhalten) oder körperliche Misshandlung oder Vernachlässigung (andauernde Missachtung der grundlegenden körperlichen Bedürfnisse des Kindes, wiederholte vorsätzliche Verletzungen oder unzureichende Nahrungsversorgung). Weil es keine ausreichende Kenntnis über die Konsistenz der Beziehung zwischen einer unzureichenden Versorgung des Kindes und der reaktiven Bindungsstörung gibt, sind eine Deprivation und ein gestörtes Milieu keine diagnostischen Bedingungen. Dennoch ist die Diagnose ohne Hinweise (auf Achse 5) auf Misshandlung oder Vernachlässigung nur mit Vorsicht zu stellen. Andererseits sollte die Diagnose bei Misshandlung oder Vernachlässigung nicht automatisch gestellt werden; nicht alle misshandelten oder vernachlässigten Kinder zeigen diese Störung.

Ausschluss:
Asperger Syndrom (F84.5) / Bindungsstörung des Kindesalters mit Enthemmung (F94.2) / körperliche Probleme infolge von Misshandlung (T74) / Normvariation im Muster der selektiven Bindung / psychosoziale Probleme infolge von sexueller oder körperlicher Misshandlung im Kindesalter (Z61.4–Z61.6)

Diagnostische Kriterien

A. Beginn vor dem fünften Lebensjahr.
B. Deutlich widersprüchliche oder ambivalente soziale Reaktionen in verschiedenen sozialen Situationen (mit Variationen von Beziehung zu Beziehung).
C. Emotionale Störung mit Verlust emotionaler Ansprechbarkeit, sozialem Rückzug, mit aggressiven Reaktionen auf eigenes Unglücklichsein oder das anderer, und/oder ängstliche Überempfindlichkeit.
D. Nachweis, dass soziale Gegenseitigkeit und Ansprechbarkeit möglich ist, durch Elemente normalen Bezogenseins in der Interaktionen mit gesunden Erwachsenen.
E. Die Kriterien für eine tiefgreifende Entwicklungsstörung (F84.–) werden nicht erfüllt.

F94.2 Bindungsstörung des Kindesalters mit Enthemmung

Es handelt sich um ein besonderes Muster abnormer sozialer Funktionen, welches während der ersten fünf Lebensjahre auftritt mit einer Tendenz zu persistieren, trotz deutlicher Änderungen in den Milieubedingungen. Etwa im Alter von zwei Jahren manifestiert es sich meist in Anklammerung und diffusem, nichtselektivem Bindungsverhalten; im Alter von vier Jahren hält das diffuse Bindungsverhalten an, das Anklammerungsverhalten wird aber meist durch aufmerksamkeitssuchendes und wahllos freundliches Verhalten ersetzt. In der mittleren und späteren Kindheit können die Betroffenen selektive Bindungen entwickeln, das aufmerksamkeitssuchende Verhalten bleibt aber bestehen; mit Gleichaltrigen sind nur wenig ausgestaltete Interaktionen üblich; abhängig von den Umständen können auch begleitende emotionale oder Verhaltensstörungen vorhanden sein. Das Syndrom wurde am deutlichsten bei Kindern identifiziert, die vom Kleinkindalter an in Institutionen aufgezogen wurden, aber es tritt auch unter anderen Bedingungen auf. Es wird angenommen, dass es teilweise durch einen andauernden Mangel an Gelegenheit, selektive Bindungen zu entwickeln, bedingt ist, das heißt, Konsequenz eines extrem häufigen Wechsels der Bezugspersonen ist. Die konzeptuelle Einheitlichkeit des Syndroms bezieht sich auf den frühen Beginn diffuser Bindungen, anhaltend dürftige soziale Interaktionen und fehlende Situationsspezifität.

Diagnostische Leitlinien

Die Diagnose soll darauf basieren, dass das Kind eine unübliche Diffusität im selektiven Bindungsverhalten während der ersten fünf Lebensjahre gezeigt hat, gefolgt von einem allgemeinen Anklammerungsverhalten im Kleinkindesalter oder wahllos freundlichem, aufmerksamkeitssuchenden Verhalten in der frühen und mittleren Kindheit. Gewöhnlich bestehen Schwierigkeiten beim Aufbau enger, vertrauensvoller Beziehungen zu Gleichaltrigen. Begleitende emotionale oder Verhaltensstörungen (teilweise abhängig von den augenblicklichen Lebensumständen des Kindes) können vorhanden sein. In den meisten Fällen gibt es in der Vorgeschichte, bzw. in den ersten fünf Lebensjahren, eine Betreuungsform, die durch deutlich mangelnde Kontinuität der Betreuungspersonen oder mehrfachen Wechsel in der Familienplatzierung (etwa durch mehrfache Unterbringung in Pflegefamilien) gekennzeichnet ist.

Dazugehörige Begriffe:
gefühlsarme Psychopathie / Hospitalismus

Ausschluss:
Asperger Syndrom (F84.5) / Hospitalismus bei Kindern (F43.2) / hyperkinetische Störung oder Aufmerksamkeitsstörung (F90.–) / reaktive Bindungsstörung des Kindesalters (F94.1)

Diagnostische Kriterien

A. Diffuse Bindungen als ein anhaltendes Merkmal während der ersten fünf Lebensjahre (nicht notwendigerweise bis in die mittlere Kindheit andauernd). Die Diagnose fordert ein relatives Fehlen selektiver sozialer Bindungen mit:
   1. der normalen Tendenz, beim Unglücklichsein Trost bei anderen zu suchen;
   2. abnormer (relativer) Wahllosigkeit bei der Auswahl der Personen, bei denen Trost gesucht wird.

B. Wenig modulierte soziale Interaktionen mit unvertrauten Personen.

C. Die Diagnose erfordert mindestens eins der folgenden Merkmale: allgemeines Anklammerungsverhalten in der Kindheit; oder aufmerksamkeitsheischendes und unterschiedslos freundliches Verhalten in der frühen oder der mittleren Kindheit.

D. Eindeutig keine Situationsspezifität der oben angegebenen Merkmale. Die Diagnose fordert, dass sich die beiden Merkmale A. und B. in einem großen Bereich des sozialen Umfelds des Kindes manifestieren.

F94.8 sonstige Störungen sozialer Funktionen mit Beginn in der Kindheit

Dazugehörige Begriffe:
Störungen sozialer Funktionen mit Rückzug und Schüchternheit aufgrund von Defiziten in der sozialen Kompetenz

F94.9 nicht näher bezeichnete Störung sozialer Funktionen mit Beginn in der Kindheit

Für dieses diagnostische Kriterium ist kein spezielles Kriterium definiert.

F95 Ticstörungen

Es handelt sich um Syndrome, bei denen das vorwiegende Symptom ein Tic ist. Ein Tic ist eine unwillkürliche, rasche, wiederholte, nichtrhythmische motorische Bewegung (gewöhnlich umschriebener Muskelgruppen) oder eine Lautproduktion, die plötzlich einsetzt und keinem offensichtlichen Zweck dient. Tics werden zwar generell als nicht willkürlich beeinflussbar erlebt, dennoch können sie meist für unterschiedliche Zeiträume unterdrückt werden. Belastungen können sie verstärken, während des Schlafes verschwinden sie. Sowohl motorische als auch vokale Tics können entweder als einfach oder komplex klassifiziert werden, die Abgrenzungen sind jedoch schlecht definiert. Häufige einfache motorische Tics sind Blinzeln, Kopfwerfen, Schulterzucken und Grimassieren. Übliche einfache vokale Tics sind Räuspern, Bellen, Schnüffeln und Zischen. Häufige komplexe Tics sind Sich selbst schlagen, Springen und Hüpfen. Komplexe vokale Tics beinhalten die Wiederholung bestimmter Wörter, manchmal den Gebrauch sozial unannehmbarer, oft obszöner Wörter (Koprolalie) und die Wiederholung eigener Laute oder Wörter (Palilalie).

Es gibt eine große Variationsbreite des Schweregrades von Tics. An einem Extrem ist das Phänomen fast normal, da vielleicht eines von fünf bis zehn Kindern zu irgendeiner Zeit passagere Tics zeigen. Am anderen Extrem steht das Tourette Syndrom als eine seltene chronische, behindernde Störung. Es besteht Unsicherheit darüber, ob diese Extreme verschiedene Störungen oder Pole desselben Kontinuums repräsentieren. Viele Fachleute halten letzteres für wahrscheinlicher. Ticerkrankungen sind wesentlich häufiger bei Jungen als bei Mädchen, eine familiäre Häufung von Tics ist üblich.

Diagnostische Leitlinien

Die Hauptmerkmale, die Tics von anderen motorischen Störungen unterscheiden, sind plötzliche, rasche, vorübergehende und umschriebene Art der Bewegungen, zusammen mit dem Fehlen von Hinweisen auf eine zugrundeliegende neurologische Störung; ihre Wiederholungstendenz; (üblicherweise) das Nichtauftreten während des Schlafs und die Leichtigkeit, mit der sie willkürlich unterdrückt oder produziert werden können. Das Fehlen von Rhythmizität unterscheidet Tics von stereotypen repetitiven Bewegungen, wie sie manchmal bei Autismus oder Intelligenzminderung gesehen werden. Manierierte motorische Aktivitäten, die bei diesen Störungen beobachtet werden, zeigen meist komplexere und variablere Bewegungen, als sie üblicherweise bei Tics gesehen werden. Zwangshandlungen gleichen manchmal komplexen Tics, unterscheiden sich jedoch dadurch, dass ihre Ausgestaltung eher durch den Zweck (etwa ein Objekt in einer bestimmten Häufigkeit zu berühren oder umzudrehen) als durch die betroffene Muskelgruppe definiert wird; dennoch ist die Unterscheidung manchmal schwierig.
Tics treten oft als isoliertes Phänomen auf, sind jedoch nicht selten von verschiedensten emotionalen Störungen begleitet, insbesondere von Zwangsphänomenen und hypochondrischen Symptomen. Spezifische Entwicklungsstörungen können ebenfalls mit Tics einhergehen.
Es gibt keine klare Trennungslinie zwischen Ticerkrankungen mit emotionalen Störungen und emotionalen Störungen mit Tics. Die Diagnose soll nach dem vorherrschenden Teil der Störung gestellt werden.

Diagnostische Kriterien

Ein Tic ist eine unwillkürliche, plötzliche, schnelle, wiederholte, nichtrhythmische, stereotype Bewegung oder Vokalisation.

F95.0 vorübergehende Ticstörung

Sie erfüllt die allgemeinen Kriterien für eine Ticstörung. Die Tics halten nicht länger als zwölf Monate an. Die häufigsten Ticformen treten vor allem im Alter von vier oder fünf Jahren auf. Sie haben meist die Form von Blinzeln, Grimassieren oder Kopfschütteln. In einigen Fällen treten die Tics als einmalige Episode auf, jedoch gibt es in anderen Fällen einen Verlauf mit Besserungen und Rückfällen über einige Monate.

Diagnostische Kriterien

A. Einzelne oder multiple motorische oder sprachliche Tics, die die meiste Zeit des Tages auftreten, an den meisten Tagen in einem Zeitraum von mindestens vier Wochen.
B. Dauer zwölf Monate oder weniger.
C. In der Anamnese kein Tourette Syndrom, kein Hinweis auf eine organische Verursachung oder eine Medikamentennebenwirkung.
D. Beginn vor dem achtzehnten Lebensjahr.

F95.1 chronische motorische oder vokale Ticstörung

Sie erfüllt die allgemeinen Kriterien für eine Ticstörung mit motorischen oder vokalen (jedoch nicht beiden Tics), die einzeln oder multipel (gewöhnlich jedoch multipel) auftreten und länger als ein Jahr andauern.

Diagnostische Kriterien

A. Motorische oder vokale Tics (aber nicht beides), die die meiste Zeit des Tages auftreten, an den meisten Tagen in einem Zeitraum von mindestens zwölf Monaten.
B. In diesem Jahr keine Remission, die länger als zwei Monate andauerte.
C. In der Anamnese kein Tourette-Syndrom, kein Hinweis auf eine organische Verursachung oder eine Medikamentennebenwirkung.
D. Beginn vor dem achtzehnten Lebensjahr.

F95.2 kombinierte vokale und multiple motorische Tics (Tourette Syndrom)

Dies ist eine Form der Ticstörung, bei der es gegenwärtig oder in der Vergangenheit multiple motorische Tics und einen oder mehrere vokale Tics gibt oder gegeben hat, nicht notwendigerweise gleichzeitig. So gut wie immer liegt der Beginn in der Kindheit oder Adoleszenz. Gewöhnlich gibt es eine Vorgeschichte motorischer Tics, bevor sich vokale Tics entwickeln; die Symptome verschlechtern sich häufig während der Adoleszenz, und üblicherweise persistiert die Erkrankung bis ins Erwachsenenalter.
Die vokalen Tics sind oft multipel mit explosiven repetitiven Vokalisationen, Räuspern, Grunzen und Gebrauch von obszönen Wörtern oder Phrasen. Manchmal besteht eine begleitende gestische Echopraxie, die ebenfalls obszöner Natur sein kann (Kopropraxie). Wie die motorischen Tics können die vokalen für kurze Zeiträume willkürlich unterdrückt und durch Stress verstärkt werden. Sie verschwinden während des Schlafs.

Diagnostische Kriterien

A. Während der Störung bestehen multiple motorische Tics und ein oder mehrere vokale Tics eine Zeit lang, aber nicht notwendigerweise ununterbrochen.

B. Die Tics treten viele Male am Tag auf, fast jeden Tag länger als ein Jahr, ohne Remission, die länger als zwei Monate dauert.
C. Beginn vor dem achtzehnten Lebensjahr.

F95.8 sonstige Ticstörungen

Für dieses diagnostische Kriterium ist kein spezielles Kriterium definiert.

F95.9 nicht näher bezeichnete Ticstörung

Eine nicht empfohlene Restkategorie für eine Störung, die die allgemeinen Kriterien einer Ticstörung erfüllt, bei der jedoch die spezifische Subkategorie nicht angegeben ist, oder deren Merkmale die Kriterien für F95.0, F95.1 oder F95.2 nicht erfüllen.

Diagnostische Kriterien

Nichtempfohlene Restkategorie für eine Störung, die die allgemeinen Kriterien für eine Ticstörung erfüllt, deren Subkategorie jedoch nicht näher gekennzeichnet ist oder deren Merkmale nicht die Kriterien für F95.0, F95.1 oder F95.2 erfüllen.

F98 sonstige Verhaltens- und emotionale Störungen mit Beginn in der Kindheit und Jugend

Dieser heterogene Gruppe von Störungen ist der Beginn in der Kindheit gemeinsam, sonst unterscheiden sie sich jedoch in vieler Hinsicht. Einige der Störungen repräsentieren gut definierte Syndrome, andere sind aber nicht mehr als Symptomkomplexe, für die Hinweise auf eine nosologische Gültigkeit fehlen. Sie werden hier aufgrund ihrer Häufigkeit und ihrer Verbindung mit psychosozialen Problemen und weil sie nicht anderen Syndromen zugeordnet werden können, aufgeführt.

Ausschluss:
Attacken von Atemanhalten (R06.8) / Geschlechtsidentitätsstörung des Kindesalters (F64.2) / Hypersomnie und Megaphagie (Kleine-Levin-Syndrom) (G47.8) / emotional bedingte Schlafstörungen (F51.–) / Zwangsstörung (F42.–)

F98.0 nicht organische Enuresis

Es handelt sich um eine Störung mit unwillkürlichem Urinabgang, bei Tag oder bei Nacht, der im Verhältnis zum geistigen Entwicklungsstand der betroffenen Person abnorm und nicht Folge einer mangelnden Blasenkontrolle, aufgrund einer neurologischen Krankheit, epileptischer Anfälle oder einer strukturellen Anomalie der ableitenden Harnwege ist. Die Enuresis kann von Geburt an bestehen, d.h. als abnorme Verlängerung der normalen infantilen Inkontinenz oder nach einer Periode bereits erworbener Blasenkontrolle aufgetreten sein. Die Form mit späterem Beginn (sekundäre Enuresis) tritt gewöhnlich im Alter von fünf bis sieben Jahren auf. Die Enuresis kann eine monosymptomatische Störung sein oder von einer emotionalen oder Verhaltensstörung begleitet sein. Im letzteren Fall herrscht Unsicherheit über die Mechanismen, die an dieser Kombination beteiligt sind. Emotionale Schwierigkeiten können als Sekundärfolge der durch die Enuresis bedingten Belastung oder Stigmatisierung auftreten, die Enuresis kann Teil einer anderen psychiatrischen Erkrankung sein oder beide – die Enuresis und die emotionale oder Verhaltensstörung – können sich parallel aus verwandten ätiologischen Faktoren entwickeln. Es gibt keinen einfachen, zweifelsfreien Weg, im individuellen Fall zwischen diesen Alternativen zu unterscheiden. Die Diagnose sollte danach gestellt werden, welche Störung (Enuresis oder emotionale oder Verhaltensstörung) das Hauptproblem darstellt.

Diagnostische Leitlinien

Es gibt keine scharfe Grenzlinie zwischen einer Enuresis und Normvarianten im Alter des Erwerbs der Blasenkontrolle. Eine Enuresis wird in der Regel bei einem Kind von weniger als fünf Jahren oder mit einem geistigen Intelligenzalter von weniger als vier Jahren nicht diagnostiziert. Ist die Enuresis mit einer (anderen) emotionalen oder Verhaltensstörung verbunden, soll Enuresis nur dann die Hauptdiagnose sein, wenn der unwillkürliche Urinabgang wenigstens mehrmals wöchentlich auftritt, und wenn die anderen Symptome eine gewisse zeitliche Kovarianz mit der Enuresis zeigen. Enuresis tritt manchmal in Verbindung mit Enkopresis auf; wenn das zutrifft, soll die Enkopresis diagnostiziert werden.
Gelegentlich entwickeln Kinder eine vorübergehende Enuresis infolge einer Zystitis oder einer Polyurie (wie beim Diabetes). Dies ist keine ausreichende Erklärung für eine Enuresis, die nach der Heilung der Infektion oder nachdem die Polyurie unter Kontrolle gebracht worden ist, weiterhin besteht. Nicht selten kann die Zystitis auch sekundär durch eine aufsteigende Infektion in den ableitenden Harnwegen (besonders bei Mädchen) als ein Resultat der anhaltenden Nässe entstanden sein.

Dazugehörige Begriffe:
funktionelle oder psychogene Enuresis / nichtorganische primäre oder sekundäre Enuresis / Urininkontinenz nicht organischen Ursprungs

Ausschluss:
nicht näher bezeichnete Enuresis (R32)

Diagnostische Kriterien

A. Das betroffenen Kind ist nach Lebens- und geistigem Alter mindestens fünf Jahre alt.
B. Unwillkürliche oder beabsichtigte Harnentleerung in das Bett oder die Kleidung mit einer Häufigkeit von mindestens zweimal im Monat bei

Kindern unter sieben Jahren, mindestens einmal im Monat bei siebenjährigen oder älteren Kindern.

C. Die Enuresis ist nicht Folge epileptischer Anfälle, einer neurologisch bedingten Inkontinenz, einer anatomischen Abweichung des Urogenitaltraktes oder Folge irgendeiner anderen nichtpsychiatrischen, medizinischen Gegebenheit.

D. Es liegen keine psychiatrischen Störungen vor, die die Kriterien für eine andere ICD-10-Kategorie erfüllen.

E. Dauer der Störung mindestens drei Monate.

Mit der **fünften Stelle** kann die Enuresis näher gekennzeichnet werden:
F98.00 nur Enuresis nocturna
F98.01 nur Enuresis diurna
F98.02 Enuresis nocturna et diurna

F98.1 nichtorganische Enkopresis

Wiederholtes willkürliches oder unwillkürliches Absetzen von Faeces normaler oder fast normaler Konsistenz an Stellen, die im soziokulturellen Milieu des betroffenen Kindes dafür nicht vorgesehen sind. Die Störung kann eine abnorme Verlängerung der normalen infantilen Inkontinenz darstellen oder einen Kontinenzverlust, nachdem eine Darmkontrolle bereits vorhanden war, oder sie kann das absichtliche Absetzen von Stuhl an dafür nicht vorgesehenen Stellen trotz normaler physiologischer Darmkontrolle beinhalten. Die Störung kann als monosymptomatische Erkrankung auftreten oder sie kann Teil einer umfassenderen Störung, besonders einer emotionalen Störung (F93.–) oder einer Störung des Sozialverhaltens (F91.–) sein.

Diagnostische Leitlinien

Das wesentliche diagnostische Merkmal ist die unangemessene Platzierung von Faeces. Die Störung kann auf verschiedene Weise auftreten:

- Sie kann infolge eines unzureichenden Toilettentrainings oder unzureichenden Ansprechens auf Toilettentraining mit der Vorgeschichte eines fortgesetzten Versagens beim Erlernen der Darmkontrolle auftreten.
- Sie kann eine psychologisch begründete Störung widerspiegeln, bei der eine normale physiologische Kontrolle über die Defäkation vorhanden ist, bei der jedoch aus irgendeinem Grund Ablehnung, Widerstand oder Unvermögen besteht, den sozialen Normen bezüglich des Absetzens von Stuhl an annehmbaren Stellen Folge zu leisten.
- Sie kann von einer physiologischen Retention herrühren, die mit Zurückhalten, und sekundärem Überlaufen und Absetzen des Stuhls an unangemessenen Stellen einhergeht. Eine solche Stuhlverhaltung kann das Resultat von Auseinandersetzungen zwischen Eltern und Kind beim Darmtraining sein, durch Zurückhalten von Stuhl wegen schmerzhafter Defäkation (z.B als Folge einer Analfissur) oder aus anderen Gründen entstehen.

In einigen Fällen geht die Enkopresis mit Verschmieren von Kot über den Körper oder die äußere Umgebung einher, weniger häufig können anale Manipulationen oder Masturbation auftreten. Meist besteht ein gewisses Ausmaß an emotionalen oder Verhaltensstörungen. Es gibt keine klare Grenzlinie zwischen einer Enkopresis mit begleitender emotionaler oder Verhaltensstörung und einer anderen psychiatrischen Erkrankung mit einer Enkopresis als Symptom. Eine Enkopresis ist nur dann zu verschlüsseln (F98.1), wenn sie das dominierende Phänomen darstellt und nicht, wenn sie weniger als einmal im Monat auftritt. Enkopresis und Enuresis sind nicht selten assoziiert. Wenn das zutrifft, soll die Kodierung der Enkopresis Vorrang haben. Eine Enkopresis kann manchmal einer organischen Krankheit, wie etwa einer Analfissur oder einem gastrointestinalen Infekt, folgen. Die organische Krankheit soll allein verschlüsselt werden, wenn sie eine ausreichende Erklärung für das Einkoten ist. Wenn sie zwar Auslöser, aber nicht hinreichende Erklärung für das Einkoten ist, soll F98.1 kodiert werden (zusätzlich zu der somatischen Störung).

Differentialdiagnose:
Es ist wichtig folgendes zu bedenken:

- Einkoten infolge einer organischen Krankheit wie Megacolon congenitum (Q43.1) oder Spina bifida (Q05). Eine Enkopresis kann auch zusammen mit oder als Folge von Krankheiten wie Analfissuren oder gastrointestinalen Infekten vorkommen.
- Obstipation mit Stuhlblockade und nachfolgendem «Überlaufeinkoten» flüssigen oder halbflüssigen Stuhls (K59.0).
- In einigen Fällen können Enkopresis und Obstipation nebeneinander bestehen; dann ist Enkopresis zu kodieren (gegebenenfalls mit einer zusätzlichen somatischen Kodierung für die Störung, die die Obstipation hervorruft).

Diagnostische Kriterien

A. Wiederholtes willkürliches oder unwillkürliches Absetzen von Faeces an dafür nicht vorgesehene Stellen (z.B. Kleidung, Fußboden). (Die Störung kann als Überlaufinkontinenz infolge eines funktionellen Stuhlverhalts auftreten.)
B. Chronologisches und geistiges Alter von mindestens vier Jahren.
C. Mindestens ein Einkoten pro Monat.
D. Dauer von mindestens sechs Monaten.
E. Fehlen organischer Gegebenheiten, die einen ausreichenden Grund für das Einkoten darstellen.

Mit der **fünften Stelle** kann die Enkopresis näher gekennzeichnet werden:
F98.10 Unfähigkeit, die physiologische Darmkontrolle zu erwerben
F98.11 adäquate Darmkontrolle mit Absetzen von Faeces an dafür nicht vorgesehenen Stellen
F98.12 Einkoten mit sehr flüssigen Faeces, Überlaufeinkoten bei Retention

F98.2 Fütterstörung im frühen Kindesalter

Es handelt sich um eine für das frühe Kindesalter spezifische Störung beim Gefüttertwerden mit unterschiedlicher Symptomatik. Allgemein umfasst sie Nahrungsverweigerung und extrem wählerisches Essverhalten bei angemessenem Nahrungsangebot, einer einigermaßen kompetenten Betreuungsperson und in Abwesenheit einer organischen Krankheit. Begleitend kann Rumination (wiederholtes Heraufwürgen von Nahrung ohne Übelkeit oder gastrointestinale Krankheit) vorhanden sein.

Diagnostische Leitlinien

Geringere Schwierigkeiten beim Essen sind im frühen Kindesalter sehr verbreitet (in Form von «Mäkeligkeit», vermutetem zuwenig oder zuviel Essen). Für sich allein genommen sollten diese nicht als Indikatoren einer Störung betrachtet werden. Eine Störung sollte nur diagnostiziert werden, wenn das Ausmaß deutlich außerhalb des Normbereichs liegt, oder wenn die Art des Essproblems qualitativ abnorm ist oder wenn das Kind nicht zunimmt oder über einen Zeitraum von wenigstens einem Monat Gewicht verliert.

Dazugehörige Begriffe:
Störung mit Rumination

Differentialdiagnose:
Es ist wichtig, diese Störung zu unterscheiden von: a) Umständen, bei denen das Kind problemlos von anderen Erwachsenen als den gewöhnlichen Betreuungspersonen Nahrung annimmt, b) einer zur Erklärung der Nahrungsverweigerung hinreichenden organischen Krankheit, c) Anorexia nervosa und anderen Essstörungen (F50.–), d) einer umfassenderen psychiatrischen Störung, e) Pica (F98.3), f) Fütterschwierigkeiten und Betreuungsfehlern (R63.3).

Diagnostische Kriterien

A. Anhaltende Unfähigkeit, adäquat zu essen oder anhaltende Rumination oder Regurgitation von Speisen.
B. Mangelnde Gewichtszunahme, Gewichtsverlust oder andere eindeutige Gesundheitsstörungen über einen Zeitraum von mindestens einem Monat (in Anbetracht der Häufigkeit vorübergehender Essstörungen, können Wissenschaftler bei bestimmten Fragestellungen eine Mindestzeitdauer von drei Monaten bevorzugen).
C. Beginn der Störung vor dem sechsten Lebensjahr.
D. Keine anderen psychischen oder Verhaltensstörungen der ICD-10 (außer Intelligenzminderung, F70–F79).
E. Keine organische Krankheit, die die Essstörung erklären könnte.

F98.3 Pica im Kindesalter

Anhaltender Verzehr nicht essbarer Substanzen (Schmutz, Farbschnipsel, usw.). Sie kann als eines von vielen Symptomen einer umfassenden psychiatrischen Störung (wie Autismus) auftreten, oder sie kann sich als relativ isolierte psychopathologische Auffälligkeit manifestieren; nur das letztere wird hier kodiert. Das Phänomen ist am häufigsten bei intelligenzgeminderten Kindern. Wenn eine intellektuelle Beeinträchtigung vorhanden ist, sollte die Störung unter F70–79 klassifiziert werden. Pica kann auch bei Kindern mit normaler Intelligenz (gewöhnlich jüngeren Kindern) auftreten.

Diagnostische Kriterien

A. Anhaltender oder wiederholter Verzehr nicht essbarer Substanzen mit einer Häufigkeit von mindestens zwei mal pro Woche.
B. Dauer von mindestens einem Monat (für bestimmte Fragestellungen können Wissenschaftler eine Mindestdauer von drei Monaten bevorzugen).
C. Keine anderen psychischen oder Verhaltensstörungen der ICD-10 (außer Intelligenzminderung, F70–F79).
D. Chronologisches und geistiges Alter von mindestens zwei Jahren.
E. Das Essverhalten ist nicht Teil eines kulturell akzeptierten Brauches.

F98.4 stereotype Bewegungsstörung

Willkürliche, wiederholte, stereotype, nicht funktionale und oft rhythmische Bewegungen, die nicht Teil einer erkennbaren psychiatrischen oder neurologischen Krankheit sind. Wenn solche Bewegungen als Symptom irgendeiner anderen Störung auftreten, sollte nur die übergreifende Störung diagnostiziert werden (und nicht F98.4). Die Bewegungen, die nicht die Qualität von Selbstverletzungen haben, umfassen Körperschaukeln, Kopfschaukeln, Haarzupfen, Haardrehen, Fingerschnippen und Händeschütteln. Nägelkauen, Daumenlutschen und Nasebohren sollten hier nicht eingeordnet werden, da sie keine guten Indikatoren für eine Psychopathologie darstellen und nicht von ausreichender gesundheitlicher Bedeutung sind, um eine Klassifikation hier zu rechtfertigen. Stereotypes selbstschädigendes Verhalten schließt wiederholtes Kopfanschlagen, ins Gesicht schlagen, in die Augen bohren und Beißen in Hände, Lippen oder andere Körperpartien ein. Alle stereotypen Bewegungsstörungen treten am häufigsten in Verbindung mit Intelligenzminderung auf. Wenn dies der Fall ist, sollten beide Störungen klassifiziert werden.

Das Bohren in den Augen ist besonders bei Kindern mit visueller Behinderung häufig. Dennoch stellt die visuelle Behinderung keine ausreichende Erklärung dar, und wenn beides, in den Augen bohren und Blindheit (oder Teilblindheit) vorhanden ist, sollte beides verschlüsselt werden; das Bohren in den Augen mit F98.4 und die visuelle Behinderung mit der Kodierung der entsprechenden somatischen Störung.

Ausschluss:
Abnorme unwillkürliche Bewegungen (R25.) / Bewegungsstörungen körperlichen Ursprungs (G20–G26) / Nägelbeißen, Nasebohren, Daumenlutschen (F98.8) / Stereotypien, die Teil einer tiefgreifenden psychischen Erkrankung sind (wie einer tiefgreifenden Entwicklungsstörung) / Ticstörungen (F95.–) / Trichotillomanie (F63.3) / Zwangsstörungen (F42.–)

Diagnostische Kriterien

A. Stereotype Bewegungen, die in einem solchen Ausmaß auftreten, dass sie entweder körperliche Verletzungen hervorrufen oder deutlich mit normalen Aktivitäten interferieren.
B. Dauer von mindestens einem Monat.
C. Keine anderen psychischen oder Verhaltensstörungen der ICD-10 (außer Intelligenzminderung, F70–F79).

Mit der **fünften Stelle** kann die Bewegungsstörung näher gekennzeichnet werden:
F98.40 ohne Selbstverletzung
F98.41 mit Selbstverletzung
F98.42 gemischt

F98.5 Stottern

Stottern ist ein Sprechen, das durch häufige Wiederholung oder Dehnung von Lauten, Silben oder Wörtern, oder durch häufiges Zögern und Innehalten, das den rhythmischen Sprechfluss unterbricht, gekennzeichnet ist. Geringfügige Dysrhythmien dieses Typs sind in einer Durchgangsphase in der frühen Kindheit oder als geringfügiges, aber fortdauerndes Sprechmerkmal im späten Kindesalter oder im Erwachsenenalter recht häufig. Sie sind als Störung nur zu klassifizieren, wenn ihre Ausprägung die Sprechflüssigkeit deutlich beeinträchtigt. Begleitende Bewegungen des Gesichts und anderer Körperteile, die zeitlich mit den Wiederholungen, Dehnungen oder Pausen im Sprechfluss zusammenfallen, können vorkommen. Stottern ist von Poltern (siehe unten) und von Tics zu unterscheiden. In einigen Fällen kann es von einer Entwicklungsstörung des Sprechens oder der Sprache begleitet sein, wobei diese separat unter F80.– einzuordnen ist.

Ausschluss:
neurologische Krankheit, die zur Störung des Sprechrhythmus führt (Kapitel VI(G)) / Poltern (F98.6) / Ticstörungen (F95.–) / Zwangsstörungen (F42.–)

Diagnostische Kriterien

A. Anhaltendes oder wiederholtes Stottern (d.h. eine Sprache mit häufigen Wiederholungen oder Dehnungen von Lauten, Silben oder Wörtern, Zögern oder Pausen beim Sprechen) in einem so schweren Ausmaß, dass der Sprachfluss deutlich unterbrochen wird.
B. Dauer mindestens drei Monate.

F98.6 Poltern

Eine hohe Sprechgeschwindigkeit mit falscher Sprechflüssigkeit, jedoch ohne Wiederholungen oder Zögern, von einem Schweregrad, der zu einer beeinträchtigten Sprechverständlichkeit führt. Das Sprechen ist unregelmäßig und unrhythmisch, mit schnellen, ruckartigen Anläufen, die gewöhnlich zu einem fehlerhaften Satzmuster führen (z.B. erzeugen abwechselnde Pausen und Sprechausbrüche Wortgruppen, die nicht der grammatikalischen Satzstruktur entsprechen).

Ausschluss:
neurologische Störungen, die zu Störungen des Sprechrhythmus führen (Kapitel VI(G)) / Stottern (F98.5) / Ticstörungen (F95.–) / Zwangsstörungen (F42.–)

Diagnostische Kriterien

A. Anhaltendes oder wiederholtes Poltern (d.h. hohe Sprachgeschwindigkeit mit Abbrüchen des Sprachflusses, aber keine Wiederholungen oder Verzögerungen) in einem so schweren Ausmaß, dass es zu einer deutlich beeinträchtigten Sprachverständlichkeit kommt.
B. Dauer mindestens drei Monate.

F98.8 sonstige näher bezeichnete Verhaltens- und emotionale Störungen mit Beginn in der Kindheit und Jugend

Dazugehörige Begriffe:
Aufmerksamkeitsstörung ohne Hyperaktivität / Daumenlutschen / (exzessive) Masturbation
Nägelkauen / Nasebohren

F98.9 nicht näher bezeichnete Verhaltens- oder emotionale Störung mit Beginn in der Kindheit und Jugend

Für dieses diagnostische Kriterium ist kein spezielles Kriterium definiert.

F99 nicht näher bezeichnete psychische Störung

Nicht empfohlene Restkategorie, nur zu verwenden, wenn keine andere Kodierung des Kapitels V (F), F00–F98 in Frage kommt.

Erste Achse
Klinisch-psychiatrisches Syndrom

Weitere Störungen ohne spezifische altersbezogene Besonderheiten

000 keine psychiatrische Störung

F00–F09 organische, einschließlich symptomatischer psychischer Störungen

F0 Einführung

Dieser Abschnitt umfasst psychische Krankheiten mit nachweisbarer Ätiologie in einer zerebralen Krankheit, einer Hirnverletzung oder einer anderen Schädigung, die zu einer Hirnfunktionsstörung führt. Die Funktionsstörung kann primär sein, bei Krankheiten, Verletzungen oder Störungen, die das Hirn direkt oder in besonderem Maße betreffen; oder sekundär beispielsweise bei Systemerkrankungen oder Störungen, die das Gehirn nur als eines von vielen anderen Organen oder Körpersystemen betreffen. Durch Alkohol und andere psychotrope Substanzen verursachte Störungen der Hirnfunktion, die eigentlich zu dieser Gruppe gehören, werden unter F10–F19 klassifiziert, um alle durch psychotrope Substanzen bedingten Störungen in einem einzigen Abschnitt zusammenzufassen.

Obwohl das psychopathologische Spektrum der hier aufgeführten Zustandsbilder sehr vielfältig ist, lassen sich die wesentlichen Merkmale dieser Störungen in zwei Hauptgruppen gliedern. Einerseits gibt es Syndrome, bei denen die auffallendsten, immer vorhandenen Merkmale Störungen der kognitiven Funktionen, wie Störungen des Gedächtnisses, des Lernens und des Intellekts sind, oder Störungen des Sensoriums wie Bewusstseins- und Aufmerksamkeitsstörungen. Andererseits gibt es Syndrome, bei denen die auffälligsten Störungen im Bereich der Wahrnehmung (Halluzinationen), der Denkinhalte (Wahn), der Stimmung und der Gefühle (Depression, gehobene Stimmung, Angst) oder im gesamten Persönlichkeits- und Verhaltensmuster liegen, während kognitive oder Störungen des Sensoriums nur minimal oder schwierig festzustellen sind. Die letztgenannte Gruppe von Störungen hat eine geringere Beziehung zu diesem Abschnitt als die erstgenannte, da viele ihrer Störungen den Zustandsbildern in anderen Abschnitten (F20–F29, F30–F39, F40–F49, F60–F69) ähneln, die auch ohne auffällige zerebrale Veränderungen oder Funktionsstörungen vorkommen. Da jedoch eine Reihe von zerebralen und systemischen Erkrankungen ursächlich mit dem Auftreten solcher Symptome verknüpft sind, erscheint es gerechtfertigt, sie in dieser klinisch orientierten Klassifikation an dieser Stelle aufzuführen.

Fast alle in diesem Abschnitt genannten Störungen können in jedem Lebensalter beginnen – mit Ausnahme vielleicht der frühen Kindheit; meistens beginnen sie jedoch erst im Erwachsenenalter oder im späteren Lebensalter. Einige sind irreversibel oder progredient, andere vorübergehend oder sprechen auf Behandlung an.

Der Begriff «organisch» bedeutet nicht, dass die Zustandsbilder in anderen Abschnitten dieser Klassifikation «nicht organisch» sind, d.h. kein zerebrales Substrat haben. Im vorliegenden Kontext bedeutet der Begriff «organisch» nur, dass das so klassifizierte Syndrom auf jeden Fall einer unabhängig davon diagnostizierbaren zerebralen oder systemischen Krankheit oder Störung zugeordnet werden kann. Der Begriff «symptomatisch» wird verwendet für organische psychische Störungen mit mittelbarer zerebraler Beteiligung aufgrund einer systemischen, extrazerebralen Krankheit oder Störung.

Die Diagnosenstellung bei Störungen in diesem Abschnitt erfordert somit in den meisten Fällen die Verwendung zweier Kodierungen: Eine Kodierung für das psychopathologische Syndrom und eine andere für die zugrundeliegende Störung. Der ätiologische Kode soll aus dem entsprechenden Kapitel des Gesamtverzeichnisses der ICD-10 ausgewählt werden.

Demenz

Das dementielle Syndrom, als Folge einer Krankheit des Gehirns, verläuft gewöhnlich chronisch oder fortschreitend unter Beeinträchtigung vieler höherer kortikaler Funktionen, einschließlich Gedächtnis, Denken, Orientierung, Auffassung, Rechnen, Lernfähigkeit, Sprache und Urteilsvermögen. Es finden sich keine qualitativen Bewusstseinsstörungen. Die kognitiven Beeinträchtigungen sind meist begleitet von Verschlechterung der emotionalen Kontrolle, des Sozialverhaltens oder der Motivation. Diese Symptome gehen auch gelegentlich voran. Dieses Syndrom kommt bei Alzheimer-Krankheit, bei zerebrovaskulärer Krankheit und bei anderen Zustandsbildern vor, die primär oder sekundär das Gehirn betreffen.
Bei der Einschätzung, ob eine Demenz vorliegt, sind besonders falsch-positive Zuordnungen zu vermeiden: mangelnde Motivation oder emotionale Faktoren, insbesondere Depression, zusammen mit motorischer Verlangsamung und allgemeiner körperlicher Hinfälligkeit, können für eine mangelnde Leistungsfähigkeit unter Umständen eher verantwortlich sein als ein Verlust intellektueller Fähigkeiten.
Bei der Demenz kommt es zu einer deutlichen Abnahme der intellektuellen Leistungsfähigkeit und gewöhnlich zu Beeinträchtigungen in den persönlichen Aktivitäten des täglichen Lebens, wie Waschen, Ankleiden, Essen, persönlicher Hygiene, bei Körperausscheidungen und der Benutzung der Toilette. Wie sich die Beeinträchtigung äußert, hängt stark von den sozialen und kulturellen Gegebenheiten ab, in denen die betroffene Person lebt. Veränderungen der sozialen Rolle, wie die zunehmende Unfähigkeit, eine Arbeitsstelle zu finden oder zu behalten, sind nicht als Kriterium für eine Demenz zu werten, wegen der großen trans- oder sogar intrakulturellen Unterschiede hinsichtlich des Stellenwertes und der Möglichkeiten zur Arbeitsaufnahme.
Wenn depressive Symptome vorkommen, aber die Kriterien für eine depressive Episode (F32.0–F32.3) nicht erfüllt werden, können sie, ebenso wie Halluzinationen und Wahngedanken, mit der fünften Stelle kodiert werden.

Differentialdiagnose:
Eine depressive Störung (F30–F39) kann Merkmale einer frühen Demenz zeigen, besonders Gedächtnisstörung, Verlangsamung des Denkens und Mangel an Spontaneität.

- Delir (F05) / leichte oder mittelschwere Intelligenzminderung (F70–F71).
- Zustandsbilder kognitiver Schwäche aufgrund schwer gestörter sozialer Bedingungen mit mangelhaften Bildungsmöglichkeiten.
- iatrogene psychische Störungen als Folge einer Medikation (F06.–).

Eine Demenz kann Folge jeder anderen organisch bedingten psychischen Störung aus diesem Abschnitt sein. Sie kann auch zusammen mit einigen dieser Störungen, besonders dem Delir, vorkommen (siehe F05.1).

Diagnostische Kriterien

G1. Nachweis aller folgenden Bedingungen:

1. Eine Abnahme des Gedächtnisses, die am deutlichsten beim Lernen neuer Information und in besonders schweren Fällen auch bei der Erinnerung früher erlernter Informationen auffällt. Die Beeinträchtigung betrifft verbales und nonverbales Material. Die Abnahme sollte objektiv verifiziert werden durch eine Fremdanamnese, sowie möglichst durch eine neuro-psychologische Untersuchung oder quantifizierte kognitive Verfahren. Der Schweregrad sollte folgendermaßen abgeschätzt werden (die leichte Beeinträchtigung gilt dabei als «Schwellenwert» für die Diagnose):
   Leichte Beeinträchtigung: Ein Grad des Gedächtnisverlustes, der die täglichen Aktivitäten zwar beeinträchtigt, aber nicht so schwerwiegend ist, dass ein unabhängiges Leben unmöglich wird. In der Hauptsache ist das Lernen neuen Materials betroffen. Zum Beispiel haben die Betroffenen Schwierigkeiten bei der Aufnahme, dem Speichern und Wiedergeben von alltäglichen Dingen, z.B. wo etwas hingelegt wurde, bei sozialen Verabredungen oder bei kürzlich von Familienmitgliedern mitgeteilten Informationen.
   Mittelgradige Beeinträchtigung: Ein Ausmaß an Gedächtnisstörung, das eine ernste Behinderung für ein unabhängiges Leben darstellt. Nur gut gelerntes oder sehr vertrautes Material wird behalten. Neue Informationen werden nur gelegentlich und sehr kurz behalten. Die Betroffenen sind nicht in der Lage, grundlegende Informationen darüber, wo sie leben, was sie vor kurzem getan haben oder Namen vertrauter Personen zu erinnern.
   Schwere Beeinträchtigung: Schwerer Gedächtnisverlust mit vollständiger Unfähigkeit, neue Informationen zu behalten. Nur Fragmente von früher Gelerntem bleiben übrig. Die Betroffenen erkennen nicht einmal mehr enge Verwandte.
2. Eine Abnahme anderer kognitiver Fähigkeiten, charakterisiert durch eine Verminderung der Urteilsfähigkeit und des Denkvermögens, wie z.B. der Fähigkeit zu planen und zu organisieren und der Informationsverarbeitung. Dies sollte, wenn möglich, durch eine Fremdanamnese und eine neuropsychologische Untersuchung oder quantifizierte objektive Verfahren nachgewiesen werden. Die Verminderung der früher höheren Leistungsfähigkeit sollte nachgewiesen werden. Der Schweregrad der intellekturellen Beeinträchtigung sollte folgendermaßen abgeschätzt werden (die leichte Beeinträchtigung gilt dabei als «Schwellenwert» für die Diagnose):
   Leichte Beeinträchtigung: Die Abnahme kognitiver Fähigkeiten beeinträchtigt die Leistungsfähigkeit im täglichen Leben, macht die Betroffenen aber nicht von anderen abhängig. Komplizierte tägliche Aufgaben oder Freizeitbeschäftigungen können nicht ausgeführt werden.
   Mittelgradige Beeinträchtigung: Die Abnahme der kognitiven Fähigkeiten führt dazu, dass die Betroffenen nicht ohne Hilfe im täg-

lichen Leben, wie z.B. mit dem Einkaufen sowie im Umgang mit Geld, zurechtkommen. Zuhause werden nur einfache Tätigkeiten beibehalten. Die Tätigkeiten werden zunehmend eingeschränkt und kaum durchgehalten.
Schwere Beeinträchtigung: Der kognitive Abbau ist durch das Fehlen nachvollziehbarer Gedankengänge charakterisiert.

Der Gesamtschweregrad der Demenz wird am besten bestimmt durch das Ausmaß der Gedächtnis- oder der anderen kognitiven Leistungseinbußen, je nachdem welche Beeinträchtigung schwerwiegender ist (z.B. eine leichte Beeinträchtigung der Gedächtnisleistung und eine mittelschwere Beeinträchtigung der intellektuellen Fähigkeiten zeigen eine Demenz mittleren Schweregrades an).

G2. Um G1. eindeutig nachweisen zu können, muss die Wahrnehmung der Umgebung ausreichend lange erhalten geblieben sein (d.h. Fehlen einer Bewusstseinstrübung, wie in F05, Kriterium A, definiert). Bestehen gleichzeitig delirante Episoden, sollte die Diagnose Demenz aufgeschoben werden.

G3. Die Verminderung der Affektkontrolle, des Antriebs oder des Sozialverhaltens manifestiert sich in mindestens einem der folgenden Merkmale:
1. emotionale Labilität
2. Reizbarkeit
3. Apathie
4. Vergröberung des Sozialverhaltens

G4. Für eine sichere klinische Diagnose sollte G1 mindestens sechs Monate vorhanden sein. Wenn der Verlauf seit dem manifesten Krankheitsbeginn kürzer ist, kann die Diagnose nur vorläufig gestellt werden.

Kommentar: Die Diagnose wird außerdem durch den Nachweis eines Abbaus weiterer höherer kortikaler Funktionen wie Aphasie, Agnosie und Apraxie gestützt.
Die Beurteilung von unabhängigem Leben und der Entwicklung von Hilfsbedürftigkeit (u.a.) bedarf der Berücksichtigung kultureller Erwartungen und Zusammenhänge.
Für die Demenz wird hier eine Mindestdauer von sechs Monaten gefordert, um Verwechslungen mit reversiblen Zuständen mit identischen Verhaltensmustern zu vermeiden (z.B. traumatisches subdurales Hämatom (S06.5), Normaldruck-Hydrozephalus (G91.2) und diffuse oder fokale Gehirnverletzungen (S06.2, S06.3)).
Eine **fünfte Stelle** kann zur Kennzeichnung begleitend auftretender Symptome der Demenz Verwendung finden bei den Kategorien F00–F03 (F00.– Demenz bei Alzheimer-Krankheit, F01.– vaskuläre Demenz, F02.– Demenz bei andernorts klassifizierten Krankheiten und F03.– nicht näher bezeichnete Demenz) wie folgt:

*x*0 ohne zusätzliche Symptome
*x*1 mit anderen Symptomen, vorwiegend wahnhaft

*x*2 mit anderen Symptomen, vorwiegend halluzinatorisch
*x*3 mit anderen Symptomen, vorwiegend depressiv
*x*4 mit anderen gemischten Symptomen

Mit einer **sechsten Stelle** kann der Schweregrad der Demenz näher gekennzeichnet werden:

.*xx*0 leicht
.*xx*1 mittelschwer
.*xx*2 schwer

Wie bereits oben erwähnt, richtet sich der Gesamtschweregrad der Demenz nach dem Niveau der Gedächtnis- oder der intellektuellen Leistung, je nachdem welche schwerer beeinträchtigt ist.

F00 Demenz bei Alzheimer-Krankheit

Die Alzheimer-Krankheit ist eine primär degenerative zerebrale Krankheit mit unbekannter Ätiologie und charakteristischen neuropathologischen und neurochemischen Merkmalen. Sie beginnt gewöhnlich schleichend und entwickelt sich langsam, aber stetig über Jahre. Dieser Zeitraum kann zwei bis drei Jahre betragen, gelegentlich aber auch erheblich mehr. Der Beginn kann im mittleren Erwachsenenalter oder sogar früher liegen (Alzheimer-Krankheit mit präsenilem Beginn). Die Inzidenz ist jedoch im späteren Lebensalter höher (Alzheimer-Krankheit mit senilem Beginn). In Fällen vor dem 65. bis 70. Lebensjahr können häufiger familiär ähnliche Fälle beobachtet werden mit rascherem Verlauf und im Vordergrund stehenden Symptomen temporaler und parietaler Schädigung, einschließlich Dysphasie oder Dyspraxie. Fälle mit späterem Beginn neigen zu langsamerem Verlauf und sind durch eine allgemeinere Beeinträchtigung der höheren kortikalen Funktionen charakterisiert. Patienten mit einem Down Syndrom haben ein hohes Risiko, eine Alzheimer-Krankheit zu entwickeln.
Es finden sich charakteristische Gehirnveränderungen: Eine ausgeprägte Verminderung von Neuronen Populationen, besonders im Hippocampus, in der Substantia innominata, dem Locus coeruleus, dem temporo-parietalen und frontalen Cortex; Auftreten von neurofibrillären Verklumpungen, die aus paarigen, spiraligen Filamenten bestehen; neuritische (argentophile) Plaques, die vorwiegend aus Amyloid bestehen mit einer eindeutig progredienten Entwicklung (aber auch Plaques ohne Amyloid) und granulovakuoläre Körper. Neurochemische Veränderungen sind ebenfalls gefunden worden, so eine deutliche Verminderung des Enzyms Cholin-Azetyltransferase, des Azetylcholins selbst und anderer Neurotransmitter und Neuromodulatoren.
Wie ursprünglich beschrieben gehen die klinischen Merkmale mit den oben geschilderten Hirnveränderungen einher. Zur Zeit scheint es jedoch, dass klinisches Bild und Hirnveränderungen nicht immer parallel nachweisbar sind: Das eine kann eindeutig vorhanden sein bei nur minimalen Hinweisen für das andere. Die Verdachtsdiagnose einer Alzheimer-Krankheit wird meist al-

lein aufgrund der klinischen Beurteilung der Symptome gestellt.
Eine Demenz bei Alzheimer-Krankheit muss gegenwärtig als irreversibel angesehen werden.

Dazugehöriger Begriff:
primär degenerative Demenz vom Alzheimer Typ

Differentialdiagnose:
- depressive Störung (F30–F39) / Delir (F05) / organisches amnestisches Syndrom (F04)
- sonstige primäre Demenzen, wie bei Morbus Pick, Creutzfeldt-Jakob-Krankheit oder Chorea Huntington (F02.–) / sekundäre Demenzen bei einer Reihe körperlicher Krankheiten, toxischen Zustandsbilder, usw. (F02.8) / leichte, mittelgradige oder schwere Intelligenzminderung (F70–F72)
- Eine Demenz bei Alzheimer-Krankheit kann zusammen mit einer vaskulären Demenz (F00.2) auftreten, wenn z.B. zerebrovaskuläre Episoden (Multiinfarktphänomene) zu einer nach klinischem Bild und Vorgeschichte vermuteten Alzheimer-Krankheit hinzukommen. Solche Episoden können zu plötzlichen Verschlimmerungen einer Demenz führen. Entsprechend Sektionsbefunden könnte die Häufigkeit der Kombination beider Typen 10 bis 15% aller Demenzfälle betragen.

Diagnostische Kriterien

A. Die allgemeinen Kriterien für eine Demenz (G1–G4) müssen erfüllt sein.
B. In der Anamnese, bei der körperlichen Untersuchung oder aufgrund spezieller Untersuchungen gibt es keinen Hinweis auf eine andere Ursache der Demenz (z.B. zerebrovaskuläre Erkrankung, HIV-Krankheit, Normaldruck-Hydrozephalus, Parkinson- oder Huntington-Krankheit), eine Systemerkrankung (z.B. Hypothyreose, Vitamin B12- oder Folsäuremangel, Hyperkalzämie) oder auf einen Alkohol- oder Substanzmissbrauch.

Kommentar: Die Diagnose wird gesichert durch den postmortalen Nachweis über das Altersmaß hinausgehender neurofibrilllärer Verklumpungen und neuritischer Plaques.
Die folgenden Merkmale stützen die Diagnose, sind aber nicht notwendig: Beteiligung kortikaler Funktionen, nachgewiesen durch Aphasie, Agnosie oder Apraxie; Abnahme von Motivation und Antrieb, was zu Apathie und einem Mangel an Spontaneität führt; Reizbarkeit und Störung des Sozialverhaltens; Nachweis einer zerebralen Atrophie aufgrund spezieller Untersuchungen, besonders, wenn eine Zunahme im Zeitverlauf nachweisbar ist. In fortgeschrittenen, schweren Fällen können parkinsonähnliche extrapyramidale Veränderungen, Logoklonie und epileptische Anfälle auftreten.

Beschreibung von Merkmalen möglicher Subgruppen:
Da es möglicherweise Subgruppen gibt, wird vorgeschlagen, die folgenden

charakteristischen Merkmale als Basis für eine weitere Klassifikation festzuhalten: Alter bei Ersterkrankung, Ausmaß der Progredienz, Konfiguration der klinischen Merkmale, besonders das relative Vorherrschen (oder Fehlen) von Temporal-, Parietal- oder Frontallappensymptomatik; jede neuropathologische und neurochemische Abweichung und ihr Muster.
Die Einteilung der Demenz vom Alzheimer Typ kann zur Zeit auf zwei Arten vorgenommen werden: Erstens kann die Alzheimer-Krankheit anhand des Krankheitsbeginnes, als früh oder spät beginnend bezeichnet werden, mit einem Trennpunkt bei 65 Jahren; oder zweitens je nachdem, ob die Symptome der Betroffenen zum Syndrom des früh oder spät beginnenden Typus passen.
Es sollte beachtet werden, dass es wahrscheinlich keine strenge Trennung zwischen dem früh und spät beginnenden Typus gibt. Der früh beginnende Typus kann im späteren Leben auftreten, so wie der spät beginnende Typus gelegentlich vor dem 65. Lebensjahr auftreten kann.
Die folgenden Kriterien sollen F00.0 und F00.1 differenzieren. Es ist aber zu bedenken, dass diese Unterteilung immer noch kontrovers diskutiert wird.

F00.0 Demenz bei Alzheimer-Krankheit mit frühem Beginn

Demenz bei Alzheimer-Krankheit mit Beginn vor dem 65. Lebensjahr. Der Verlauf weist eine eher rasche Verschlechterung auf; es bestehen deutliche und vielfältige Störungen der höheren kortikalen Funktionen. In den meisten Fällen treten Aphasie, Agraphie, Alexie und Apraxie relativ früh im Verlauf der Demenz auf.

Dazugehörige Begriffe:
Alzheimer-Krankheit, Typ 2 / präsenile Demenz vom Alzheimer Typ

Diagnostische Kriterien

1. Die Kriterien für die Demenz bei Alzheimer-Krankheit (F00) müssen erfüllt sein und der Krankheitsbeginn liegt vor dem 65. Lebensjahr.
2. Außerdem muss mindestens eine der folgenden Bedingungen erfüllt sein:
   a. Nachweis eines relativ plötzlichen Beginns und einer raschen Progredienz.
   b. Zusätzlich zur Gedächtnisstörung eine amnestische oder sensorische Aphasie, Agraphie, Alexie, Akalkulie oder Apraxie (als Hinweis auf das Vorliegen einer temporalen, parietalen und/oder frontalen Beteiligung).

F00.1 Demenz bei Alzheimer-Krankheit mit spätem Beginn

Demenz bei Alzheimer-Krankheit mit klinisch feststellbarem Beginn nach dem 65. Lebensjahr, gewöhnlich in den späten Siebzigerjahren oder danach, mit langsamer Progredienz und meist mit Gedächtnisstörungen als Hauptmerkmal.

Dazugehörige Begriffe:
Alzheimer-Krankheit, Typ 1 / senile Demenz vom Alzheimer Typ

Diagnostische Kriterien

1. Die Kriterien für die Demenz bei Alzheimer-Krankheit (F00) müssen erfüllt sein und der Krankheitsbeginn liegt bei 65 Jahren oder darüber.
2. Außerdem muss mindestens eine der folgenden Bedingungen erfüllt sein:
   a. Nachweis eines sehr langsamen Beginns und einer allmählichen Progredienz (die Geschwindigkeit der letzteren wird nur retrospektiv nach einem Verlauf von drei oder mehr Jahren deutlich).
   b. Vorherrschen der Gedächtnisstörung (G1.1) gegenüber der intellektuellen Beeinträchtigung (G1.2) (siehe allgemeine Kriterien für Demenz).

F00.2 Demenz bei Alzheimer-Krankheit, atypische oder gemischte Form

Demenzen, die nicht den Beschreibungen und Leitlinien für F00.0 oder F00.1 entsprechen, einschließlich Mischformen von vaskulärer und Alzheimer-Demenz, sollen hier klassifiziert werden.

Diagnostische Kriterien

Der Begriff und der Kode sollte für Demenzen verwandt werden, die deutlich atypische Merkmale zeigen oder Kriterien vom früh und spät beginnenden Typ der Alzheimer-Krankheit erfüllen. Auch gemischte Demenzen, Alzheimer-Demenz und vaskuläre Demenz, sollen hier verschlüsselt werden.

F00.9 nicht näher bezeichnete Demenz bei Alzheimer-Krankheit

Für dieses diagnostische Kriterium ist kein spezielles Kriterium definiert.

F01 vaskuläre Demenz

Die vaskuläre (früher arteriosklerotische) Demenz, einschließlich Multiinfarkt Demenz, unterscheidet sich von der Demenz bei Alzheimer-Krankheit durch den Beginn, die klinischen Merkmale und den Verlauf. Öfter bestehen in der Vorgeschichte transitorisch ischämische Attacken mit kurzen Bewusstseinsstörungen, flüchtigen Paresen oder Visusverlust. Die Demenz kann auch einer Reihe von akuten zerebrovaskulären Ereignissen folgen oder, weniger häufig, einem einzelnen Schlaganfall. Eine gewisse Beeinträchtigung von Gedächtnis und Denken tritt dann zutage. Die Demenz, die gewöhnlich im höheren Lebensalter beginnt, kann nach einer einzelnen ischämischen Episode abrupt auftreten oder sich allmählich entwickeln. Sie ist gewöhnlich das Resultat einer Infarzierung des Gehirns als Folge einer vaskulären Krankheit, einschließlich der zerebrovaskulären Hypertonie. Die Infarkte sind meist klein, aber kumulieren in ihrer Wirkung.

Dazugehöriger Begriff:
arteriosklerotische Demenz

Differentialdiagnose:
Delir (F05.–) / sonstige Demenz, speziell bei Alzheimer-Krankheit (F00.–) / affektive Störungen (F30–F39) / leichte oder mittelgradige Intelligenzminderung (F70–F71) / subdurales Hämatom (traumatisch S06.5, nichttraumatisch I62.0). Eine vaskuläre Demenz kann gemeinsam mit einer Demenz vom Alzheimer-Typ (unter F00.2 zu kodieren) vorhanden sein, wenn z.B. zu einer nach klinischem Bild und Vorgeschichte vermuteten Alzheimer-Krankheit eine vaskuläre Störung hinzukommt.

Diagnostische Kriterien

G1. Die allgemeinen Kriterien für eine Demenz (G1.–G4.) müssen erfüllt sein.
G2. Ungleiche Verteilung der Defizite höherer kognitiver Funktionen, von denen einige betroffen, andere relativ verschont sind. So kann das Gedächtnis eindeutig eingeschränkt sein, während das Denken, Urteilen und die Informationsverarbeitung nur mäßig beeinträchtigt sind.
G3. Nachweis einer fokalen Hirnschädigung, die durch ein oder mehrere der folgenden Merkmale angezeigt wird:
1. einseitige spastische Hemiparese der Gliedmaßen,
2. einseitig gesteigerte Muskeleigenreflexe,
3. positiver Babinskireflex,
4. Pseudobulbärparalyse.

G4. Eindeutiger Nachweis einer zerebrovaskulären Krankheit aus der Anamnese, aufgrund von Untersuchungen oder besonderen Tests, die für die Demenz verantwortlich gemacht werden kann (z.B. Insultanamnese, Nachweis einer zerebralen Infarzierung).

Folgende Kriterien können zur Unterteilung der vaskulären Demenz verwendet werden. Es ist aber zu bedenken, dass die Brauchbarkeit dieser Unterscheidung nicht allgemein akzeptiert wird.

F01.0 vaskuläre Demenz mit akutem Beginn

Diese entwickelt sich gewöhnlich plötzlich nach einer Reihe von Schlaganfällen als Folge von zerebrovaskulärer Thrombose, Embolie oder Blutung. In seltenen Fällen kann eine einzige massive Infarzierung die Ursache sein.

Diagnostische Kriterien:

A. Die allgemeinen Kriterien für eine vaskuläre Demenz (F01) müssen erfüllt sein.
B. Die Demenz entwickelt sich plötzlich (d.h. gewöhnlich innerhalb eines Monats, aber nicht über einen Zeitraum von drei Monaten hinaus) nach einer Reihe von Schlaganfällen oder seltener nach einem einzelnen größeren Hirninfarkt.

F01.1 Multiinfarkt Demenz

Sie beginnt allmählicher als die akute Form, nach mehreren kleineren ischämischen Episoden, die zu einer Anhäufung von Infarkten im Hirngewebe führen.

Dazugehöriger Begriff:
vorwiegend kortikale Demenz

Diagnostische Kriterien

A. Die allgemeinen Kriterien für eine vaskuläre Demenz (F01) müssen erfüllt sein.
B. Der Beginn erfolgt allmählich (d.h. innerhalb von drei bis sechs Monaten) nach mehreren kleineren ischämischen Episoden.

Kommentar: Es wird eine Anhäufung von Infarkten im Hirngewebe angenommen. Zwischen den ischämischen Episoden können Phasen von tatsächlicher klinischer Besserung vorkommen.

F01.2 subkortikale vaskuläre Demenz

Hierzu zählen Fälle mit Hypertonie in der Anamnese und ischämischen Herden im Marklager der Hemisphären. Diese können klinisch vermutet und im Computer-Tomogramm nachgewiesen werden. Im Gegensatz zum klinischen Bild, das sehr an eine Demenz bei Alzheimer Krankheit erinnert, ist die Hirnrinde gewöhnlich intakt. (Bei Nachweis einer diffusen Entmarkung der weißen Substanz kann der Ausdruck «Binswanger-Enzephalopathie» verwendet werden).

Diagnostische Kriterien

A. Die allgemeinen Kriterien für eine Demenz (F01) müssen erfüllt sein.
B. Arterieller Hypertonus (Bluthochdruck) in der Anamnese.
C. Aufgrund klinischer Untersuchung und spezieller Untersuchungsmethoden Nachweis einer vaskulären Krankheit im Marklager der Hemisphären ohne Schädigung der Hirnrinde.

F01.3 gemischte (kortikale und subkortikale) vaskuläre Demenz

Eine Kombination kortikaler und subkortikaler Anteile bei den vaskulär bedingten Demenzen kann aufgrund des klinischen Bildes und/oder der Ergebnisse zusätzlicher Untersuchungen (einschl. Autopsie) vermutet werden.

Diagnostische Kriterien

Gemischte, kortikale und subkortikale Elemente der vaskulären Demenz werden aufgrund der klinischen Merkmale, der Untersuchungsergebnisse einschließlich der Sektion, oder beidem vermutet.

F01.8 sonstige vaskuläre Demenz

Für dieses diagnostische Kriterium ist kein spezielles Kriterium definiert.

F01.9 nicht näher bezeichnete vaskuläre Demenz

Für dieses diagnostische Kriterium ist kein spezielles Kriterium definiert.

F02 Demenz bei sonstigen andernorts klassifizierten Krankheiten

Fälle von Demenz, bei denen eine andere Ursache als eine Alzheimer-Krankheit oder eine zerebrovaskuläre Krankheit vorliegt oder vermutet wird. Sie kann in jedem Lebensalter auftreten, selten jedoch im höheren Alter.

Diagnostische Leitlinien:

Demenz, wie oben beschrieben und Merkmale, die für eines der unten näher beschriebenen Syndrome charakteristisch sind.

F02.0 Demenz bei Pick-Krankheit

Progrediente Demenz mit Beginn im mittleren Lebensalter gewöhnlich zwischen dem 50. und 60. Lebensjahr, charakterisiert durch frühe, langsam fortschreitende Charakterveränderungen und Verlust sozialer Fähigkeiten. Die Krankheit führt zu Schädigung von Intellekt, Gedächtnis und Sprachfunktionen mit Apathie, Euphorie und gelegentlich auch extrapyramidalen Phänomenen. Das neuropathologische Bild zeigt eine umschriebene Atrophie der Frontal- und Temporal-Lappen, jedoch ohne über das normale Altersmaß hinausgehende neuritische Plaques und neurofibrilläre Verklumpungen. Fälle mit frühem Beginn neigen zu einem malignen Verlauf. Die sozialen- und Verhaltensauffälligkeiten beginnen häufiger vor offensichtlichen Gedächtnisstörungen.

Differentialdiagnose:
Demenz bei Alzheimer-Krankheit (F00) / vaskuläre Demenz (F01) / Demenz bei sonstigen Störungen, wie z.B. Neurosyphilis (F02.8) / Normaldruck Hydrozephalus (charakterisiert durch extreme psychomotorische Verlangsamung, Gang- und Sphinkter Störungen)(G91.2) / sonstige neurologische oder metabolische Störungen

Diagnostische Kriterien

A. Die allgemeinen Kriterien für eine Demenz (G1.–G4.) müssen erfüllt sein.
B. Langsamer Beginn mit fortschreitendem Abbau.
C. Vorwiegen von Frontalhirnsymptomen, nachgewiesen durch zwei oder mehr der folgenden Merkmale:
   1. emotionale Verflachung,

2. Vergröberung des Sozialverhaltens,
3. Enthemmung,
4. Apathie oder Ruhelosigkeit,
5. Aphasie.

D. In den frühen Stadien relativer Erhalt des Gedächtnisses und der Parietallappenfunktionen.

F02.1 Demenz bei Creutzfeldt Jakob-Krankheit

Eine progrediente Demenz mit vielfältigen neurologischen Symptomen als Folge spezifischer neuropathologischer Veränderungen (subakute spongiöse Enzephalopathie), die vermutlich durch ein übertragbares Agens verursacht werden. Sie beginnt gewöhnlich im mittleren oder höheren Lebensalter, typischerweise im fünften Lebensjahrzehnt, kann jedoch in jedem Erwachsenenalter auftreten. Der Verlauf ist subakut und führt innerhalb von ein bis zwei Jahren zum Tod.
Folgende Trias legt die Diagnose nahe:

- Rasch fortschreitende ausgeprägte Demenz.
- Erkrankung des pyramidalen und extrapyramidalen Systems mit Myoklonus.
- Ein charakteristisches EEG (mit triphasischen Wellen) ist sehr verdächtig für die Krankheit.

Differentialdiagnose:
Alzheimer Krankheit (F00.–) / Pick-Krankheit (F02.0) / Parkinson-Krankheit (F02.3) / Postenzephalitischer Parkinsonismus (G21.3)
Rascher Verlauf und frühes Auftreten motorischer Symptome sollten an eine Creutzfeldt Jakob-Krankheit denken lassen.

Diagnostische Kriterien

A. Die allgemeinen Kriterien für eine Demenz (G1.–G4.) müssen erfüllt sein.
B. Sehr rasch progrediente Demenz mit Desintegration aller höheren zerebralen Funktionen.
C. Es treten eines oder mehrere der folgenden neurologischen Symptome und Anzeichen, gewöhnlich nach oder zusammen mit Beginn der Demenz, auf:
   1. Pyramidenbahnzeichen,
   2. extrapyramidale Symptome,
   3. zerebelläre Symptome,
   4. Aphasie,
   5. Sehstörungen.

Kommentar: Das typische Terminalstadium ist ein akinetisches, mutistisches Zustandsbild. Eine amyotrophische Variante kann vorkommen, bei der die neurologischen Symptome dem Beginn der Demenz vorausgehen. Die Wahrscheinlichkeit der Diagnose wird durch ein charakteristisches Elektroenzephalogramm (periodische Spikes bei langsamer niedergespannter Hintergrundaktivität) erhöht, wenn es zusammen mit den oben beschriebenen klinischen Zeichen auftritt. Die Diagnose kann jedoch nur durch eine neuropathologische Untersuchung (Neuronenabnahme, Astrozytose und spongiöse Veränderungen) gesichert werden. Diese sollte wegen der Infektionsgefahr nur unter speziellen Vorsichtsmaßnahmen durchgeführt werden.

F02.2 Demenz bei Huntington-Krankheit

Eine Demenz, die im Rahmen einer ausgeprägten Hirndegeneration auftritt. Die Huntington-Krankheit ist autosomal dominant erblich. Die Symptome treten typischerweise im dritten und vierten Lebensjahrzehnt auf. Die Geschlechtsverteilung ist wahrscheinlich gleich. In einem Teil der Fälle können als früheste Symptome Depression, Angst, oder ein deutlich paranoides Syndrom auftreten, verbunden mit Persönlichkeitsänderungen. Bei langsamer Progredienz führt die Krankheit meist innerhalb von zehn bis fünfzehn Jahren zum Tode.

Dazugehöriger Begriff:
Demenz bei Chorea Huntington

Differentialdiagnose:
andere Ursachen choreatischer Bewegungsstörungen / Alzheimer-, Pick- oder Creutzfeldt Jakob-Krankheit (F00.–, F02.0, F02.1)

Diagnostische Kriterien

A. Die allgemeinen Kriterien für eine Demenz (G1.–G4.) müssen erfüllt sein.
B. Die subkortikalen Funktionen sind gewöhnlich zuerst betroffen und ihr Ausfall dominiert das Bild der Demenz. Charakteristisch ist zum Beispiel die Denkverlangsamung, die Bewegungsabnahme und die Persönlichkeitsveränderung mit Apathie oder Depression.
C. Vorliegen von unwillkürlichen choreatiformen Bewegungen, typischerweise im Gesicht, mit den Händen und Schultern oder im Gangbild. Die Betroffenen können versuchen, diese zu verbergen, indem sie sie in willkürliche Aktionen verwandeln.
D. In der Familienanamnese kommt eine Huntington-Krankheit bei einem Elternteil oder einem Geschwister vor, oder die Familienanamnese macht diese Krankheit wahrscheinlich.
E. Fehlen klinischer Merkmale, die eine andere Erklärung für die abnormen Bewegungen darstellen könnten.

Kommentar: Zusätzlich zu diesen unwillkürlichen choreatiformen Bewegungen kann sich eine extrapyramidale Rigidität oder eine Spastik mit pyramidalen Zeichen entwickeln.

F02.3 Demenz bei Parkinson-Krankheit

Eine Demenz, die sich im Verlauf einer bereits bestehenden Parkinson-Krankheit (besonders der schweren Formen) entwickelt. Bisher konnten keine eindeutig kennzeichnenden klinischen Merkmale beschrieben werden. Die Demenz kann von einer Demenz bei Alzheimer-Krankheit oder von vaskulärer Demenz verschieden sein; es gibt jedoch auch Hinweise, dass es sich um ein gleichzeitiges Auftreten einer dieser beiden Demenzformen zusammen mit der Parkinson-Krankheit handelt. Bis zur Klärung dieser Frage ist deshalb die Klassifizierung von Demenz Fällen bei Morbus Parkinson für Forschungszwecke gerechtfertigt.

Diagnostische Leitlinien:

Demenz, die sich bei einem Patienten mit fortgeschrittener, gewöhnlich schwerer Parkinson-Krankheit entwickelt.

Dazugehörige Begriffe:
Demenz bei Paralysis agitans / Demenz bei Parkinsonismus

Differentialdiagnose:
sonstige sekundäre Demenzformen (F02.8) / Multiinfarkt Demenz bei hypertensiver oder diabetischer Gefäßerkrankung (F01.1) / Hirntumor (C70–C72) / Normaldruck Hydrozephalus (G91.2)

Diagnostische Kriterien

A. Die allgemeinen Kriterien für eine Demenz (G1.–G4.) müssen erfüllt sein.
B. Vorliegen einer Parkinson-Krankheit.
C. Die kognitiven Beeinträchtigungen sind nicht als Folge der Antiparkinsonmedikation zu verstehen.
D. In der Anamnese, der körperlichen Untersuchung oder aufgrund spezieller Untersuchungen gibt es keinen Hinweis auf eine andere Ursache der Demenz, einschließlich anderer zerebraler Krankheiten, Verletzungen oder Funktionsstörungen (z.B. zerebrovaskuläre Erkrankung, HIV-Krankheit, Normaldruck-Hydrozephalus, Huntington-Krankheit), auf eine Systemerkrankung (z.B. Hypothyreose, Vitamin B_{12}- oder Folsäuremangel, Hyperkalzämie) oder auf einen Alkohol- oder Substanzmissbrauch.

Wenn die Kriterien für eine Demenz bei Alzheimer-Krankheit mit spätem Beginn (F00.1) ebenfalls erfüllt sind, sollte die Kategorie F00.1 zusammen mit der Kodierung G20, Parkinson-Krankheit, verwendet werden.

F02.4 Demenz bei Krankheit durch das humane Immundefizienz-Virus (HIV)

Eine Störung, die durch kognitive Beeinträchtigungen charakterisiert ist, welche die klinischen Kriterien für die Diagnose einer Demenz erfüllen, bei Fehlen einer gleichzeitig bestehenden Krankheit oder Störung (außer HIV Infektion), die das klinische Bild erklären könnte.
Typischerweise bestehen bei der HIV Demenz Klagen wie Vergesslichkeit, Verlangsamung, schlechte Konzentration und Schwierigkeiten beim Lösen von Problemen und beim Lesen. Apathie, verringerte Spontaneität und sozialer Rückzug sind häufig. Bei einer deutlichen Minorität der Betroffenen kann die Krankheit unter dem Bild einer affektiven Störung, einer Psychose oder mit Krampfanfällen auftreten. Bei der körperlichen Untersuchung finden sich häufig Tremor, Störung rascher wiederholter Bewegungen, Gleichgewichtsstörung, Ataxie, Tonussteigerung, allgemeine Hyperreflexie, frontale Enthemmungsphänomene sowie Störungen bei Augenfolgebewegungen und sakkadische Augenbewegungen.

Kinder können eine HIV bedingte Entwicklungsstörung des ZNS zeigen, die durch Entwicklungsverzögerung, Tonussteigerung, Mikrozephalie und Verkalkung der Basalganglien charakterisiert ist. Im Unterschied zu Erwachsenen tritt die neurologische Beteiligung meist ohne opportunistische Infektionen und Neoplasmen auf.

Im allgemeinen, aber nicht ausnahmslos, führt die HIV Demenz rasch (innerhalb von Wochen bis Monaten) zu einer schweren, umfassenden Demenz, zu Mutismus und zum Tode.

Dazugehörige Begriffe:
AIDS Demenz-Komplex / HIV bedingte Enzephalopathie / subakute HIV-Enzephalitis

Diagnostische Kriterien

A. Die allgemeinen Kriterien für eine Demenz (G1–G4) müssen erfüllt sein.
B. Diagnose einer HIV-Infektion.
C. In der Anamnese, der körperlichen Untersuchung oder aufgrund spezieller Untersuchungen gibt es keinen Hinweis auf eine andere Ursache der Demenz, einschließlich anderer zerebraler Krankheiten, Verletzungen oder Funktionsstörungen (z.B. Alzheimer-Krankheit, zerebrovaskuläre Erkrankung, Normaldruck-Hydrozephalus, Parkinson- oder Huntington-Krankheit), auf eine Systemerkrankung (z.B. Hypothyreose, Vitamin B_{12}- oder Folsäuremangel, Hyperkalzämie) oder auf einen Alkohol- oder Substanzmissbrauch.

F02.8 Demenz bei sonstigen, näher bezeichneten, andernorts klassifizierten Krankheiten

Eine Demenz kann sich als Folge einer Reihe von zerebralen oder anderen körperlichen Krankheitsbildern manifestieren.

Zur näheren Beschreibung der Ätiologie sollte die entsprechende ICD-10-Kodierung der zugrundeliegenden Krankheit hinzugefügt werden.

Dazugehörige Begriffe:
Der Guam-Parkinson Demenz Komplex ist hier zu kodieren (und falls notwendig, durch eine fünfte Stelle zu kennzeichnen). Es handelt sich dabei um eine rasch fortschreitende Demenz mit nachfolgenden extrapyramidalen Störungen, in einigen Fällen mit amyotropher Lateralsklerose. Die Krankheit wurde auf der Insel Guam erstmals beschrieben, wo sie bei der Eingeborenenbevölkerung häufig auftritt und doppelt so viele Männer wie Frauen befällt. Sie findet sich auch in Papua Neuguinea und Japan.

Demenz bei:
Epilepsie (G40.–) / Guam-Parkinson Demenz Komplex / hepatolenticulärer Degeneration (M. Wilson) (E83.0) / Hyperkalzämie (E83.5) / Hypothyreose, erworbener (E00.–, E02) / Intoxikationen (T36–T65) / Kohlenmonoxidvergiftung (T58) / Multipler Sklerose (G35) / Neurosyphilis (A52.1) / Niazin Mangel (Pellagra) (E52) / Panarteriitis nodosa (M30.0) / systemischem Lupus erythematodes (M32.–) / Trypanosomiasis (afrikanische B56.–, amerikanische B57.–) / Vitamin B_{12} Mangel (E53.8) / zerebraler Lipidose (E75.–)

Diagnostische Kriterien

Eine Demenz kann sich als Ausdruck oder Folge einer Vielzahl zerebraler und sonstiger somatischer Zustände entwickeln. Zur Spezifizierung der Ätiologie sollte der ICD-10 Kode der zugrundeliegenden Störung hinzu gefügt werden.

F03 nicht näher bezeichnete Demenz

Diese Kategorie soll nur dann verwendet werden, wenn die allgemeinen Kriterien für die Diagnose einer Demenz vorliegen, ohne dass eine der näher beschriebenen Demenztypen (F00.0–F02.8) identifizierbar ist.

Dazugehörige Begriffe:
nicht näher bezeichnete präsenile oder senile Demenz / nicht näher bezeichnete primär degenerative Demenz

Diagnostische Kriterien

Diese Kategorie soll verwendet werden, wenn die allgemeinen Kriterien für eine Demenz erfüllt sind, es aber nicht möglich ist, sich auf eine spezifische Untergruppe (F00.0–F02.8) festzulegen.

F04 organisches amnestisches Syndrom, nicht durch Alkohol oder sonstige psychotrope Substanzen bedingt

Ein Syndrom mit auffallender Beeinträchtigung des Kurzzeit- und Langzeitgedächtnisses, während das unmittelbare Behalten erhalten ist. Die Fähigkeit, neues Material zu lernen, ist erheblich reduziert. Dies führt zu anterograder Amnesie und zu zeitlicher Desorientiertheit. Eine ebenfalls vorhandene retrograde Amnesie wechselnder Ausprägung kann im Laufe der Zeit, wenn sich die zugrundeliegende Läsion oder der pathologische Prozess zurückbildet, zurückgehen. Konfabulation kann ein deutliches, aber nicht ständig vorhandenes Merkmal sein. Wahrnehmung und andere kognitive Funktionen, einschließlich Intellekt, sind im allgemeinen intakt. Vor diesem Hintergrund erscheint die Gedächtnisstörung besonders auffällig. Die Prognose ist abhängig vom Verlauf der zugrundeliegenden Läsion (die typischerweise das hypothalamisch dienzephale System oder den Hippocampus betrifft). Grundsätzlich ist eine fast völlige Rückbildung möglich.

Dazugehörige Begriffe:
amnestisches Zustandsbild / Dysmnesie oder dysmnestisches Zustandsbild / (nicht alkoholbedingtes) Korsakow-Syndrom oder -Psychose

Differentialdiagnose:
andere organische Syndrome mit auffälligen Gedächtnisstörungen (z.B. Demenz oder Delir)
dissoziative Amnesie (F44.0) / beeinträchtigte Gedächtnisfunktion bei depressiven Störungen (F30–F39) / Simulation, mit Klagen über Gedächtnisverlust (Z76.5) / Ein durch Alkohol oder psychotrope Substanzen bedingtes Korsakow Syndrom ist nicht hier, sondern an entsprechender Stelle zu klassifizieren (F1x.6).

Diagnostische Kriterien

A. Gedächtnisstörungen in zwei Bereichen:
   1. Störung des Kurzzeitgedächtnisses (beeinträchtigtes Lernen neuen Materials) in einem das tägliche Leben beeinflussenden Ausmaß;
   2. verminderte Fähigkeit, sich an vergangene Erlebnisse zu erinnern.

B. Fehlen
   1. einer Störung des Immediatgedächtnisses (der unmittelbaren Wiedergabe) (geprüft z.B. durch Zahlennachsprechen);
   2. von Bewusstseins- und Auffassungsstörungen, wie in F05, Kriterium A definiert;
   3. eines allgemeinen Abbaus intellektueller Fähigkeiten (Demenz).

C. Objektiver (aufgrund körperlicher, neurologischer und laborchemischer Untersuchungen) und/oder anamnestischer Nachweis eines Insultes oder einer Gehirnerkrankung (die besonders bilateral dienzephale und mediotemporale Strukturen betrifft, außer einer Alkoholenzephalopathie), die für die unter A. beschriebenen klinischen Manifestationen verantwortlich gemacht werden kann.

Kommentar: Zusätzliche Merkmale, einschließlich Konfabulationen, affektive Veränderungen (Apathie, Entschlusslosigkeit) und Mangel an Einsichtsfähigkeit sind hilfreiche zusätzliche Hinweise auf die Diagnose, aber nicht immer vorhanden.

F05 Delir, nicht durch Alkohol oder sonstige psychotrope Substanzen bedingt

Ein ätiologisch unspezifisches Syndrom, das charakterisiert ist durch gleichzeitig bestehende Störungen des Bewusstseins und der Aufmerksamkeit, der Wahrnehmung, des Denkens, des Gedächtnisses, der Psychomotorik, der Emotionalität und des Schlaf Wach Rhythmus. Es kann in jedem Alter auftreten, ist jedoch am häufigsten jenseits des 60. Lebensjahrs. Das delirante Zustandsbild ist vorübergehend und von wechselnder Intensität; in den meisten Fällen bildet es sich innerhalb von vier Wochen oder kürzerer Zeit zurück. Delirien mit fluktuierendem Verlauf bis zu sechs Monaten sind jedoch nicht ungewöhnlich, besonders wenn sie im Rahmen einer chronischen Lebererkrankung, eines Karzinoms oder einer subakuten bakteriellen Endokarditis entstehen. Die Unterscheidung, die manchmal zwischen akuten und subakuten Delirien gemacht wird, ist von geringer klinischer Relevanz. Das Zustandsbild sollte als einheitliches Syndrom betrachtet werden, mit unterschiedlicher Dauer und unterschiedlichem Schweregrad, der von leicht bis zu sehr schwer reicht. Ein delirantes Zustandsbild kann eine Demenz überlagern oder sich zu einer Demenz weiterentwickeln.
Dieser Abschnitt ist nicht für delirante Zustandsbilder infolge des Gebrauchs psychotroper Substanzen zu verwenden (siehe F10–F19). Delirante Zustandsbilder aufgrund ärztlich verordneter Medikation sollen jedoch hier verschlüsselt werden (wie z.B. akuter Verwirrtheitszustand bei älteren Patienten nach Antidepressiva; in diesem Fall ist die entsprechende Medikation mit einer zusätzlichen Kodierung aus Kapitel XIX, Abschnitt T der ICD-10, zu verschlüsseln).

Diagnostische Leitlinien:

Für eine endgültige Diagnose müssen leichte oder schwere Symptome in jedem der folgenden Bereiche vorliegen:
Störung des Bewusstseins und der Aufmerksamkeit (auf einem Kontinuum zwischen leichter Bewusstseinsminderung und Koma; reduzierte Fähigkeit, die Aufmerksamkeit auszurichten, zu fokussieren, aufrechtzuerhalten und umzustellen).
Globale Störungen der Kognition, Wahrnehmungsstörungen, wie Verzerrungen der Wahrnehmung, Illusionen und meist optische Halluzinationen; Beeinträchtigung des abstrakten Denkens und der Auffassung, mit oder ohne flüchtige Wahnideen, aber typischerweise mit einem gewissen Grad an Inkohärenz; Beeinträchtigung des Immediat- und des Kurzzeitgedächtnisses, aber mit relativ intaktem Langzeitgedächtnis; zeitliche Desorientiertheit, in schweren Fällen auch Desorientierung zu Ort und Person.
Psychomotorische Störungen (Hypo- oder Hyperaktivität und nicht vorher-

sehbarer Wechsel zwischen beiden; verlängerte Reaktionszeit; vermehrter oder verminderter Redefluss; verstärkte Schreckreaktion).
Störung des Schlaf-Wach-Rhythmus (Schlafstörungen, in schweren Fällen völlige Schlaflosigkeit oder Umkehr des Schlaf Wach Rhythmus; Schläfrigkeit am Tage; nächtliche Verschlimmerung der Symptomatik; unangenehme Träume oder Alpträume, die nach dem Erwachen als Halluzinationen weiterbestehen können).
Affektive Störungen wie Depression, Angst oder Furcht, Reizbarkeit, Euphorie, Apathie oder staunende Ratlosigkeit. Der Beginn ist gewöhnlich akut, im Tagesverlauf wechselnd, die Gesamtdauer der Störung beträgt weniger als sechs Monate.
Das oben beschriebene klinische Erscheinungsbild ist so charakteristisch, dass eine ziemlich zuverlässige Diagnose eines Delirs sogar dann gestellt werden kann, wenn die zugrundeliegende Ursache nicht genau nachzuweisen ist. Bei zweifelhafter Diagnose kann neben einer zugrundeliegenden Hirnerkrankung oder körperlichen Erkrankung in der Krankheitsvorgeschichte der Nachweis einer zerebralen Funktionsstörung erforderlich sein (z.B. ein abnormes EEG, das meist eine verlangsamte Hintergrundaktivität zeigt).

Dazugehörige Begriffe:
akute Psychose bei Infektionskrankheit / akuter exogener Reaktionstyp akuter organischer Reaktionstyp / akutes psychoorganisches Syndrom / akuter Verwirrtheitszustand (nicht alkoholbedingt)

Differentialdiagnose:
sonstige organische Syndrome, insbesondere Demenz (F00–F03) / akute vorübergehende psychotische Störungen (F23.–) / akute schizophrene Zustandsbilder (F20.–) / affektive Störungen (F30–F39), bei denen Züge von Verwirrtheit vorhanden sein können / Ein durch Alkohol oder sonstige psychotrope Substanzen bedingtes Delir ist im entsprechenden Abschnitt zu verschlüsseln (F1x.4).

Diagnostische Kriterien

A. Bewusstseinsstörung, d.h. verminderte Klarheit in der Umgebungswahrnehmung, mit einer reduzierten Fähigkeit, die Aufmerksamkeit zu fokussieren, aufrechtzuerhalten und umzustellen.
B. Störung der Kognition, manifestiert durch die zwei folgenden Merkmale:
   1. Beeinträchtigung des Immediatgedächtnisses (der unmittelbaren Wiedergabe) und des Kurzzeitgedächtnisses bei relativ intaktem Langzeitgedächtnis;
   2. Desorientierung zu Zeit, Ort und Person.
C. Mindestens eine der folgenden psychomotorischen Störungen:
   1. rascher, nicht vorhersagbarer Wechsel zwischen Hypo- und Hyperaktivität;
   2. verlängerte Reaktionszeit;
   3. vermehrter oder verminderter Redefluss;
   4. verstärkte Schreckreaktion.

D. Störung des Schlaf-Wach-Rhythmus, mindestens durch eins der folgenden Merkmale manifestiert:
   1. Schlafstörung, in schweren Fällen völlige Schlaflosigkeit, mit oder ohne Schläfrigkeit am Tage oder Umkehr des Schlaf-Wach-Rhythmus;
   2. nächtliche Verschlimmerung der Symptome;
   3. unangenehme Träume oder Alpträume, die nach dem Erwachen als Halluzinationen oder Illusionen weiterbestehen können.
E. Plötzlicher Beginn und Schwankungen des Symptomverlaufes tagsüber.
F. Objektiver Nachweis aufgrund der Anamnese, der körperlichen, neurologischen und laborchemischen Untersuchungen einer zugrundeliegenden zerebralen oder systemischen Krankheit (außer einer durch psychotrope Substanzen bedingten), die für die klinischen Symptome A. bis D. verantwortlich gemacht werden kann.

Kommentar: Affektive Störungen wie Depression, Angst oder Furcht, Reizbarkeit, Euphorie, Apathie oder staunende Ratlosigkeit, Wahrnehmungsstörungen (Illusionen oder Halluzinationen, meist optische) und flüchtige Wahnideen sind typisch, aber für die Diagnose nicht spezifisch.
Mit der **vierten Stelle** soll kodiert werden, ob das Delir eine Demenz überlagert oder nicht:

F05.0 Delir ohne Demenz

Diese Kodierung ist nur für ein Delir ohne vorbestehende Demenz zu verwenden.

F05.1 Delir bei Demenz

Diese Kodierung soll für Krankheitsbilder verwendet werden, die die oben erwähnten Kriterien erfüllen, sich aber im Verlauf einer Demenz entwickeln (F00–F03).

F05.8 sonstige Formen des Delirs

Dazugehörige Begriffe:
Delir gemischter Ätiologie / subakuter Verwirrtheitszustand oder Delir

F05.9 nicht näher bezeichnetes Delir

Für dieses diagnostische Kriterium ist kein spezielles Kriterium definiert.

F06 sonstige psychische Störungen aufgrund einer Schädigung oder Funktionsstörung des Gehirns oder einer körperlichen Krankheit

Diese Kategorie umfasst verschiedene Krankheitsbilder, die ursächlich mit einer Hirnfunktionsstörung in Zusammenhang stehen. Sie sind Folge von primär zerebralen Erkrankungen oder systemischen Erkrankungen, die sekundär das Gehirn betreffen, von endokrinen Störungen wie Cushing Syndrom oder anderen somatischen Erkrankungen und einigen exogenen toxischen Substanzen (außer Alkohol und psychotropen Substanzen, die unter F10–F19 klassifiziert sind). Gemeinsam ist allen diesen Krankheitsbildern, dass das klinische Erscheinungsbild allein nicht erlaubt, die Verdachtsdiagnose einer organischen psychischen Störung wie Demenz oder Delir zu stellen. Eher ist das klinische Erscheinungsbild ähnlich oder sogar identisch mit Störungen, die als «nicht-organisch» in der speziellen Bedeutung dieses Klassifikationsabschnittes angesehen werden. Sie werden hier aufgrund der Annahme aufgeführt, dass sie durch die zerebrale Erkrankung oder Funktionsstörung verursacht sind und nicht nur zufällig bei solchen Krankheiten oder Funktionsstörungen auftreten oder eine psychische Reaktion auf deren Symptome sind (z.B. schizophreniforme Störungen bei chronischer Epilepsie).

Ausschluss:
psychische Störungen mit Delir (F05) / psychische Störungen bei Demenz wie unter F00–F03 beschrieben

Diagnostische Kriterien

G1. Objektiver Nachweis (aufgrund körperlicher, neurologischer und laborchemischer Untersuchungen) und/oder Anamnese einer zerebralen Krankheit, Schädigung oder Funktionsstörung oder einer systemischen Krankheit, von der bekannt ist, dass sie eine zerebrale Funktionsstörung verursachen kann, einschließlich Hormonstörungen (außer durch Alkohol- oder psychotrope Substanzen bedingte Krankheiten) und Effekte, die nicht durch psychoaktive Substanzen bedingt sind.
G2. Ein wahrscheinlicher Zusammenhang zwischen der Entwicklung (oder einer deutlichen Verschlechterung) der zugrundeliegenden Krankheit, Schädigung oder Funktionsstörung und der psychischen Störung, deren Symptome gleichzeitig oder verzögert auftreten.
G3. Rückbildung oder deutliche Besserung der psychischen Störung nach Rückbildung oder Besserung der vermutlich zugrunde liegenden Krankheit.
G4. Kein ausreichender oder überzeugender Beleg für eine andere Verursachung der psychischen Störung, wie z.B. eine sehr belastete Familienanamnese für eine klinisch gleiche oder ähnliche Störung.

Wenn die Kriterien G1, G2, und G4 zutreffen, ist eine vorläufige Diagnose gerechtfertigt; wird zusätzlich G3 nachgewiesen, kann die Diagnose als sicher gelten.

F06.0 organische Halluzinose

Eine Störung ohne Bewusstseinsstörungen mit anhaltenden oder immer wieder auftretenden, meist akustischen oder optischen Halluzinationen. Sie können vom Patienten manchmal als Halluzinationen erkannt werden. Eine wahnhafte Verarbeitung der Halluzinationen kann auftreten, nicht selten ist die Einsichtsfähigkeit jedoch erhalten.

Diagnostische Leitlinien:

Zusätzlich zu den allgemeinen Kriterien im Einführungsabschnitt zu F06 oben, Nachweis von ständigen oder immer wieder auftretenden Halluzinationen auf irgendeinem Sinnesgebiet; Fehlen von Bewusstseinstrübung; Fehlen eines eindeutigen intellektuellen Abbaus; keine auffällige Störung der Stimmung und kein Vorherrschen von Wahnideen.

Dazugehörige Begriffe:
Dermatozoenwahn / organisch bedingtes halluzinatorisches Zustandsbild (nicht alkoholbedingt)

Ausschluss:
Alkohol Halluzinose (F10.52) / Schizophrenie (F20.–)

Diagnostische Kriterien

A. Die allgemeinen Kriterien für F06 müssen erfüllt sein.
B. Das klinische Bild wird von ständigen oder immer wieder auftretenden (meist optischen oder akustischen) Halluzinationen dominiert.
C. Auftreten der Halluzinationen bei klarer Bewusstseinslage.

Kommentar: Es kann eine wahnhafte Verarbeitung der Halluzinationen, ebenso wie eine vollständige oder teilweise erhaltene Einsichtsfähigkeit vorliegen. Diese Merkmale sind für die Diagnose nicht entscheidend.

F06.1 organische katatone Störung

Eine Störung mit verminderter (Stupor) oder gesteigerter (Erregung) psychomotorischer Aktivität in Verbindung mit katatonen Symptomen. Das Erscheinungsbild kann zwischen den beiden Extremen der psychomotorischen Störung wechseln. Es ist unklar, ob der volle Umfang katatoner Störungen, wie er bei der Schizophrenie beschrieben wird, bei diesen organischen Zustandsbildern auftritt. Außerdem wird bezweifelt, dass ein organisch-katatones Zustandsbild bei klarer Bewusstseinslage auftreten kann; es kann auch eine Erscheinungsform eines Delirs mit nachfolgender partieller oder vollständiger Amnesie darstellen. Deswegen sollte diese Diagnose mit Vorsicht gestellt und eine sorgfältige Abgrenzung gegenüber dem Delir vorgenommen werden. Enzephalitis und Kohlenmonoxidvergiftung sind vermutlich häufiger als andere organische Ursachen für dieses Syndrom.

Ausschluss:
dissoziativer Stupor (F44.2) / katatone Schizophrenie (F20.2) / nicht näher bezeichneter Stupor (R40.1)

Diagnostische Kriterien

A. Die allgemeinen Kriterien für F06 müssen erfüllt sein.
B. Eines der folgenden Kriterien muss erfüllt sein:
   1. Stupor, d.h. ausgeprägte Verminderung oder Fehlen willkürlicher Bewegungen und der Sprache, sowie der normalen Reaktionen auf Licht, Geräusche und Berührung, bei erhaltenem normalen Muskeltonus, statischer Haltung und Atmung (mit oft eingeschränkten koordinierten Augenbewegungen).
   2. Negativismus (aktiver Widerstand gegen passive Bewegungen der Glieder oder des Körpers oder rigide Haltungsstereotypien).
C. Katatone Erregung (starke Hypermotilität von chaotischer Qualität mit oder ohne Tendenz zur Fremdgefährdung).
D. Rascher und unvorhersagbarer Wechsel von Stupor und Erregung.

Kommentar: Die Sicherheit der Diagnose steigt bei Vorliegen weiterer katatoner Phänomene wie z.B. Stereotypien, wächserner Biegsamkeit und Impulshandlungen. Ein Delir sollte sorgfältig ausgeschlossen werden. Es ist allerdings heute noch nicht bekannt, ob eine organische katatone Störung immer bei klarer Bewusstseinslage auftritt oder ob sie eine untypische Manifestation eines Delirs darstellt, bei dem die Kriterien A., B. und D. nur schwach ausgeprägt sind und das Kriterium C. ganz im Vordergrund steht.

F06.2 organische wahnhafte (schizophreniforme) Störung

Eine Störung, bei der anhaltende oder immer wieder auftretende Wahnideen das klinische Bild bestimmen. Die Wahnideen können von Halluzinationen begleitet werden, sind aber nicht auf deren Inhalt beschränkt. Merkmale, die auf eine Schizophrenie hinweisen, wie bizarrer Wahn, entsprechende Halluzinationen oder formale Denkstörungen, können vorliegen.

Dazugehörige Begriffe:
paranoide und paranoid halluzinatorische organisch bedingte Zustandsbilder / schizophreniforme Psychose bei Epilepsie

Ausschluss:
anhaltende wahnhafte Störungen (F22.–) / durch psychotrope Substanzen induzierte psychotische Störungen (F1x.5) / Schizophrenie (F20.–) / akute vorübergehende psychotische Störungen (F23.–)

Diagnostische Kriterien

A. Die allgemeinen Kriterien für F06 müssen erfüllt sein.
B. Das klinische Bild wird durch Wahnideen bestimmt (Verfolgungswahn, Wahn körperlicher Veränderung, Krankheits-, Todes- und Eifersuchtswahn), die einen unterschiedlichen Grad an Systematisierung aufweisen.
C. Das Bewusstsein ist klar und das Gedächtnis intakt.

Kommentar: Weitere Merkmale vervollständigen das klinische Bild, sind aber nicht immer vorhanden: Halluzinationen (alle Qualitäten), schizophrene Denkstörungen, isolierte katatone Symptome wie Stereotypien, Negativismus oder Impulshandlungen.
Das klinische Bild kann die symptomatologischen Kriterien für eine Schizophrenie (F20), eine anhaltende wahnhafte Störung (F22.–) oder eine akute vorübergehende psychotische Störung (F23.–) erfüllen. Wenn das Zustandsbild aber auch die allgemeinen Kriterien für eine wahrscheinlich organische Ätiologie erfüllt, wie in der Einleitung dieses Abschnittes F06 beschrieben, sollte es hier klassifiziert werden. Unwichtige oder nicht spezifische Befunde, wie erweiterte Hirnventrikel oder «weiche» neurologische Befunde sind keine entscheidenden Befunde für das Kriterium G1. in der Einführung.

F06.3 organische affektive Störungen

Diese Störungen sind durch eine Veränderung der Stimmung oder des Affektes charakterisiert, meist zusammen mit einer Veränderung in der gesamten Aktivitätslage. Diese Störungen wurden im organischen Abschnitt aufgenommen, da man annimmt, dass sie durch eine zerebrale oder andere körperliche Störung verursacht werden. Die Ursache muss mittels körperlichen oder Laboruntersuchungen belegt oder aufgrund einer entsprechenden Krankengeschichte vermutet werden. Die affektive Störung muss der angenommenen organischen Störung folgen. Sie ist nicht zu verwechseln mit einer emotionalen Reaktion auf die Information des Patienten über eine bei ihm bestehende Hirnerkrankung oder auf deren Symptome. Depression nach Infektionskrankheit (z.B. Grippe) ist ein häufiges Beispiel und soll hier kodiert werden. Jedoch ist eine leichte anhaltende Euphorie, die nicht die Stärke einer Hypomanie erreicht, wie sie manchmal bei Steroidtherapie oder nach Antidepressiva gesehen wird, nicht hier, sondern unter F06.8 zu klassifizieren.

Ausschluss:
- nicht organisch bedingte oder nicht näher bezeichnete affektive Störungen (F30–F39)
- rechtshemisphärische affektive Störung (F07.8)

Diagnostische Kriterien

A. Die allgemeinen Kriterien für F06 müssen erfüllt sein.
B. Die Kriterien für eine affektive Störung F30 bis F32 müssen erfüllt sein.

Die Diagnose einer affektiven Störung wird durch die **fünfte Stelle** differenziert:

F06.30 organische manische Störung
F06.31 organische bipolare Störung
F06.32 organische depressive Störung
F06.33 organische gemischte affektive Störung

F06.4 organische Angststörung

Eine Störung charakterisiert durch wesentliche Merkmale einer generalisierten Angststörung (F41.1), einer Panikstörung (F41.0) oder einer Kombination von beiden. Dieser Zustand entsteht jedoch als Folge einer organischen Störung, die eine zerebrale Funktionsstörung verursacht (z.B. Temporallappenepilepsie, Thyreotoxikose, Phäochromozytom).

Ausschluss:
nicht organisch bedingte oder nicht näher bezeichnete Angststörungen (F41.–)

Diagnostische Kriterien

A. Die allgemeinen Kriterien für F06 müssen erfüllt sein.
B. Die Kriterien für F41.0 oder F41.1 müssen erfüllt sein.

F06.5 organische dissoziative Störung

Eine Störung, die den diagnostischen Kriterien eines der unter F44.– (dissoziative Störungen, Konversionsstörungen) aufgeführten Zustandsbilder entspricht und die die allgemeinen Merkmale einer organischen Verursachung aufweist (wie in der Einleitung zu F06 beschrieben).

Ausschluss:
nicht organisch bedingte oder / nicht näher bezeichnete dissoziative Störungen (Konversionsstörungen) (F44.–)

Diagnostische Kriterien

A. Die allgemeinen Kriterien für F06 müssen erfüllt sein.
B. Die Kriterien für F44 und für eine der Subkategorien F44.0 bis F44.8 müssen erfüllt sein.

F06.6 organische emotional labile (asthenische) Störung

Eine Störung charakterisiert durch deutliche und anhaltende Affektinkontinenz oder -labilität, Ermüdbarkeit oder eine Vielzahl unangenehmer körperlicher Empfindungen (z.B. Schwindel) und Schmerzen, als Folge einer bestehenden somatischen Störung. Man nimmt an, dass diese Störung häufiger bei zerebrovaskulären Erkrankungen und Hypertonie auftritt als aufgrund anderer Ursachen.

Dazugehöriger Begriff:
pseudoneurasthenisches Syndrom

Ausschluss:
nicht organisch bedingte oder nicht näher bezeichnete somatoforme Störung (F45.–)

Diagnostische Kriterien

A. Die allgemeinen Kriterien für F06 müssen erfüllt sein.
B. Das klinische Bild wird durch Affektlabilität bestimmt (unkontrollierter, unbeständiger und wechselnder Ausdruck von Emotionen).
C. Es bestehen verschiedene unangenehme körperliche Empfindungen wie Schwindel, akute und chronische Schmerzen.

Kommentar: Ermüdbarkeit und Lustlosigkeit (Asthenie) sind häufig vorhanden, aber nicht entscheidend für die Diagnose.

F06.7 leichte kognitive Störung

Diese Störung kann vor, während oder nach einer Vielzahl zerebraler und systemischer Infektionen und körperlicher Erkrankungen auftreten (einschließlich HIV). Direkte neurologische Symptome der zerebralen Beteiligung müssen nicht unbedingt vorliegen, dennoch können Erschöpfung und Beeinträchtigung bei gewohnten Aktivitäten auftreten. Der Bereich dieser Kategorie lässt sich noch nicht genau beschreiben. Wenn die leichte kognitive Störung bei einer organischen Erkrankung auftritt, von der der Patient sich erholt, dauert sie nicht länger als ein paar Wochen. Diese Diagnose darf nicht bei Vorliegen einer anderen psychischen oder Verhaltensstörung aus irgendeinem anderen Abschnitt dieses Buches gestellt werden.

Differentialdiagnose:
postenzephalitisches Syndrom (F07.1) / organisches Psychosyndrom nach Schädel-Hirn-Trauma (F07.2)
Von diesen Störungen kann die milde kognitive Störung durch die unterschiedliche Ätiologie, ein geringeres Spektrum im allgemeinen milderer Symptome und die gewöhnlich kürzere Dauer unterschieden werden.

Kommentar: Die Bedeutung dieser Störung wird untersucht. Die speziellen Forschungskriterien müssen als vorläufig angesehen werden. Die Störung wurde aber hier aufgenommen, um weitere Informationen zu erlangen, die ihre Differenzierung von Störungen wie der Demenz (F00–F03), dem organischen amnestischen Syndrom (F04), dem Delir (F05.–) und einzelnen Störungen in F07.– erlauben.

A. Die allgemeinen Kriterien für F06 müssen erfüllt sein.
B. Vorliegen einer Störung kognitiver Funktionen für die meiste Zeit innerhalb von mindestens zwei Wochen, berichtet von den Betroffenen selbst oder einem sicher informierten Dritten. Die Störung äußert sich in Schwierigkeiten auf einem der folgenden Gebiete:
   1. Gedächtnis (besonders Wiedererinnern) oder Lernen von neuem Material,
   2. Aufmerksamkeit oder Konzentration,
   3. Denken (z.B. Verlangsamung bei Problemlösung oder Abstraktion),
   4. Sprache (z.B. Verständnis, Wortfindung),
   5. visuell-räumliche Funktion.
C. Abweichungen oder Abbau in neuropsychologischen Tests (oder quantifizierten kognitiven Untersuchungen).
D. Keines der Kriterien B.1.–5. ist so schwerwiegend, dass die Diagnose einer Demenz (F00–F03), eines organischen amnestischen Syndroms (F04), eines Delirs (F05), eines postenzephalitischen Syndroms (F07.1), eines organischen Psychosyndroms nach Schädelhirntrauma (F07.2) oder einer sonstigen anhaltenden kognitiven Störung aufgrund psychotroper Substanzen (F1x.74) gestellt werden kann.

Eine **fünfte Stelle** kann wie folgt verwendet werden:
F06.70 nicht in Verbindung mit einer Systemerkrankung
F06.71 in Verbindung mit einer Systemerkrankung

Kommentar: Wird das allgemeine Kriterium G1. erfüllt, weil eine zerebrale Funktionsstörung vorliegt, dann ist dies meist die Ursache der leichten kognitiven Störung. Wird das allgemeine Kriterium G1. erfüllt, weil eine Systemerkrankung vorliegt, ist es oft nicht gerechtfertigt, einen direkten kausalen Zusammenhang herzustellen. Dennoch kann es auch unter solchen Bedingungen hilfreich sein, die «begleitende» somatische Erkrankung zu nennen, ohne damit einen kausalen Zusammenhang herzustellen. Eine fünfte Stelle kann wie folgt verwendet werden:
F06.70 nicht in Verbindung mit einer Systemerkrankung
F06.71 in Verbindung mit einer Systemerkrankung
Die Systemerkrankung sollte mit der entsprechenden ICD-10 Kodierung versehen werden.

F06.8 sonstige näher bezeichnete organische psychische Störungen aufgrund einer Schädigung oder Funktionsstörung des Gehirns oder einer körperlichen Krankheit

Beispiele sind abnorme affektive Zustände während der Behandlung mit Steroiden oder Antidepressiva.

Dazugehörige Begriffe:
nicht näher bezeichnete epileptische Psychose

Diagnostische Kriterien

Beispiele sind vorübergehende oder leichte affektive Zustandsbilder, die nicht die Kriterien einer organischen affektiven Störung erfüllen, wie sie z.B. unter der Behandlung mit Steroiden und Antidepressiva auftreten.

F06.9 nicht näher bezeichnete organische psychische Störung aufgrund einer Schädigung oder Funktionsstörung des Gehirns oder einer körperlichen Krankheit

Für dieses diagnostische Kriterium ist kein spezielles Kriterium definiert.

F07 Persönlichkeits- und Verhaltensstörungen aufgrund einer Krankheit, Schädigung oder Funktionsstörung des Gehirns

Eine Veränderung der Persönlichkeit oder des Verhaltens kann Folge oder Begleiterscheinung einer Krankheit, Schädigung oder Funktionsstörung des Gehirns sein. In einigen Fällen können bestimmte Erscheinungsbilder derartiger Persönlichkeits- oder Verhaltensstörungen Hinweise auf den Typus und/oder die Lokalisation der zerebralen Störung sein; die Zuverlässigkeit dieser diagnostischen Schlüsse darf man jedoch nicht überschätzen. Deshalb sollte unabhängig davon immer nach der zugrundeliegenden Ätiologie gesucht werden; diese ist, falls sie bekannt ist, anzugeben.

Diagnostische Kriterien

G1. Objektiver Nachweis (aufgrund körperlicher, neurologischer und laborchemischer Untersuchungen) und/oder Anamnese einer zerebralen Krankheit, Schädigung oder Funktionsstörung.

G2. Fehlen von Bewusstseinstrübung oder ausgeprägten Gedächtnisstörungen.

G3. Kein ausreichender oder überzeugender Beleg für eine andere Verursachung der Persönlichkeits- und Verhaltensstörung, die die Einordnung im Kapitel F6 rechtfertigen würde.

F07.0 organische Persönlichkeitsstörung

Diese Störung ist charakterisiert durch eine auffällige Veränderung des prämorbiden Verhaltens. Solche Veränderungen betreffen besonders tiefgreifend die Äußerung der Affekte, Bedürfnisse und Impulse. Die kognitiven Fähigkeiten des Patienten können überwiegend oder ausschließlich dann gestört sein, wenn es darum geht, eigene Handlungen zu planen und ihre wahrscheinlichen persönlichen und sozialen Konsequenzen vorauszusehen, wie beim so genannten Frontalhirnsyndrom. Dieses Syndrom kommt jedoch nicht nur bei Frontalhirnschädigungen, sondern auch bei Schädigungen anderer umschriebener Hirnregionen vor.

Dazugehörige Begriffe:
Frontalhirnsyndrom / Leukotomiesyndrom / Lobotomiesyndrom / organische Pseudopsychopathie / organische pseudoretardierte Persönlichkeit / Persönlichkeitsstörung bei limbischer Epilepsie

Ausschluss:
andauernde Persönlichkeitsänderung nach Extrembelastung (F62.0) / andauernde Persönlichkeitsänderung nach psychischer Krankheit (F62.1) / organisches Psychosyndrom nach Schädel-Hirn-Trauma (F07.2) / Persönlichkeitsstörungen (F60.–, F61) / postenzephalitisches Syndrom (F07.1)

Diagnostische Kriterien

A. Die allgemeinen Kriterien für F07 müssen erfüllt sein.
B. Mindestens drei der folgenden Merkmale müssen über einen Zeitraum von sechs oder mehr Monaten bestehen:
   1. andauernd reduzierte Fähigkeit, zielgerichtete Aktivitäten durchzuhalten, besonders wenn es sich um längere Zeiträume handelt und darum, Befriedigungen aufzuschieben;
   2. eine oder mehrere der folgenden affektiven Veränderungen:
      a. emotionale Labilität (unkontrollierter, unbeständiger und wechselnder wechselnder Ausdruck von Emotionen),
      b. Euphorie und flache, inadäquate Scherzhaftigkeit, den Umständen nicht angemessen,
      c. Reizbarkeit und/oder Ausbrüche von Wut und Aggression,
      d. Apathie.
   3. ungehemmte Äußerung von Bedürfnissen oder Impulsen, ohne Berücksichtigung der Konsequenzen oder der sozialen Konventionen (die Betroffenen können unsoziale Handlungen begehen, wie Stehlen, unangemessene sexuelle Annäherungsversuche, gieriges Essen oder die Körperpflege extrem vernachlässigen).
   4. kognitive Störungen, typischerweise in Form von:
      a. ausgeprägtem Misstrauen und paranoiden Ideen,
      b. exzessive Beschäftigung mit einem einzigen Thema, wie Religion oder die strenge Einteilung des Verhaltens anderer in «richtig» und «falsch».

5. auffällige Veränderungen der Sprachproduktion und des Redeflusses mit Umständlichkeit, Begriffsunschärfe, zähflüssigem Denken und Schreibsucht.
6. verändertes Sexualverhalten (Hyposexualität oder Änderungen der sexuellen Präferenz).

Nähere Beschreibung möglicher Subgruppen:

Option 1: Ein deutliches Vorherrschen von 1. und 2.d. kann einen pseudoretardierten oder apathischen Typ kennzeichnen, ein Vorherrschen von 1., 2.c. und 3. einen pseudopsychopathischen Typ und die Kombination von 4., 5. und 6. wird als charakteristisch für das limbisch-epileptische Persönlichkeitssyndrom angesehen. Keine dieser Einheiten ist bis jetzt ausreichend validiert worden, um eine separate Beschreibung zu rechtfertigen.
Option 2: Wenn gewünscht, können folgende Subgruppen näher gekennzeichnet werden: labiler, enthemmter, aggressiver, apathischer, paranoider, gemischter oder sonstiger Typus.

F07.1 postenzephalitisches Syndrom

Zu diesem Syndrom gehört eine bleibende Verhaltensänderung nach einer Virus- oder bakteriellen Enzephalitis. Die Symptome sind unspezifisch und können von Individuum zu Individuum, aber auch von Erreger zu Erreger, und am regelmäßigsten mit dem Alter des Patienten zum Zeitpunkt der Infektion variieren. Dass dieses Syndrom oft reversibel ist, stellt den Hauptunterschied zur organischen Persönlichkeitsstörung dar.

Ausschluss:
organische Persönlichkeitsstörung (F07.0)

Diagnostische Kriterien

A. Die allgemeinen Kriterien für F07 müssen erfüllt sein.
B. Mindestens eins der folgenden residualen neurologischen Symptome:
   1. Lähmung,
   2. Taubheit,
   3. Aphasie,
   4. konstruktive Apraxie,
   5. Akalkulie.
C. Das Syndrom ist reversibel und dauert selten länger als vierundzwanzig Monate.

Kommentar: Kriterium C stellt den entscheidenden Unterschied zur organischen Persönlichkeitsstörung dar (F07.0).
Residualsymptome und Verhaltensänderungen nach einer viralen oder bakteriellen Enzephalitis sind unspezifisch und rechtfertigen die klinische Diagnose nicht. Dazu gehören: ein allgemeines Krankheitsgefühl, Apathie oder Reizbarkeit, gewisse Verminderungen kognitiver Funktionen (Lernstörungen), Störungen des Schlaf-Wach-Rhythmus oder ein verändertes Sexualverhalten.

F07.2 organisches Psychosyndrom nach Schädelhirntrauma

Das Syndrom folgt einem Schädeltrauma, das gewöhnlich schwer genug ist, um zu Bewusstlosigkeit zu führen. Es besteht aus einer Reihe verschiedenartiger Symptome, wie Kopfschmerzen, Schwindel (meistens ohne die Merkmale einer echten Vertigo), Erschöpftheit, Reizbarkeit, Störungen der Konzentration, des geistigen Leistungsvermögens, des Gedächtnisses, des Schlafes und einer verminderten Belastungsfähigkeit bei Stress, emotionalen Reizen oder unter Alkohol. Diese Symptome können von Depressivität oder Angst begleitet sein, als Folge eines verminderten Selbstwertgefühles und Furcht vor bleibender Hirnschädigung. Solche Gefühle verstärken die ursprünglichen Symptome, und es entsteht ein Circulus vitiosus. Einige Patienten werden hypochondrisch, suchen immer wieder nach neuen Diagnosen und Behandlungen und können eine ständige Krankenrolle annehmen. Die Ätiologie der Symptome ist nicht immer klar, man nimmt sowohl organische wie psychische Faktoren als Ursache an. Daher ist die nosologische Zuordnung dieses Zustandsbildes etwas unklar. Ohne Zweifel ist dieses Syndrom jedoch häufig und beeinträchtigend für den Patienten.

Dazugehörige Begriffe:
nicht psychotisches posttraumatisches (organisches) Psychosyndrom / postkommotionelles Syndrom / postkontusionelles Syndrom (Enzephalopathie)

Diagnostische Kriterien

Kommentar: Der nosologische Status dieses Syndroms ist unsicher und das Kriterium G1. der Einleitung dieses Abschnittes (F07) ist nicht immer nachweisbar. Für diejenigen, die sich wissenschaftlich mit diesem Syndrom befassen, wird die Anwendung folgender Kriterien vorgeschlagen:

A. Die allgemeinen Kriterien für F07 müssen erfüllt sein.

B. Anamnese eines Schädeltraumas mit Bewusstlosigkeit, das dem Beginn der Symptome bis zu vier Wochen vorausgeht (objektive Nachweise für eine Gehirnschädigung anhand eines Elektroenzephalogramms, mit bildgebenden Verfahren und im Okulonystagmogramm können fehlen).

C. mindestens drei der folgenden Merkmale:
   1. Klagen über unangenehme Empfindungen und Schmerzen, wie Kopfschmerzen, Schwindel (meist ohne Merkmale einer typischen Vertigo), allgemeines Krankheitsgefühl, ausgeprägte Erschöpfung oder Geräuschempfindlichkeit.
   2. affektive Veränderungen wie Reizbarkeit, emotionale Labilität, beides leicht durch emotionale Erregung und Stress provozierbar, Depression und/oder Angst eines gewissen Schweregrades.
   3. Subjektive Klagen oder Schwierigkeiten bei der Konzentration und dem geistigen Leistungsvermögen, Gedächtnisstörungen, ohne deutlichen objektiven Nachweis einer eindeutigen Beeinträchtigung (z.B. durch psychologische Tests).
   4. Schlafstörungen,
   5. verminderte Alkoholtoleranz.

6. Beschäftigung mit den oben genannten Symptomen und Angst vor einer bleibenden Hirnschädigung bis zum Ausmaß von hypochondrischen, überwertigen Ideen und der Annahme einer Krankenrolle.

F07.8 sonstige organische Persönlichkeits- und Verhaltensstörungen aufgrund einer Krankheit, Schädigung oder Funktionsstörung des Gehirns

Hirnerkrankungen, Hirnschädigungen oder Hirnfunktionsstörungen können eine Reihe von kognitiven, affektiven, Persönlichkeits- und Verhaltensstörungen hervorrufen; nicht alle sind unter den vorhergehenden Rubriken zu klassifizieren. Da die nosologische Zuordnung der hier genannten Phänomene unsicher ist, sollen sie als «sonstige» klassifiziert werden. Wenn nötig, kann eine fünfte Stelle hinzugefügt werden, um vermutlich eigenständige Einheiten zu identifizieren, wie z.B.:

- Rechtshemisphärisch bedingte organische affektive Störung (Änderung in der Fähigkeit, Emotionen auszudrücken oder zu verstehen bei Patienten mit einer rechts hemisphärischen Störung; obwohl der Patient oberflächlich depressiv erscheinen kann, liegt meistens keine Depression vor, es handelt sich eher um eine reduzierte Fähigkeit, Emotionen auszudrücken).
- Hier sind auch zu klassifizieren:
  a. jedes andere umschriebene, aber nur vermutete Syndrom einer Persönlichkeits- oder Verhaltensstörung als Folge einer Krankheit, Schädigung oder Funktionsstörung des Gehirns, die nicht unter F07.0–F07.2 fallen sowie
  b. Zustandsbilder mit leichter kognitiver Störung, die noch nicht das Ausmaß einer Demenz bei kontinuierlich fortschreitenden Störungen wie Alzheimer-Krankheit, Parkinson-Krankheit usw. erreicht haben. Die Diagnose ist zu ändern, wenn die Kriterien für Demenz erfüllt sind.

Ausschluss:
Delir (F05.–)

Diagnostische Kriterien

Krankheiten, Schädigungen oder Funktionsstörungen des Gehirns können sehr viele verschiedene kognitive, affektive, Persönlichkeits- und Verhaltensstörungen zur Folge haben, von denen einige nicht in einer der oben angegebenen Kategorien (F07.0–F07.2) zu klassifizieren sind. Solange die nosologische Stellung dieser provisorischen Syndrome unsicher ist, sollten sie unter «sonstige» klassifiziert werden. Mit einer fünften Stelle können, wenn notwendig, einzelne Entitäten näher bezeichnet werden.

F07.9 nicht näher bezeichnete organische Persönlichkeits- und Verhaltensstörungen aufgrund einer Krankheit, Schädigung oder Funktionsstörung des Gehirns

Dazugehörige Begriffe:
organisches Psychosyndrom

F09 nicht näher bezeichnete organische oder symptomatische psychische Störungen

Diese Kategorie sollte nur für psychische Störungen mit bekannter organischer Ätiologie verwendet werden.

Dazugehörige Begriffe:
nicht näher bezeichnete organische Psychose
nicht näher bezeichnete symptomatische Psychose

Ausschluss:
nicht näher bezeichnete Psychose (F29)

F1 psychische und Verhaltensstörungen durch psychotrope Substanzen

Dieser Abschnitt enthält ein breites Spektrum von Störungen, deren Schweregrad von einer unkomplizierten Intoxikation und schädlichem Gebrauch bis zu eindeutig psychotischen Störungen und Demenz reicht, die aber alle auf dem Gebrauch einer oder mehrerer psychotroper Substanzen (mit oder ohne ärztliche Verordnung) beruhen. Die verursachende Substanz wird durch die zweite bzw. dritte Stelle (d.h. die ersten beiden Stellen nach dem F), die klinischen Erscheinungsbilder werden durch die vierte und fünfte Stelle gekennzeichnet. Zunächst werden alle psychotropen Substanzen aufgelistet. Danach folgen die Kodenummern für die vierte Stelle mit den klinischen Erscheinungsbildern. Diese sollen für jede Substanz einzeln angegeben werden. Allerdings sind nicht alle Kodierungen der vierten Stelle für alle Substanzen sinnvoll anzuwenden.

Diagnostische Leitlinien

Die Identifikation der verwendeten psychotropen Stoffe kann aufgrund eigener Angaben des Patienten, objektiver Analysen von Urinproben, Blutproben usw. oder durch andere Nachweise erfolgen, so z.B. durch den Besitz von Substanzen, aufgrund klinischer Symptome oder durch fremdanamnestische Angaben. Es ist stets zu empfehlen, Bestätigung aus mehreren Quellen zu suchen, um Gewissheit über die betreffenden Substanzen zu erlangen.
Objektive Analysen stellen den besten Beweis für eine aktuelle oder gerade zurückliegende Substanzaufnahme dar; ihre Aussagekraft über einen Substanzkonsum in der Vergangenheit und zum Ausmaß des aktuellen Gebrauchs ist jedoch begrenzt.
Viele Konsumenten nehmen mehrere Substanzen zu sich. Dennoch sollte die Diagnose möglichst nach dem wichtigsten Stoff oder der wichtigsten Stoff-

gruppe gestellt werden, üblicherweise nach der Substanz oder Substanzklasse, welche die gegenwärtige Störung hervorgerufen hat. In Zweifelsfällen soll der Stoff oder die Stoffgruppe kodiert werden, die am häufigsten missbraucht wird, besonders in Fällen mit ständigem oder täglichem Gebrauch. Nur wenn die Substanzaufnahme chaotisch und wahllos verläuft, oder wenn Bestandteile verschiedener Substanzen untrennbar vermischt sind, ist die Kodierung F19.– (Störungen durch multiplen Substanzgebrauch), zu wählen.
Der Missbrauch von nicht psychotropen Substanzen, wie Laxantien oder Aspirin soll mit F55.– (Missbrauch von nicht abhängigkeitserzeugenden Substanzen) kodiert werden. Dort wird mit der vierten Stelle die betreffende Substanz kodiert.
Störungen durch psychotrope Substanzen (insbesondere ein Delir bei älteren Patienten), sollen dann bei F00–F09 eingeordnet werden, wenn keines der in diesem Abschnitt beschriebenen klinischen Erscheinungsbilder, wie z.B. schädlicher Gebrauch oder Abhängigkeitssyndrom, vorliegt. Wenn ein klinisches Erscheinungsbild dieses Kapitels (F1) von einem Delir überlagert wird, erfolgt die Einordnung unter F1x.3 oder F1x.4.
Das Ausmaß der Alkoholisierung kann mit einer ergänzenden Kodierung aus dem Kapitel XX der ICD–10, Y90 (Nachweis der Alkoholisierung durch den Blutalkoholspiegel) oder Y91 (Nachweis der Alkoholisierung durch den Intoxikationsgrad) verschlüsselt werden.

F10 Störungen durch Alkohol

F11 Störungen durch Opioide

F12 Störungen durch Cannabinoide

F13 Störungen durch Sedativa oder Hypnotika

F14 Störungen durch Kokain

F15 Störungen durch andere Stimulanzien einschließlich Koffein

F16 Störungen durch Halluzinogene

F17 Störungen durch Tabak

F18 Störungen durch flüchtige Lösungsmittel

F19 Störungen durch multiplen Substanzgebrauch und Konsum sonstiger psychotroper Substanzen

Mit der **vierten** und **fünften Stelle** können die klinischen Zustandsbilder näher bezeichnet werden:

F1x.0 **akute Intoxikation**
F1x.00 ohne Komplikationen (Symptome wechselnden Schweregrades, meist dosisabhängig)

F1x.01 mit Verletzungen oder anderen körperlichen Schäden
F1x.02 mit anderen medizinischen Komplikationen (z.B. Hämatemesis, Aspiration von Erbrochenem)
F1x.03 mit Delir
F1x.04 mit Wahrnehmungsstörungen
F1x.05 mit Koma
F1x.06 mit Krampfanfällen
F1x.07 pathologischer Rausch
F1x.1 schädlicher Gebrauch
F1x.2 Abhängigkeitssyndrom
F1x.20 gegenwärtig abstinent
F1x.200 frühe Remission
F1x.201 Teilremission
F1x.202 Vollremission
F1x.21 gegenwärtig abstinent, aber in beschützender Umgebung (z.B. Krankenhaus, in therapeutischer Gemeinschaft, im Gefängnis usw.)
F1x.22 gegenwärtige Teilnahme an einem ärztlich überwachten Ersatzdrogenprogramm (kontrollierte Abhängigkeit)(z.B. Methadon, Nikotinkaugummi oder -pflaster)
F1x.23 gegenwärtig abstinent, aber in Behandlung mit aversiven oder antagonistischen Medikamenten (z.B. Naltrexon oder Disulfiram)
F1x.24 gegenwärtiger Substanzgebrauch (aktive Abhängigkeit)
F1x.240 ohne körperliche Symptome
F1x.241 mit körperlichen Syptomen
F1x.25 ständiger Substanzgebrauch
F1x.26 episodischer Substanzgebrauch (z.B. Dipsomanie)
F1x.3 Entzugssyndrom
F1x.30 ohne Komplikationen
F1x.31 mit Krampfanfällen
F1x.4 Entzugssyndrom mit Delir
F1x.40 ohne Krampfanfälle
F1x.41 mit Krampfanfällen
F1x.5 psychotische Störung
F1x.50 schizophreniform
F1x.51 vorwiegend wahnhaft
F1x.52 vorwiegend halluzinatorisch
F1x.53 vorwiegend polymorph
F1x.54 vorwiegend depressive Symptome
F1x.55 vorwiegend manische Symptome
F1x.56 gemischt
F1x.6 amnestisches Syndrom
F1x.7 Restzustand und verzögert auftretende psychotische Störung
F1x.70 Nachhallzustände (Flashbacks)
F1x.71 Persönlichkeits- oder Verhaltensstörung
F1x.72 residualaffektives Zustandsbild
F1x.73 Demenz
F1x.74 andere anhaltende kognitive Beeinträchtigungen
F1x.75 verzögert auftretende psychotische Störung

F1x.8 **sonstige psychische oder Verhaltensstörungen**
F1x.9 **nicht näher bezeichnete psychische oder Verhaltensstörungen**

F1x.0 akute Intoxikation

Ein vorübergehendes Zustandsbild nach Aufnahme von Alkohol oder anderen psychotropen Substanzen mit Störungen des Bewusstseins, kognitiver Funktionen, der Wahrnehmung, des Affektes, des Verhaltens oder anderer psychophysiologischer Funktionen und Reaktionen.
Diese Diagnose soll nur dann als Hauptdiagnose gestellt werden, wenn zum Zeitpunkt der Intoxikation keine längerdauernden Probleme mit psychotropen Substanzen bestehen. Sonst haben die Diagnosen schädlicher Gebrauch (F1x.1), Abhängigkeitssyndrom (F1x.2) oder psychotische Störung (F1x.5) Vorrang.

Diagnostische Leitlinien

Zwischen der Schwere der Intoxikation und der aufgenommenen Dosis besteht normalerweise ein enger Zusammenhang (siehe Kapitel XX der ICD-10). Ausnahmen können jedoch bei Personen mit bestimmten organischen Erkrankungen wie etwa Nieren- oder Leberinsuffizienz vorkommen, bei denen schon kleine Dosen unverhältnismäßig schwere Vergiftungserscheinungen hervorrufen können. Die Möglichkeit einer Enthemmung in gewissen sozialen Situationen, z.B. auf Partys oder beim Karneval, sollten ebenfalls bedacht werden. Die akute Intoxikation ist ein vorübergehender Zustand. Das Ausmaß der Vergiftung wird nach und nach geringer und die Symptome verschwinden ohne erneute Substanzzufuhr nach einiger Zeit vollständig. In der Regel erfolgt eine vollständige Erholung, falls es nicht zur Gewebeschädigung oder zu anderen Komplikationen gekommen ist.
Die Vergiftungssymptome müssen nicht immer in der typischen Substanzwirkung bestehen: z.B. können dämpfende Substanzen Agitiertheit und Überaktivität hervorrufen und Stimulantien zu sozialem Rückzug und zu introvertiertem Verhalten führen. Bei Cannabis und Halluzinogenen können die Wirkungen besonders unvorhersehbar sein. Bei vielen Substanzen hängt die unterschiedliche Wirkung auch von der aufgenommenen Menge ab: So entfaltet z.B. Alkohol bei niedriger Dosierung eine anregende Wirkung, bei höherer Dosierung kommt es zu Erregung und Aggressivität und bei sehr hohen Blutspiegeln zu eindeutiger Sedierung.

Dazugehörige Begriffe:
akuter Rausch bei Alkoholismus / «Horrortrip» (Angstreise) bei halluzinogenen Substanzen / nicht näher bezeichneter Rausch (Trunkenheit)

Differentialdiagnose:
Es müssen ein akutes Schädel-Hirn-Trauma und eine Hypoglykämie erwogen werden. Immer muss auch an die Möglichkeit einer Mischintoxikation gedacht werden.

Diagnostische Kriterien

G1. Deutlicher Nachweis der Aufnahme einer oder mehrerer Substanzen in einer für die vorliegende Intoxikation ausreichend hohen Dosis.

G2. Symptome oder Anzeichen für eine Intoxikation, vereinbar mit den unten näher ausgeführten bekannten Wirkungen der in Frage kommenden Substanz und von ausreichendem Schweregrad, um Störungen von klinischer Relevanz des Bewusstseins, der Kognition, der Wahrnehmung, der Affekte oder des Verhaltens zu verursachen.

G3. Die Symptome und Anzeichen sind nicht erklärbar durch eine vom Substanzgebrauch unabhängige körperliche Krankheit, und sie sind nicht besser erklärbar durch eine andere psychische oder Verhaltensstörung.

Akute Intoxikationen treten oft bei Personen auf, die zusätzlich weitere alkohol- oder substanzbedingte Probleme haben. Liegen solche Störungen, wie z.B. schädlicher Gebrauch (F1x.1), Abhängigkeitssyndrom (F1x.2) oder eine psychotische Störung (F1x.5) vor, sollen diese ebenfalls kodiert werden.

Die folgenden **fünften Stellen** dienen der Kennzeichnung von Komplikationen bei einer akuten Intoxikation:

F1x.00 ohne Komplikationen (Symptome wechselnden Schweregrades, meist dosisabhängig)
F1x.01 mit Verletzungen oder anderen körperlichen Schäden
F1x.02 mit anderen medizinischen Komplikationen (z.B. Hämatemesis, Aspiration von Erbrochenem)
F1x.03 mit Delir
F1x.04 mit Wahrnehmungsstörungen
F1x.05 mit Koma
F1x.06 mit Krampfanfällen
F1x.07 pathologischer Rausch (gilt nur für Alkohol)

F10.0 akute Alkoholintoxikation

Diagnostische Kriterien

A. Die allgemeinen Kriterien für eine akute Intoxikation (F1x.0) sind erfüllt.

B. Funktionsgestörtes Verhalten, deutlich an mindestens einem der folgenden Merkmale:
   1. Enthemmung,
   2. Streitbarkeit,
   3. Aggressivität,
   4. Affektlabilität,
   5. Aufmerksamkeitsstörung,
   6. Einschränkung der Urteilsfähigkeit,
   7. Beeinträchtigung der persönlichen Leistungsfähigkeit.

C. Mindestens eins der folgenden Anzeichen:
   1. Gangunsicherheit,
   2. Standunsicherheit,

3. verwaschene Sprache,
4. Nystagmus,
5. Bewusstseinsstörung (z.B. Somnolenz, Koma),
6. Gesichtsröte,
7. konjunktivale Injektion.

Kommentar: Eine schwere akute Alkoholintoxikation kann mit Hypotonie, Hypothermie und einem abgeschwächten Würgreflex einhergehen.
Der Blutalkoholspiegel kann mit den Kodierungen Y90.0–Y90.8 näher gekennzeichnet werden. Mit der Kodierung Y91 kann der Schweregrad klinisch gekennzeichnet werden, wenn der Blutalkoholspiegel nicht erhältlich ist.

F10.07 pathologische Alkoholintoxikation (pathologischer Rausch)

Diagnostische Kriterien

Kommentar: Die Bedeutung dieser Kategorie wird untersucht. Die angegebenen Forschungskriterien sind als provisorisch anzusehen.

A. Die allgemeinen Kriterien für eine akute Intoxikation (F1x.0) sind erfüllt, mit der Ausnahme, dass die pathologische Alkoholintoxikation nach einer Trinkmenge auftritt, die bei den meisten Menschen keine Intoxikation hervorruft.
B. Verbale Aggressivität oder körperliche Gewalttätigkeit, die für die betreffende Person in nüchternem Zustand untypisch ist.
C. Auftreten sehr bald (meist innerhalb weniger Minuten) nach Alkoholgenuss.
D. Kein Hinweis auf eine organische zerebrale oder eine andere psychische Störung.

Kommentar: Dies ist eine seltene Störung. Der Blutalkoholspiegel liegt, wenn er erhältlich ist, unter den bei einer akuten Intoxikation bei den meisten Menschen nachweisbaren Spiegeln, meist unter 40mg/100ml.

F11.0 akute Opioidintoxikation

Diagnostische Kriterien

A. Die allgemeinen Kriterien für eine akute Intoxikation (F1x.0) sind erfüllt.
B. Funktionsgestörtes Verhalten, deutlich an mindestens einem der folgenden Merkmale:
1. Apathie und Sedierung,
2. Enthemmung,
3. psychomotorische Verlangsamung,
4. Aufmerksamkeitsstörung,
5. Einschränkung der Urteilsfähigkeit,
6. Beeinträchtigung der persönlichen Leistungsfähigkeit.

C. Mindestens eins der folgenden Anzeichen:
   1. Schläfrigkeit,
   2. verwaschene Sprache,
   3. Miosis (oder Pupillenerweiterung bei Anoxie nach schwerer Überdosierung),
   4. Bewusstseinsstörung (z.B. Stupor, Koma).

Kommentar: Eine schwere akute Opioidintoxikation kann einhergehen mit einer Atemdepression (und Hypoxie), Hypotonie und Hypothermie.

F12.0 akute Cannabinoidintoxikation

Diagnostische Kriterien

A. Die allgemeinen Kriterien für eine akute Intoxikation (F1x.0) sind erfüllt.
B. Funktionsgestörtes Verhalten oder Wahrnehmungsstörungen, deutlich an mindestens einem der folgenden Merkmale:
   1. Euphorie und Enthemmung,
   2. Angst oder Agitiertheit,
   3. Misstrauen oder paranoide Vorstellungen,
   4. verlangsamtes Zeiterleben (Gefühl, die Zeit vergeht sehr langsam oder Gefühl des Gedankenrasens),
   5. Einschränkung der Urteilsfähigkeit,
   6. Aufmerksamkeitsstörung,
   7. Beeinträchtigung der Reaktionszeit,
   8. akustische, optische oder taktile Illusionen,
   9. Halluzinationen bei erhaltener Orientierung,
   10. Depersonalisation,
   11. Derealisation,
   12. beeinträchtigte persönliche Leistungsfähigkeit.
C. Mindestens eins der folgenden Anzeichen:
   1. Appetitsteigerung,
   2. Mundtrockenheit,
   3. konjunktivale Injektion,
   4. Tachykardie.

F13.0 akute Sedativa- oder Hypnotikaintoxikation

Diagnostische Kriterien

A. Die allgemeinen Kriterien für eine akute Intoxikation (F1x.0) sind erfüllt.
B. Funktionsgestörtes Verhalten, deutlich an mindestens einem der folgenden Merkmale:
   1. Euphorie und Enthemmung,
   2. Apathie und Sedierung,
   3. beleidigendes Verhalten oder Aggressivität,
   4. Affektlabilität,
   5. Aufmerksamkeitsstörung,

6. anterograde Amnesie,
7. gestörte Psychomotorik,
8. beeinträchtigte persönliche Leistungsfähigkeit.

C. Mindestens eins der folgenden Anzeichen:
1. Gangunsicherheit,
2. Standunsicherheit,
3. verwaschene Sprache,
4. Nystagmus,
5. Bewusstseinsstörung (z.B. Stupor, Koma),
6. erythematöse Hautschädigungen oder Blasen.

Kommentar: Eine schwere Sedativa-/Hypnotikaintoxikation kann mit Hypotonie, Hypothermie und einem abgeschwächten Würgreflex einhergehen.

F14.0 akute Kokainintoxikation

Diagnostische Kriterien

A. Die allgemeinen Kriterien für eine akute Intoxikation (F1x.0) sind erfüllt.

B. Funktionsgestörtes Verhalten oder Wahrnehmungsstörungen, deutlich an mindestens einem der folgenden Merkmale:
1. Euphorie und Gefühl von gesteigerter Energie,
2. erhöhte Vigilanz,
3. grandiose Überzeugungen oder Aktionen,
4. beleidigendes Verhalten oder Aggressivität,
5. Streitlust,
6. Affektlabilität,
7. repetitives, stereotypes Verhalten,
8. akustische, optische oder taktile Illusionen,
9. Halluzinationen bei erhaltener Orientierung,
10. paranoide Vorstellungen,
11. beeinträchtigte persönliche Leistungsfähigkeit.

C. Mindestens zwei der folgenden Anzeichen:
1. Tachykardie (manchmal Bradykardie),
2. kardiale Arrhythmie,
3. Hypertonie (manchmal Hypotonie),
4. Schweißausbrüche und Kälteschauer,
5. Übelkeit oder Erbrechen,
6. Gewichtsverlust,
7. Pupillenerweiterung,
8. psychomotorische Unruhe (manchmal Verlangsamung),
9. Muskelschwäche,
10. Schmerzen in der Brust,
11. Krampfanfälle.

Kommentar: Die Beeinträchtigung der persönlichen Leistungsfähigkeit wird schnell an den sozialen Interaktionen der Kokainkonsumenten deutlich, sie reicht von extremer Geselligkeit bis zu sozialem Rückzug.

F15.0 akute Stimulanzienintoxikation (einschließlich Koffein)

Diagnostische Kriterien

A. Die allgemeinen Kriterien für eine akute Intoxikation (F1x.0) sind erfüllt.

B. Funktionsgestörtes Verhalten oder Wahrnehmungsstörungen, deutlich an mindestens einem der folgenden Merkmale:
   1. Euphorie und Gefühl von gesteigerter Energie,
   2. erhöhte Vigilanz,
   3. grandiose Überzeugungen oder Aktionen,
   4. beleidigendes Verhalten oder Aggressivität,
   5. Streitlust,
   6. Affektlabilität,
   7. repetitives, stereotypes Verhalten,
   8. akustische, optische oder taktile Illusionen,
   9. Halluzinationen bei erhaltener Orientierung,
   10. paranoide Vorstellungen,
   11. beeinträchtigte persönliche Lebensumstände.

C. Mindestens zwei der folgenden Anzeichen:
   1. Tachykardie (manchmal Bradykardie),
   2. kardiale Arrhythmie,
   3. Hypertonie (manchmal Hypotonie),
   4. Schweißausbrüche und Kälteschauer,
   5. Übelkeit oder Erbrechen,
   6. Gewichtsverlust,
   7. Pupillenerweiterung,
   8. psychomotorische Unruhe (manchmal Verlangsamung),
   9. Muskelschwäche,
   10. Schmerzen in der Brust,
   11. Krampfanfälle.

Kommentar: Die Beeinträchtigung der persönlichen Leistungsfähigkeit wird schnell an den sozialen Interaktionen der Konsumenten deutlich, sie reicht von extremer Geselligkeit bis zu sozialem Rückzug.

F16.0 akute Halluzinogenintoxikation

Diagnostische Kriterien

A. Die allgemeinen Kriterien für eine akute Intoxikation (F1x.0) sind erfüllt.

B. Funktionsgestörtes Verhalten oder Wahrnehmungsstörungen, deutlich an mindestens einem der folgenden Merkmale:
   1. Euphorie und Gefühl von gesteigerter Energie,
   2. akustische, optische oder taktile Illusionen oder Halluzinationen bei voll erhaltener Wachheit und gesteigerter Aufmerksamkeit,
   3. Depersonalisation,
   4. Derealisation,
   5. paranoide Vorstellungen,
   6. Beziehungsideen,

7. Affektlabilität,
8. Hyperaktivität,
9. Impulshandlungen,
10. Aufmerksamkeitsstörung,
11. beeinträchtigte persönliche Leistungsfähigkeit.

C. Mindestens zwei der folgenden Anzeichen:
1. Tachykardie,
2. Palpitationen,
3. Schweißausbrüche und Kälteschauer,
4. Tremor,
5. Verschwommensehen,
6. Pupillenerweiterung,
7. mangelnde Koordination.

F17.0 Akute Nikotinintoxikation (Tabak)

Diagnostische Kriterien

A. Die allgemeinen Kriterien für eine akute Intoxikation (F1x.0) sind erfüllt.

B. Funktionsgestörtes Verhalten oder Wahrnehmungsstörungen, deutlich an mindestens einem der folgenden Merkmale:
1. Insomnie,
2. bizarre Träume,
3. Affektlabilität,
4. Derealisation,
5. beeinträchtigte persönliche Leistungsfähigkeit.

C. Mindestens eins der folgenden Anzeichen:
1. Übelkeit oder Erbrechen,
2. Schweißausbrüche,
3. Tachykardie,
4. kardiale Arrhythmie.

F18.0 Akute Lösungsmittelintoxikation

Diagnostische Kriterien

A. Die allgemeinen Kriterien für eine Intoxikation (F1x.0) sind erfüllt.

B. Funktionsgestörtes Verhalten mit mindestens einem der folgenden Merkmale:
1. Apathie und Lethargie,
2. Streitlust,
3. beleidigendes Verhalten oder Aggressivität,
4. Affektlabilität,
5. eingeschränkte Urteilsfähigkeit,
6. Aufmerksamkeits- und Gedächtnisstörung,
7. psychomotorische Verlangsamung,
8. beeinträchtigte persönliche Leistungsfähigkeit.

C. Mindestens eins der folgenden Anzeichen:
   1. Gangunsicherheit,
   2. Standunsicherheit,
   3. verwaschene Sprache,
   4. Nystagmus,
   5. Bewusstseinsstörung (z.B. Stupor, Koma),
   6. Muskelschwäche,
   7. Verschwommensehen oder Doppelbilder.

Kommentar: Akute Intoxikationen durch inhalierte Substanzen, die keine Lösungsmittel sind, sollen ebenfalls hier verschlüsselt werden.
Schwere Lösungsmittelintoxikationen können mit Hypotonie, Hypothermie und einem abgeschwächten Würgreflex einhergehen.

F19.0 akute Intoxikation bei multiplem Substanzgebrauch und bei Konsum sonstiger psychotroper Substanzen

Diagnostische Kriterien

Diese Kategorie soll verwendet werden, wenn Hinweise darauf bestehen, dass die Intoxikation durch sonstige Substanzen (z.B. Phencyclidin) hervorgerufen wurde oder wenn bei multiplem Konsum psychotroper Substanzen unklar ist, welche Substanz die Intoxikation verursacht hat.

F1x.1 schädlicher Gebrauch

Ein Konsummuster psychotroper Substanzen, das zu einer Gesundheitsschädigung führt. Diese kann eine körperliche Störung, etwa eine Hepatitis durch Selbstinjektion von Substanzen sein oder eine psychische Störung, z.B. eine depressive Episode nach massivem Alkoholkonsum.

Diagnostische Leitlinien

Die Diagnose erfordert eine tatsächliche Schädigung der psychischen oder physischen Gesundheit des Konsumenten.
Schädliches Konsumverhalten wird häufig von anderen kritisiert und hat auch häufig unterschiedliche negative soziale Folgen. Die Ablehnung des Konsumverhaltens oder einer bestimmten Substanz von anderen Personen oder einer ganzen Gesellschaft ist kein Beweis für den schädlichen Gebrauch, ebenso wenig wie etwaige negative soziale Folgen z.B. Inhaftierung oder Eheprobleme.
Eine akute Intoxikation (siehe F1x.0) oder ein «Kater» (Hangover) beweisen allein noch nicht den «Gesundheitsschaden», der für die Diagnose schädlicher Gebrauch erforderlich ist.
Schädlicher Gebrauch ist bei einem Abhängigkeitssyndrom (F1x.2), einer psychotischen Störung (F1x.5) oder bei anderen spezifischen alkohol- oder substanzbedingten Störungen nicht zu diagnostizieren.

Diagnostische Kriterien

A. Deutlicher Nachweis, dass der Substanzgebrauch verantwortlich ist für die körperlichen oder psychischen Probleme, einschließlich der eingeschränkten Urteilsfähigkeit oder des gestörten Verhaltens, das evtl. zu Behinderung oder zu negativen Konsequenzen in den zwischenmenschlichen Beziehungen geführt hat.
B. Die Art der Schädigung sollte klar bezeichnet werden können.
C. Das Gebrauchsmuster besteht mindestens seit einem Monat oder trat wiederholt in den letzten zwölf Monaten auf.
D. Auf die Störung treffen die Kriterien einer anderen psychischen oder Verhaltensstörung bedingt durch dieselbe Substanz zum gleichen Zeitpunkt nicht zu (außer akute Intoxikation F1x.0).

F1x.2 Abhängigkeitssyndrom

Es handelt sich um eine Gruppe körperlicher, Verhaltens- und kognitiver Phänomene, bei denen der Konsum einer Substanz oder einer Substanzklasse für die betroffene Person Vorrang hat gegenüber anderen Verhaltensweisen, die von ihr früher höher bewertet wurden. Ein entscheidendes Charakteristikum der Abhängigkeit ist der oft starke, gelegentlich übermächtige Wunsch, psychotrope Substanzen oder Medikamente (ärztlich verordnet oder nicht), Alkohol oder Tabak zu konsumieren.
Es gibt Hinweise darauf, dass die weiteren Merkmale des Abhängigkeitssyndroms bei einem Rückfall nach einer Abstinenzphase schneller auftreten als bei Nichtabhängigen.
Das Abhängigkeitssyndrom kann sich auf einen einzelnen Stoff beziehen (beispielsweise Tabak oder Diazepam), auf eine Gruppe von Substanzen (wie z.B. Opioide) oder auch auf ein weiteres Spektrum unterschiedlicher Substanzen (wie z.B. bei jenen Personen, die eine Art Zwang erleben, regelmäßig jedes nur erreichbare Mittel zu sich zu nehmen und die qualvolle Gefühle, Unruhe oder körperliche Entzugserscheinungen bei Abstinenz entwickeln).

Dazugehörige Begriffe:
(chronischer) Alkoholismus / Dipsomanie / Drogensucht

Diagnostische Kriterien

A. Drei oder mehr der folgenden Kriterien sollten zusammen mindestens einen Monat lang bestanden haben. Falls sie nur für eine kürzere Zeit gemeinsam aufgetreten sind, sollten sie innerhalb von zwölf Monaten wiederholt bestanden haben.
   1. Ein starkes Verlangen oder eine Art Zwang, die Substanz zu konsumieren.
   2. Verminderte Kontrolle über den Substanzgebrauch (über Beginn, Beendigung oder die Menge des Konsums, d. h., dass mehr von der Substanz konsumiert wird oder über einen längeren Zeitraum als geplant

und an erfolglosen Versuchen oder dem anhaltenden Wunsch, den Substanzkonsum zu verringern oder zu kontrollieren).

3. Ein körperliches Entzugssyndrom (siehe F1x.3 und F1x.4), wenn die Substanz reduziert oder abgesetzt wird, mit den für die Substanz typischen Entzugssymptomen oder auch nachweisbar durch den Gebrauch derselben oder einer sehr ähnlichen Substanz, um Entzugssymptome zu mildern oder zu vermeiden.
4. Toleranzentwicklung gegenüber den Substanzeffekten. Für eine Intoxikation oder um den gewünschten Effekt zu erreichen, müssen größere Mengen der Substanz konsumiert werden, oder es treten bei Konsum derselben Menge deutlich geringere Effekte auf.
5. Einengung auf den Substanzgebrauch, deutlich an der Aufgabe oder Vernachlässigung anderer wichtiger Vergnügen oder Interessensbereiche wegen des Substanzgebrauchs; oder es wird viel Zeit darauf verwandt, die Substanz zu bekommen, zu konsumieren oder sich davon zu erholen.
6. Anhaltender Substanzgebrauch trotz eindeutig schädlicher Folgen (siehe F1x.1), deutlich an dem fortgesetzten Gebrauch, obwohl der Betreffende sich über die Art und das Ausmaß des Schadens bewusst war oder hätte bewusst sein können.

Die Diagnose Abhängigkeitssyndrom kann mit der **fünften** und **sechsten Stelle** weiter differenziert werden:

F1x.20 gegenwärtig abstinent
F1x.200 frühe Remission
F1x.201 Teilremission
F1x.202 Vollremission
F1x.21 gegenwärtig abstinent, aber in beschützender Umgebung (z.B. Krankenhaus, in therapeutischer Gemeinschaft, im Gefängnis usw.)
F1x.22 gegenwärtige Teilnahme an einem ärztlich überwachten Ersatzdrogenprogramm (kontrollierte Abhängigkeit) (z.B. Methadon, Nikotinkaugummi oder -pflaster)
F1x.23 gegenwärtig abstinent, aber in Behandlung mit aversiven oder antagonistischen Medikamenten (z.B. Naltrexon oder Disulfiram)
F1x.24 gegenwärtiger Substanzgebrauch (aktive Abhängigkeit)
F1x.240 ohne körperliche Symptome
F1x.241 mit körperlichen Syptomen

Der Verlauf der Abhängigkeit kann, wenn gewünscht, näher gekennzeichnet werden:

F1x.25 ständiger Substanzgebrauch
F1x.26 episodischer Substanzgebrauch (z.B. Dipsomanie)

F1x.3 Entzugssyndrom

Es handelt sich um einen Symptomkomplex von unterschiedlicher Zusammensetzung und wechselndem Schweregrad, bei absolutem oder relativem Entzug einer Substanz, die wiederholt und zumeist über einen längeren Zeitraum oder in hoher Dosierung konsumiert worden ist. Beginn und Verlauf des Entzugssyndroms sind zeitlich begrenzt und abhängig von der Substanzart und der Dosis, die unmittelbar vor dem Absetzen verwendet worden ist. Das Entzugssyndrom kann durch Krampfanfälle kompliziert werden.

Differentialdiagnose:
Viele Symptome, die im Substanzentzug auftreten, können auch durch andere psychische Störungen hervorgerufen werden, wie z.B. durch Angstzustände und depressive Störungen. Der einfache «Kater» oder ein Tremor aus anderen Gründen dürfen nicht mit den Symptomen eines Entzugssyndroms verwechselt werden.

Diagnostische Kriterien

G1. Nachweis des Absetzens oder Reduzierens einer Substanz, nach wiederholtem und meist langanhaltendem Konsum in hoher Dosierung oder auch nur nach Konsum großer Mengen.
G2. Symptome und Anzeichen, die den bekannten Merkmalen eines Entzugssyndroms der betreffenden Substanz(en) (siehe unten) entsprechen.
G3. Nicht durch eine vom Substanzgebrauch unabhängige körperliche Krankheit zu erklären und nicht besser auf eine andere psychische oder Verhaltensstörung zurückzuführen.

Die Diagnose Entzugssyndrom kann mit der **fünften Stelle** weiter differenziert werden:
F1x.30 ohne Komplikationen
F1x.31 mit Krampfanfällen

F10.3 Alkoholentzugssyndrom

Diagnostische Kriterien

A. Die allgemeinen Kriterien für ein Entzugssyndrom (F1x.3) sind erfüllt.
B. Drei der folgenden Symptome:
   1. Tremor der vorgehaltenen Hände, der Zunge oder der Augenlider,
   2. Schwitzen,
   3. Übelkeit, Würgen und Erbrechen,
   4. Tachykardie oder Hypertonie,
   5. psychomotorische Unruhe,
   6. Kopfschmerzen,
   7. Insomnie,
   8. Krankheitsgefühl oder Schwäche,

9. vorübergehende optische, taktile oder akustische Halluzinationen oder Illusionen,
10. Krampfanfälle (Grand mal).

Kommentar: Besteht ein Delir, sollte die Diagnose Alkoholentzugssyndrom mit Delir («Delirium tremens») (F10.4) gestellt werden.

F11.3 Opioidentzugssyndrom

Diagnostische Kriterien

A. Die allgemeinen Kriterien für ein Entzugssyndrom (F1x.3) sind erfüllt. (Ein Opioidentzugssyndrom kann auch nach Gabe eines Opiatantagonisten nach einer nur kurzen Opioideinnahme auftreten).
B. Drei der folgenden Symptome:
   1. Verlangen (Craving) nach einem Opiat,
   2. Rhinorrhoe oder Niesen,
   3. Tränenfluss,
   4. Muskelschmerzen oder -krämpfe,
   5. abdominelle Spasmen,
   6. Übelkeit oder Erbrechen,
   7. Diarrhoe,
   8. Pupillenerweiterung,
   9. Piloerektion oder wiederholte Schauer,
   10. Tachykardie oder Hypertonie,
   11. Gähnen,
   12. unruhiger Schlaf.

F12.3 Cannabisentzugssyndrom

Diagnostische Kriterien

Beachte: Dies ist ein schlecht definiertes Syndrom, für das zur Zeit keine definitiven diagnostischen Kriterien angegeben werden können. Es tritt nach Absetzen von Cannabis auf, das längere Zeit in hoher Dosierung konsumiert wurde. Es soll von einigen Stunden bis zu sieben Tagen dauern.
An Symptomen und Anzeichen kommen u.a. Angst, Reizbarkeit, Tremor der vorgehaltenen Hände, Schwitzen und Muskelschmerzen vor.

F13.3 Sedativa- oder Hypnotikaentzugssyndrom

Diagnostische Kriterien

A. Die allgemeinen Kriterien für ein Entzugssyndrom (F1x.3) sind erfüllt.
B. Drei der folgenden Symptome:
   1. Tremor der vorgestreckten Hände, der Zunge oder Augenlider,
   2. Übelkeit oder Erbrechen,
   3. Tachykardie,

4. Hypotonie beim (Auf-)Stehen,
5. psychomotorische Unruhe,
6. Kopfschmerzen,
7. Insomnie,
8. Krankheitsgefühl oder Schwäche,
9. vorübergehende optische, taktile oder akustische Halluzinationen oder Illusionen,
10. paranoide Vorstellungen,
11. Krampfanfälle (Grand mal).

Kommentar: Besteht ein Delir, sollte die Diagnose Sedativa-/Hypnotikaentzugssyndrom mit Delir (F13.4) gestellt werden.

F14.3 Kokainentzugssyndrom

Diagnostische Kriterien

A. Die allgemeinen Kriterien für ein Entzugssyndrom (F1x.3) sind erfüllt.
B. Affektstörung (z.B. Traurigkeit oder Anhedonie).
C. Zwei der folgenden Symptome:
   1. Lethargie und Müdigkeit,
   2. psychomotorische Verlangsamung oder Unruhe,
   3. Verlangen (Craving) nach Kokain,
   4. Appetitsteigerung,
   5. Insomnie oder Hypersomnie,
   6. bizarre oder unangenehme Träume.

F15.3 Stimulanzienentzugssyndrom (einschließlich Koffein)

Diagnostische Kriterien

A. Die allgemeinen Kriterien für ein Entzugssyndrom (F1x.3) sind erfüllt.
B. Affektstörung (z.B. Traurigkeit oder Anhedonie).
C. Zwei der folgenden Symptome:
   1. Lethargie und Müdigkeit,
   2. psychomotorische Verlangsamung oder Unruhe,
   3. Verlangen (Craving) nach stimulierenden Substanzen,
   4. Appetitsteigerung,
   5. Insomnie oder Hypersomnie,
   6. bizarre oder unangenehme Träume.

F16.3 Halluzinogenentzugssyndrom

Diagnostische Kriterien

Beachte: Es gibt kein erkennbares Halluzinogenentzugssyndrom

F17.3 Nikotinentzugssyndrom (Tabak)

Diagnostische Kriterien

A Die allgemeinen Kriterien für ein Entzugssyndrom (F1x.3) sind erfüllt.
B. Zwei der folgenden Symptome:
1. Verlangen (Craving) nach Tabak (oder anderen Nikotin enthaltenden Produkten),
2. Krankheitsgefühl oder Schwäche,
3. Angst,
4. dysphorische Stimmung,
5. Reizbarkeit oder Ruhelosigkeit,
6. Insomnie,
7. Appetitsteigerung,
8. Husten,
9. Ulzerationen der Mundschleimhaut,
10. Konzentrationsschwierigkeiten.

F18.3 Lösungsmittelentzugssyndrom

Diagnostische Kriterien

Beachte: Für die Formulierung von Forschungskriterien sind die Informationen über Entzugssyndrome von Lösungsmitteln nicht ausreichend.

F19.3 Entzugssyndrom bei multiplem Substanzgebrauch

Für dieses diagnostische Kriterium ist kein spezielles Kriterium definiert.

F1x.4 Entzugssyndrom mit Delir

In diesem Fall wird das Entzugssyndrom (siehe F1x.3) durch ein Delir (siehe Kriterien für F05) kompliziert.
Hier ist das alkoholbedingte Delirium tremens einzuordnen, ein kurzdauernder, aber gelegentlich durchaus lebensbedrohlicher toxischer Verwirrtheitszustand, der von somatischen Störungen begleitet wird. Das Delir ist gewöhnlich Folge eines absoluten oder relativen Entzugs bei stark abhängigen Trinkern mit einer langen Vorgeschichte. Es beginnt meist nach Absetzen des Alkohols. In manchen Fällen tritt es während einer Episode schweren Trinkens auf, auch dann sollte eine Zuordnung in diesem Abschnitt erfolgen.
Die typischen Prodromi sind Schlaflosigkeit, Zittern und Angst. Dem Delir können auch Entzugskrämpfe vorausgehen. Die klassische Symptomtrias besteht in Bewusstseinstrübung und Verwirrtheit, lebhaften Halluzinationen oder Illusionen jeglicher Wahrnehmungsqualität, besonders optischen, und ausgeprägtem Tremor. Auch Wahnvorstellungen, Unruhe, Schlaflosigkeit oder Umkehr des Schlaf-Wach-Rhythmus und vegetative Übererregbarkeit sind üblicherweise vorhanden.

Ausschluss:
Delir, nicht alkohol- oder substanzbedingt (F05)

Diagnostische Kriterien

A. Die allgemeinen Kriterien für ein Entzugssyndrom (F1x.3) sind erfüllt.
B. Die allgemeinen Kriterien für ein Delir (F05) sind erfüllt.

Die Diagnose Entzugssyndrom mit Delir kann mit der folgenden **fünften Stelle** weiter differenziert werden:
F1x.40 ohne Krampfanfälle
F1x.41 mit Krampfanfällen

F1x.5 psychotische Störung

Eine Gruppe von Symptomen, die gewöhnlich während oder unmittelbar nach dem Substanzgebrauch auftritt und durch lebhafte Halluzinationen, typischerweise akustische, oft aber auf mehr als einem Sinnesgebiet, Personenverkennungen, Wahn oder Beziehungsideen (häufig im Sinne einer Verfolgung) gekennzeichnet ist.
Psychomotorische Störungen, wie Erregung oder Stupor, sowie ein abnormer Affekt, der von intensiver Angst bis zur Ekstase reicht, treten auf. Das Sensorium ist meist klar, das Bewusstsein kann jedoch bis zu einem gewissen Grad getrübt sein, wobei jedoch keine ausgeprägte Verwirrtheit auftritt. Die Störung geht typischerweise innerhalb eines Monats zumindest teilweise, innerhalb von sechs Monaten vollständig zurück.

Diagnostische Leitlinien

Ein psychotischer Zustand, der während oder unmittelbar nach der Einnahme einer Substanz (gewöhnlich innerhalb von 48 Stunden) auftritt, sollte hier eingeordnet werden, falls er nicht Ausdruck eines Entzugssyndroms mit Delir (F1x.4) ist oder einer verzögert auftretenden psychotischen Störung. Diese kann mehr als zwei Wochen nach dem letzten Substanzkonsum beginnen, ist jedoch bei F1x.75 einzuordnen.
Durch psychotrope Substanzen induzierte psychotische Störungen können unterschiedliche Symptommuster zeigen. Die Unterschiede sind durch die Art der verwendeten Substanz und durch die Persönlichkeit des Konsumenten bedingt.
Beim Gebrauch von Stimulantien wie Kokain und Amphetaminen sind substanzinduzierte psychotische Zustände im allgemeinen auf die hohe Dosierung oder den längeren Gebrauch des Mittels zurückzuführen.
Die Diagnose eines psychotischen Zustandes sollte nicht allein aufgrund von Wahrnehmungsstörungen und Halluzinationen gestellt werden, wenn Substanzen mit primär halluzinogenen Effekten wie z.B. LSD, Meskalin oder Cannabis in hoher Dosierung konsumiert wurden. In diesen Fällen – ebenso wie bei Verwirrtheitszuständen – muss die Diagnose einer akuten Intoxikation (F1x.0) erwogen werden.

Mit besonderer Sorgfalt ist zu vermeiden, irrtümlich eine schwerere Störung wie z.B. eine Schizophrenie zu diagnostizieren, wenn die diagnostischen Voraussetzungen für eine substanzinduzierte Psychose vorliegen. Viele substanzinduzierte psychotische Störungen dauern nur kurze Zeit, falls die Substanz nicht erneut eingenommen wird, wie z.B. bei Amphetamin- und Kokainpsychosen. In solchen Fällen können Fehldiagnosen unangenehme und teure Folgen für den Patienten und für das Gesundheitswesen haben.

Dazugehörige Begriffe:
Alkoholhalluzinose / alkoholischer Eifersuchtswahn / alkoholische Paranoia / Alkoholpsychose, nicht näher bezeichnet

Differentialdiagnose:
Es ist daran zu denken, dass eine andere psychische Störung durch den Gebrauch psychotroper Substanzen verschlimmert oder ausgelöst werden kann, wie z.B. Schizophrenie (F20.–), affektive Störungen (F30–F39), paranoide oder schizoide Persönlichkeitsstörung (F60.0, F60.1) usw. In diesen Fällen kann die Diagnose einer substanzinduzierten psychotischen Störung unangemessen sein.

Diagnostische Kriterien

A. Beginn von psychotischen Symptomen während des Substanzgebrauches oder innerhalb von zwei Wochen nach Substanzgebrauch.
B. Dauer der psychotischen Symptome länger als 48 Stunden.
C. Dauer der Störung nicht länger als 6 Monate.

Die Diagnose einer psychotischen Störung kann mit der folgenden **fünften Stelle** differenziert werden:
F1x.50 schizophreniform
F1x.51 vorwiegend wahnhaft
F1x.52 vorwiegend halluzinatorisch
F1x.53 vorwiegend polymorph
F1x.54 vorwiegend depressive Symptome
F1x.55 vorwiegend manische Symptome
F1x.56 gemischt

Für Forschungszwecke ist es empfehlenswert, den Übergang der Störung von einem nichtpsychotischen zu einem eindeutig psychotischen Zustand näher zu kennzeichnen:
Abrupt (Beginn innerhalb von 48 Stunden)
Akut (Beginn nach mehr als 48 Stunden, aber innerhalb von zwei Wochen)

F1x.6 amnestisches Syndrom

Ein Syndrom, das mit einer ausgeprägten chronischen Schädigung des Kurzzeitgedächtnisses einhergeht. Das Langzeitgedächtnis ist manchmal beeinträchtigt, während das Immediatgedächtnis erhalten ist. Störungen des Zeit-

gefühls und des Zeitgitters sind meist deutlich, ebenso die Beeinträchtigung der Fähigkeiten, neues Lernmaterial aufzunehmen. Konfabulationen können ausgeprägt sein, sind jedoch nicht in jedem Fall vorhanden. Andere kognitive Funktionen sind meist ziemlich gut erhalten, die amnestischen Störungen stehen gegenüber anderen Beeinträchtigungen eindeutig im Vordergrund.
Das durch Alkohol oder sonstige psychotrope Substanzen bedingte amnestische Syndrom soll die allgemeinen Kriterien für ein organisches amnestisches Syndrom (F04) erfüllen.

Dazugehöriger Begriff:
durch Alkohol oder sonstige psychotrope Substanzen bedingte amnestische Störung / Korsakowpsychose

Differentialdiagnose:
organisch bedingtes amnestisches Syndrom (nicht alkoholbedingt, F04)
sonstige hirnorganische Syndrome, die zu deutlichen Gedächtnisstörungen führen (z.B. Demenz oder Delir, F00–F03; F05.–)
depressive Störung (F31–F33)

Diagnostische Kriterien

A. Gedächtnisstörungen in den beiden Bereichen:
   1. Eine Störung des Kurzzeitgedächtnisses (vermindertes Lernen von neuem Material in einem Ausmaß, das das tägliche Leben beeinträchtigt); und
   2. verminderte Fähigkeit, vergangene Ereignisse zu erinnern.
B. Fehlen (oder relatives Fehlen) folgender Merkmale:
   1. Störung des Immediatgedächtnisses (geprüft z.B. mit dem Zahlennachsprechen);
   2. Bewusstseinstrübung und Aufmerksamkeitsstörung, wie unter F05.–, Kriterium A. beschrieben;
   3. allgemeine intellektuelle Beeinträchtigung (Demenz).
C. Kein objektiver Nachweis (anhand körperlicher, neurologischer und laborchemischer Untersuchungen) und/oder Anamnese einer Störung oder Erkrankung des Gehirns (insbesondere einer, die bilateral diencephale und mediotemporale Strukturen betrifft) außer einer substanzbedingten Störung, die für die klinischen Symptome, wie unter A. beschrieben, verantwortlich gemacht werden kann.

F1x.7 Restzustand und verzögert auftretende psychotische Störung

Eine Störung, bei der alkohol- oder substanzbedingte Veränderungen der kognitiven Fähigkeiten, des Affektes, der Persönlichkeit oder des Verhaltens noch über den Zeitraum hinaus weiterbestehen, in welchem eine direkte Substanzwirkung angenommen werden kann.
Der Beginn dieser Störung sollte in unmittelbarem Zusammenhang mit dem Konsum von Alkohol oder einer psychotropen Substanz stehen. Falls ein Zustandsbild verzögert nach dem Substanzkonsum beginnt, sollte eine Ein-

ordnung in diesem Abschnitt nur erfolgen, wenn klare und eindeutige Beweise dafür vorliegen, dass dieses Zustandsbild als Residualwirkung der Substanz angesehen werden kann. Die Störung sollte eine Veränderung oder eine beträchtliche Übersteigerung früher normaler Funktionen darstellen.
Die Störung muss über einen Zeitraum, in dem noch direkte Substanzwirkungen angenommen werden können, hinausreichen (siehe F1x.0, akute Intoxikation).
Eine alkohol- oder substanzbedingte Demenz ist nicht immer irreversibel. Nach einer längeren Periode totaler Abstinenz kann es zu einer Verbesserung der intellektuellen Funktionen und des Gedächtnisses kommen.

Ausschluss:
Die Störung ist sorgfältig von Entzugssyndromen (F1x.3 und F1x.4) zu unterscheiden. Man sollte immer daran denken, dass unter bestimmten Bedingungen und bei manchen Substanzen noch über viele Tage oder Wochen nach dem Absetzen Entzugssymptome auftreten können.
Substanzinduzierte psychotische Störungen, die über den Zeitraum des Konsums hinaus fortbestehen und die Kriterien für die Diagnose einer psychotischen Störung erfüllen, werden nicht hier, sondern unter F1x.5 (psychotische Störung) eingeordnet. Patienten mit einem chronischen Endstadium des Korsakow-Syndroms sollten unter F1x.6 eingeordnet werden.

Differentialdiagnose:
Es sind bereits vorher bestehende psychische Störungen, die durch den Substanzgebrauch überdeckt wurden und nach dem Abklingen der Substanz- oder Alkoholwirkung erneut auftreten (z.B. phobische Angst, depressive Störungen, Schizophrenie oder schizotype Störungen) zu erwägen. Bei Nachhallzuständen ist auch an das Vorliegen einer vorübergehenden akuten psychotischen Störung (F23.–) zu denken. Auch an eine organische Schädigung oder eine leichte oder mäßige Intelligenzminderung (F70–F71) ist zu denken, die zusätzlich zum Substanz- oder Alkoholmissbrauch vorliegen kann.

Diagnostische Kriterien

A. Beschwerden und Störungen, die die Kriterien für die unten angegebenen einzelnen Syndrome erfüllen, sollten in einem deutlichen Zusammenhang mit dem Substanzgebrauch stehen. Folgt der Beginn der Beschwerden oder Störungen dem Alkoholkonsum oder Substanzgebrauch, muss ein eindeutiger Nachweis für einen Zusammenhang vorliegen.

Kommentar: Im Hinblick auf die erhebliche Variationsbreite in dieser Kategorie sollten die Charakteristiken von Restzuständen oder die Beschwerden deutlich in Bezug auf ihre Art, Schwere und Dauer dokumentiert werden. Für Forschungszwecke sollten alle Einzelheiten genau beschrieben werden.

Eine **fünfte Stelle** kann, wenn nötig, wie folgt verwandt werden:
F1x.70 Nachhallzustände (Flashbacks)
F1x.71 Persönlichkeits- oder Verhaltensstörung

B. Die allgemeinen Kriterien für F07 (Persönlichkeits- und Verhaltensstörungen in Folge einer Krankheit, Schädigung oder Funktionsstörung des Gehirns) müssen erfüllt sein.

F1x.72 residualaffektives Zustandsbild

B. Die Kriterien für F06.3 (organische affektive Störung) müssen erfüllt sein.

F1x.73 Demenz

B. Die allgemeinen Kriterien für Demenz (F0) müssen erfüllt sein.

F1x.74 andere anhaltende kognitive Beeinträchtigungen

B. Die Kriterien für F06.7, leichte kognitive Störung, müssen erfüllt sein, außer dem Ausschluss psychotroper Substanzen (Kriterium D).

F1x.75 verzögert auftretende psychotische Störung

B. Die allgemeinen Kriterien für F1x.5 müssen erfüllt sein, außer der Angabe zum Beginn (Kriterium A.). Die Störung beginnt mehr als zwei Wochen, aber nicht mehr als sechs Wochen nach dem Substanzgebrauch.

F1x.8 sonstige durch Alkohol oder psychotrope Substanzen bedingte psychische und Verhaltensstörungen

Hier ist jede andere Störung einzuordnen, bei der ein Substanzkonsum als Ursache identifiziert werden kann, auf die jedoch die Einschlusskriterien der zuvor aufgeführten Störungen nicht zutreffen.

F1x.9 nicht näher bezeichnete alkohol- oder substanzbedingte psychische und Verhaltensstörung

Für dieses diagnostische Kriterium ist kein spezielles Kriterium definiert.

F2 Schizophrenie, schizotype und wahnhafte Störungen

Die Schizophrenie ist die häufigste und wichtigste Störung dieser Gruppe. Die schizotype Störung weist zahlreiche für schizophrene Störungen charakteristische Symptome auf und steht wahrscheinlich genetisch mit dieser in Beziehung. Halluzinationen, Wahn und schwere Verhaltensstörungen wie bei der Schizophrenie selbst fehlen und die Störung wird deshalb von Ärzten nicht immer erkannt. Die meisten wahnhaften Störungen haben wahrscheinlich keine Verbindung mit der Schizophrenie, obwohl sie klinisch, besonders in ihren frühen Stadien, manchmal schwierig zu unterscheiden sind. Es handelt sich um eine heterogene und bisher noch wenig verstandene Reihe von Störungen, die aus praktischen Gründen nach ihrer typischen Dauer in eine Gruppe anhaltender wahnhafter Störungen und eine größere Gruppe akuter vorübergehender psychotischer Störungen unterteilt wird. Die letztgenannten scheinen in Entwicklungsländern besonders häufig vorzukommen. Die hier angegebenen Unterteilungen sind als vorläufig zu betrachten. Schizoaffektive Störungen finden sich trotz ihres umstrittenen Charakters weiterhin in diesem Abschnitt.

F20 Schizophrenie

Die schizophrenen Störungen sind im allgemeinen durch grundlegende und charakteristische Störungen von Denken und Wahrnehmung sowie inadäquate oder verflachte Affektivität gekennzeichnet. Die Klarheit des Bewusstseins und die intellektuellen Fähigkeiten sind in der Regel nicht beeinträchtigt. Im Laufe der Zeit können sich jedoch gewisse kognitive Defizite entwickeln. Die Störung beeinträchtigt die Grundfunktionen, die dem normalen Menschen ein Gefühl von Individualität, Einzigartigkeit und Entscheidungsfreiheit geben. Die Betroffenen glauben oft, dass ihre innersten Gedanken, Gefühle und Handlungen anderen bekannt sind oder dass andere daran teilhaben. Ein Erklärungswahn kann entstehen, mit dem Inhalt, dass natürliche oder übernatürliche Kräfte tätig sind, welche die Gedanken und Handlungen des betreffenden Individuums in oft bizarrer Weise beeinflussen. Die Betroffenen können sich so als Schlüsselfigur allen Geschehens erleben. Besonders akustische Halluzinationen sind häufig und können das Verhalten oder die Gedanken kommentieren. Die Wahrnehmung ist oft auf andere Weise gestört: Farben oder Geräusche können ungewöhnlich lebhaft oder in ihrer Qualität verändert wahrgenommen werden. Unbedeutende Eigenschaften alltäglicher Dinge können wichtiger sein als das ganze Objekt oder die Gesamtsituation. Zu Beginn ist auch Ratlosigkeit häufig und führt oft zu der Überzeugung, dass alltägliche Situationen eine besondere, meist unheimliche Bedeutung besitzen, die sich einzig auf die betroffene Person bezieht.

Bei der charakteristischen schizophrenen Denkstörung werden nebensächliche und unwichtige Züge eines Gesamtkonzepts, die bei normaler psychischer Aktivität eine geringe Rolle spielen, in den Vordergrund gerückt und an

Stelle wichtiger und situationsentsprechender Elemente verwendet. So wird das Denken vage, schief und verschwommen, und der sprachlicher Ausdruck wird gelegentlich unverständlich. Brüche und Einschiebungen in den Gedankenfluss sind häufig. Gedanken scheinen wie von einer äußeren Stelle entzogen.
Die Stimmung ist charakteristischerweise flach, kapriziös oder unangemessen. Ambivalenz und Antriebsstörung können als Trägheit, Negativismus oder Stupor erscheinen. Katatonie kann vorhanden sein.
Die Störung kann akut mit schwerwiegend gestörtem Verhalten beginnen oder schleichend mit allmählicher Entwicklung seltsamer Gedanken und Verhaltensweisen. Der Verlauf zeigt gleichfalls große Unterschiede und ist keineswegs unvermeidlich chronisch oder sich verschlechternd (die Klassifikation des Verlaufs erfolgt mittels der fünften Stelle). Bei einem Teil der Fälle, der in verschiedenen Kulturen und Bevölkerungen variiert, kommt es zur vollständigen oder fast vollständigen Heilung. Die beiden Geschlechter sind etwa gleich häufig betroffen, aber der Beginn liegt bei den Frauen tendenziell später.
Obwohl keine eindeutig pathognomonischen Symptome zu benennen sind, ist es aus praktischen Überlegungen sinnvoll, die oben genannten Symptome in Gruppen zu unterteilen, die besondere Bedeutung für die Diagnose haben und oft gemeinsam auftreten:

1. Gedankenlautwerden, Gedankeneingebung oder Gedankenentzug, Gedankenausbreitung.
2. Kontrollwahn, Beeinflussungswahn, Gefühl des Gemachten, deutlich bezogen auf Körper- oder Gliederbewegungen oder bestimmte Gedanken, Tätigkeiten oder Empfindungen; Wahnwahrnehmungen.
3. Kommentierende oder dialogische Stimmen, die über den Patienten und sein Verhalten sprechen, oder andere Stimmen, die aus einem Teil des Körpers kommen.
4. Anhaltender, kulturell unangemessener oder völlig unrealistischer bizarrer Wahn, wie der, eine religiöse oder politische Persönlichkeit zu sein, übermenschliche Kräfte und Fähigkeiten zu besitzen (z.B. das Wetter kontrollieren zu können oder im Kontakt mit Außerirdischen zu sein).
5. Anhaltende Halluzinationen jeder Sinnesmodalität, begleitet entweder von flüchtigen oder undeutlich ausgebildeten Wahngedanken ohne deutliche affektive Beteiligung, oder begleitet von anhaltenden überwertigen Ideen, täglich über Wochen oder Monate auftretend.
6. Gedankenabreißen oder Einschiebungen in den Gedankenfluss, was zu Zerfahrenheit, Danebenreden oder Neologismen führt.
7. Katatone Symptome wie Erregung, Haltungsstereotypien oder wächserne Biegsamkeit (Flexibilitas cerea), Negativismus, Mutismus und Stupor.
8. «Negative» Symptome wie auffällige Apathie, Sprachverarmung, verflachte oder inadäquate Affekte, zumeist mit sozialem Rückzug und verminderter sozialer Leistungsfähigkeit. Diese Symptome dürfen nicht durch eine Depression oder eine neuroleptische Medikation verursacht sein.
9. Eine eindeutige und durchgängige Veränderung bestimmter umfassender Aspekte des Verhaltens der betreffenden Person, die sich in Ziellosigkeit,

Trägheit, einer in sich selbst verlorenen Haltung und sozialem Rückzug manifestiert.

Diagnostische Leitlinien

Erforderlich für die Diagnose Schizophrenie ist mindestens ein eindeutiges Symptom (zwei oder mehr, wenn weniger eindeutig) der oben genannten Gruppen 1–4 oder mindestens zwei Symptome der Gruppen 5–8. Diese Symptome müssen fast ständig während eines Monats oder länger deutlich vorhanden gewesen sein. Zustandsbilder mit den geforderten Symptomen, aber kürzer als einen Monat andauernd (ob behandelt oder nicht) sollen zunächst als akute schizophreniforme psychotische Störung (F23.2) diagnostiziert werden und als Schizophrenie erst dann, wenn die Symptome länger bestanden haben. Kriterium 9. der oben angegebenen Liste bezieht sich auf die Schizophrenia simplex, als Zeitkriterium wird dabei eine Dauer von mindestens einem Jahr gefordert. Retrospektiv kann möglicherweise eine Prodromalphase identifiziert werden, in der Symptome und Verhaltensweisen wie Interesseverlust an der Arbeit, an sozialen Aktivitäten, am persönlichen Erscheinungsbild und an der Körperhygiene zusammen mit generalisierter Angst, leichter Depression und Selbstversunkenheit dem Auftreten psychotischer Symptome Wochen oder sogar Monate vorausgehen können. Wegen der Schwierigkeit, den Beginn festzulegen, bezieht sich das Zeitkriterium von einem Monat nur auf die oben aufgelisteten spezifischen Symptome und nicht auf die nichtpsychotische Prodromalphase.

Ausschluss:
Die Diagnose Schizophrenie soll bei ausgeprägten depressiven oder manischen Symptomen nicht gestellt werden, es sei denn, schizophrene Symptome wären der affektiven Störung vorausgegangen. Wenn schizophrene und affektive Symptome sich gleichzeitig entwickeln und in etwa gleicher Intensität auftreten, ist eine schizoaffektive Störung (F25.–) zu diagnostizieren, selbst dann, wenn die schizophrenen Symptome für sich gesehen die Diagnose einer Schizophrenie rechtfertigen würden. Auch bei eindeutiger Gehirnerkankung, während einer Intoxikation oder während des Entzuges soll keine Schizophrenie diagnostiziert werden. Schizophrenieähnliche Zustandsbilder bei Epilepsie oder anderen Hirnerkrankungen sind unter F06.2 zu kodieren, die durch Drogen verursachten unter F1x.5.

Diagnostische Kriterien

F20.0–F20.3 Allgemeine Kriterien für die paranoide, die hebephrene, die katatone und die undifferenzierte Schizophrenie:

G1. Während der meisten Zeit innerhalb eines Zeitraumes von mindestens einem Monat (oder während einiger Zeit an den meisten Tagen) sollte eine psychotische Episode mit entweder mindestens einem der unter 1. aufgezählten Syndrome, Symptome und Anzeichen oder mit mindestens zwei der unter 2. aufgezählten Symptome und Anzeichen bestehen.

1. Mindestens eines der folgenden Merkmale:
   a. Gedankenlautwerden, Gedankeneingebung, Gedankenentzug oder Gedankenausbreitung;

b. Kontrollwahn, Beeinflussungswahn, Gefühl des Gemachten, deutlich bezogen auf Körper- oder Gliederbewegungen oder bestimmte Gedanken, Tätigkeiten oder Empfindungen; Wahnwahrnehmung;
c. kommentierende oder dialogische Stimmen, die über die Patienten reden oder andere Stimmen, die aus bestimmten Körperteilen kommen;
d. anhaltender kulturell unangemessener, bizarrer Wahn, wie der, das Wetter kontrollieren zu können oder mit Außerirdischen in Verbindung zu stehen.

2. Oder mindestens zwei der folgenden Merkmale:
a. Anhaltende Halluzinationen jeder Sinnesmodalität, täglich während mindestens eines Monats, begleitet von flüchtigen oder undeutlich ausgebildeteten Wahngedanken ohne deutliche affektive Beteiligung oder begleitet von langanhaltenden überwertigen Ideen;
b. Neologismen, Gedankenabreißen oder Einschiebungen in den Gedankenfluss, was zu Zerfahrenheit oder Danebenreden führt;
c. katatone Symptome wie Erregung, Haltungsstereotypien oder wächserne Biegsamkeit (Flexibilitas cerea), Negativismus, Mutismus und Stupor;
d. «negative» Symptome wie auffällige Apathie, Sprachverarmung, verflachte oder inadäquate Affekte. (Es muss sichergestellt sein, dass diese Symptome nicht durch eine Depression oder eine neuroleptische Medikation verursacht werden.)

G2. Häufigste Ausschlusskriterien:
1. Wenn die Patienten ebenfalls die Kriterien für eine manische Episode (F30) oder eine depressive Episode (F32) erfüllen, müssen die oben unter G1.1. und G1.2. aufgelisteten Kriterien vor der affektiven Störung aufgetreten sein.
2. Die Störung kann nicht einer organischen Gehirnerkrankung (im Sinne von F00–F09) oder einer Alkohol- oder Substanzintoxikation (F1x.0), einem Abhängigkeitssyndrom (F1x.2) oder einem Entzugssyndrom (F1x.3, F1x.4) zugeordnet werden.

Kommentar: Bei dem Nachweis der abnormen subjektiven Erfahrungen und Verhaltensweisen sollten falsch positive Beurteilungen sorgfältig vermieden werden, vor allem wenn kulturell oder durch Subkulturen beeinflusste Ausdrucks- und Verhaltensweisen bzw. eine verminderte Intelligenz eine Rolle spielen.

Diagnostische Kriterien

Verlaufsbilder

Im Hinblick auf die große Variationsbreite des Verlaufs einer schizophrenen Störung ist es vor allem für die Forschung wünschenswert, den Verlauf mit der fünften Stelle zu differenzieren. Der Verlauf sollte nur nach einem Beobachtungszeitraum von mindestens einem Jahr kodiert werden.

F20.x0 kontinuierlich (keine Symptomremission im Beobachtungszeitraum);
F20.x1 episodisch, mit zunehmender Entwicklung «negativer» Symptome in den Krankheitsintervallen;
F20.x2 episodisch, mit anhaltenden, aber nicht zunehmenden «negativen» Symptomen in den Krankheitsintervallen;
F20.x3 episodisch (remittierend), mit vollständiger oder praktisch vollständiger Remission zwischen den psychotischen Episoden;
F20.x4 unvollständige Remission;
F20.x5 vollständige Remission;
F20.x8 sonstiger Verlauf;
F20.x9 Verlauf unsicher, Beobachtungszeitraum weniger als ein Jahr.

Anmerkung: *Zeitkriterien für die Schizophrenie (F20)*

a. Prodromalstadien:
b. Unterscheidung der vorübergehenden akuten psychotischen Störungen (F23) von einer Schizophrenie (F20):

Prodromalstadien:

- Besonders bei jungen Menschen tritt vor den typischen schizophrenen Symptomen eine Wochen oder Monate dauernde Prodromalphase mit unspezifischen Symptomen auf. Dabei kommen Interessenverlust, sozialer Rückzug, Fernbleiben von der Arbeit, Reizbarkeit und Überempfindlichkeit vor. Diese Symptome sind zwar weder pathognomonisch für eine bestimmte Störung, noch sind sie für die betroffene Person im gesunden Zustand typisch. Oft sind sie genauso belastend für die Familie und beeinträchtigend für den Patienten wie die später auftretenden eindeutigen Krankheitssymptome, wie Wahngedanken und Halluzinationen. Retrospektiv betrachtet machen diese Prodromalstadien einen wesentlichen Teil der gesamten Krankheitsentwicklung aus. Es gibt nur wenig Information darüber, ob bei anderen psychiatrischen Störungen ähnliche Prodromi vorkommen, oder ob ähnliche Zustandsbilder auch zeitweise bei Personen auftreten und wieder zurückgehen, die niemals eine diagnostizierbare psychiatrische Störung entwickeln.
- Falls ein Prodrom als typisch und spezifisch für eine Schizophrenie angesehen und reliabel beschrieben werden kann und es sich von einem Vorstadium anderer psychiatrischer Störungen oder von einem nichtkrankhaften Zustand eindeutig unterscheidet, kann es gerechtfertigt sein, so ein Prodrom zu den optionalen Kriterien für eine Schizophrenie zu zählen. Die zum jetzigen Zeitpunkt vorliegenden Informationen rechtfertigen es allerdings nicht, ein Prodromalstadium als eindeutiges Kriterium für die Diagnose anzusehen. Außerdem ist die Unterscheidung solcher Prodromalsyndrome von schizoiden und paranoiden Persönlichkeitsstörungen noch ungeklärt.

Unterscheidung der vorübergehenden akuten psychotischen Störungen (F23) von einer Schizophrenie (F20):

- Die Diagnose einer Schizophrenie beruht auf dem Vorliegen typischer Wahngedanken, Halluzinationen oder anderer Symptome mit einer Mindestdauer von einem Monat (siehe F20).
- In mehreren Ländern wird aufgrund langer klinischer Tradition jedoch die Überzeugung vertreten, dass eine Dementia praecox nach Kraepelin oder die Schizophrenien nach Bleuler sich von einer akuten Psychose mit abruptem Beginn, einem kurzen Verlauf von einigen Wochen oder nur wenigen Tagen und einem günstigen Ausgang unterscheiden. Diese Auffassung beruht auf deskriptiven jedoch nicht auf epidemiologischen Studien. Bezeichnungen wie Bouffée delirante, psychogene Psychose, schizophreniforme Psychose, zykloide Psychose und kurze reaktive Psychose deuten die vielfältigen und unterschiedlichen Meinungen und Schulen an. Sie unterscheiden sich in der Auffassung, ob vorübergehende, aber typische schizophrene Symptome bei diesen Störungen auftreten dürfen und über die Bedeutung der akuten psychischen Belastungen. Zumindest die Bouffée delirante war eigentlich als nicht im Zusammenhang mit einer psychischen Belastung stehend definiert worden.
- Bei dem mangelhaften heutigen Kenntnisstand zur Schizophrenie und den akuten psychotischen Störungen war es notwendig, für Auftreten, Identifikation und Rückgang der Symptome einen ausreichenden Zeitraum festzulegen, bevor die Diagnose einer Schizophrenie gestellt werden darf. Bei den akuten Psychosen treten die psychotischen Symptome in der Regel innerhalb weniger Tage oder innerhalb von ein bis zwei Wochen auf. Meist remittieren sie mit oder ohne Medikation innerhalb von zwei bis drei Wochen. So liegt es nahe, mindestens einen Monat bestehende eindeutige und typische schizophrene Symptome für die Diagnose einer Schizophrenie zu fordern.
- Wenn keine typischen schizophrenen Symptome im gegenwärtigen akut psychotischen klinischen Bild vorliegen und daher die Diagnose einer Schizophrenie nicht gestellt wird, gibt es auch keinen speziellen Grund, nach einem Monat die Diagnose bei Patienten mit persistierenden Symptomen zu ändern. Dieses sollte erst erfolgen, wenn mit einer Mindestdauer von drei Monaten das Zeitkriterium für die wahnhafte Störung erfüllt ist.
- Das Zeitkriterium von einem Monat empfiehlt sich auch unter Berücksichtigung von akuten symptomatischen Psychosen, z.B. einer Amphetaminpsychose. Nach dem Entzug der toxischen Substanz gehen die Symptome im allgemeinen innerhalb von acht bis zehn Tagen zurück. Bis die Symptome manifest und so störend werden, dass ein Psychiater aufgesucht wird, vergehen oft sieben bis zehn Tage, so dass die Gesamtdauer der Störung meist zwanzig oder mehr Tage beträgt. Hinsichtlich dieser beiden Differentialdiagnosen scheinen dreißig Tage bzw. ein Monat deshalb ein angemessenes Zeitkriterium für die Gesamtdauer der Symptome zu sein, bevor eine Störung als Schizophrenie bezeichnet wird, vorausgesetzt, dass die Symptome solange persistieren.
- Mit der Wahl des Zeitkriteriums von einem Monat für die Diagnose einer Schizophrenie wird auch der Auffassung begegnet, dass eine Schizophrenie, ungeachtet ihrer Definition, eine lang anhaltende Störung sein muss.

- In mehreren nationalen Klassifikationen wird ein Zeitkriterium von sechs Monaten angegeben. Bei dem heutigen Kenntnisstand scheint es jedoch kein Vorteil zu sein, die Diagnose Schizophrenie auf diese Weise zu begrenzen.
- In zwei großen internationalen Studien zur Schizophrenie und den verwandten Störungen konnte gezeigt werden, dass ein großer Teil der Patienten eindeutige und typisch schizophrene Symptome länger als einen, aber kürzer als sechs Monate aufwies, sowie eine gute, oder sogar vollständige Remission. Deshalb wird in der ICD-10 Chronizität als notwendiges Kriterium der Schizophrenie nicht angegeben. Stattdessen wird sie als ein Syndrom mit einer Vielzahl von meist noch unbekannten Ursachen, verschiedenen Endstadien, abhängig von dem Zusammenspiel genetischer, somatischer, sozialer und kultureller Einflüsse angesehen und deskriptiv beschrieben.
- Das Zeitkriterium für die anhaltende wahnhafte Störung (F22) wurde ebenfalls intensiv diskutiert. Die Wahl von drei Monaten als Zeitkriterium war letztlich am wenigsten unbefriedigend. Bei der Wahl eines Zeitraumes von sechs oder mehr Monaten wäre nämlich die Schaffung einer Zwischenkategorie zwischen den akuten vorübergehenden psychotischen Störungen (F23) und der anhaltenden wahnhaften Störung (F22) erforderlich gewesen. Für die Diskussion über die Beziehung zwischen diesen Störungen wären mehr Informationen wünschenswert. Die gewählte Lösung, die vielleicht die Forschung stimulieren wird, gibt den akuten vorübergehenden psychotischen Zuständen den Vorzug.
- Auf die akuten vorübergehenden psychischen Störungen (F23) wurde das Prinzip angewendet, eine Störungsgruppe so zu beschreiben und zu klassifizieren, dass Möglichkeiten eröffnet werden, statt feste Annahmen zu implizieren. Die besonderen Merkmale werden auch in der Einleitung zu dem entsprechenden Abschnitt diskutiert.
- Der Terminus «schizophreniform» wurde in der englichen Originalfassung nicht verwendet, stattdessen «schizophrenia-like». In der deutschen Übersetzung wird die Bezeichnung «schizophreniform» als griffiger, gut verwendbarer Begriff angesehen.

F20.0 paranoide Schizophrenie

Hierbei handelt es sich um die in den meisten Teilen der Welt häufigste Schizophrenieform. Das klinische Bild wird von ziemlich dauerhaften, oft paranoiden Wahnvorstellungen beherrscht, meist begleitet von in der Regel akustischen Halluzinationen und anderen Wahrnehmungsstörungen. Störungen der Stimmung, des Antriebs und der Sprache, sowie katatone Symptome stehen nicht im Vordergrund.
Beispiele für die häufigsten wahnhaften bzw. halluzinatorischen Symptome sind:

1. Eifersuchtswahn, Beziehungswahn, Verfolgungswahn, coenästhetischer Wahn, Abstammungswahn, Sendungswahn.

2. Stimmen, die den Betroffenen bedrohen oder ihm Befehle geben, nichtverbale akustische Halluzinationen (Akoasmen) wie Pfeifen, Brummen oder Lachen.
3. Geruchs- oder Geschmackshalluzinationen, sexuelle oder andere Körperhalluzinationen. Optische Halluzinationen können ebenfalls auftreten, stehen aber selten im Vordergrund.

Denkstörungen können im akuten Zustand deutlich sein, aber sie verhindern nicht die klare Beschreibung der typischen Wahngedanken oder Halluzinationen. Der Affekt ist meist weniger verflacht als bei den anderen Schizophrenieformen. Eine gewisse Inadäquatheit ist ebenso häufig wie Störungen der Stimmung wie Reizbarkeit, plötzliche Wutausbrüche, Furchtsamkeit und Misstrauen. «Negative» Symptome wie Affektverflachung und Antriebsstörung sind oft vorhanden, beherrschen das klinische Bild jedoch nicht.
Der Verlauf der paranoiden Schizophrenie kann episodisch mit teilweiser oder vollständiger Remission oder chronisch sein. Bei chronischen Fällen bestehen die floriden Symptome über Jahre. Es ist dann schwierig, einzelne Episoden abzugrenzen. Der Beginn liegt im allgemeinen später als bei der hebephrenen und katatonen Form.

Diagnostische Leitlinien

Die allgemeinen diagnostischen Kriterien für Schizophrenie (siehe Einleitung zu F20) müssen erfüllt sein. Zusätzlich müssen Halluzinationen und/oder Wahn im Vordergrund stehen; Störungen des Affekts, des Antriebs und der Sprache sowie katatone Symptome bleiben eher im Hintergrund. Meist treten die Halluzinationen wie unter 2. und 3. oben beschrieben auf. Der Wahn kann sich in fast jeder Weise zeigen; Kontrollwahn, Beeinflussungswahn oder das Gefühl des Gemachten, sowie verschiedenste Verfolgungsgedanken sind jedoch am charakteristischsten.

Dazugehörige Begriffe:
paraphrene Schizophrenie / Paraphrenie

Differentialdiagnose:
Es ist wichtig, epileptische und drogeninduzierte Psychosen auszuschließen und daran zu denken, dass ein Verfolgungswahn bei Personen aus bestimmten Ländern oder Kulturen diagnostisch wenig spezifisch sein kann.

Ausschluss:
Involutionsparanoia (F22.8) / Paranoia (F22.0)

Diagnostische Kriterien

A. Die allgemeinen Kriterien für eine Schizophrenie (F20.0–F20.3) müssen erfüllt sein.
B. Halluzinationen oder Wahnphänomene müssen vorherrschen (Verfolgungswahn, Beziehungswahn, Abstammungswahn, Sendungswahn, coenästhetischer oder Eifersuchtswahn; drohende oder befehlende Stimmen,

Geruchs- und Geschmackshalluzinationen, sexuelle oder andere körperliche Sensationen).

C. Ein verflachter oder inadäquater Affekt, katatone Symptome oder Zerfahrenheit dominieren das klinische Bild nicht. Alle diese Phänomene können jedoch in leichter Form vorhanden sein.

F20.1 hebephrene Schizophrenie

Bei dieser Form der Schizophrenie stehen die affektiven Veränderungen im Vordergrund. Wahnvorstellungen und Halluzinationen sind flüchtig und bruchstückhaft, das Verhalten verantwortungslos und unvorhersehbar und Manierismen häufig. Die Stimmung ist flach und unpassend, oft begleitet von Kichern oder selbstzufriedenem, selbstversunkenen Lächeln oder von einer hochfahrenden Umgangsweise, von Grimassieren, Manierismen, Faxen, hypochondrischen Klagen und immer wiederholten Äußerungen (Reiterationen). Das Denken ist ungeordnet, die Sprache weitschweifig und zerfahren. Der Kranke neigt dazu, sich zu isolieren; sein Verhalten erscheint ziellos und ohne Empfindung. Diese Schizophrenieform beginnt meist zwischen dem 15. und 25. Lebensjahr und hat wegen der schnellen Entwicklung der Minussymptomatik, besonders von Affektverflachung und Antriebsverlust, eine eher schlechte Prognose.
Affektive Störungen und Antriebsstörungen sowie Denkstörungen stehen hier im Vordergrund. Halluzinationen und Wahnvorstellungen können vorhanden sein, sollen aber nicht hervorstechen. Antrieb und Zielstrebigkeit gehen verloren, frühere Zielsetzungen werden verlassen, so dass Ziel- und Planlosigkeit zum charakteristischen Verhalten des Patienten werden. Eine oberflächliche und manieristische Vorliebe für Religion, Philosophie und andere abstrakte Themen kann es dem Zuhörer zusätzlich erschweren, dem Gedankengang zu folgen.

Diagnostische Leitlinien

Die allgemeinen diagnostischen Kriterien der Schizophrenie (siehe Einleitung zu F20) müssen erfüllt sein. Die Diagnose einer Hebephrenie sollte in der Regel erstmalig nur bei Jugendlichen oder jungen Erwachsenen gestellt werden. Die prämorbide Persönlichkeit ist meist ziemlich schüchtern und einzelgängerisch. Die Diagnose einer Hebephrenie kann erst nach einer zwei- oder dreimonatigen Beobachtungszeit zuverlässig gestellt werden, wenn die oben beschriebenen charakteristischen Verhaltensformen ausreichend belegt sind.

Dazugehörige Begriffe:
desorganisierte Schizophrenie / Hebephrenie

Diagnostische Kriterien

A. Die allgemeinen Kriterien für eine Schizophrenie (F20.0–F20.3) müssen erfüllt sein.

B. Kriterium 1. oder 2. muss erfüllt sein:
   1. eindeutige und anhaltende Verflachung oder Oberflächlichkeit des Affekts;
   2. eindeutige und anhaltende Inadäquatheit oder Unangebrachtheit des Affekts.

C. Kriterium 1. oder 2. muss erfüllt sein:
   1. zielloses und unzusammenhängendes Verhalten statt Zielstrebigkeit;
   2. eindeutige Denkstörungen, die sich als unzusammenhängende, weitschweifige oder zerfahrene Sprache äußern.

D. Halluzinationen oder Wahnphänomene bestimmen das klinische Bild nicht, können jedoch in leichter Form vorhanden sein.

F20.2 katatone Schizophrenie

Als wesentliche und beherrschende Merkmale stehen psychomotorische Störungen im Vordergrund, die zwischen Extremen wie Erregung und Stupor oder zwischen Befehlsautomatismus und Negativismus alternieren können. Zwangshaltungen und -stellungen können lange Zeit beibehalten werden. Episodenhafte schwere Erregungszustände können ein Charakteristikum dieses Krankheitsbildes sein.
Aus unklaren Gründen kommt die Katatonie in den Industrieländern gegenwärtig selten vor, in anderen Ländern ist sie jedoch nach wie vor häufig. Die katatonen Phänomene können mit einem traumähnlichen (oneiroiden) Zustand mit lebhaften szenischen Halluzinationen einhergehen.
Bei nicht kommunikationsfähigen Personen mit katatonen Verhaltensweisen hat die Schizophreniediagnose so lange vorläufig zu bleiben, bis ausreichende Belege für das Vorhandensein anderer Symptome vorliegen. Wichtig zu bedenken ist, das katatone Symptome allein die Schizophreniediagnose nicht rechtfertigen können. Sie können durch Gehirnerkrankungen, Stoffwechselstörungen oder Alkohol und Drogen hervorgerufen werden und auch bei affektiven Störungen auftreten.

Dazugehörige Begriffe:
katatoner Stupor / schizophrene Flexibilitas cerea / schizophrene Katalepsie / schizophrene Katatonie

Diagnostische Kriterien

A. Die allgemeinen Kriterien für eine Schizophrenie (F20.0–F20.3) müssen möglichst erfüllt sein, auch wenn dies zu Beginn der Störung bei nicht kommunikationsfähigen Personen nicht feststellbar ist.

B. Für mindestens zwei Wochen müssen eins oder mehrere der folgenden katatonen Merkmale vorhanden sein:
   1. Stupor (eindeutige Verminderung der Reaktionen auf die Umgebung, sowie Verminderung spontaner Bewegungen und Aktivität) oder Mutismus;
   2. Erregung (anscheinend sinnlose motorische Aktivität, die nicht durch äußere Reize beeinflusst ist);

3. Haltungsstereotypien (freiwilliges Einnehmen und Beibehalten unsinniger und bizarrer Haltungen);
4. Negativismus (anscheinend unmotivierter Widerstand gegenüber allen Aufforderungen oder Versuchen, bewegt zu werden; oder statt dessen Bewegungen in gegensinniger Richtung);
5. Rigidität (Beibehaltung einer starren Haltung gegenüber Versuchen, bewegt zu werden);
6. wächserne Biegsamkeit (Verharren der Glieder oder des Körpers in Haltungen, die von außen auferlegt sind);
7. Befehlsautomatismus (automatische Befolgung von Anweisungen).

F20.3 undifferenzierte Schizophrenie

Zustandsbilder, welche die allgemeinen diagnostischen Kriterien der Schizophrenie (siehe Einleitung zu F20) erfüllen, ohne einer der beschriebenen Unterformen (F20.0–F20.2) zu entsprechen, oder solche, die Merkmale von mehr als einer Unterform aufweisen, ohne eindeutiges Überwiegen bestimmter diagnostischer Charakteristika. Diese Kategorie ist nur für psychotische Zustandsbilder zu verwenden (d.h. schizophrenes Residuum, F20.5, und postschizophrene Depression, F20.4, sind ausgeschlossen), und auch erst nach dem Versuch, das Erscheinungsbild einer der drei bereits beschriebenen Unterformen zuzuordnen.

Dazugehörige Begriffe:
atypische Schizophrenie

Diagnostische Kriterien

A. Die allgemeinen Kriterien für eine Schizophrenie (F20.0–F20.3) müssen erfüllt sein.
B. Kriterium 1. oder 2. muss erfüllt sein:
   1. Die Symptome erfüllen die Kriterien für eine der Untergruppen F20.0, F20.1, F20.4, F20.5 nicht.
   2. Die Symptome sind so zahlreich, dass die Kriterien für mehr als eine der unter B.1. aufgeführten Subgruppen erfüllt werden.

F20.4 postschizophrene Depression

Eine unter Umständen länger anhaltende depressive Episode, die im Anschluß an eine schizophrene Erkrankung auftritt. Einige schizophrene Symptome müssen noch vorhanden sein, beherrschen aber nicht mehr das klinische Bild. Diese anhaltenden schizophrenen Symptome können «positiv» oder «negativ» sein, die letztgenannten sind häufiger. Es ist unerheblich für die Diagnose, inwieweit die depressiven Symptome durch das Verschwinden der vorher bestehenden psychotischen Symptome nur aufgedeckt wurden, ohne das es sich um eine neue Entwicklung handelt, ferner inwieweit der Zustand wesentlicher Teil der Schizophrenie und nicht etwa nur eine

psychische Reaktion auf die Erkrankung ist. Die Symptome sind selten schwer und umfassend genug, um eine schwere depressive Episode (F32.2 und F32.3) diagnostizieren zu können. Oft schwierig zu entscheiden ist es, welche Symptome zur Depression gehören, welche auf die neuroleptische Medikation zurückgehen oder welche auf der Antriebsminderung und der Affektverflachung der schizophrenen Erkrankung selbst beruhen. Diese depressive Störung ist mit einem erhöhten Suizidrisiko verbunden.
Wenn der Patient keine schizophrenen Symptome mehr aufweist, ist eine depressive Episode zu diagnostizieren (F32.–). Wenn floride schizophrene Symptome noch im Vordergrund stehen, soll die entsprechende schizophrene Unterform (F20.0, F20.1, F20.2, oder F20.3) diagnostiziert werden.

Diagnostische Kriterien

A. Die allgemeinen Kriterien für eine Schizophrenie (F20.0–F20.3) müssen während der letzten zwölf Monate erfüllt gewesen sein, sind aber zur Zeit nicht nachweisbar.
B. Eins von den Kriterien F20 G1. 2. a, b, c oder d muss noch vorhanden sein.
C. Die depressiven Symptome müssen ausreichend lange andauern, sowie schwer und umfassend genug sein, um mindestens die Kriterien für eine leichte depressive Episode (F32.0) zu erfüllen.

F20.5 schizophrenes Residuum

Ein chronisches Stadium im Verlauf einer schizophrenen Erkrankung, mit einer eindeutigen Verschlechterung von einem frühen Stadium (mit einer oder mehreren Episoden mit psychotischen Symptomen, welche die allgemeinen Kriterien für Schizophrenie erfüllen) zu einem späteren Stadium, das durch langandauernde, jedoch nicht notwendigerweise irreversible «negative» Symptome charakterisiert ist.

Für eine zuverlässige Diagnose müssen folgende Bedingungen erfüllt sein:
1. Auffallendes Vorhandensein von «negativen» schizophrenen Symptomen wie psychomotorischer Verlangsamung, verminderter Aktivität, Affektverflachung, Passivität und Initiativemangel, Verarmung hinsichtlich Menge und Inhalt des Gesprochenen, geringe nonverbale Kommunikation durch Gesichtsausdruck, Blickkontakt, Modulation der Stimme und Körperhaltung; Vernachlässigung der Körperpflege und sozialen Leistungsfähigkeit.
2. Früheres Vorhandensein von wenigstens einer eindeutigen psychotischen Episode, welche die allgemeinen Kriterien für Schizophrenie erfüllt.
3. Ein Zeitraum von wenigstens einem Jahr, während dessen die Intensität und Häufigkeit von floriden Symptomen wie Wahn und Halluzinationen gering oder wesentlich vermindert waren und das «negative» schizophrene Syndrom vorlag.
4. Keine Demenz oder andere organische Hirnerkrankung oder -störung, keine chronische Depression oder Hospitalismus, welche die «negativen» Symptome erklären könnten.

Wenn über die Anamnese des Patienten keine ausreichenden Informationen zu erhalten sind und darum das frühere Vorhandensein von Kriterien für die Diagnose einer Schizophrenie nicht gesichert werden kann, muss die Diagnose eines schizophrenen Residuums vorläufig bleiben.

Dazugehörige Begriffe:
chronische undifferenzierte Schizophrenie / Restzustand / schizophrener Residualzustand.

Diagnostische Kriterien

A. Die allgemeinen Kriterien für eine Schizophrenie (F20.0–F20.3) müssen in der Vergangenheit erfüllt gewesen sein, sind aber zur Zeit nicht nachweisbar.
B. Mindestens vier der folgenden «negativen» Symptome waren während der vorangegangenen zwölf Monate vorhanden:
   1. Psychomotorische Verlangsamung oder verminderte Aktivität;
   2. deutliche Affektverflachung;
   3. Passivität und Initiativemangel;
   4. Verarmung hinsichtlich Menge oder Inhalt des Gesprochenen;
   5. geringe nonverbale Kommunikation, deutlich an Mimik, Blickkontakt, Stimm-Modulation und Körperhaltung;
   6. verminderte soziale Leistungsfähigkeit und Vernachlässigung der Körperpflege.

F20.6 Schizophrenia simplex

Ein seltenes Zustandsbild mit schleichender Progredienz von merkwürdigem Verhalten, der Unmöglichkeit, soziale Anforderungen zu erfüllen und mit Verschlechterung der allgemeinen Leistungsfähigkeit. Wahnvorstellungen und Halluzinationen treten nicht in Erscheinung. Die Störung ist weniger offensichtlich psychotisch als die hebephrene, paranoide und katatone Unterform der Schizophrenie. Die charakteristischen «negativen» Merkmale des schizophrenen Residuums wie Affektverflachung, Antriebsminderung usw., entwickeln sich ohne vorhergehende floride psychotische Symptome. Auf einen weiteren sozialen Abstieg kann Nichtsesshaftigkeit folgen, und der Betreffende wird selbstversunken, untätig und ziellos.
Eine Schizophrenia simplex ist nur sehr schwer sicher zu diagnostizieren, weil die Diagnose von der langsamen Entwicklung charakteristischer «negativer» Symptome des schizophrenen Residuums abhängt (F20.5) ohne Anamnese von Halluzinationen, Wahnvorstellungen oder anderen Symptomen einer früheren psychotischen Episode und mit deutlichen Veränderungen im persönlichen Verhalten, wie z.B. deutlicher Interessenverlust, Müßiggang und sozialer Rückzug, über mindestens ein Jahr. Die Stellung dieser Diagnose wird nicht empfohlen!

Dazugehörige Begriffe:
einfache Schizophrenie

Diagnostische Kriterien

A. Schleichende Progredienz aller drei folgenden Merkmale über einen Zeitraum von mindestens einem Jahr:
   1. Deutliche und anhaltende Veränderungen in einigen früheren Persönlichkeitsmerkmalen, was sich in einem Antriebs- und Interesseverlust äußert, sowie in nutz- und ziellosem Verhalten, in Selbstversunkenheit und sozialem Rückzug;
   2. allmähliches Auftreten und Verstärkung von «negativen» Symptomen wie Apathie, Sprachverarmung, verminderte Aktivität, deutliche Affektverflachung, Passivität, Initiativemangel und verminderte nonverbale Kommunikation (Mimik, Blickkontakt, Stimmmodulation oder Körperhaltung);
   3. deutliche Abnahme der schulischen oder beruflichen Leistungsfähigkeit.

B. Niemals treten die unter F20.0–F20.3 G1. aufgeführten Symptome oder Halluzinationen und ausgeformten Wahninhalte jeglicher Art, auf. D.h. die Betroffenen dürfen niemals die Kriterien für eine Schizophrenie oder eine andere psychotische Störung erfüllt haben.

C. Kein Nachweis einer Demenz oder einer anderen organischen psychischen Störung im Sinne von Kapitel F0.

Kommentar: Diese diagnostische Kategorie wurde wegen der Verwendung in einigen Ländern beibehalten. Ihre eigentliche Bedeutung, die Beziehung zur schizoiden Persönlichkeitsstörung und zur schizotypen Störung sind unsicher und weitere Informationen zur Lösung des Problems sind nötig. Die zur Differenzierung vorgeschlagenen Kriterien weisen auf das Problem hin, innerhalb dieser Störungsgruppe Grenzen und Unterschiede in praktikablen Begriffen zu definieren. Das Kriterium A. 3. gehört zu den wenigen Ausnahmen von der Regel, dass die sozialen Folgen der Störungen, also das soziale Handicap, in dieser Klassifikation nicht in die diagnostischen Kriterien mitaufgenommen werden sollen.

F20.8 sonstige Schizophrenie

Dazugehörige Begriffe:
coenästhetische (coenästhopathische) Schizophrenie / nicht näher bezeichnete schizophreniforme Störung

Ausschluss:
akute schizophreniforme Störung (F23.2) / latente Schizophrenie (F21) / zyklische Schizophrenie (F25.2)

F20.9 nicht näher bezeichnete Schizophrenie

Für dieses diagnostische Kriterium ist kein spezielles Kriterium definiert.

F21 schizotype Störung

Eine Störung mit exzentrischem Verhalten und Anomalien des Denkens und der Stimmung, die schizophren wirken, obwohl nie eindeutige und charakteristische schizophrene Symptome aufgetreten sind. Es gibt kein beherrschendes oder typisches Merkmal; jedes der diagnostischen Merkmale kann vorhanden sein.
Die Störung zeigt einen chronischen Verlauf mit unterschiedlicher Intensität. Gelegentlich entwickelt sich eine eindeutige Schizophrenie. Es lässt sich kein eindeutiger Beginn feststellen; Entwicklung und Verlauf entsprechen gewöhnlich einer Persönlichkeitsstörung. Sie findet sich häufiger bei Personen mit manifest schizophren Erkrankten in der Familie. Man nimmt an, das sie einen Teil des genetischen «Spektrums» der Schizophrenie verkörpert.
Diese diagnostische Kategorie wird nicht zum allgemeinen Gebrauch empfohlen, da keine klaren Grenzen zur Schizophrenia simplex oder zu den schizoiden oder paranoiden Persönlichkeitsstörungen vorhanden sind. Wenn die Bezeichnung verwendet wird, sollen drei oder vier der oben aufgelisteten typischen Merkmale mindestens zwei Jahre lang, ständig oder episodisch vorhanden gewesen sein. Der Betroffene darf früher niemals die Kriterien für eine Schizophrenie erfüllt haben. Eine Schizophrenie bei einem Verwandten ersten Grades gibt der Diagnose zusätzliches Gewicht, ist aber nicht Voraussetzung.

Dazugehörige Begriffe:
Borderline Schizophrenie / Grenzschizophrenie / Grenzpsychose / latente schizophrene Reaktion / latente Schizophrenie / präpsychotische Schizophrenie / prodromale Schizophrenie / pseudoneurotische Schizophrenie / pseudopsychopathische Schizophrenie / schizotype (schizotypische) Persönlichkeitsstörung / Schizotypie /

Ausschluss:
Asperger Syndrom (F84.5) / schizoide Persönlichkeitsstörung (F60.1)

Diagnostische Kriterien

A. Die Betroffenen haben über einen Zeitraum von mindestens zwei Jahren mindestens vier der folgenden Merkmale entweder ununterbrochen oder wiederholt gezeigt:
   1. unangepasster und eingeengter Affekt, so dass die Betroffenen kalt und unnahbar erscheinen;
   2. seltsames, exzentrisches oder eigentümliches Verhalten und Erscheinung;
   3. wenige soziale Bezüge und Tendenz zu sozialem Rückzug;
   4. sonderbare Ansichten oder magisches Denken, das das Verhalten beeinflusst und nicht mit subkulturellen Normen übereinstimmt;
   5. Misstrauen oder paranoide Vorstellungen;
   6. Grübeln ohne inneren Widerstand oft mit dysmorphophoben, sexuellen oder aggressiven Inhalten;

7. ungewöhnliche Wahrnehmungen, einschließlich Körpergefühlsstörungen oder andere Illusionen, Depersonalisations- oder Derealisationserleben;
8. vages, umständliches, metaphorisches, gekünsteltes und oft stereotypes Denken, das sich in einer seltsamen Sprache oder auf andere Weise äußert, ohne deutliche Zerfahrenheit.
9. gelegentliche, vorübergehende quasi-psychotische Episoden mit intensiven Illusionen, akustischen oder anderen Halluzinationen und wahnähnlichen Inhalten; diese Episoden treten im allgemeinen ohne äußere Veranlassung auf.

B. Die Betroffenen haben niemals die Kriterien für eine Schizophrenie (F20) erfüllt.

F22 anhaltende wahnhafte Störungen

Diese Gruppe enthält eine Reihe von Störungen, bei denen ein langandauernder Wahn das einzige oder das auffälligste klinische Charakteristikum ist, und die nicht als organisch, schizophren oder affektiv klassifiziert werden können. Sie bilden wahrscheinlich keine Einheit und stehen auch mit der Schizophrenie nicht in sicherem Zusammenhang. Die Bedeutung von genetischen Faktoren, Persönlichkeitsmerkmalen und Lebensumständen bei ihrer Entstehung ist unsicher und wahrscheinlich unterschiedlich.

F22.0 wahnhafte Störung

Diese Gruppe von Störungen ist charakterisiert durch die Entwicklung einer einzelnen Wahnidee oder mehrerer aufeinander bezogener Wahninhalte, die im allgemeinen lange andauern und manchmal lebenslang bestehen. Die Wahninhalte sind sehr variabel. Oft handelt es sich um einen Verfolgungswahn, einen hypochondrischen Wahn, einen Größenwahn, einen Querulantenwahn, einen Eifersuchtswahn oder einen Wahn, das der Körper der betreffenden Person deformiert sei, das andere denken, er oder sie rieche schlecht oder sei homosexuell. Weitere psychopathologische Symptome finden sich meistens nicht, depressive Symptome können aber zeitweilig auftreten, und in einigen Fällen können sich olfaktorische und taktile Halluzinationen entwickeln. Eindeutige und anhaltende akustische Halluzinationen (Stimmen), schizophrene Symptome wie Kontrollwahn oder Affektverflachung oder eine eindeutige Gehirnerkrankung sind nicht mit der Diagnose vereinbar. Gelegentliche oder vorübergehende akustische Halluzinationen schließen die Diagnose, besonders bei älteren Patienten, jedoch nicht aus, solange diese Symptome nicht typisch schizophren sind und nur einen kleinen Teil des klinischen Bildes ausmachen. Die Störung beginnt in der Regel im mittleren Alter, aber manchmal, besonders bei der Überzeugung, unter einem missgestalteten Körper zu leiden, liegt der Beginn bereits im frühen Erwachsenenleben. Der Inhalt des Wahns oder der Zeitpunkt seines Auftretens können häufig mit der Lebenssituation des Betreffenden in Beziehung gesetzt werden, wie z.B. ein Verfolgungswahn bei Mitgliedern von Minderheiten. Abgesehen von Handlungen und Einstellungen, die sich direkt auf den Wahn oder das Wahnsystem beziehen, sind Affekt, Sprache und Verhalten normal.

Dazugehörige Begriffe:
Paranoia / paranoide Psychose / paranoides Zustandsbild / sensitiver Beziehungswahn / späte Paraphrenie

Ausschluss:
paranoide Persönlichkeitsstörung (F60.0) / paranoide Reaktion (F23.3) / paranoide Schizophrenie (F20.0) / psychogene paranoide Psychose (F23.3)

Diagnostische Kriterien

A. Ein Wahn oder Wahnsystem mit anderen als den typischen unter F20 G1.1b. oder d. aufgezählten schizophrenen Inhalten (d.h. keine völlig unmöglichen oder kulturell inakzeptablen Vorstellungen). Am häufigsten sind Verfolgungs-, Größen-, Eifersuchts-, Liebes- oder hypochondrischer Wahn.
B. Die Wahngedanken (A.) müssen mindestens drei Monate bestehen.
C. Die allgemeinen Kriterien für eine Schizophrenie (F20.0–F20.3) werden nicht erfüllt.
D. Anhaltende Halluzinationen jeglicher Sinnesmodalität dürfen nicht vorkommen (vorübergehende oder gelegentliche akustische Halluzinationen, die nicht in der dritten Person sprechen oder laufend kommentieren, können vorkommen).
E. Depressive Symptome (oder sogar eine depressive Episode, F32.–) können im Verlauf vorkommen, vorausgesetzt, die Wahngedanken bestehen auch nach Rückbildung etwaiger affektiver Symptome unverändert weiter.)
F. Häufigstes Ausschlusskriterium: Kein Nachweis einer primären oder sekundären Gehirnerkrankung wie unter F00–F09 angegeben oder einer durch psychotrope Substanzen bedingten psychotischen Störung (F1x.5).

Spezifizierung möglicher Subtypen: Folgende Typen können, wenn gewünscht, unterschieden werden: Verfolgungswahn, Querulantenwahn, Beziehungswahn, Größenwahn, hypochondrischer Wahn, Eifersuchtswahn, Liebeswahn.

F22.8 sonstige anhaltende wahnhafte Störungen

Hierbei handelt es sich um eine Restkategorie für anhaltende wahnhafte Störungen, die nicht die Kriterien für die wahnhafte Störung (F22.0) erfüllen. Hier sind Störungen einzugruppieren, bei denen Wahn oder Wahnsysteme von anhaltenden Stimmen oder von schizophrenen Symptomen begleitet werden, die aber nicht ausreichen, um eine Schizophrenie zu diagnostizieren (F20.–). Wahnhafte Störungen, die weniger als drei Monate gedauert haben, sind jedoch, wenigstens zeitweilig, unter F23.– zu klassifizieren.

Dazugehörige Begriffe:
paranoides Zustandsbild im Involutionsalter / Querulantenwahn (Paranoia querulans) / wahnhafte Dysmorphophobie

Diagnostische Kriterien

Restkategorie für anhaltende wahnhafte Störungen, die die Kriterien für eine wahnhafte Störung nach F22.0 nicht erfüllen. Störungen, bei denen die Wahngedanken von anhaltenden Stimmen begleitet werden oder bei Vorliegen schizophrener Symptome, die nicht ausreichen, um die Kriterien für eine Schizophrenie (F20) zu erfüllen, sollten hier verschlüsselt werden. Wahnhafte Störungen, die kürzer als drei Monate dauern, sollten jedoch zumindest vorübergehend mit F23 kodiert werden.

F22.9 nicht näher bezeichnete anhaltende wahnhafte Störung

Für dieses diagnostische Kriterium ist kein spezielles Kriterium definiert.

F23 akute vorübergehende psychotische Störungen

Systematisches klinisches Wissen zur Klassifikation der akuten psychotischen Störungen fehlt bisher; die nur unzureichenden Kenntnisse und klinischen Erfahrungen erlauben keine Darstellung eindeutig definierter und untereinander abgrenzbarer Konzepte. Bei Fehlen eines bewährten und geprüften multiaxialen Systems wird hier zur Vermeidung von diagnostischer Verwirrung eine Rangfolge angegeben, welche Priorität den ausgewählten Schlüsselsymptomen der Störung zukommt. Die hier verwendete Rangfolge ist:

1. akuter Beginn innerhalb von zwei Wochen als entscheidendes Kennzeichen der gesamten Gruppe von Störungen.
2. Das Vorhandensein typischer Syndrome.
3. Das Vorliegen einer akuten Belastung.

Die Klassifikation ist dennoch so gestaltet, das auch diejenigen, die nicht mit dieser Rangfolge von Prioritäten einverstanden sind, akute psychotische Störungen mit jedem dieser Kennzeichen versehen können. Es wird außerdem empfohlen, für alle Störungen dieses Abschnittes, wenn irgend möglich, eine weitere Unterteilung, bezogen auf den Beginn, zu verwenden.
Akuter Beginn wird definiert als Wechsel von einem Zustand ohne psychotische Symptome in einen eindeutig abnormen psychotischen Zustand innerhalb von zwei Wochen oder weniger. Ein akuter Beginn scheint mit einer guten Prognose verbunden zu sei. Möglicherweise ist die Prognose um so besser, je abrupter der Beginn ist. Aus diesem Grunde sollte ein abrupter Beginn (innerhalb von 48 Stunden) angegeben werden.
Die ausgewählten **typischen Syndrome** sind erstens das schnell wechselnde und unterschiedliche Erscheinungsbild, hier «polymorph» genannt, das in mehreren Ländern als charakteristisch für akute psychotische Zustandsbil-

der bezeichnet wurde und zweitens das Vorhandensein typischer schizophrener Symptome.
Die **Verbindung mit akuter Belastung** kann, wenn gewünscht, mit der fünften Stelle angegeben werden, mit Rücksicht auf die traditionelle Beziehung zur akuten Psychose. Die Erfahrungen lehren allerdings, das ein beträchtlicher Anteil akuter psychotischer Störungen ohne eine vorangehende äußere Belastung entsteht; deshalb kann sowohl das Vorhandensein als auch das Fehlen einer Belastung gekennzeichnet werden. Eine Verbindung mit akuter Belastung ist dann anzunehmen, wenn die ersten psychotischen Symptome innerhalb von etwa zwei Wochen nach einem oder mehreren Ereignissen auftreten, die für die meisten Personen des betreffenden Kulturkreises unter ähnlichen Umständen belastend wären. Typische Ereignisse sind Trauerfälle, unerwarteter Partnerverlust, überraschender Verlust des Arbeitsplatzes, Heirat oder psychische Traumen durch Kriegshandlungen, Terrorismus und Folter. Langanhaltende Schwierigkeiten oder Probleme sind in diesem Zusammenhang nicht als Belastungsquelle zu betrachten.
Eine vollständige Besserung erfolgt in der Regel nach zwei oder drei Monaten, oft bereits nach wenigen Wochen oder nur Tagen. Nur wenige Patienten mit diesen Störungen entwickeln anhaltende und behindernde Beschwerdebilder. Der gegenwärtige Kenntnisstand erlaubt leider keine frühe Prognosestellung für den kleinen Teil von Patienten ohne rasche Besserung.
Diese klinischen diagnostischen Leitlinien sind für Kliniker gedacht, die innerhalb von wenigen Tagen oder Wochen nach Krankheitsbeginn die Patienten beurteilen, eine Diagnose stellen und behandeln müssen, ohne zu wissen, wie lange die Störung dauern wird. Eine Reihe von Gedächtnishilfen für die Zeitkriterien und Diagnosenänderungen von einer Störung zur anderen, dienen als Hinweis auf die Notwendigkeit, die Diagnose dem aktuellen Stand anzupassen.
Die Nomenklatur dieser akuten Störungen ist ebenso unsicher wie ihre nosologische Stellung, es wird jedoch versucht, einfache und vertraute Termini zu verwenden. «Psychotische Störung» wird als geeigneter Begriff für alle Unterformen dieser Gruppe verwendet («psychotisch» ist in der allgemeinen Einführung definiert) mit zusätzlich kennzeichnenden Beschreibungen der Charakteristika der einzelnen Erscheinungsbilder, in der Rangfolge, wie oben ausgeführt.

Diagnostische Leitlinien

Keine Störung dieser Gruppe entspricht den Kriterien für eine manische (F30.–) oder depressive Episode (F32.–), obwohl wechselnde Affektivität und einzelne affektive Symptome zeitweilig im Vordergrund stehen können. Diese Störungen sind auch durch das Fehlen einer körperlichen Ursache wie Schädelhirntrauma, Delir oder Demenz definiert. Ratlosigkeit, Zerstreutheit und Unaufmerksamkeit sind im Gespräch oft zu beobachten. Wenn diese Symptome aber so betont oder so anhaltend auftreten, dass ein Delir oder eine Demenz organischer Ursache zu vermuten ist, soll die definitive Diagnose bis zum Vorliegen eindeutiger Untersuchungsergebnisse oder Beobachtungen aufgeschoben werden. Ebenso sind diese Störungen nicht bei eindeutiger Drogen- oder Alkoholintoxikation zu diagnostizieren. Dagegen schließt ein kürzlich erfolgter geringer Anstieg des Konsums von Alkohol oder Marihuana ohne Hinweis auf eine schwere Intoxikation oder Desorientiertheit die Diagnose einer dieser akuten psychotischen Störungen nicht aus. Bezüglich der Zeitkriterien von 48 Stunden und zwei Wochen ist wichtig, das diese sich nicht auf den Zeitraum des größten Schweregrades und der ausgeprägtesten Symptomatik beziehen, sondern auf die Zeitpunkte, an denen die psychotischen Symptome deutlich werden und das tägliche Leben und die Arbeit zumindest erschweren oder gar unterbrechen. Der Krankheitsgipfel mag in beiden Fällen später erreicht werden; die Symptome und Störungen sollen zu den angegebenen Zeitpunkten jedoch vorhanden sein und die betroffene Person in Kontakt mit einer helfenden Institution oder mit einem Arzt gebracht haben. Prodromi mit Angst, Depression, sozialem Rückzug oder leicht abweichendem Verhalten sollten nicht in die angegebenen Zeiträume eingeschlossen werden.

Diagnostische Kriterien

G1. Akuter Beginn von Wahngedanken, Halluzinationen und unverständlicher oder zerfahrener Sprache oder jegliche Kombination von diesen Symptomen. Das Zeitintervall zwischen dem ersten Auftreten der psychotischen Symptome und der Ausbildung des voll entwickelten Störungsbildes sollte nicht länger als zwei Wochen betragen.

G2. Wenn vorübergehende Zustandsbilder mit Ratlosigkeit, illusionärer Verkennung oder Aufmerksamskeits- und Konzentrationsstörungen vorkommen, erfüllen sie nicht die Kriterien für eine organisch bedingte Bewusstseinsstörung wie sie unter F05 A. beschrieben wird.

G3. Die Störung erfüllt nicht die Kriterien für eine manische (F30), eine depressive (F32) oder eine rezidivierende depressive Episode (F33).

G4. Kein Nachweis eines vorangegangenen Konsums psychotroper Substanzen, die gravierend genug wäre, die Kriterien für eine Intoxikation (F1x.0), einen schädlichen Gebrauch (F1x.1), ein Abhängigkeitssyndrom (F1x.2) oder ein Entzugssyndrom (F1x.3 und F1x.4) zu erfüllen. Ein kontinuierlicher und im wesentlichen unveränderter Alkoholkonsum oder Substanzgebrauch in einer Menge oder Häufigkeit, die die Betroffenen gewohnt sind, schließt die Diagnose F23 nicht aus. Das klinische Urteil und die Erfordernisse des in Frage kommenden Forschungsprojektes sind hier ausschlaggebend.

G5. Häufigstes Ausschlusskriterium: Kein Nachweis einer organischen Gehirnerkrankung (F0) oder schweren metabolischen Störung, die das zentrale Nervensystem betreffen (Geburt und Wochenbett sind hier nicht gemeint).

Um zu differenzieren, ob der akute Beginn der Störung mit einem akuten belastenden Ereignis (in den letzten zwei Wochen vor dem Auftreten der ersten psychotischen Symptome) im Zusammenhang steht, sollte die **fünfte Stelle** verwandt werden:

F23.x0 ohne akute Belastung
F23.x1 mit akuter Belastung

Für Forschungszwecke ist es empfehlenswert, außerdem den Umschlag der

Störung von einem nicht-psychotischen zu einem eindeutig psychotischen Zustandsbild zu differenzieren als entweder:
- abrupt (innerhalb von 48 Stunden), oder
- akut mehr als 48 Stunden, aber weniger als zwei Wochen).

F23.0 akute polymorphe psychotische Störung ohne Symptome einer Schizophrenie

Es handelt sich um eine akute psychotische Störung, bei der Halluzinationen, Wahnphänomene und Wahrnehmungsstörungen vorhanden, aber sehr unterschiedlich ausgeprägt sind und von Tag zu Tag oder sogar von Stunde zu Stunde wechseln. Häufig findet sich auch eine emotionale Aufgewühlheit mit intensiven vorübergehenden Glücksgefühlen und Ekstase oder Angst und Reizbarkeit. Ein vielgestaltiges, unbeständiges und wechselndes klinisches Bild ist charakteristisch. Auch wenn bestimmte affektive oder psychotische Symptome zeitweise im Vordergrund stehen, werden die Kriterien einer manischen Episode (F30.–), einer depressiven Episode (F32.–) oder für eine Schizophrenie (F20.–) nicht erfüllt. Typisch für diese Störung ist ein abrupter Beginn innerhalb von 48 Stunden und eine rasche Rückbildung der Symptome; bei einem großen Teil der Patienten findet sich keine überzeugende auslösende Belastung.
Wenn die Symptome länger als drei Monate andauern, ist die Diagnose am ehesten in anhaltende wahnhafte Störung (F22.–) oder andere nichtorganische psychotische Störung (F28) zu ändern.

Dazugehörige Begriffe:
Bouffée délirante, ohne Symptome einer Schizophrenie oder nicht näher bezeichnet / zykloide Psychose, ohne Symptome einer Schizophrenie oder nicht näher bezeichnet / Angst – Glückspsychose

Diagnostische Kriterien

A. Die allgemeinen Kriterien für eine akute vorübergehende psychotische Störung (F23) müssen erfüllt sein.
B. Die Symptomatologie wechselt rasch in Art und Schwere von Tag zu Tag und während desselben Tages.
C. Jede Art von Halluzinationen oder Wahnideen besteht mindestens mehrere Stunden lang, zu irgendeiner Zeit nach Auftreten der Störung.
D. Gleichzeitig auftretende Symptome von mindestens zwei der folgenden Syndrome:
   1. emotionale Aufgewühltheit mit intensiven Glücksgefühlen oder Ekstase, oder überwältigende Angst oder deutliche Reizbarkeit;
   2. Ratlosigkeit oder Verkennung von Personen und Orten;
   3. Antriebssteigerung oder Antriebsschwäche von deutlichem Ausmaß.
E. Schizophrene Symptome (F20 G1.1, G1.2) kommen, wenn überhaupt, nur sehr kurz, zu Beginn vor, d.h. das Kriterium F23.1, B. wird nicht erfüllt.
F. Die Dauer der Störung beträgt nicht mehr als drei Monate.

F23.1 akute polymorphe psychotische Störung mit Symptomen einer Schizophrenie

Es handelt sich um eine akute psychotische Störung, welche die Beschreibung für eine akute polymorphe psychotische Störung (F23.0) erfüllt und bei der typischerweise schizophrene Symptome ebenfalls ständig vorhanden sind.

Dazugehörige Begriffe:
Bouffée délirante mit Symptomen einer Schizophrenie / zykloide Psychose mit Symptomen einer Schizophrenie

Diagnostische Kriterien

A. Die Kriterien A., B., C. und D. der akuten polymorphen psychotischen Störung (F23.0) müssen erfüllt sein.
B. Einige der für die Schizophrenie (F20.0–F20.3) typischen Symptome müssen während des größten Teils der Zeit seit Beginn der Störung vorhanden sein. Wenn auch die spezifischen Kriterien nicht vollständig erfüllt sein müssen, sollte doch mindestens eins der Symptome von F20 G1.1a bis G1.2c nachweisbar sein.
C. Die schizophrene Symptomatik (F23.1, B.) dauert nicht länger als einen Monat an.

F23.2 akute schizophreniforme psychotische Störung

Es handelt sich um eine akute psychotische Störung, in der die psychotischen Symptome vergleichsweise stabil sind und die Kriterien für Schizophrenie (F20.–) erfüllen, aber weniger als ein Monat bestanden haben. Ein gewisses Ausmaß an Veränderlichkeit der Gefühle oder Instabilität kann vorhanden sein, aber nicht in einem Umfang wie bei der akuten polymorphen psychotischen Störung (F23.0).

Dazugehörige Begriffe:
akute (undifferenzierte) Schizophrenie / kurze schizophreniforme Psychose / kurze schizophreniforme Störung / schizophrene Reaktion / Oneirophrenie

Ausschluss:
organische wahnhafte (schizophreniforme) Störung (F06.2) / nicht näher bezeichnete schizophreniforme Störung (F20.8)

Diagnostische Kriterien

A. Die allgemeinen Kriterien für die akute vorübergehende psychotische Störung (F23) müssen erfüllt sein.
B. Die Kriterien für Schizophrenie (F20.0–F20.3) müssen, außer den Zeitkriterien, erfüllt sein.
C. Die Störung erfüllt nicht die Kriterien B., C. und D. für die akute polymorphe psychotische Störung (F23.0).
D. Die Gesamtdauer der Störung beträgt nicht mehr als einen Monat.

F23.3 sonstige akute vorwiegend wahnhafte psychotische Störungen

Es handelt sich um akute psychotische Störungen, bei denen verhältnismäßig stabile Wahnphänomene oder Halluzinationen die hauptsächlichen klinischen Zeichen darstellen, nicht aber die Kriterien der Schizophrenie erfüllen (F20.–). Verfolgungswahn oder Beziehungswahn sind häufig, Halluzinationen sind in der Regel akustisch (Stimmen, die direkt zu dem Patienten sprechen).

Dazugehörige Begriffe:
paranoide Reaktion / psychogene paranoide Psychose

Diagnostische Kriterien

A. Die allgemeinen Kriterien für eine akute vorübergehende psychotische Störung (F23) müssen erfüllt sein.
B. Es liegen relativ stabile Wahnideen und/oder Halluzinationen vor, die aber nicht die Kriterien für eine Schizophrenie (F20.0–F20.3) erfüllen.
C. Die Störung erfüllt nicht die Kriterien für die akute polymorphe psychotische Störung (F23.0).
D. Die Gesamtdauer der Störungen beträgt nicht mehr als drei Monate.

F23.8 sonstige akute vorübergehende psychotische Störungen

Hier sind alle anderen akuten psychotischen Störungen einzordnen, die unter den bisherigen Störungen in F23 nicht zu klassifizieren sind, wie beispielsweise akute psychotische Zustandsbilder, bei denen eindeutige Wahnphänomene oder Halluzinationen auftreten, aber nur kurze Zeit andauern. Undifferenzierte Erregungszustände sollen ebenfalls hier registriert werden, wenn keine genaueren Informationen über den psychischen Befund des Patienten vorliegen, vorausgesetzt, es besteht kein Anhalt für eine organische Ursache.

Diagnostische Kriterien

Kommentar: Alle sonstigen akuten psychotischen Störungen, die unter F23.0–F23.3 nicht zu klassifizieren sind, wie z.B. akute psychotische Zustände mit eindeutigen Wahngedanken oder Halluzinationen für nur eine kurze Zeit, sollten hier klassifiziert werden. Auch Zustände nicht näher zu differenzierender Erregung sollten hier verschlüsselt werden, wenn genauere Informationen über die psychische Verfassung der Patienten nicht erhältlich sind; ausgenommen sind organisch bedingte Störungen.

F23.9 nicht näher bezeichnete akute vorübergehende psychotische Störung

Dazugehörige Begriffe:
nicht näher bezeichnete kurze reaktive Psychose

F24 induzierte wahnhafte Störung

Es handelt sich um eine seltene wahnhafte Störung, die von zwei oder gelegentlich von mehr Personen mit engen emotionalen Bindungen geteilt wird. Nur eine leidet unter einer echten psychotischen Störung; die Wahnvorstellungen sind bei dem (den) anderen induziert und verschwinden bei Trennung der Personen meist. Die psychotische Erkrankung der dominierenden Person ist im allgemeinen eine Schizophrenie, aber dies ist nicht notwendigerweise oder immer so. Die Wahnphänomene – Verfolgungs- oder Größenwahn – sind sowohl bei dem dominierenden Partner als auch bei der induzierten Person in der Regel chronisch. Wahnhafte Überzeugungen werden auf diese Weise nur unter ungewöhnlichen Umständen weitergegeben. Fast stets leben die betroffenen Personen in einer ungewöhnlich engen Beziehung und sind durch Sprache, Kultur oder die geographische Situation von anderen Menschen isoliert. Die Person, bei der die Wahnvorstellungen induziert werden, nimmt gegenüber der Person mit der Psychose meist eine abhängige oder unterwürfige Position ein.

Dazugehörige Begriffe:
Folie à deux / induzierte paranoide oder psychotische Störung / symbiontische Psychose

Ausschluss:
Folie simultanée

Diagnostische Kriterien

A. Die Betroffenen übernehmen einen Wahn oder ein Wahnsystem einer anderen Person, die an einer unter F20 bis F23 klassifizierten Störung leidet.
B. Die betroffenen Personen haben eine außergewöhnlich enge Beziehung zueinander und leben relativ isoliert von anderen Menschen.
C. Die Betroffenen hatten die krankhafte Überzeugung nicht, bevor sie in Kontakt mit der anderen Person kamen und litten in der Vergangenheit nicht unter irgendeiner unter F20 bis F23 klassifizierten Störung.

F25 schizoaffektive Störungen

Hierbei handelt es sich um episodische Störungen, bei denen sowohl affektive als auch schizophrene Symptome in derselben Krankheitsphase auftreten, meistens gleichzeitig oder höchstens durch einige Tage getrennt. Ihre Beziehung zu den typischen affektiven (F30–F39) und schizophrenen (F20–F24) Störungen ist unsicher. Sie werden hier gesondert aufgeführt, weil sie zu häufig sind, um unberücksichtigt zu bleiben. Wenn affektive Symptome eine vorher bestehende schizophrene Krankheit überlagern oder als deren Teil anzusehen sind oder mit anderen anhaltenden Wahnkrankheiten gemeinsam auftreten oder alternieren, sind diese Krankheitsbilder unter den entsprechenden Kategorien bei F20–F29 zu klassifizieren. Parathyme Wahnideen oder Halluzinationen bei affektiven Störungen (F30.2, F31.2, F31.5,

F32.3 oder F33.3) rechtfertigen allein nicht die Diagnose einer schizoaffektiven Störung.
Patienten, die unter rezidivierenden schizoaffektiven Episoden leiden, besonders solche, deren Symptome eher manisch als depressiv sind, zeigen gewöhnlich eine vollständige Remission und entwickeln nur selten ein Residuum.

Diagnostische Kriterien

Beachte: Diese Diagnose zeichnet sich durch eine relative «Balance» zwischen Zahl, Schwere und Dauer schizophrener und affektiver Symptome aus.

G1. Die Störung erfüllt die Kriterien für eine affektive Störung (F30, F31, F32) vom Schweregrad mittelgradig oder schwer, wie für jede Subgruppe beschrieben.

G2. Aus mindestens einer der unten aufgeführten Symptomgruppen müssen Symptome während des größten Teils einer Zeitspanne von mindestens zwei Wochen vorhanden sein (die Symptomgruppen entsprechen nahezu denen der Schizophrenie (F20.0–F20.3)):
1. Gedankenlautwerden, Gedankeneingebung, Gedankenentzug, Gedankenausbreitung (F20, G1. 1a);
2. Kontrollwahn, Beeinflussungswahn, Gefühl des Gemachten, deutlich bezogen auf Körper- oder Gliederbewegungen oder bestimmte Gedanken, Tätigkeiten oder Empfindungen (F20, G1. 1b);
3. kommentierende oder dialogische Stimmen, die über die Patienten sprechen, oder andere Stimmen, die aus bestimmten Körperteilen kommen (F20, G1. 1c);
4. anhaltender, kulturell unangemessener und bizarrer Wahn (d.h. nicht ausschließlich Größen- oder Verfolgungswahn) (F20, G1. 1d), sondern z.B. die Überzeugung, andere Welten besucht zu haben, Wolken durch Ein- und Ausatmen kontrollieren zu können, mit Pflanzen oder Tieren ohne Sprache kommunizieren zu können usw.;
5. Danebenreden oder deutlich zerfahrene Sprache, oder häufiger Gebrauch von Neologismen (ausgeprägte Form von F20, G1. 2b);
6. intermittierendes, aber häufiges Auftreten einiger katatoner Symptome, wie Haltungsstereotypien, wächsernde Biegsamkeit und Negativismus (F20, G1. 2c).

G3. Die Kriterien G1. und G2. müssen während derselben Störungsepisode und wenigstens für einige Zeit gleichzeitig erfüllt sein. Das klinische Bild muss durch Symptome beider Kriterien, G1. und G2., geprägt sein.

G4. Häufigstes Ausschlusskriterium: Die Störung ist nicht bedingt durch eine organische Krankheit des Gehirns i.S. von F00–F09 oder durch psychotrope Substanzen (F10–F19) (bei Intoxikation, Abhängigkeit oder Entzug).

Kommentar: Die zur Zeit vorliegenden Forschungsergebnisse erlauben nach wie vor keine endgültige Entscheidung darüber, ob die schizoaffektive Störung (F25.–), wie sie in der ICD-10 definiert wird, dem Abschnitt F20–F29 (Schizophrenie, schizotype und wahnhafte Störungen) oder dem

Abschnitt F30–F39 (affektive Störungen) zuzuordnen ist. Hier erfolgte die Einordnung im Abschnitt F20–F29, basierend auf den Rückmeldungen aus den Feldstudien im Jahre 1987 und auf den Kommentaren der weltweit befragten Mitgliedsgesellschaften der World Psychiatric Association (WPA). Es entspricht außerdem einer starken und weit verbreiteten klinischen Tradition, die schizoaffektiven Störungen mit den schizophrenen und wahnhaften Störungen zu assoziieren. Schließlich reichen beim Vorliegen bestimmter affektiver Symptome einfache zusätzliche parathyme Wahngedanken nicht für eine Änderung der Diagnose in eine schizoaffektive Störung aus, sondern es muss in der gleichen Episode zusammen mit den affektiven Symptomen mindestens ein schizophrenietypisches Symptom auftreten.

F25.0 schizoaffektive Störung, gegenwärtig manisch

Es handelt sich um eine Störung, bei der sowohl schizophrene als auch manische Symptome in derselben Krankheitsepisode auftreten. Die affektive Störung zeigt sich in Form einer gehobenen Stimmung, begleitet von vermehrtem Selbstbewusstsein und Größenideen. Gelegentlich stehen aber auch Erregung und Gereiztheit mit aggressivem Verhalten und Verfolgungsideen im Vordergrund. In beiden Fällen finden sich Antriebssteigerung, Überaktivität, Konzentrationsstörungen und Distanzlosigkeit. Beziehungswahn, Größenwahn oder Verfolgungswahn können vorhanden sein, aber für die Diagnose sind andere typischere schizophrene Symptome erforderlich. Die betreffende Person kann behaupten, dass sich beispielsweise ihre Gedanken ausbreiten oder gestört werden, dass fremde Kräfte versuchen, sie zu kontrollieren, oder sie kann über Stimmen verschiedener Art oder über bizarre Wahnideen berichten, die nicht nur als Größen- oder Verfolgungswahn anzusehen sind. Oft ist nur durch sorgfältige Exploration festzustellen, dass der Betreffende diese krankhaften Phänomene tatsächlich erlebt und nicht nur scherzt oder in bildhaften Vergleichen redet. Schizomanische Erkrankungen sind meistens floride Psychosen mit akutem Beginn. Das Verhalten ist zwar oft stark gestört, aber es kommt im allgemeinen innerhalb weniger Wochen zu vollständiger Rückbildung.

Dazugehörige Begriffe:
schizoaffektive Psychose, manischer Typ / schizophreniforme Psychose, manischer Typ

Diagnostische Kriterien

A. Die allgemeinen Kriterien für eine schizoaffektive Störung (F25) müssen erfüllt sein.
B. Die Kriterien für eine Manie (F30.1 oder F31.1) müssen erfüllt sein.

F25.1 schizoaffektive Störung, gegenwärtig depressiv

Es handelt sich um eine Störung, bei der sowohl schizophrene als auch depressive Symptome während derselben Krankheitsepisode auftreten. Die depressive Stimmung wird gewöhnlich von mehreren charakteristischen depressiven Symptomen oder Verhaltensauffälligkeiten begleitet wie Verlangsamung, Schlaflosigkeit, Antriebs , Appetit- oder Gewichtsverlust, Verringerung der üblichen Interessen, Konzentrationsstörung, Schuldgefühl, Gefühle der Hoffnungslosigkeit und Suizidideen. Gleichzeitig oder während derselben Episode müssen andere typische schizophrene Symptome vorhanden sein; die betreffende Person kann beispielsweise behaupten, dass ihre Gedanken sich ausbreiten oder gestört werden, oder dass fremde Kräfte versuchen, sie zu kontrollieren. Sie kann davon überzeugt sein, dass sie ausspioniert wird, oder dass ein Komplott gegen sie im Gange ist und dass dieses durch ihr eigenes Verhalten nicht gerechtfertigt ist. Sie kann Stimmen hören, die sie nicht nur verächtlich machen oder verdammen, sondern auch davon reden, sie zu töten, oder ihr Verhalten unter sich diskutieren. Schizodepressive Episoden sind gewöhnlich weniger floride und alarmierend als schizomanische Episoden, aber sie neigen zu längerer Dauer und die Prognose ist weniger günstig. Obwohl sich in der Mehrzahl der Fälle die Störung vollständig zurückbildet, entwickeln einige Kranke schließlich ein schizophrenes Residuum.

Dazugehörige Begriffe:
schizoaffektive Psychose, depressiver Typ / schizophreniforme Psychose, depressiver Typ

Diagnostische Kriterien

A. Die allgemeinen Kriterien für eine schizoaffektive Störung (F25) müssen erfüllt sein.
B. Die Kriterien für eine depressive Störung, mindestens mit dem Schweregrad mittelgradig (F32.1, F32.2, F31.3, F31.4) müssen erfüllt sein.

F25.2 gemischte schizoaffektive Störung

Hier sind Störungen zu klassifizieren, bei denen Symptome einer Schizophrenie (F20.–) mit solchen einer gemischten bipolaren affektiven Störung (F31.6) gemeinsam bestehen.

Dazugehörige Begriffe:
gemischte schizophrene und affektive Psychose / zyklische Schizophrenie

Diagnostische Kriterien

A. Die allgemeinen Kriterien für eine schizoaffektive Störung (F25) müssen erfüllt sein.
B. Die Kriterien für eine gemischte bipolare affektive Störung (F31.6) müssen erfüllt sein.

F25.8 sonstige schizoaffektive Störungen

Für dieses diagnostische Kriterium ist kein spezielles Kriterium definiert.

F25.9 nicht näher bezeichnete schizoaffektive Störung

Dazugehörige Begriffe:
nicht näher bezeichnete schizoaffektive Psychose

Diagnostische Kriterien

Kommentar: Wenn gewünscht, können weitere Subgruppen der schizoaffektiven Störung, entsprechend ihrem Verlauf wie folgt gekennzeichnet werden:
F25.x0 Nur gleichzeitiges Auftreten affektiver und schizophrener Symptome, wie unter G2. beschrieben.
F25.x1 Gleichzeitiges Auftreten affektiver und schizoaffektiver Symptome und Andauern der schizophrenen Symptomatik über die affektiven Symptome hinaus.

F28 sonstige nichtorganische psychotische Störungen

Psychotische Störungen, die die Kriterien für Schizophrenie (F20.–) oder für psychotische Formen affektiver Störungen (F30–F39) nicht erfüllen und psychotische Störungen, die die Symptomkriterien für eine anhaltende wahnhafte Störung nicht erfüllen (F22.–) sind hier zu klassifizieren.

Dazugehörige Begriffe:
nicht näher bezeichnete chronische halluzinatorische Psychose / zykloide Psychose (länger als drei Monate andauernd)

Diagnostische Kriterien

Psychotische Störungen, die nicht die Kriterien für eine Schizophrenie (F20), eine psychotische Form der affektiven Störungen (F30–F39) und nicht für eine anhaltende wahnhafte Störung (F22.–) erfüllen, sollen hier verschlüsselt werden (z.B. eine anhaltende halluzinatorische Störung). Auch Kombinationen von Symptomen, die nicht den vorangegangenen Kategorien F20–F25 entsprechen, wie z.B. andere, als die unter Kriterium F20 G1. 1b oder d aufgeführten schizophrenietypischen (also nicht bizarre oder kulturell unangemessene) Wahngedanken plus Katatonie gehören hierher.

F29 nicht näher bezeichnete nichtorganische Psychose

Diese Kategorie sollte auch für Psychosen unbekannter Ätiologie verwendet werden.

Dazugehöriger Begriff:
nicht näher bezeichnete Psychose

Ausschluss:
nicht näher bezeichnete psychische Störung (F99) / nicht näher bezeichnete organische oder symptomatische Psychose (F09)

F3 affektive Störungen

Die Beziehungen zwischen Ätiologie, Symptomatik, zugrundeliegenden biochemischen Prozessen, Ansprechen auf Behandlung und weiterem Verlauf bei affektiven Störungen sind gegenwärtig noch nicht so weit geklärt, dass ihre Klassifikation in einer für alle annehmbaren Weise möglich wäre. Trotzdem muss eine Klassifizierung versucht werden. Diese wird in der Hoffnung vorgelegt, dass sie als Ergebnis vielfältiger Beratungen zumindest akzeptabel erscheint.
Bei diesen Störungen bestehen die Hauptsymptome in einer Veränderung der Stimmung oder der Affektivität, meist zur Depression hin, mit oder ohne begleitende Angst, oder zur gehobenen Stimmung. Dieser Stimmungswechsel wird in der Regel von einem Wechsel des allgemeinen Aktivitätsniveaus begleitet. Die meisten anderen Symptome sind sekundär oder im Zusammenhang mit diesen Veränderungen leicht zu verstehen. Die meisten dieser Störungen tendieren zu wiederholtem Auftreten. Der Beginn der einzelnen Episoden ist oft mit belastenden Ereignissen oder Situationen in Zusammenhang zu bringen.

Dieses Kapitel behandelt affektive Störungen aller Altersgruppen. Auch die in der Kindheit und Jugend beginnenden sollten also hier klassifiziert werden, wenn sie den gegebenen Beschreibungen entsprechen. Es sollten aber auch F92, kombinierte Störungen des Sozialverhaltens und der Emotionen, beachtet werden.

Die Hauptkriterien zur Unterteilung der affektiven Störungen beruhen auf praktischen Erwägungen, damit sie eine einfache Identifizierung der verbreiteten klinischen Störungen erlauben. Einzelne Episoden werden von bipolaren oder anderen wiederholt aufgetretenen episodischen Störungen unterschieden, da bei einem wesentlichen Teil der Patienten nur eine Episode der Erkrankung auftritt. Der Schweregrad wurde wegen der Konsequenzen für die Behandlung und die unterschiedlichen Ebenen des Versorgungsbedarfs in den Vordergrund gestellt. Das hier als «somatisch» bezeichnete Syndrom könnte ebenso «melancholisch», «vital», «biologisch» oder «endogenomorph» genannt werden; die wissenschaftliche Absicherung dieses Syndroms ist in jedem Fall etwas fragwürdig. Der Berücksichtigung hier folgt hoffentlich eine weit reichende kritische Einschätzung der Nützlichkeit der gesonderten Feststellung. Die Klassifikation erlaubt die Verwendung dieses somatischen Syndroms. Es kann aber auch ohne Verlust jeglicher sonstiger Information darauf verzichtet werden.
Die klinische Unterscheidung in verschiedene Schweregrade ist schwierig; die Grade «leicht», «mittelgradig» und «schwer» wurden hier auf Wunsch vieler Kliniker angegeben.
Die Bezeichnungen «Manie» und «schwere Depression» werden in dieser Klassifikation zur Kennzeichnung der entgegengesetzten Pole des affektiven Spektrums verwendet. «Hypomanie» bezeichnet einen Zwischenzustand ohne Wahn, Halluzinationen oder Unterbrechung normaler Aktivitäten, der häufig, aber nicht ausschließlich, bei Patienten auftritt, die eine Manie entwickeln oder sich von ihr erholen.

Anmerkungen: Die Klassifikation der klinischen Syndrome depressiver Störungen ist auf die Beschreibung der Affekte und des Verhaltens angewiesen, weil Unterscheidungen auf der Grundlage physiologischer und biochemischer Messungen fehlen. Deshalb gibt es nur die Möglichkeit, zwischen einer einfachen Klassifikation mit nur wenigen Schweregraden oder einer mit vielen Einzelheiten und Untergruppen zu wählen. Die Version der ICD-10 für die Feldstudie von 1987 zeichnete sich durch ihre Einfachheit aus. So gab es leichte und schwere depressive Episoden, es wurde Hypomanie nicht von Manie unterschieden und es gab keinen Möglichkeit, häufige klinische Syndrome wie «das somatische» Syndrom, Halluzinationen oder Wahngedanken näher zu kennzeichnen. Die Ergebnisse der Feldstudie sowie Kommentare aus verschiedenen anderen Quellen forderten aber eine bessere Differenzierungsmöglichkeit. Andererseits zeigten die vorläufigen Ergebnisse der Felduntersuchungen in vielen Zentren eine niedrige Interraterreliabilität für die Kategorie «leichte depressive Episode».

Die Auffassung der Kliniker, wie viele Untergruppen der Depression erforderlich sind, wird stark davon beeinflusst, mit welchen Patienten sie selbst hauptsächlich arbeiten. Diejenigen, die in der primären Gesundheitsversorgung, im ambulanten Bereich oder in Liaisondiensten arbeiten, brauchen die Möglichkeit, Patienten mit leichten, aber klinisch relevanten, depressiven Zuständen zu beschreiben. Andere, die hauptsächlich mit stationären Patienten arbeiten, benötigen die Kategorien mit den ausgeprägteren Schweregraden.

Deswegen wurde in der vorliegenden Version mehrere Möglichkeiten geschaffen, verschiedene Aspekte zu differenzieren, die zwar wissenschaftlich noch nicht anerkannt sind, aber von vielen Psychiatern für klinisch hilfreich gehalten werden. Die Einbeziehung dieser Aspekte regt hoffentlich die Diskussion und Forschung zu diesem Thema an.

Auch bei der Definition des Begriffes «parathym» (stimmungsinkongruent) gibt es noch ungelöste Probleme. Wegen ihrer ausreichenden Belegbarkeit und wegen ihres klinischen Bedarfs wurde die Unterscheidung von synthymen und parathymen wahnhaften Symptomen zumindest als Möglichkeit beibehalten.

F30 manische Episode

Hier werden drei Schweregrade angegeben; bei allen dreien finden sich die gemeinsamen Charakteristika der Störung, nämlich die gehobene Stimmung, sowie eine Steigerung in Ausmaß und Geschwindigkeit der körperlichen und psychischen Aktivität.

Diese Kategorie darf nur für eine einzelne manische Episode verwendet werden. Wenn zuvor oder später affektive depressive, manische oder hypomanische Episoden auftreten, ist eine bipolare affektive Störung (F31.–) zu diagnostizieren.

Dazugehörige Begriffe:
bipolare Störung, einzelne manische Episode

F30.0 Hypomanie

Hypomanie ist eine leichtere Ausprägung der Manie (F30.1). Die Störungen der Stimmung und des Verhaltens sind dabei zu anhaltend und auffallend, um unter Zyklothymia (F34.0) klassifiziert zu werden. Halluzinationen oder Wahn sind nicht vorhanden. Es findet sich eine anhaltende leicht gehobene Stimmung (wenigstens einige Tage hintereinander), gesteigerter Antrieb und Aktivität und gewöhnlich ein auffallendes Gefühl von Wohlbefinden und körperlicher und seelischer Leistungsfähigkeit. Gesteigerte Geselligkeit, Gesprächigkeit, übermäßige Vertraulichkeit, gesteigerte Libido und vermindertes Schlafbedürfnis sind häufig vorhanden, aber nicht in dem Ausmaß, dass sie zu einem Abbruch der Berufstätigkeit oder zu sozialer Ablehnung führen. Reizbarkeit, Selbstüberschätzung und flegelhaftes Verhalten können anstelle der häufigen euphorischen Geselligkeit auftreten.
Konzentration und Aufmerksamkeit können beeinträchtigt sein, und damit auch die Fähigkeit, sich der Arbeit zu widmen, sich zu entspannen und zu erholen. Dies verhindert nicht das Interesse an ganz neuen Unternehmungen und Aktivitäten oder etwas übertriebene Geldausgaben.

Differentialdiagnose:
Hypomanie umfasst den Bereich der Störungen von Stimmung und Aktivitätsniveau zwischen Zyklothymia (F34.0) und Manie (F30.1 und F30.2). Die gesteigerte Aktivität, die Ruhelosigkeit und der häufige Gewichtsverlust müssen von ähnlichen Symptomen bei Hyperthyreose und Anorexia nervosa unterschieden werden. Besonders die gegen Ende des mittleren Lebensabschnittes vorkommenden Anfangsstadien einer «agitierten Depression» können Ähnlichkeit mit der gereizten Form der Hypomanie zeigen. Patienten mit schweren Zwangshandlungen können nachts stundenlang ihre häuslichen Reinigungsrituale vollziehen; ihre Stimmung ist aber der oben beschriebenen meist entgegengesetzt.
Sofern eine kurze hypomanische Phase nur als Einleitung oder Nachwirkung einer Manie (F30.1 und F30.2) auftritt, soll sie nicht getrennt diagnostiziert werden.

Diagnostische Kriterien

A. Die Stimmung ist in einem für die Betroffenen deutlich abnormen Ausmaß an mindesten vier aufeinander folgenden Tagen gehoben oder gereizt.
B. Mindestens drei der folgenden Merkmale müssen vorhanden sein und die persönliche Lebensführung beeinträchtigen:
   1. gesteigerte Aktivität oder motorische Ruhelosigkeit,
   2. gesteigerte Gesprächigkeit,
   3. Konzentrationsschwierigkeiten oder Ablenkbarkeit,
   4. vermindertes Schlafbedürfnis,
   5. gesteigerte Libido,
   6. übertriebene Einkäufe oder andere Arten von leichtsinnigem oder verantwortungslosen Verhalten,
   7. gesteigerte Geselligkeit oder übermäßige Vertraulichkeit.

C. Die Episode erfüllt nicht die Kriterien für Manie (F30.1, F30.2), bipolare affektive Störung (F31.–), depressive Episode (F32.–), Zyklothymie (F34.0) oder Anorexia nervosa (F50.0).
D. Häufigstes Ausschlusskriterium: Die Episode ist nicht auf einen Missbrauch psychotroper Substanzen (F1) oder auf eine organische psychische Störung im Sinne des Kapitel F0 zurückzuführen.

F30.1 Manie ohne psychotische Symptome

Die Stimmung ist situationsinadäquat gehoben und kann zwischen sorgloser Heiterkeit und fast unkontrollierbarer Erregung schwanken. Die gehobene Stimmung ist mit vermehrtem Antrieb verbunden und führt zu Überaktivität, Rededrang und vermindertem Schlafbedürfnis. Übliche soziale Hemmungen gehen verloren, die Aufmerksamkeit kann nicht mehr aufrechterhalten werden, stattdessen kommt es oft zu starker Ablenkbarkeit. Die Selbsteinschätzung ist überhöht, Größenideen oder maßloser Optimismus werden frei geäußert.
Wahrnehmungsstörungen, wie etwa die Einschätzung von Farben als besonders lebhaft und meist schön können vorkommen, ferner eine Beschäftigung mit feinen Einzelheiten von Oberflächenstrukturen oder Geweben und eine subjektive Hyperakusis. Die betreffende Person kann überspannte und undurchführbare Projekte beginnen, leichtsinnig Geld ausgeben oder bei völlig unpassender Gelegenheit aggressiv, verliebt oder scherzhaft werden.
In einigen manischen Episoden ist die Stimmung eher gereizt und misstrauisch als gehoben.
Die erste Episode tritt im allgemeinen zwischen dem fünfzehnten und dreißigsten Lebensjahr auf, aber auch in jedem anderen Alter zwischen der späten Kindheit und dem siebten oder achten Lebensjahrzehnt.

Diagnostische Kriterien

A. Die Stimmung ist vorwiegend gehoben, expansiv oder gereizt und für die Betroffenen deutlich abnorm. Dieser Stimmungswechsel muss auffällig sein und mindestens eine Woche anhalten (es sei denn, eine Krankenhauseinweisung wird notwendig).
B. Mindestens drei der folgenden Merkmale müssen vorliegen (vier, wenn die Stimmung nur gereizt ist) und eine schwere Störung der persönlichen Lebensführung verursachen:
   1. gesteigerte Aktivität oder motorische Ruhelosigkeit,
   2. gesteigerte Gesprächigkeit («Rededrang»),
   3. Ideenflucht oder subjektives Gefühl von Gedankenrasen,
   4. Verlust normaler sozialer Hemmungen, was zu einem den Umständen unangemessenen Verhalten führt,
   5. vermindertes Schlafbedürfnis,
   6. überhöhte Selbsteinschätzung oder Größenwahn,
   7. Ablenkbarkeit oder andauernder Wechsel von Aktivitäten oder Plänen,
   8. tollkühnes oder leichtsinniges Verhalten, dessen Risiken die Betroffenen nicht erkennen, z.B. Lokalrunden ausgeben, törichte Unternehmungen, rücksichtsloses Fahren,

9. gesteigerte Libido oder sexuelle Taktlosigkeit.
C. Fehlen von Halluzinationen oder Wahn, Wahrnehmungsstörungen können aber vorkommen (z.B. subjektive Hyperakusis, Wahrnehmung von Farben als besonders leuchtend usw.).
D. Häufigstes Ausschlusskriterium: Die Episode ist nicht auf einen Missbrauch psychotroper Substanzen (F1) oder auf eine organische psychische Störung im Sinne des Kapitel F0 zurückzuführen.

F30.2 Manie mit psychotischen Symptomen

Das klinische Bild entspricht einer schwereren Form einer Manie als in F30.1 beschrieben. Selbstüberschätzung und Größenideen können in Wahn einmünden; aus Reizbarkeit und Misstrauen kann sich ein Verfolgungswahn entwickeln. In schweren Fällen können Größenideen oder religiöse Wahnvorstellungen, welche die eigene Identität oder Rolle betreffen, im Vordergrund stehen. Ideenflucht und Rededrang können dazu führen, dass der Betreffende nicht mehr verstanden wird. Ausgeprägte und anhaltende körperliche Aktivität und Erregung können in Aggression oder Gewalttätigkeit münden. Eine Vernachlässigung der Nahrungsaufnahme und der persönlichen Hygiene kann zu gefährlicher Dehydratation und Verwahrlosung führen.

Differentialdiagnose:
Eines der schwierigsten Probleme ist die Abgrenzung dieser Störung von der Schizophrenie; besonders wenn die Entwicklung der Hypomanie übersehen wurde und der Betreffende nur auf dem Höhepunkt der Erkrankung untersucht wird, wenn ausgedehnte Wahnideen, unverständliche Sprache und gewaltätige Erregung die grundlegende Störung des Affekts verdecken. Eine ähnliche diagnostische Schwierigkeit kann bei manischen Patienten unter neuroleptischer Behandlung auftreten, wenn ihre körperliche und seelische Aktivität sich bereits normalisiert hat, Wahnvorstellungen oder Halluzinationen aber noch andauern. Gelegentliche für eine Schizophrenie (F20.–) typische Halluzinationen oder Wahngedanken können auch als parathym aufgefasst werden. Wenn diese Symptome aber vorherrschen und andauern, ist die Diagnose einer schizoaffektiven Störung (F25.–) wahrscheinlicher.

Dazugehörige Begriffe:
manischer Stupor

Diagnostische Kriterien

A. Die Episode erfüllt die Kriterien für eine Manie ohne psychotische Symptome (F30.1) mit Ausnahme des Kriteriums C.
B. Die Episode erfüllt nicht gleichzeitig die Kriterien für eine Schizophrenie (F20.0–F20.3) oder eine schizomanische Störung (F25.0).
C. Wahnideen oder Halluzinationen kommen vor, aber andere als die unter F20.0–F20.3 G1. 1 b., c. und d. aufgelisteten typisch schizophrenen (d.h. die Wahngedanken sind nicht bizarr oder kulturell unangemessen, bei

den Halluzinationen handelt es sich nicht um Rede in der dritten Person oder kommentierende Stimmen). Am häufigsten sind Größen-, Liebes-, Beziehungs- und Verfolgungswahn.

D. Häufigstes Ausschlusskriterium: Die Episode ist nicht auf einen Missbrauch psychotroper Substanzen (F10–F19) oder auf eine organische psychische Störung im Sinne des Kapitel F00–F09 zurückzuführen.

Mit der fünften Stelle können die Halluzinationen oder Wahnideen als synthym oder parathym differenziert werden:

F30.20 Manie mit synthymen psychotischen Symptomen (z.B. Größenwahn oder Stimmen, die den Betroffenen sagen, sie haben übermenschliche Kräfte)

F30.21 Manie mit parathymen psychotischen Symptomen (z.B. Stimmen, die zu den Betroffenen von affektiv neutralen Dingen sprechen, Beziehungs- oder Verfolgungswahn)

F30.8 sonstige manische Episoden

Für dieses diagnostische Kriterium ist kein spezielles Kriterium definiert.

F30.9 nicht näher bezeichnete manische Episode

Dazugehörige Begriffe:
nicht näher bezeichnete Manie

F31 bipolare affektive Störung

Hierbei handelt es sich um eine Störung, die durch wiederholte (d.h. wenigstens zwei) Episoden charakterisiert ist, in denen Stimmung und Aktivitätsniveau des Betreffenden deutlich gestört sind. Bei dieser Störung treten einmal eine gehobene Stimmung, vermehrter Antrieb und Aktivität (Manie oder Hypomanie) auf, dann wieder eine Stimmungssenkung, verminderter Antrieb und Aktivität (Depression). Charakteristischerweise ist die Besserung zwischen den Episoden vollständig. Die Inzidenz der Erkrankung ist, verglichen mit anderen affektiven Störungen, bei beiden Geschlechtern nahezu gleich. Patienten mit ausschließlich manischen Episoden sind vergleichsweise selten. Sie werden als bipolar (F31.xx2) klassifiziert, da sie den Patienten, die wenigstens gelegentlich auch depressive Episoden erleben, in Familienanamnese, prämorbider Persönlichkeit, Krankheitsbeginn und langfristiger Prognose ähneln.
Manische Episoden beginnen in der Regel abrupt und dauern zwischen zwei Wochen und vier bis fünf Monaten (im Mittel etwa vier Monate). Depressionen tendieren zu längerer Dauer (im Mittel etwa sechs Monate), selten allerdings länger als ein Jahr, außer bei älteren Menschen. Episoden beider Art folgen oft einem belastenden Lebensereignis oder einem anderen psychischen Trauma. Vorhandensein oder Fehlen einer solchen Belastung ist aber für die Diagnose nicht wesentlich.

Die erste Episode kann in jedem Alter, von der Kindheit bis zum hohen Alter auftreten. Die Häufigkeit von Episoden, das Verlaufsmuster von Remissionen und Rückfällen ist sehr variabel, wenn auch die Intervalle im Laufe der Zeit eher kürzer werden und Depressionen im höheren Lebensalter eher häufiger auftreten und länger dauern.

Obwohl das ursprüngliche Konzept der «manisch depressiven Psychose» auch Patienten mit einschloss, die nur unter Depressionen litten, wird der Ausdruck manisch depressive Störung oder Psychose nun hauptsächlich als Synonym für die bipolare Störung verwendet.

Dazugehörige Begriffe:
manisch depressive Krankheit, Psychose oder Reaktion

Ausschluss:
bipolare affektive Störung, einzelne manische Episode (F30.–) / einzelne depressive Episode (F34.0) / rezidivierende depressive Störung (F33) / Zyklothymia (F34.0)

Kommentar: Die Episoden sind durch einen Wechsel zu einer Episode mit entgegengesetzter Stimmung oder mit gemischter Symptomatik oder aber durch eine Remission voneinander abgesetzt.

Mit einer **sechsten Stelle** können die in der Anamnese aufgetretenen Episoden näher gekennzeichnet werden:
F31.xx0 nur depressive Episoden (nicht für F31.3, F31.4, F31.5)
F31.xx1 nur hypomanische oder manische Episoden
F31.xx2 nur gemischte Episoden
F31.xx3 hypomanische, manische, depressive und/oder gemischte Episoden

F31.0 bipolare affektive Störung, gegenwärtig hypomanische Episode

Die gegenwärtige Episode erfüllt die Kriterien für eine Hypomanie (F30.0) und in der Anamnese muss sich wenigstens eine weitere affektive Episode (hypomanisch, manisch, depressiv oder gemischt) finden.

Diagnostische Kriterien

A. Die gegenwärtige Episode erfüllt die Kriterien für eine Hypomanie (F30.0).
B. In der Anamnese findet sich wenigstens eine andere affektive Episode, die die Kriterien für eine hypomanische oder manische Episode (F30.xx), eine depressive Episode (F32.xx) oder gemischte affektive Episode (F38.00) erfüllt.

F31.1 bipolare affektive Störung, gegenwärtig manische Episode ohne psychotische Symptome

Die gegenwärtige Episode erfüllt die Kriterien für eine Manie ohne psychotische Symptome (F30.1) und in der Anamnese muss sich wenigstens eine weitere affektive Episode (hypomanisch, manisch, depressiv oder gemischt) finden.

Diagnostische Kriterien

A. Die gegenwärtige Episode erfüllt die Kriterien für eine Manie ohne psychotische Symptome (F30.1).
B. In der Anamnese findet sich wenigstens eine andere affektive Episode, die die Kriterien für eine hypomanische oder manische Episode (F30.xx), depressive Episode (F32.xx) oder gemischte affektive Episode (F38.00) erfüllt.

F31.2 bipolare affektive Störung, gegenwärtig manische Episode mit psychotischen Symptomen

Die gegenwärtige Episode erfüllt die Kriterien für eine Manie mit psychotischen Symptomen (F30.2) und in der Anamnese muss sich wenigstens eine weitere affektive Episode (hypomanisch, manisch, depressiv oder gemischt) finden.

Diagnostische Kriterien

A. Die gegenwärtige Episode erfüllt die Kriterien für eine Manie mit psychotischen Symptomen (F30.2).
B. In der Anamnese findet sich wenigstens eine andere affektive Episode, die die Kriterien für eine hypomanische oder manische Episode (F30.xx), depressive Episode (F32.xx) oder gemischte affektive Episode (F38.00) erfüllt.

Mit der **fünften Stelle** können die psychotischen Symptome als synthym oder parathym differenziert werden:
F31.20 mit synthymen psychotischen Symptomen
F31.20 mit parathymen psychotischen Symptomen

F31.3 bipolare affektive Störung, gegenwärtig leichte oder mittelgradige depressive Episode

Die gegenwärtige Episode erfüllt die Kriterien für eine leichte (F32.0) oder mittelgradige (F32.1) depressive Episode und in der Anamnese muss sich wenigstens eine weitere affektive Episode (hypomanisch, manisch, depressiv oder gemischt) finden.

Diagnostische Kriterien

A. Die gegenwärtige Episode erfüllt entweder die Kriterien für eine leichte (F32.0) oder eine mittelgradige (F32.1) depressive Episode.
B. In der Anamnese findet sich wenigstens eine andere affektive Episode, die die Kriterien für eine hypomanische oder manische Episode (F30.xx), depressive Episode (F32.xx) oder gemischte affektive Episode (F38.00) erfüllt.

Mit der **fünften Stelle** kann das Vorliegen eines somatischen Syndroms, definiert unter F32, während der gegenwärtige depressiven Episode angegeben werden:
F31.30 ohne somatisches Syndrom
F31.31 mit somatischem Syndrom

F31.4 bipolare affektive Störung, gegenwärtig schwere depressive Episode ohne psychotische Symptome

Die gegenwärtige Episode erfüllt die Kriterien für eine schwere depressive Episode ohne psychotische Symptome (F32.2) und in der Anamnese muss sich wenigstens eine hypomanische, manische oder gemischte affektive Episode finden.

Diagnostische Kriterien

A. Die gegenwärtige Episode erfüllt die Kriterien für eine schwere depressive Episode ohne psychotische Symptome (F32.2).
B. In der Anamnese findet sich wenigstens eine eindeutig belegte hypomanische oder manische Episode (F30.xx) oder gemischte affektive Episode (F38.00).

F31.5 bipolare affektive Störung, gegenwärtig schwere depressive Episode mit psychotischen Symptomen

Die gegenwärtige Episode erfüllt die Kriterien für eine schwere depressive Episode mit psychotischen Symptomen (F32.3) und in der Anamnese muss sich wenigstens eine hypomanische, manische oder gemischte affektive Episode finden.

Diagnostische Kriterien

A. Die gegenwärtige Episode erfüllt die Kriterien für eine schwere depressive Episode mit psychotischen Symptomen (F32.3).
B. In der Anamnese findet sich wenigstens eine eindeutig belegte hypomanische oder manische Episode (F30.xx) oder gemischte affektive Episode (F38.00).

Mit der **fünften Stelle** können die psychotischen Symptome als synthym oder parathym differenziert werden:
F31.50 mit synthymen psychotischen Symptomen
F31.51 mit parathymen psychotischen Symptomen

F31.6 bipolare affektive Störung, gegenwärtig gemischte Episode

Es bestand wenigstens eine manische, hypomanische oder gemischte affektive Episode in der Anamnese und gegenwärtig besteht entweder eine Mischung (manische und depressive Symptome können gleichzeitig vorhanden sein) oder einen raschen Wechsel von manischen, hypomanischen und depressiven Symptomen.
Dabei kann simultan eine depressive Stimmung tage- oder wochenlang von Überaktivität und Rededrang begleitet sein bzw. eine manische Stimmungslage und Größenideen von Agitiertheit, Antriebs- und Libidoverlust. Depressive, hypomanische oder manische Symptome können auch rasch von Tag zu Tag oder von Stunde zu Stunde wechseln. Eine gemischte affektive Störung soll nur dann diagnostiziert werden, wenn beide Gruppen von Symptomen während des überwiegenden Teils der gegenwärtigen Krankheitsepisode gleichermaßen im Vordergrund stehen, und wenn diese Phase wenigstens zwei Wochen lang angedauert hat.

Ausschluss:
einzelne gemischte affektive Episode (F38.0)

Diagnostische Kriterien

A. Die gegenwärtige Episode ist entweder durch eine Mischung oder einen schnellen Wechsel (d.h. innerhalb von wenigen Stunden) von hypomanischen, manischen und depressiven Symptomen charakterisiert.
B. Manische und depressive Symptome müssen die meiste Zeit während eines Zeitraumes von mindestens zwei Wochen deutlich vorhanden sein.
C. In der Anamnese findet sich wenigstens eine eindeutig belegte hypomanische oder manische Episode (F30.xx), eine depressive Episode (F32.xx) oder gemischte affektive Episode (F38.00).

F31.7 bipolare affektive Störung, gegenwärtig remittiert

In der Anamnese bestand wenigstens eine manische, hypomanische oder gemischte affektive Episode und zusätzlich wenigstens eine andere hypomanische, manische, depressive oder gemischte Episode; aber gegenwärtig und auch in den letzten Monaten besteht keine deutliche Störung der Stimmung. Der Betreffende kann jedoch eine Behandlung erhalten, die das Risiko von zukünftigen Episoden reduziert.

Diagnostische Kriterien

A. Der gegenwärtige Zustand erfüllt nicht die Kriterien für eine depressive oder manische Episode irgendeines Schweregrades oder für irgendeine andere affektive Störung des Kapitels F30–F39 (möglicherweise aufgrund einer rückfallprophylaktischen Medikation).
B. In der Anamnese findet sich wenigstens eine eindeutig belegte hypomanische oder manische Episode (F30.–) und zusätzlich mindestens eine andere affektive Episode (hypomanisch oder manisch (F30.–), depressiv (F32.–) oder gemischt (F38.00)).

F31.8 sonstige bipolare affektive Störungen

Dazugehörige Begriffe:
bipolare-II Störung / kurzphasische bipolare Störungen (Kurzzykler) / rapid cycler

F31.9 nicht näher bezeichnete bipolare affektive Störung

Für dieses diagnostische Kriterium ist kein spezielles Kriterium definiert.

F32 depressive Episoden

In den unten beschriebenen typischen leichten (F32.0), mittelgradigen (F32.1) oder schweren (F32.2 und F32.3) depressiven Episoden leidet die betreffende Person gewöhnlich unter gedrückter Stimmung, Interessenverlust, Freudlosigkeit und einer Verminderung des Antriebs. Die Verminderung der Energie führt zu erhöhter Ermüdbarkeit und Aktivitätseinschränkung. Deutliche Müdigkeit tritt oft nach nur kleinen Anstrengungen auf.
Andere häufige Symptome sind: Verminderte Konzentration und Aufmerksamkeit; vermindertes Selbstwertgefühl und Selbstvertrauen; Schuldgefühle und Gefühle von Wertlosigkeit (sogar bei leichten depressiven Episoden); negative und pessimistische Zukunftsperspektiven; Suizidgedanken, erfolgte Selbstverletzung oder Suizidhandlungen; Schlafstörungen; verminderter Appetit.
Die gedrückte Stimmung ändert sich von Tag zu Tag wenig, reagiert meist nicht auf die jeweiligen Lebensumstände, kann aber charakteristische Tagesschwankungen aufweisen. Wie bei den manischen Episoden zeigt das klinische Bild beträchtliche individuelle Varianten; ein untypisches Erscheinungsbild ist besonders in der Jugend häufig. In einigen Fällen stehen zeitweilig Angst, Gequältsein und motorische Unruhe mehr im Vordergrund als die Depression. Die Stimmungsänderung kann durch zusätzliche Symptome wie Reizbarkeit, exzessiven Alkoholgenuss, histrionisches Verhalten, Verstärkung früher vorhandener phobischer oder zwanghafter Symptome oder durch hypochondrische Grübeleien verdeckt sein. Für die Diagnose depressiver Episoden aller drei Schweregrade wird gewöhnlich eine Dauer von mindestens 2 Wochen verlangt; kürzere Zeiträume können berücksichtigt werden, wenn die Symptome ungewöhnlich schwer oder schnell aufgetreten sind.

Einige der oben genannten Symptome können auffällig sein und ein charakteristisches Bild mit spezieller klinischer Bedeutung ergeben. Das somatische Syndrom ist nur dann zu diagnostizieren, wenn wenigstens 4 der genannten Symptome eindeutig feststellbar sind.
Die Kategorien leichte (F32.0), mittelgradige (F32.1) und schwere (F32.2 und F32.3) depressive Episode, die unten genauer beschrieben werden, sollen nur für eine einzelne depressive Episode verwendet werden. Weitere depressive Episoden sind einer der Unterformen der rezidivierenden depressiven Störung (F33.–) zuzuordnen.
Die Schweregradeinteilung soll eine große Zahl der klinischen Bilder abdecken, die in den verschiedenen psychiatrischen Arbeitsbereichen vorkommen. Patienten mit leichten depressiven Episoden sind in der Primärversorgung und in der allgemeinen medizinischen Versorgung häufig. In der stationären Psychiatrie hat man es hauptsächlich mit Patienten mit schweren depressiven Episoden zu tun.
Autoaggressive Handlungen bei affektiven Störungen, meist Vergiftung mit verschriebenen Medikamenten, sind unter Verwendung einer zusätzlichen Kodierung des Kapitels XX der ICD-10 (X60–X84) zu verschlüsseln. Diese Kodierungen erlauben keine Unterscheidung zwischen einem Suizidversuch und einer «parasuizidalen Handlung», beide werden unter dem allgemeinen Begriff Selbstbeschädigung zusammengefasst. Die Differenzierung zwischen leichter, mittelgradiger und schwerer depressiver Episode beruht auf einer komplexen klinischen Beurteilung, die Anzahl, Art und Schwere der vorliegenden Symptome berücksichtigt.
Das Ausmaß noch möglicher sozialer und beruflicher Aktivitäten im Alltag ist bei der Beurteilung des Schweregrades einer Episode oft hilfreich. Allerdings beeinflussen häufig individuelle, soziale und kulturelle Einflüsse die Beziehung zwischen dem Schweregrad der Symptome und der sozialen Integration, so dass es unklug wäre, die soziale Integration zu einem unentbehrlichen Kriterium für den Schweregrad zu machen.

Dazugehörige Begriffe:
einzelne Episoden der:
depressiven Reaktion / major depression, ohne psychotische Symptome / majoren Depression, ohne psychotische Symptome / psychogenen Depression / reaktiven Depression

Ausschluss
Anpassungsstörungen (F43.2) / depressive Episode in Verbindung mit Störung des Sozialverhaltens (F91.x, F92.0) / rezidivierende depressive Störung (F33.x).
Eine Demenz (F00–F03) oder eine Intelligenzminderung (F70–F79) *schließen* die Diagnose einer behandelbaren depressiven Episode *nicht aus*. Aber wegen der Kommunikationsprobleme ist es dabei mehr als sonst erforderlich, die objektiv zu beobachtenden somatischen Symptome wie psychomotorische Hemmung, Appetit und Gewichtsverlust und Schlafstörungen, zur Diagnose heranzuziehen.

Diagnostische Kriterien

G1. Die depressive Episode sollte mindestens zwei Wochen dauern.
G2. In der Anamnese keine manischen oder hypomanischen Symptome, die schwer genug waren, die Kriterien für eine manische oder hypomanische Episode (F30.–) zu erfüllen.
G3. Häufigstes Ausschlusskriterium: Die Episode ist nicht auf einen Missbrauch psychotroper Substanzen (F10–F19) oder auf eine organische psychische Störung im Sinne des Kapitel F00–F09 zurückzuführen.

Somatisches Syndrom

Diagnostische Kriterien

Einige depressive Symptome haben allgemein anerkannte und spezielle klinische Bedeutung und werden hier «somatisch» genannt (in anderen Klassifikationen biologisch, vital, melancholisch oder endogenomorph).

Mit einer **fünften Stelle** (wie in F31.3; F32.0; F32.1; F33.0 und F33.1 angegeben) kann das Vorliegen oder Fehlen des somatischen Syndroms kodiert werden. Von einem somatischen Syndrom sollte nur ausgegangen werden, wenn vier der folgenden Symptome vorhanden sind:

1. deutlicher Interessenverlust oder Verlust der Freude an normalerweise angenehmen Aktivitäten;
2. mangelnde Fähigkeit auf Ereignisse oder Aktivitäten emotional zu reagieren, auf die normalerweise reagiert wurde;
3. Früherwachen, zwei Stunden oder mehr vor der gewohnten Zeit;
4. Morgentief;
5. objektivierter Befund einer ausgeprägten psychomotorischen Hemmung oder Agitiertheit (beobachtet oder von anderen berichtet);
6. deutlicher Appetitverlust;
7. Gewichtsverlust (5% oder mehr des Körpergewichts im vergangenen Monat);
8. deutlicher Libidoverlust.

Kommentar: In den klinischen Beschreibungen und diagnostischen Leitlinien der ICD-10 wird nicht gefordert, das somatische Syndrom bei schweren depressiven Störungen extra zu verschlüsseln, da angenommen wird, dass die Mehrzahl der schweren depressiven Episoden mit einem somatischen Syndrom einhergeht. Für Forschungszwecke kann es aber sinnvoll sein, auch bei schweren depressiven Episoden das Vorliegen eines somatischen Syndroms zu kodieren.

F32.0 leichte depressive Episode

Depressive Stimmung, Verlust von Interesse oder Freude und erhöhte Ermüdbarkeit sind die typischen Symptome einer Depression. Für die Diagnose sollten mindestens zwei dieser und mindestens zwei der übrigen oben

für die Kategorie F32.– genannten Symptome vorhanden sein. Kein Symptom sollte besonders ausgeprägt sein. Die Mindestdauer für die gesamte Episode beträgt etwa 2 Wochen.
Der Betreffende leidet unter den Symptomen und hat Schwierigkeiten, seine normale Berufstätigkeit und seine sozialen Aktivitäten fortzusetzen, gibt aber die alltäglichen Aktivitäten nicht vollständig auf.

Diagnostische Kriterien

A. Die allgemeinen Kriterien für eine depressive Episode (F32) sind erfüllt.
B. Mindestens zwei der folgenden drei Symptome liegen vor:
   1. depressive Stimmung, in einem für die Betroffenen deutlich ungewöhnlichen Ausmaß, die meiste Zeit des Tages, fast jeden Tag, im wesentlichen unbeeinflusst von den Umständen und mindestens zwei Wochen anhaltend;
   2. Interessen- oder Freudeverlust an Aktivitäten, die normalerweise angenehm waren;
   3. verminderter Antrieb oder gesteigerte Ermüdbarkeit.
C. Ein oder mehr zusätzliche der folgenden Symptome bis zu einer Gesamtzahl von vier Symptomen:
   1. Verlust des Selbstvertrauens oder des Selbstwertgefühles;
   2. unbegründete Selbstvorwürfe oder ausgeprägte, unangemessene Schuldgefühle;
   3. wiederkehrende Gedanken an den Tod oder an Suizid, suizidales Verhalten;
   4. Klagen über oder Nachweis eines verminderten Denk- oder Konzentrationsvermögens, Unschlüssigkeit oder Unentschlossenheit;
   5. psychomotorische Agitiertheit oder Hemmung (subjektiv oder objektiv);
   6. Schlafstörungen jeder Art;
   7. Appetitverlust oder gesteigerter Appetit mit entsprechender Gewichtsveränderung.

Mit der **fünften Stelle** sollte das Vorliegen eines somatischen Syndroms angegeben werden:
F32.00 ohne somatisches Syndrom
F32.01 mit somatischem Syndrom

F32.1 mittelgradige depressive Episode

Mindestens zwei der drei oben für die leichte depressive Episode (F32.0) angegebenen typischen Symptome und mindestens drei (besser vier) der anderen Symptome müssen vorhanden sein. Einige Symptome sind in ihrem Schweregrad besonders ausgeprägt, oder es ist durchgehend ein besonders weites Spektrum von Symptomen vorhanden. Die Mindestdauer für die gesamte Episode beträgt etwa zwei Wochen.
Ein Patient mit einer mittelgradigen depressiven Episode kann nur unter erheblichen Schwierigkeiten soziale, häusliche und berufliche Aktivitäten fortsetzen.

Diagnostische Kriterien

A. Die allgemeinen Kriterien für eine depressive Episode (F32) sind erfüllt.
B. Mindestens zwei der drei Symptome von F32.0, B.
C. Zusätzliche Symptome von F32.0, C. bis zu einer Gesamtzahl von mindestens sechs Symptomen.

Mit der **fünften Stelle** sollte das Vorliegen eines somatischen Syndroms angegeben werden:
F32.10 ohne somatisches Syndrom
F32.11 mit somatischem Syndrom

F32.2 schwere depressive Episode ohne psychotische Symptome

In einer schweren depressiven Episode zeigt der Patient meist erhebliche Verzweiflung und Agitiertheit, es sei denn, Hemmung ist ein führendes Symptom. Verlust des Selbstwertgefühls, Gefühle von Nutzlosigkeit oder Schuld sind meist vorherrschend, in besonders schweren Fällen besteht ein hohes Suizidrisiko. Es wird vorausgesetzt, dass das somatische Syndrom bei schweren depressiven Episoden praktisch immer vorhanden ist.

Kommentar: Wenn wichtige Symptome, wie Agitiertheit oder Verlangsamung, sehr deutlich ausgeprägt sind, können oder wollen die Betroffenen möglicherweise nähere Angaben zu weiteren Symptomen nicht machen. Eine Einordnung als schwere depressive Episode kann unter solchen Umständen dennoch gerechtfertigt sein. Die depressive Episode soll mindestens zwei Wochen dauern; wenn die Symptome jedoch besonders schwer sind, und sehr rasch auftreten, kann es gerechtfertigt sein, die Diagnose nach weniger als zwei Wochen zu stellen. Es ist sehr unwahrscheinlich, dass ein Patient während einer schweren depressiven Episode in der Lage ist, soziale, häusliche und berufliche Aktivitäten fortzuführen, allenfalls sehr begrenzt.

Dazugehörige Begriffe:
einzelne Episoden der agitierten Depression / Melancholie / vitalen Depression ohne psychotische Symptome

Ausschluss
Diese Kategorie soll nur für einzelne Episoden schwerer Depression ohne psychotische Symptome verwendet werden. Für weitere Episoden ist eine Kategorie der rezidivierenden depressiven Störung (F33.–) zu wählen.

Diagnostische Kriterien

A. Die allgemeinen Kriterien für eine depressive Episode (F32) sind erfüllt.
B. Alle drei Symptome von F32.0 B.
C. Zusätzliche Symptome von F32.0, C. bis zu einer Gesamtzahl von mindestens acht Symptomen.
D. Keine Halluzinationen, Wahn oder depressiver Stupor.

F32.3 schwere depressive Episode mit psychotischen Symptomen

Eine schwere depressive Episode, welche die Kriterien für F32.2 erfüllt, und in der Wahnideen, Halluzinationen oder ein depressiver Stupor auftreten. Der Wahn schließt gewöhnlich Ideen der Versündigung, der Verarmung oder einer bevorstehenden Katastrophe ein, für die sich der Patient verantwortlich fühlen kann. Die akustischen Halluzinationen bestehen gewöhnlich aus diffamierenden oder anklagenden Stimmen; die Geruchshalluzinationen beziehen sich auf Fäulnis oder verwesendes Fleisch. Eine schwere psychomotorische Hemmung kann sich bis zum Stupor steigern. Wenn erforderlich, können Wahngedanken oder Halluzinationen als synthym oder parathym näher bezeichnet werden (siehe F30.2).

Differentialdiagnose:
Ein depressiver Stupor muss von der katatonen Schizophrenie (F20.2), vom dissoziativen Stupor (F44.2) und von organischen Formen des Stupors abgegrenzt werden. Diese Kategorie ist nur für einzelne Episoden einer schweren Depression mit psychotischen Symptomen zu verwenden; bei weiteren Episoden ist eine der Unterformen der rezidivierenden depressiven Störung mit psychotischen Symptomen (F33.–) zu diagnostizieren.

Dazugehörige Begriffe:
einzelne Episoden der: Major Depression, mit psychotischen Symptomen / majoren Depression, mit psychotischen Symptomen / psychotischen Depression / psychogenen depressiven Psychose / reaktiven depressiven Psychose

Diagnostische Kriterien

A. Die allgemeinen Kriterien für F32 (depressive Episode) sind erfüllt.
B. Die Kriterien für eine schwere depressive Episode ohne psychotische Symptome (F32.2) sind, mit Ausnahme von Kriterium D. erfüllt.
C. Die Kriterien für eine Schizophrenie (F20–F20.3) oder eine schizodepressive Störung (F25.1) sind nicht erfüllt.
D. Entweder 1. oder 2.:
   1. Wahnideen oder Halluzinationen kommen vor, aber andere als die unter F20–F20.3, G1. 1b, c und d aufgelisteten typisch schizophrenen (d.h. die Wahngedanken sind nicht bizarr oder kulturell unangemessen, bei den Halluzinationen handelt es sich nicht um Rede in der dritten Person oder kommentierende Stimmen). Am häufigsten sind depressiver, Schuld-, hypochondrischer, nihilistischer, Beziehungs- oder Verfolgungswahn;
   2. depressiver Stupor.

Mit der **fünften Stelle** sollten die psychotischen Symptome als synthym oder parathym differenziert werden:

F32.30 mit synthymen psychotischen Symptomen (z.B. Schuldwahn, Wahn von Wertlosigkeit, körperlicher Krankheit, drohende Katastrophen, spöttische oder verdammende akustische Halluzinationen)

F32.31 mit parathymen psychotischen Symptomen (z.B. Verfolgungs- oder Beziehungswahn, affektiv neutrale Halluzinationen)

F32.8 sonstige depressive Episoden

Diagnostische Kriterien

Kommentar: Hier sollen Episoden kodiert werden, auf die die Beschreibungen der unter F32.0–F32.3 beschriebenen depressiven Episoden nicht zutreffen, die aber nach dem diagnostischen Gesamteindruck depressiver Natur sind. Beispiele sind wechselnde Mischbilder depressiver Symptome (vor allem somatischer Art) mit diagnostisch weniger bedeutsamen Symptomen wie Spannung, Sorge und Verzweifelung, oder Mischbilder somatischer depressiver Symptome mit anhaltendem Schmerz oder Müdigkeit, die keine organische Ursache haben (wie sie manchmal in Allgemeinkrankenhäusern gesehen werden).

Dazugehörige Begriffe:
atypische Depression / nicht näher bezeichnete einzelne Episoden der «larvierten» Depression

F32.9 nicht näher bezeichnete depressive Episode

Dazugehörige Begriffe:
nicht näher bezeichnete Depression / nicht näher bezeichnete depressive Störung

F33 rezidivierende depressive Störung

Hierbei handelt es sich um eine Störung, die durch wiederholte depressive Episoden charakterisiert ist, wie sie unter leichter, mittelgradiger oder schwerer depressiver Episode (F32.0, F32.1, F32.2 und F32.3) beschrieben wurden. In der Vorgeschichte finden sich keine unabhängigen Episoden mit gehobener Stimmung und Überaktivität, welche die Kriterien für eine Manie (F30.1 und F30.2) erfüllen. Diese Kategorie soll auch dann verwendet werden, wenn kurze Episoden von leicht gehobener Stimmung und Überaktivität, die die Kriterien der Hypomanie (F30.0) erfüllen, sofort nach einer depressiven Episode (und manchmal offenbar durch eine Behandlung der Depression ausgelöst) aufgetreten sind.

Alter bei Beginn, Schweregrad, Dauer und Häufigkeit der depressiven Episoden sind sehr unterschiedlich. Die erste Episode kann in jedem Alter zwischen Kindheit und Senium auftreten.

Im allgemeinen tritt die erste Episode später als bei den bipolaren Störungen auf, im Mittel im fünften Lebensjahrzehnt. Die einzelnen Episoden dauern ebenfalls zwischen drei und zwölf Monaten (im Mittel etwa sechs Monate). Rückfälle sind allerdings weniger häufig. Die Besserung zwischen den Episoden ist im allgemeinen vollständig, aber eine Minderheit von Patienten entwickeln eine anhaltende Depression, hauptsächlich im höheren Lebensalter

(für diese sollte diese Kategorie auch verwendet werden). Die einzelnen Episoden jeden Schweregrades werden häufig durch belastende Lebensereignisse ausgelöst. Einzelne Episoden und anhaltende Depressionen kommen in vielen Kulturkreisen bei Frauen doppelt so häufig vor wie bei Männern.
Ein gewisses Risiko, dass ein Patient mit einer rezidivierenden depressiven Störung eine manische Episode entwickelt, bleibt bestehen, gleichgültig, wieviele depressive Episoden aufgetreten sind. Tritt eine manische Episode auf, ist die Diagnose in bipolare affektive Störung (F31.x) zu ändern.
Die rezidivierende depressive Störung kann, wie unten angegeben, zunächst durch den Typus der gegenwärtigen Episode und dann, sofern genügend Informationen verfügbar sind, durch den bezogen auf alle Episoden vorherrschenden Typus bezeichnet werden.

Dazugehörige Begriffe:
rezidivierende Episoden der depressiven Reaktion / psychogenen Depression / reaktiven Depression / saisonalen depressiven Störung / depressiven Psychose / endogenen Depression / major depression / majoren Depression / manisch depressiven Psychose, depressiver Typ / psychogenen oder reaktiven depressiven Psychose / psychotischen Depression / vitalen Depression

Ausschluss:
rezidivierende kurze depressive Episoden (F38.1)

Diagnostische Kriterien

G1. In der Anamnese findet sich wenigstens eine entweder leichte (F32.0), mittelgradige (F32.1) oder schwere (F32.2, F32.3) depressive Episode, die mindestens zwei Wochen anhielt mit einem Intervall von mindestens zwei Monaten ohne deutliche affektive Störung bis zur gegenwärtigen affektiven Episode.
G2. In der Anamnese keine Episode, die die Kriterien für eine hypomanische oder manische Episode (F30.–) erfüllt.
G3. Häufigstes Ausschlusskriterium: Die Episode ist nicht auf einen Missbrauch psychotroper Substanzen (F10–F19) oder auf eine organische psychische Störung im Sinne von Kapitel F00–F09 zurückzuführen.

Es ist empfehlenswert, den vorherrschenden Typus der früheren Episoden anzugeben (leicht, mittelgradig, schwer, unsicher).

F33.0 rezidivierende depressive Störung, gegenwärtig leichte Episode

Die Kriterien für eine rezidivierende depressive Störung (F33.–) müssen erfüllt sein; die gegenwärtige Episode entspricht den Kriterien für die leichte depressive Episode (F32.0).
Wenigstens zwei Episoden sollen mindestens zwei Wochen gedauert haben und beide sollen von mehreren Monaten ohne eindeutige affektive Symptomatik getrennt gewesen sein. Andernfalls ist eine sonstige rezidivierende affektive Störung (F38.1) zu diagnostizieren.

Diagnostische Kriterien

A. Die allgemeinen Kriterien für eine rezidivierende depressive Störung (F33) sind erfüllt.
B. Die gegenwärtige Episode erfüllt die Kriterien für eine leichte depressive Episode (F32.0).

Mit der **fünften Stelle** sollte das Vorliegen eines somatischen Syndroms, wie unter F32 definiert, während der gegenwärtigen Episode angegeben werden:
F33.00 ohne somatisches Syndrom
F33.01 mit somatischem Syndrom

Wenn erforderlich, kann der vorherrschende Typus der vorangegangenen Episoden (leicht, mittelgradig, schwer, unbestimmt) bezeichnet werden.

F33.1 rezidivierende depressive Störung, gegenwärtig mittelgradige Episode

Die Kriterien für eine rezidivierende depressive Störung (F33.–) müssen erfüllt sein; die gegenwärtige Episode entspricht den Kriterien für eine mittelgradige depressive Episode (F32.1). Wenigstens zwei Episoden sollen mindestens zwei Wochen gedauert haben und von mehreren Monaten ohne eindeutige affektive Symptomatik getrennt gewesen sein. Andernfalls ist eine sonstige rezidivierende affektive Störung (F38.1) zu diagnostizieren.

Diagnostische Kriterien

A. Die allgemeinen Kriterien für eine rezidivierende depressive Störung (F33) sind erfüllt.
B. Die gegenwärtige Episode erfüllt die Kriterien für eine mittelgradige depressive Episode (F32.1).

Mit der **fünften Stelle** sollte das Vorliegen oder Fehlen eines somatischen Syndroms, wie unter F32 definiert, während der gegenwärtigen Episode angegeben werden:
F33.10 ohne somatisches Syndrom
F33.11 mit somatischem Syndrom

F33.2 rezidivierende depressive Störung, gegenwärtig schwere Episode ohne psychotische Symptome

Die Kriterien für eine rezidivierende depressive Störung (F33) müssen erfüllt sein; die gegenwärtige Episode entspricht den Kriterien für eine schwere depressive Episode ohne psychotische Symptome (F32.2).
Wenigstens zwei Episoden sollen mindestens zwei Wochen gedauert haben und von mehreren Monaten ohne eindeutige affektive Symptomatik getrennt gewesen sein. Andernfalls ist eine sonstige rezidivierende affektive Störung (F38.1) zu diagnostizieren.

Wenn erforderlich kann der vorherrschende Typus der vorangegangenen Episoden (leicht, mittelgradig, schwer, unbestimmt) bezeichnet werden.

Diagnostische Kriterien

A. Die allgemeinen Kriterien für eine rezidivierende depressive Störung (F33) sind erfüllt.
B. Die gegenwärtige Episode erfüllt die Kriterien für eine schwere depressive Episode ohne psychotische Symptome (F32.2).

F33.3 rezidivierende depressive Störung, gegenwärtig schwere Episode mit psychotischen Symptomen

Die Kriterien für eine rezidivierende depressive Störung (F33.–) müssen erfüllt sein; die gegenwärtige Episode entspricht den Kriterien für eine schwere depressive Episode mit psychotischen Symptomen (F32.3).
Wenigstens zwei Episoden sollen mindestens zwei Wochen gedauert haben und beide sollen von mehreren Monaten ohne eindeutige affektive Symptomatik getrennt gewesen sein. Andernfalls ist eine sonstige rezidivierende affektive Störung (F38.1) zu diagnostizieren.
Wenn erforderlich, können Wahngedanken oder Halluzinationen als synthym oder parathym näher bezeichnet werden (siehe F30.2).
Wenn erforderlich, kann der vorherrschende Typus der vorangegangenen Episoden (leicht, mittelgradig, schwer, unbestimmt) bezeichnet werden.

Diagnostische Kriterien

A. Die allgemeinen Kriterien für eine rezidivierende depressive Störung (F33) sind erfüllt.
B. Die gegenwärtige Episode erfüllt die Kriterien für eine schwere depressive Episode mit psychotischen Symptomen (F32.3).

Mit der **fünften Stelle** sollten die psychotischen Symptome als synthym oder parathym differenziert werden:
F33.30 mit synthymen psychotischen Symptomen
F33.31 mit parathymen psychotischen Symptomen

F33.4 rezidivierende depressive Störung, gegenwärtig remittiert

Die Kriterien für eine rezidivierende depressive Störung (F33.–) müssen in der Anamnese erfüllt sein, aber das gegenwärtige Zustandsbild erfüllt nicht die Kriterien für eine depressive Episode des angegebenen Schweregrads bzw. für eine sonstige Störung in F30–F39.
Wenigstens zwei depressive Episoden in der Vorgeschichte sollen mindestens zwei Wochen gedauert haben und beide sollen von mehreren Monaten ohne eindeutige affektive Symptomatik getrennt gewesen sein. Andernfalls ist eine sonstige rezidivierende affektive Störung (F38.1) zu diagnostizieren.

Diagnostische Kriterien

A. Die allgemeinen Kriterien für eine rezidivierende depressive Störung (F33) waren in der Vergangenheit erfüllt.
B. Der gegenwärtige Zustand erfüllt nicht die Kriterien für eine depressive Episode (F32.–) irgendeines Schweregrades oder für eine andere Störung des Kapitels F30–F39.

Kommentar: Die Kategorie kann verwendet werden, wenn die Betroffenen eine phasenprophylaktische Medikation erhalten.

F33.8 sonstige rezidivierende depressive Störungen

Für dieses diagnostische Kriterium ist kein spezielles Kriterium definiert.

F34 anhaltende affektive Störungen

Hierbei handelt es sich um anhaltende und gewöhnlich fluktuierende Stimmungsstörungen, bei denen einzelne Episoden selten, wenn überhaupt, ausreichend schwer genug sind, um als hypomanische oder auch nur leichte depressive Episoden beschrieben zu werden. Da sie jahrelang andauern und manchmal den größeren Teil des Erwachsenenlebens bestehen, ziehen sie beträchtliches subjektives Leiden und Beeinträchtigungen nach sich. Gelegentlich können jedoch wiederholte oder einzelne manische Episoden oder eine leichte oder schwere depressive Störung die anhaltende affektive Störung überlagern. Die anhaltenden affektiven Störungen sind besser hier als bei den Persönlichkeitsstörungen einzuordnen, da Familienstudien auf genetische Beziehungen zu den affektiven Störungen hinweisen, und weil sie gelegentlich denselben Behandlungen wie diese zugänglich sind.
Formen mit frühem oder spätem Beginn der Zyklothymia und Dysthymia sind beschrieben worden und sind, wenn erforderlich, als solche näher zu bezeichnen.

F34.0 Zyklothymia

Hierbei handelt es sich um eine andauernde Instabilität der Stimmung mit zahlreichen Perioden leichter Depression und leicht gehobener Stimmung. Diese Instabilität entwickelt sich in der Regel im frühen Erwachsenenleben und nimmt einen chronischen Verlauf, auch wenn die Stimmung gelegentlich normal und monatelang stabil sein kann. Die Stimmungsschwankungen werden im allgemeinen von den Patienten ohne Bezug zu Lebensereignissen erlebt. Es ist schwierig, die Diagnose ohne eine längere Beobachtungsperiode oder ohne besonders gute anamnestische Informationen über das Verhalten zu stellen. Da die Stimmungsschwankungen relativ leicht sind und die Perioden gehobener Stimmung angenehm und fruchtbar sein können, gelangen Patienten mit Zyklothymia häufig nicht in ärztliche Behandlung. In einigen Fällen kann dies darauf beruhen, dass die auftretende Änderung der Stim-

mung weniger auffällt als die zyklischen Veränderungen in Aktivität, Selbstvertrauen, Geselligkeit oder Appetenzverhalten. Wenn erforderlich, kann der Beginn genauer bezeichnet werden: früher Beginn in der späten Adoleszenz oder im frühen Erwachsenenalter oder später Beginn.
Das wesentliche Kennzeichen ist die anhaltende Stimmungsinstabilität, mit zahlreichen Perioden leichter Depression und leicht gehobener Stimmung. Von diesen darf aber keine ausreichend schwer oder andauernd genug gewesen sein, um die Kriterien für eine bipolare affektive Störung (F31.–) oder eine rezidivierende depressive Störung (F33.–) zu erfüllen. Dies bedeutet, dass die einzelnen Episoden von Stimmungsschwankungen nicht die Kriterien für manische (F30.–) oder depressive Episoden (F32.–) erfüllen.

Dazugehörige Begriffe:
affektive Persönlichkeit(sstörung) / zykloide Persönlichkeit(sstörung) / zyklothyme Persönlichkeit(sstörung)

Differentialdiagnose:
Diese Störung kommt häufig bei Verwandten von Patienten mit einer bipolaren affektiven Störung (F31.–) vor und einige Personen mit einer Zyklothymia entwickeln eine bipolare affektive Störung. Die Zyklothymia kann das ganze Erwachsenenleben hindurch bestehen, zeitweilig oder dauernd verschwinden, oder in schwerere Stimmungsschwankungen übergehen, die die Kriterien für eine bipolare affektive Störung (F31.–) oder eine rezidivierende depressive Störung (F33.–) erfüllen.

Diagnostische Kriterien

A. Stimmungsinstabilität mit mehreren Perioden von Depression und Hypomanie, mit oder ohne normale Stimmung im Intervall über mindestens zwei Jahre.
B. Während einer solchen Zwei-Jahres-Periode war keine depressive oder hypomanische Stimmungsschwankung so schwer oder so lang anhaltend, dass sie die Kriterien für eine manische, eine mittelgradige oder schwere depressive Episode erfüllte. Manische oder depressive Episoden können jedoch vor oder nach einer solchen Periode längeranhaltender Stimmungsinstabilität auftreten.
C. Wenigstens während einiger depressiver Episoden sollten mindestens drei der folgenden Symptome vorhanden sein:
   1. verminderter Antrieb oder Aktivität,
   2. Schlaflosigkeit,
   3. Verlust des Selbstvertrauens oder Gefühl von Unzulänglichkeit,
   4. Konzentrationsschwierigkeiten,
   5. sozialer Rückzug,
   6. Verlust des Interesses oder der Freude an Sexualität und anderen angenehmen Aktivitäten,
   7. verminderte Gesprächigkeit,
   8. Pessimismus im Hinblick auf die Zukunft oder Grübeln über die Vergangenheit.

D. Wenigstens während einiger Perioden mit gehobener Stimmung sollten drei der folgenden Symptome vorhanden sein:
   1. vermehrter Antrieb oder Aktivität,
   2. herabgesetztes Schlafbedürfnis,
   3. überhöhtes Selbstgefühl,
   4. geschärftes oder ungewöhnlich kreatives Denken,
   5. mehr Geselligkeit als sonst,
   6. gesprächiger oder witziger als sonst,
   7. gesteigertes Interesse und Sicheinlassen in sexuelle und andere angenehme Aktivitäten,
   8. überoptimistisch oder Übertreibung früherer Erfolge.

Kommentar: Wenn gewünscht, kann ein früher (in der Adoleszenz oder in den Zwanzigern), oder ein später Beginn (meist zwischen dem 30. und 50. Lebensjahr, im Anschluss an eine affektive Episode) näher gekennzeichnet werden.

F34.1 Dysthymia

Hierbei handelt es sich um eine chronische depressive Verstimmung, die nach Schweregrad und Dauer der einzelnen Episoden gegenwärtig nicht die Kriterien für eine leichte oder mittelgradige rezidivierende depressive Störung (wie in F31.3, F32.0, F32.1, F33.0, F33.1 angegeben) erfüllt. In der Anamnese und insbesondere bei Beginn der Störung können allerdings die Beschreibungen und Leitlinien der leichten depressiven Episode erfüllt gewesen sein. Die Verteilung zwischen den einzelnen Episoden leichter Depression und dazwischenliegenden Perioden vergleichsweiser Normalität ist sehr unterschiedlich. Die Patienten haben gewöhnlich zusammenhängende Perioden von Tagen oder Wochen, in denen sie ein gutes Befinden beschreiben. Aber meistens, oft monatelang, fühlen sie sich müde und depressiv; alles ist für sie eine Anstrengung und nichts wird genossen. Sie grübeln und beklagen sich, schlafen schlecht und fühlen sich unzulänglich, sind aber in der Regel fähig, mit den wesentlichen Anforderungen des täglichen Lebens fertig zu werden. Die Dysthymia hat also sehr viel mit den Konzepten der depressiven Neurose und der neurotischen Depression gemeinsam.
Das wesentliche Kennzeichen ist die langdauernde, depressive Verstimmung, die niemals oder nur sehr selten ausgeprägt genug ist, um die Kriterien für eine rezidivierende leichte oder mittelgradige depressive Störung (F33.0, F33.1) zu erfüllen. Sie beginnt gewöhnlich früh im Erwachsenenleben und dauert mindestens mehrere Jahre, manchmal lebenslang. Bei Beginn im höheren Lebensalter tritt die Störung häufig nach einer abgrenzbaren depressiven Episode (F32.–), nach einem Trauerfall oder einer anderen offensichtlichen Belastung auf.

Dazugehörige Begriffe:
anhaltende ängstliche Depression / depressive Neurose / depressive Persönlichkeit(sstörung) / neurotische Depression (mit einer Dauer von mehr als zwei Jahren)

Ausschluss:
ängstliche Depression, leicht oder nicht anhaltend (F41.2) / Trauerreaktion unter 2 Jahren (F43.21, längere depressive Reaktion) / schizophrenes Residuum (F20.5)

Diagnostische Kriterien

A. Konstante oder konstant wiederkehrende Depression über einen Zeitraum von mindestens zwei Jahren. Dazwischenliegende Perioden normaler Stimmung dauern selten länger als einige Wochen, hypomanische Episoden kommen nicht vor.
B. Keine oder nur sehr wenige der einzelnen depressiven Episoden während eines solchen Zwei-Jahres-Zeitraumes sind so schwer oder dauern so lange an, dass sie die Kriterien für eine rezidivierende leichte depressive Störung (F33.0) erfüllen.
C. Wenigstens während einiger Perioden der Depression sollten mindestens drei der folgenden Symptome vorliegen:
   1. verminderter Antrieb oder Aktivität,
   2. Schlaflosigkeit,
   3. Verlust des Selbstvertrauens oder Gefühl von Unzulänglichkeit,
   4. Konzentrationsschwierigkeiten,
   5. Neigung zum Weinen,
   6. Verlust des Interesses oder der Freude an Sexualität und anderen angenehmen Aktivitäten,
   7. Gefühl von Hoffnungslosigkeit und Verzweiflung,
   8. erkennbares Unvermögen mit den Routineanforderungen des täglichen Lebens fertig zu werden,
   9. Pessimismus im Hinblick auf die Zukunft oder Grübeln über die Vergangenheit,
   10. sozialer Rückzug,
   11. verminderte Gesprächigkeit.

Beachte: Wenn gewünscht, kann ein früher (in der Adoleszenz oder in den Zwanzigern), oder ein später Beginn (meist zwischen dem 30. und 50. Lebensjahr, im Anschluss an eine affektive Episode) näher gekennzeichnet werden.

F34.8 sonstige anhaltende affektive Störungen

Kommentar: Restkategorie für anhaltende affektive Störungen, die nicht schwer genug oder nicht lang genug anhalten, um die Kriterien für eine Zyklothymia (F34.0) oder eine Dysthymia (F34.1) zu erfüllen, aber dennoch klinisch signifikant sind. Einige Formen der früher «neurotisch» genannten Depressionen fallen hierunter, vorausgesetzt sie erfüllen nicht die Kriterien für eine Zyklothymia (F34.0) oder eine Dysthymia (F34.1) oder für eine leichte oder mittelgradige depressive Episode (F32.0, F32.1).

F34.9 nicht näher bezeichnete anhaltende affektive Störungen

Für dieses diagnostische Kriterium ist kein spezielles Kriterium definiert.

F38 sonstige affektive Störungen

Restkategorie für Stimmungsstörungen, die die Kriterien für F30 bis F34 in Bezug auf Ausprägung und Dauer nicht erfüllen.

Kommentar: Unter F38 könnten viele Störungen aufgeführt werden, so dass mit Ausnahme der gemischten affektiven Episode (F38.00) und der rezidivierenden kurzen depressiven Störung (F38.10) keine speziellen Kriterien formuliert wurden. Wissenschaftler, die präzisere Kriterien als in den klinischen Beschreibungen und diagnostischen Leitlinien benötigen, sollten diese entsprechend den Gegebenheiten ihrer Untersuchung zusammenstellen.

F38.0 sonstige einzelne affektive Störungen

Dazugehöriger Begriff:
Gemischte affektive Episode

F38.00 Gemischte affektive Episode

Diagnostische Kriterien

A. Die Episode ist durch eine Mischung oder einen raschen Wechsel (im allgemeinen innerhalb weniger Stunden) von hypomanischen, manischen oder depressiven Symptomen gekennzeichnet.
B. Manische und depressive Symptome müssen gleichermaßen die meiste Zeit während einer Periode von wenigstens zwei Wochen vorhanden sein.
C. Keine vorangegangenen hypomanischen, depressiven oder gemischten Episoden.

F38.1 sonstige rezidivierende affektive Störungen

Dazugehöriger Begriff:
Rezidivierende kurze depressive Episoden

F38.10 rezidivierende kurze depressive Störung

Rezidivierende kurze Episoden, die im vergangenen Jahr etwa einmal pro Monat bestanden haben. Die einzelnen depressiven Episoden sind alle kürzer als zwei Wochen (typischerweise zwei bis drei Tage, mit vollständiger Erholung), erfüllen aber die Symptomkriterien für eine leichte, mittelgradige oder schwere depressive Episode (F32.0, F32.1, F32.2).

Differentialdiagnose:
Im Gegensatz zur Dysthymia (F34.1) sind die Patienten die meiste Zeit nicht depressiv. Wenn die depressiven Episoden nur mit Bezug zum Menstruationszyklus auftreten, soll F38.8 und ein zweiter Kode für die zugrundeliegende Störung verwendet werden (N94.8, sonstige näher bezeichnete Zustände im Zusammenhang mit den weiblichen Genitalorganen und dem Menstruationszyklus).

Diagnostische Kriterien

A. Die Störung erfüllt die Kriterien für eine leichte (F32.0), eine mittelgradige (F32.1) oder eine schwere (F32.2) depressive Episode.
B. Die depressive Episode trat im vergangenen Jahr etwa einmal im Monat auf.
C. Die einzelnen Episoden dauern kürzer als zwei Wochen (typischerweise 2–3 Tage).
D. Die Episoden treten nicht nur in fester Beziehung zum Menstruationszyklus auf.

F38.8 sonstige näher bezeichnete affektive Störungen

Restkategorie für affektive Störungen, die für keine der Kategorien F30–F38 die Kriterien erfüllen (Saisonale affektive Störung, Bipolare II Störung und bipolare Störung mit schnellem Phasenwechsel: siehe Anhang).

F39 nicht näher bezeichnete affektive Störung

Diese Kategorie ist nur als letzte Möglichkeit zu verwenden, wenn keine andere Bezeichnung möglich ist.

Dazugehörige Begriffe:
nicht näher bezeichnete affektive Psychose

Ausschluss:
nicht näher bezeichnete psychische Störung (F99)

F4 neurotische, Belastungs- und somatoforme Störungen

Die neurotischen, Belastungs- und somatoformen Störungen wurden wegen des historischen Zusammenhanges mit dem Neurosenkonzept und wegen des beträchtlichen, wenn auch unklaren Anteils psychischer Verursachung in einem großen Kapitel zusammengefasst. Wie bereits in der allgemeinen Einführung zur ICD 10 bemerkt, wurde das Neurosenkonzept nicht als Organisationsprinzip beibehalten; es wurde jedoch darauf geachtet, dass die Störungen, die manche Benutzer noch immer in ihrer eigenen Terminologie als neurotisch betrachten, leicht zu erkennen sind.
Mischbilder von Symptomen, so am häufigsten das gemeinsame Vorkommen von Depression und Angst, findet man besonders bei den leichteren Formen dieser Störungen in der Primärversorgung. Man sollte sich möglichst für ein vorherrschendes Syndrom entscheiden. Es ist jedoch eine gemischte Kategorie für Fälle gemischter Depression und Angst (F41.2) vorgesehen, bei denen eine Entscheidung zu erzwingen, zu künstlich erschiene.

Ausschluss:
In Verbindung mit einer Störung des Sozialverhaltens (F91.x, F92.8)

F40 phobische Störungen

In dieser Gruppe von Störungen wird Angst ausschließlich oder überwiegend durch eindeutig definierte, im allgemeinen ungefährliche Situationen oder Objekte – außerhalb des Patienten – hervorgerufen. Diese Situationen oder Objekte werden charakteristischerweise gemieden oder voller Angst ertragen. Phobische Angst ist subjektiv, physiologisch und im Verhalten von anderen Angstformen nicht zu unterscheiden und reicht von leichtem Unbehagen bis hin zu panischer Angst. Befürchtungen des Patienten können sich auf Einzelsymptome wie Herzklopfen oder Schwächegefühl beziehen und treten häufig zusammen mit sekundären Ängsten vor dem Sterben, Kontrollverlust oder dem Gefühl, wahnsinnig zu werden, auf. Die Angst wird nicht durch die Erkenntnis gemildert, dass andere Menschen die fragliche Situation nicht als gefährlich oder bedrohlich betrachten. Allein die Vorstellung, dass die phobische Situation eintreten könnte, erzeugt gewöhnlich schon Erwartungsangst.

Kommentar: Das Kriterium, dass das phobische Objekt oder die phobische Situation außerhalb der betreffenden Person liegen, führt dazu, dass viele Ängste, die sich auf das Vorliegen einer Krankheit (Nosophobie) oder eine körperliche Entstellung (Dysmorphophobie) beziehen, jetzt unter F45.2, hypochondrische Störung, klassifiziert werden müssen. Bezieht sich jedoch die Furcht vor Krankheit in erster Linie und wiederholt auf ein mögliches Infektions- oder Vergiftungsrisiko, auf ärztliche Handlungen (Injektionen, Operationen usw.) oder auf medizinische Institutionen (Zahnarztpraxen, Krankenhäuser usw.), dann ist eine Einordnung unter F40 zutreffend (meist F40.2, spezifische Phobie).

Phobische Angst tritt häufig gleichzeitig mit Depression auf. Bereits vorher bestehende phobische Angst verschlimmert sich fast immer während einer zusätzlichen depressiven Episode. Manche depressiven Episoden werden zeitweilig von phobischer Angst begleitet; eine depressive Stimmung findet sich bei einigen Formen von Phobien, besonders der Agoraphobie häufig. Zwei Diagnosen, phobische Angst und depressive Episode, sind erforderlich wenn sich die eine Störung eindeutig vor der anderen entwickelte, und wenn zur Zeit der Diagnosenstellung eine deutlich überwiegt. Bestanden die Kriterien für eine depressive Störung bereits vor den phobischen Symptomen, dann sollte erstere zunächst diagnostiziert werden.
In dieser Klassifikation wird eine Panikattacke (F41.0), die in einer bereits bestehenden phobischen Situation auftritt, als Ausdruck für den Schweregrad der Phobie gewertet, der diagnostischer Vorrang einzuräumen ist. Eine eigentliche Panikstörung soll nur bei Fehlen der unter F40 angeführten Phobien diagnostiziert werden. Die meisten phobischen Störungen, mit Ausnahme der sozialen Phobien, sind bei Frauen häufiger als bei Männern.

F40.0 Agoraphobie

Der Begriff Agoraphobie wird hier in einer weiter gefassten Bedeutung verwendet als ursprünglich eingeführt und als noch in einigen Ländern üblich. Er bezieht sich jetzt nicht nur auf Ängste vor offenen Plätzen, sondern z.B. auch auf Menschenmengen oder die Schwierigkeit, sich wieder sofort und leicht an einen sicheren Platz, im allgemeinen nach Hause, zurückziehen zu können. Der Terminus beschreibt also eine zusammenhängende und sich häufig überschneidende Gruppe von Phobien, mit der Angst, das eigene Haus zu verlassen, Geschäfte zu betreten, sich in eine Menschenmenge oder auf öffentliche Plätze zu begeben oder alleine in Zügen, Bussen oder Flugzeugen zu reisen. Auch wenn der Schweregrad der Angst und das Ausmaß des Vermeidungsverhaltens differieren, ist diese Phobie besonders einschränkend. Einige Betroffene sind schließlich völlig an ihr Haus gefesselt. Viele Patienten empfinden Panik bei dem Gedanken, zu kollabieren und hilflos in der Öffentlichkeit liegen zu bleiben. Das Fehlen eines sofort nutzbaren «Fluchtweges» ist eines der Schlüsselsymptome vieler dieser agoraphobischen Situationen. Überwiegend sind Frauen betroffen, der Beginn liegt meist im frühen Erwachsenenalter. Depressive und zwanghafte Symptome sowie soziale Phobien können zusätzlich vorhanden sein, beherrschen aber das klinische Bild nicht. Ohne effektive Behandlung wird die Agoraphobie häufig chronisch, wenn auch im allgemeinen fluktuierend.

Dazugehörige Begriffe:
Panikstörung mit Agoraphobie

Differentialdiagnose:
Es muss bedacht werden, dass manche Agoraphobiker wenig Angst erleben, da es ihnen ständig gelingt, phobische Situationen zu vermeiden. Auch wenn andere Symptome wie Depression, Depersonalisation, Zwangssymptome

und soziale Phobien auftreten, kann diese Diagnose gestellt werden, vorausgesetzt, diese anderen Symptome beherrschen das klinische Bild nicht. War jedoch der Patient bereits ausgeprägt depressiv, als die phobischen Symptome erstmals auftraten, kann eine depressive Episode die treffendere Hauptdiagnose sein; dies kommt vor allem bei einem späten Beginn vor.

Diagnostische Kriterien

A. Deutliche und anhaltende Furcht vor oder Vermeidung von mindestens zwei der folgenden Situationen:
   1. Menschenmengen,
   2. öffentliche Plätze,
   3. allein Reisen,
   4. Reisen, mit weiter Entfernung von Zuhause.

B. Wenigstens einmal nach Auftreten der Störung müssen in den gefürchteten Situationen mindestens zwei Angstsymptome aus der unten angegebenen Liste (eins der Symptome muss eines der Items 1. bis 4. sein) wenigstens zu einem Zeitpunkt gemeinsam vorhanden gewesen sein:

Vegetative Symptome:
   1. Palpitationen, Herzklopfen oder erhöhte Herzfrequenz,
   2. Schweißausbrüche,
   3. fein- oder grobschlägiger Tremor,
   4. Mundtrockenheit (nicht infolge Medikation oder Exsikkose).

Symptome, die Thorax und Abdomen betreffen:
   5. Atembeschwerden,
   6. Beklemmungsgefühl,
   7. Thoraxschmerzen oder -missempfindungen,
   8. Nausea oder abdominelle Missempfindungen (z.B. Unruhegefühl im Magen).

Psychische Symptome:
   9. Gefühl von Schwindel, Unsicherheit, Schwäche oder Benommenheit,
   10. Gefühl, die Objekte sind unwirklich (Derealisation) oder man selbst ist weit entfernt oder «nicht wirklich hier» (Depersonalisation),
   11. Angst vor Kontrollverlust, verrückt zu werden oder «auszuflippen»,
   12. Angst zu sterben.

Allgemeine Symptome:
   13. Hitzewallungen oder Kälteschauer,
   14. Gefühllosigkeit oder Kribbelgefühle.

C. Deutliche emotionale Belastung durch das Vermeidungsverhalten oder die Angstsymptome; die Betroffenen haben die Einsicht, dass diese übertrieben oder unvernünftig sind.

D. Die Symptome beschränken sich ausschließlich oder vornehmlich auf die gefürchteten Situationen oder Gedanken an sie.

E. Häufigstes Ausschlusskriterium: Die Symptome des Kriteriums A. sind nicht bedingt durch Wahn, Halluzinationen oder andere Symptome der Störungsgruppen organische psychische Störungen (F00–F09), Schizophrenie und verwandte Störungen (F20–F29), affektive Störungen (F30–F39) oder eine Zwangsstörung (F42) oder sind nicht Folge einer kulturell akzeptierten Anschauung.

Das Vorliegen oder Fehlen einer Panikstörung (F41.0) in der Mehrzahl der agoraphobischen Situationen kann mit der **fünften Stelle** angegeben werden:
F40.00 ohne Panikstörung
F40.01 mit Panikstörung

Möglichkeiten für eine Schweregradeinteilung: Für F40.00 kann der Schweregrad nach dem Ausmaß der Vermeidung angegeben werden, unter Berücksichtigung der jeweiligen kulturellen Bedingungen. Für F40.01 gibt die Zahl der Panikattacken den Schweregrad an.

F40.1 soziale Phobien

Soziale Phobien beginnen oft in der Jugend, zentrieren sich um die Furcht vor prüfender Betrachtung durch andere Menschen in verhältnismäßig kleinen Gruppen (nicht dagegen in Menschenmengen) und führen schließlich dazu, dass soziale Situationen vermieden werden. Im Unterschied zu den meisten anderen Phobien sind soziale Phobien bei Männern und Frauen gleich häufig. Sie können klar abgegrenzt sein und beispielsweise auf Essen oder Sprechen in der Öffentlichkeit oder Treffen mit dem anderen Geschlecht beschränkt sein. Oder sie sind unbestimmt und treten in fast allen sozialen Situationen außerhalb des Familienkreises auf. Angst, in der Öffentlichkeit zu erbrechen, kommt vor. Direkter Augenkontakt wird in einigen Kulturen als ausgesprochen belastend empfunden. Soziale Phobien sind in der Regel mit einem niedrigem Selbstwertgefühl und Furcht vor Kritik verbunden. Sie können sich in Beschwerden wie Erröten, Händezittern, Übelkeit oder Drang zum Wasserlassen äußern. Dabei meint der Patient manchmal, dass eine dieser sekundären Manifestationen seiner Angst das primäre Problem darstellt. Die Symptome können sich bis hin zu Panikattacken verstärken. In extremen Fällen kann beträchtliches Vermeidungsverhalten schließlich zu vollständiger sozialer Isolierung führen.

Dazugehörige Begriffe:
Anthropophobie / soziale Neurose

Differentialdiagnose:
Agoraphobie und depressive Störungen kommen oft gemeinsam vor, besonders bei Patienten, die schließlich gänzlich an das Haus gefesselt sind. Ist die Unterscheidung zwischen sozialer Phobie und Agoraphobie sehr schwierig, soll vorzugsweise Agoraphobie diagnostiziert werden. Eine Depression ist nur dann zu diagnostizieren, wenn ein voll ausgebildetes depressives Syndrom eindeutig festzustellen ist.

Für Kinder und Jugendliche siehe auch F93.2 Störung mit sozialer Ängstlichkeit des Kindesalters.

Diagnostische Kriterien

A. Entweder 1. oder 2.:
   1. Deutliche Furcht im Zentrum der Aufmerksamkeit zu stehen oder sich peinlich oder erniedrigend zu verhalten;
   2. deutliche Vermeidung im Zentrum der Aufmerksamkeit zu stehen oder von Situationen, in denen die Angst besteht, sich peinlich oder erniedrigend zu verhalten.

   Diese Ängste treten in sozialen Situationen auf, wie Essen oder Sprechen in der Öffentlichkeit, Begegnung von Bekannten in der Öffentlichkeit, Hinzukommen oder Teilnahme an kleinen Gruppen, wie z.B. bei Partys, Konferenzen oder in Klassenräumen.
B. Mindestens zwei Angstsymptome in den gefürchteten Situationen mindestens einmal seit Auftreten der Störung, wie in F40.0, Kriterium B., definiert, sowie zusätzlich mindestens eins der folgenden Symptome:
   1. Erröten oder Zittern,
   2. Angst zu erbrechen,
   3. Miktions- oder Defäkationsdrang bzw. Angst davor.
C. Deutliche emotionale Belastung durch die Angstsymptome oder das Vermeidungsverhalten. Einsicht, dass die Symptome oder das Vermeidungsverhalten übertrieben und unvernünftig sind.
D. Die Symptome beschränken sich ausschließlich oder vornehmlich auf die gefürchteten Situationen oder auf Gedanken an diese.
E. Häufigstes Ausschlusskriterium: Die Symptome des Kriteriums A. sind nicht bedingt durch Wahn, Halluzinationen oder andere Symptome der Störungsgruppen organische psychische Störungen (F00–F09), Schizophrenie und verwandte Störungen (F20–F29), affektive Störungen (F30–F39) oder eine Zwangsstörung (F42.–) oder sind nicht Folge einer kulturell akzeptierten Anschauung.

F40.2 spezifische (isolierte) Phobien

Hierbei handelt es sich um Phobien, die auf ganz spezifische Situationen beschränkt sind wie auf die Nähe bestimmter Tiere, Höhen, Donner, Dunkelheit, Fliegen, geschlossene Räume, Urinieren oder Defäzieren auf öffentlichen Toiletten, Verzehr bestimmter Speisen, Zahnarztbesuch, Anblick von Blut oder Verletzungen oder die Furcht, bestimmten Krankheiten ausgesetzt zu sein. Obwohl die auslösende Situation eng begrenzt ist, kann sie wie bei der Agoraphobie oder einer sozialen Phobie Panik auslösen. Spezifische Phobien entstehen gewöhnlich in der Kindheit oder im frühen Erwachsenenalter und können unbehandelt jahrzehntelang bestehen (siehe F93.1 Phobische Störung des Kindesalters). Das Ausmaß der eintretenden Behinderung hängt davon ab, wie leicht die betreffende Person die phobische Situation vermeiden kann. Im Gegensatz zur Agoraphobie wechselt das Ausmaß der Furcht vor dem phobischen Objekt nicht. Strahlenkrankheit und Geschlechtskrankheiten sind häufig Objekt der Krankheitsphobien, in jüngerer Zeit auch AIDS.

Dazugehörige Begriffe:
Akrophobie / einfache Phobie / Examensangst / Höhenangst / Klaustrophobie / Tierphobien

Differentialdiagnose:
Meist fehlen im Unterschied zur Agoraphobie und zu sozialen Phobien andere psychiatrische Symptome. Blut- und Verletzungsphobien unterscheiden sich von anderen, da sie eher zu Bradykardie und manchmal zu Bewusstseinsverlust führen, als zu Tachykardie. Die Furcht vor spezifischen Krankheiten wie Krebs, Herzkrankheit oder Geschlechtskrankheit soll unter der hypochondrischen Störung (F45.2) eingeordnet werden, es sei denn, sie bezieht sich auf eine spezielle Situation, in der eine Krankheit erworben werden könnte. Erreicht die Überzeugung, krank zu sein, wahnhafte Intensität, handelt es sich um eine wahnhafte Störung (F22.0). Patienten, die von einer Abnormität oder einer Entstellung bestimmter Körperteile, häufig im Gesicht (Dysmorphophie) überzeugt sind, die von anderen nicht nachvollzogen werden kann, sind unter hypochondrischer (F45.2) oder wahnhafter Störung (F22.0) zu klassifizieren, abhängig von Stärke und Hartnäckigkeit ihrer Überzeugung.

Diagnostische Kriterien

A. Entweder 1. oder 2.:
1. Deutliche Furcht vor einem bestimmten Objekt oder einer bestimmten Situation, außer Agoraphobie (F40.0) oder sozialer Phobie (F40.1);
2. deutliche Vermeidung solcher Objekte und Situationen, außer Agoraphobie (F40.0) oder sozialer Phobie (F40.1).

   Häufige phobische Objekte und Situationen sind Tiere, Vögel, Insekten, Höhen, Donner, Fliegen, kleine geschlossene Räume, Anblick von Blut oder Verletzungen, Injektionen, Zahnarzt- und Krankenhausbesuche.

B. Angstsymptome in den gefürchteten Situationen mindestens einmal seit Auftreten der Störung wie in Kriterium B. von F40.0 (Agoraphobie) definiert.
C. Deutliche emotionale Belastung durch die Symptome oder das Vermeidungsverhalten; Einsicht, dass diese übertrieben und unvernünftig sind.
D. Die Symptome sind auf die gefürchtete Situation oder Gedanken an diese beschränkt.

Wenn gewünscht, können die spezifischen Phobien wie folgt unterteilt werden:
- Tier-Typ (z.B. Insekten, Hunde)
- Naturgewalten-Typ (z.B. Sturm, Wasser)
- Blut-Injektion-Verletzungs-Typ
- situativer Typ (z.B. Fahrstuhl, Tunnel)
- andere Typen

F40.8 sonstige phobische Störungen

Für dieses diagnostische Kriterium ist kein spezielles Kriterium definiert.

F40.9 nicht näher bezeichnete phobische Störung

Dazugehörige Begriffe:
nicht näher bezeichnete Phobie / nicht näher bezeichneter phobischer Zustand

F41 sonstige Angststörungen

Nicht auf bestimmte Umgebungssituationen begrenzte Angst stellt das Hauptsymptom dieser Störungen dar. Depressive und Zwangssymptome, sogar einige Elemente phobischer Angst können vorhanden sein, vorausgesetzt, sie sind eindeutig sekundär oder weniger ausgeprägt.

F41.0 Panikstörung (episodisch paroxysmale Angst)

Das wesentliche Kennzeichen sind wiederkehrende schwere Angstattacken (Panik), die sich nicht auf eine spezifische Situation oder besondere Umstände beschränken und deshalb auch nicht vorhersehbar sind. Wie bei anderen Angsterkrankungen variieren die Symptome von Person zu Person, typisch ist aber der plötzliche Beginn mit Herzklopfen, Brustschmerz, Erstickungsgefühlen, Schwindel und Entfremdungsgefühlen (Depersonalisation oder Derealisation). Fast stets entsteht dann sekundär auch Furcht zu sterben, vor Kontrollverlust oder Angst, wahnsinnig zu werden. Die einzelnen Anfälle dauern meistens nur Minuten, manchmal auch länger. Häufigkeit und Verlauf der Störung sind ziemlich unterschiedlich. Patienten erleben in einer Panikattacke häufig ein Crescendo der Angst und der vegetativen Symptome, was zu einem meist fluchtartigen Verlassen des Ortes führt. Kommt dies in einer besonderen Situation vor, z.B. in einem Bus oder in einer Menschenmenge, so wird der Patient möglicherweise in Zukunft diese Situation meiden. Auf ähnliche Weise können häufige und unvorhersehbare Panikattacken, Angst vor dem Alleinsein oder vor öffentlichen Plätzen hervorgerufen. Einer Panikattacke folgt meist die ständige Furcht vor einer erneuten Attacke.

Dazugehörige Begriffe:
Panikattacke / Panikzustand

Ausschluss:
Panikstörung mit Agoraphobie (F40.0)

Differentialdiagnose:
Die Panikstörung muss von Panikattacken bei bekannter Phobie, wie bereits ausgeführt, unterschieden werden. Panikattacken können besonders bei

Männern im Zusammenhang mit depressiven Störungen auftreten; wenn die Kriterien für eine depressive Störung erfüllt sind, soll eine Panikstörung nicht als Hauptdiagnose erscheinen.

Diagnostische Kriterien

A. Wiederholte Panikattacken, die nicht auf eine spezifische Situation oder ein spezifisches Objekt bezogen sind und oft spontan auftreten (d.h. die Attacken sind nicht vorhersagbar). Die Panikattacken sind nicht verbunden mit besonderer Anstrengung, gefährlichen oder lebensbedrohlichen Situationen.

B. Eine Panikattacke hat alle folgenden Charakteristika:
   a. es ist eine einzelne Episode von intensiver Angst oder Unbehagen;
   b. sie beginnt abrupt;
   c. sie erreicht innerhalb weniger Minuten ein Maximum und dauert mindestens einige Minuten.
   d. Mindestens vier Symptome der unten angegebenen Liste, davon eins von den Symptomen 1. bis 4. müssen vorliegen:

Vegetative Symptome:
1. Palpitationen, Herzklopfen oder erhöhte Herzfrequenz,
2. Schweißausbrüche,
3. fein- oder grobschlägiger Tremor,
4. Mundtrockenheit (nicht infolge Medikation oder Exsikkose).

Symptome, die Thorax und Abdomen betreffen:
5. Atembeschwerden,
6. Beklemmungsgefühl,
7. Thoraxschmerzen und -missempfindungen,
8. Nausea oder abdominelle Missempfindungen (z.B. Unruhegefühl im Magen).

Psychische Symptome:
9. Gefühl von Schwindel, Unsicherheit, Schwäche oder Benommenheit,
10. Gefühl, die Objekte sind unwirklich (Derealisation) oder man selbst ist weit entfernt oder «nicht wirklich hier» (Depersonalisation),
11. Angst vor Kontrollverlust, verrückt zu werden oder «auszuflippen»,
12. Angst zu sterben.

Allgemeine Symptome:
13. Hitzegefühle oder Kälteschauer,
14. Gefühllosigkeit oder Kribbelgefühle.

C. Häufigstes Ausschlusskriterium: Die Panikattacken sind nicht Folge einer körperlichen Störung, einer organischen psychischen Störung (F00–F09) oder einer anderen psychischen Störung wie Schizophrenie und verwandten Störungen (F20–29), einer affektiven Störung (F30–39) oder einer somatoformen Störung (F45).

Die individuelle Variationsbreite bzgl. Inhalt und Schwere sind so groß, dass zwei Schweregrade – mittelgradig und schwer – mit der **fünften Stelle** differenziert werden können:

F41.00 mittelgradige Panikstörung: mindestens vier Panikattacken in vier Wochen

F41.01 schwere Panikstörung: mindestens vier Panikattacken pro Woche über einen Zeitraum von vier Wochen

F41.1 generalisierte Angststörung

Das wesentliche Symptom ist eine generalisierte und anhaltende Angst, die aber nicht auf bestimmte Situationen in der Umgebung beschränkt oder darin nur besonders betont ist, d.h. sie ist «frei flottierend». Wie bei anderen Angststörungen sind die hauptsächlichen Symptome sehr unterschiedlich, aber Beschwerden wie ständige Nervosität, Zittern, Muskelspannung, Schwitzen, Benommenheit, Herzklopfen, Schwindelgefühle oder Oberbauchbeschwerden gehören zu diesem Bild. Häufig werden Befürchtungen geäußert, der Patient selbst oder ein Angehöriger könnten demnächst erkranken oder verunglücken, sowie eine große Anzahl anderer Sorgen und Vorahnungen. Diese Störung findet sich häufiger bei Frauen, oft in Zusammenhang mit langdauernder Belastung durch äußere Umstände. Der Verlauf ist unterschiedlich, tendiert aber zu Schwankungen und Chronifizierung.

Differentialdiagnose:

Bei Kindern und Jugendlichen stehen meist weniger Beschwerden, die typisch für die generalisierte Angststörung der Erwachsenen sind, im Vordergrund ebenso wie die spezifischen Symptome der vegetativen Stimulierung. Oft steht das häufige Bedürfnis nach Beruhigung und wiederholte somatische Beschwerden im Vordergrund. Für diese Betroffenen werden unter F93.80 (generalisierte Angststörung im Kindes- und Jugendalter) alternative Kriterien angegeben.

Ein vorübergehendes Auftreten anderer Symptome während jeweils weniger Tage, besonders von Depression, schließt eine generalisierte Angststörung als Hauptdiagnose nicht aus. Der Betreffende darf aber nicht die vollständigen Kriterien für eine depressive Episode (F32.–), phobische Störung (F40.–), Panikstörung (F41.0) oder Zwangsstörung (F42.–) erfüllen.

Dazugehörige Begriffe:
Angstneurose / Angstreaktion / Angstzustand

Ausschluss:
Neurasthenie (F48.0)

Diagnostische Kriterien

Beachte: Alternative Kriterien F93.80 (generalisierte Angststörung im Kindes- und Jugendalter)

A. Ein Zeitraum von mindestens sechs Monaten mit vorherrschender Anspannung, Besorgnis und Befürchtungen in Bezug auf alltägliche Ereignisse und Probleme.

B. Mindestens vier Symptome der unten angegebenen Liste, davon eins von den Symptomen 1. bis 4. müssen vorliegen:

Vegetative Symptome:

1. Palpitationen, Herzklopfen oder erhöhte Herzfrequenz,
2. Schweißausbrüche,
3. fein- oder grobschlägiger Tremor,
4. Mundtrockenheit (nicht infolge Medikation oder Exsikkose).

Symptome, die Thorax und Abdomen betreffen:

5. Atembeschwerden,
6. Beklemmungsgefühl,
7. Thoraxschmerzen und -missempfindungen,
8. Nausea oder abdominelle Missempfindungen (z.B. Kribbeln im Magen).

Psychische Symptome:

9. Gefühl von Schwindel, Unsicherheit, Schwäche und Benommenheit,
10. Gefühl, die Objekte sind unwirklich (Derealisation) oder man selbst ist weit entfernt oder «nicht wirklich hier» (Depersonalisation),
11. Angst vor Kontrollverlust, verrückt zu werden oder «auszuflippen»,
12. Angst zu sterben.

Allgemeine Symptome:

13. Hitzegefühle oder Kälteschauer,
14. Gefühllosigkeit oder Kribbelgefühle.

Symptome der Anspannung:

15. Muskelverspannung, akute und chronische Schmerzen,
16. Ruhelosigkeit und Unfähigkeit zum Entspannen,
17. Gefühle von Aufgedrehtsein, Nervosität und psychischer Anspannung,
18. Kloßgefühl im Hals oder Schluckbeschwerden.

Andere unspezifische Symptome:

19. übertriebene Reaktionen auf kleine Überraschungen oder Erschrecktwerden,
20. Konzentrationsschwierigkeiten, Leeregefühl im Kopf wegen Sorgen oder Angst,
21. anhaltende Reizbarkeit,
22. Einschlafstörungen wegen der Besorgnis.

C. Die Störung erfüllt nicht die Kriterien für eine Panikstörung (F41.0), eine phobische Störung (F40.–), eine Zwangsstörung (F42.–) oder eine hypochondrische Störung (F45.2).
D. Häufigstes Ausschlusskriterium: Die Störung ist nicht zurückzuführen auf eine organische Krankheit wie eine Hyperthyreose, eine organische psychische Störung (F00–F09) oder auf eine durch psychotrope Substanzen bedingte Störung (F10–F19), z.B. auf einen exzessiven Genuss von amphetaminähnlichen Substanzen oder auf einen Benzodiazepinentzug.

F41.2 Angst und depressive Störung, gemischt

Diese Kategorie soll bei gleichzeitigem Bestehen von Angst und Depression Verwendung finden, jedoch nur, wenn keine der beiden Störungen ein Ausmaß erreicht, das eine entsprechende einzelne Diagnose rechtfertigen würde. Zeigt sich schwere Angst mit einem geringeren Anteil von Depression, muss eine der anderen Kategorien für Angst oder phobische Störungen verwendet werden. Treten beide Syndrome in so starker Ausprägung auf, dass beide einzeln kodiert werden können, soll diese Kategorie nicht verwendet werden. Falls aus praktischen Gründen nur eine Diagnose möglich ist, ist der Depression Vorrang zu geben. Einige vegetative Symptome wie Tremor, Herzklopfen, Mundtrockenheit, Magenbeschwerden usw. müssen zumindest vorübergehend vorhanden sein. Diese Kategorie soll nicht verwendet werden, wenn es sich nur um Besorgnis oder übertriebene Bedenken ohne vegetative Symptome handelt. Wenn die Symptome, die die Kriterien für diese Störungen erfüllen, in enger Verbindung mit außergewöhnlichen Lebensveränderungen oder belastenden Lebensereignissen auftreten, ist die Kategorie Anpassungsstörungen (F43.2) zu verwenden.
Patienten mit dieser Kombination verhältnismäßig milder Symptome werden in der Primärversorgung häufig gesehen. Noch viel häufiger finden sie sich in der Bevölkerung, ohne je in medizinische oder psychiatrische Behandlung zu gelangen.

Dazugehörige Begriff:
leichte oder nicht anhaltende ängstliche Depression

Ausschluss:
anhaltende ängstliche Depression (Dysthymia, F34.1)

Diagnostische Kriterien

Kommentar: Für diese Störungen gibt es so viele Kombinationsmöglichkeiten relativ leichter Symptome, dass hier, außer den bereits in den klinischen Beschreibungen und diagnostischen Leitlinien angegebenen Kriterien, keine spezifischen Items mehr aufgeführt werden. Wissenschaftler, die Patienten mit diesen Störungen untersuchen wollen, sollten dies unter Berücksichtigung der Leitlinienkriterien anhand eigener, dem jeweiligen Forschungsplan entsprechenden Kriterien tun.

Anmerkung: Die Kategorien F41.2 (Angst und depressive Störung, gemischt), F41.3 (sonstige gemischte Störungen), die verschiedenen Untergruppen von F43.2 (Anpassungsstörungen) und F44.7 (gemischte dissoziative Störung, Konversionsstörung) finden vor allem Verwendung bei Psychiatern und anderen in der primären Gesundheitsversorgung der Entwicklungsländer Tätigen. Diese Kategorien erleichtern die Beschreibung von Störungen mit eindeutig gemischten Symptomen. Auf diese treffen einfachere und traditionellere psychiatrische Diagnosen nicht zu, sie gehen aber dennoch mit schweren Leidenszuständen und Störungen der Leistungsfähigkeit einher. Sie führen außerdem zu häufigen Kontakten mit der primären Gesundheitsversorgung, medizinischen und psychiatrischen Diensten. Es ist schwierig, diese Kategorien reliabel zu verwenden. Es ist daher notwendig, sie empirisch zu überprüfen und, wenn nötig, ihre Definition zu verbessern.

F41.3 sonstige gemischte Angststörungen

Diese Kategorie soll für Störungen verwendet werden, welche die Kriterien für eine generalisierte Angststörung (F41.1) erfüllen und gleichzeitig deutliche (aber häufig nur kurzzeitig andauernde) Merkmale anderer Störungen aus dem Kapitel F40–F48 zeigen, aber die Kriterien für diese Störungen nicht vollständig erfüllen. Die häufigsten Beispiele hierfür sind die Zwangsstörung (F42.–), dissoziative Störungen (F44.–), Somatisierungsstörung (F45.0), undifferenzierte Somatisierungsstörung (F45.1) und hypochondrische Störung (F45.2). Wenn die Symptome dieser Störung in enger Verbindung mit außergewöhnlichen Lebensveränderungen oder belastenden Lebensereignissen auftreten, ist die Kategorie Anpassungsstörungen (F43.2) zu verwenden.

F41.8 sonstige spezifische Angststörungen

Dazugehörige Begriffe:
Angsthysterie

F41.9 nicht näher bezeichnete Angststörung

Dazugehörige Begriffe:
nicht näher bezeichnete Angst

F42 Zwangsstörung

Wesentliche Kennzeichen dieser Störung sind wiederkehrende Zwangsgedanken und Zwangshandlungen. Zwangsgedanken sind Ideen, Vorstellungen oder Impulse, die den Patienten immer wieder stereotyp beschäftigen. Sie sind fast immer quälend, weil sie gewalttätigen Inhalts oder obszön sind, oder weil sie einfach als sinnlos erlebt werden; erfolglos versucht die betroffene Person, Widerstand zu leisten. Sie werden als eigene Gedanken erlebt,

selbst wenn sie als unwillkürlich und häufig als abstoßend empfunden werden. Zwangshandlungen oder -rituale sind ständig wiederholte Stereotypien. Sie werden weder als angenehm empfunden, noch dienen sie dazu, an sich nützliche Aufgaben zu erfüllen. Die Patienten erleben sie oft als Vorbeugung gegen ein objektiv unwahrscheinliches Ereignis, das ihnen Schaden bringen oder bei dem sie selbst Unheil anrichten könnten. Im allgemeinen, wenn auch nicht immer, wird dieses Verhalten von der betroffenen Person als sinnlos und ineffektiv erlebt. Sie versucht immer wieder, dagegen anzugehen, bei sehr lange andauernden Störungen kann der Widerstand schließlich minimal sein. Vegetative Angstsymptome sind häufig vorhanden, aber auch quälende innere Anspannung ohne auffällige vegetative Stimulation. Es besteht eine enge Verbindung zwischen Zwangssymptomen, besonders Zwangsgedanken, und Depression. Patienten mit einer Zwangsstörung haben oft depressive Symptome, und Patienten, die unter rezidivierenden depressiven Störungen (F33.–) leiden, können während ihrer depressiven Episoden Zwangsgedanken entwickeln. In beiden Fällen wechselt der Schweregrad der Zwangssymptome im allgemeinen entsprechend dem zu- oder abnehmenden Schweregrad der depressiven Symptome.
Die Zwangskrankheit ist bei Männern und Frauen gleich häufig, oft finden sich schon prämorbid beträchtliche zwanghafte Persönlichkeitszüge.
Der Krankheitsbeginn liegt meist in der Kindheit oder im frühen Erwachsenenalter. Der Verlauf ist unterschiedlich und beim Fehlen deutlich depressiver Symptome eher chronisch.

Dazugehörige Begriffe:
anankastische Neurose / Zwangsneurose

Differentialdiagnose:
Zwischen einer Zwangsstörung und einer depressiven Störung kann die Differentialdiagnose schwierig sein, weil beide Syndrome häufig gleichzeitig auftreten. Bei einer akuten Episode soll die Diagnose Vorrang haben, deren Symptome sich zuerst entwickelt haben. Sind beide vorhanden, aber keines stärker ausgeprägt, erhält die Depression Vorrang. Bei chronischen Störungen sollten diejenigen vorrangig bezeichnet werden, deren Symptome häufiger persistieren, wenn das jeweils zweite Syndrom abklingt.
Gelegentliche Panikattacken oder leichte phobische Symptome sprechen nicht gegen diese Diagnose. Zwangssymptome bei Schizophrenie, beim Gilles-de-la-Tourette Syndrom oder bei organischen psychischen Störungen sollen jeweils als Teil dieser Zustandsbilder betrachtet werden.
Obwohl Zwangsgedanken und -handlungen im allgemeinen nebeneinander vorkommen, ist es dennoch sinnvoll, bei einzelnen Patienten das Vorherrschen des einen oder des anderen Symptomenkomplexes zu kennzeichnen, da sie unterschiedliche Behandlungen erfordern können.

Diagnostische Kriterien

A. Entweder Zwangsgedanken oder Zwangshandlungen (oder beides) an den meisten Tagen über einen Zeitraum von mindestens zwei Wochen.
B. Die Zwangsgedanken (Ideen oder Vorstellungen) und Zwangshandlungen zeigen sämtliche folgenden Merkmale:
   1. sie werden als eigene Gedanken/Handlungen von den Betroffen angesehen und nicht als von anderen Personen oder Einflüssen eingegeben;
   2. sie wiederholen sich dauernd und werden als unangenehm empfunden, und mindestens ein Zwangsgedanke oder eine Zwangshandlung werden als übertrieben und unsinnig anerkannt;
   3. die Betroffenen versuchen, Widerstand zu leisten (bei lange bestehenden Zwangsgedanken und Zwangshandlungen kann der Widerstand allerdings sehr gering sein). Gegen mindestens einen Zwangsgedanken oder eine Zwangshandlung wird gegenwärtig erfolglos Widerstand geleistet;
   4. die Ausführung eines Zwangsgedankens oder einer Zwangshandlung ist für sich genommen nicht angenehm (dies sollte von einer vorübergehenden Erleichterung von Spannung und Angst unterschieden werden).
C. Die Betroffenen leiden unter den Zwangsgedanken und Zwangshandlungen oder werden in ihren sozialen oder individuellen Leistungsfähigkeit behindert, meist durch den besonderen Zeitaufwand.
D. Häufigstes Ausschlusskriterium: Die Störung ist nicht bedingt durch eine andere psychische Störung, wie Schizophrenie und verwandte Störungen (F20–F29) oder affektive Störungen (F30–F39).

Die Diagnose kann mit der folgenden **vierten Stelle** differenziert werden:
F42.0 vorwiegend Zwangsgedanken und Grübelzwang
F42.1 vorwiegend Zwangshandlungen (Zwangsrituale)
F42.2 Zwangsgedanken und -handlungen, gemischt
F42.8 sonstige Zwangsstörungen
F42.9 nicht näher bezeichnete Zwangsstörung

F42.0 vorwiegend Zwangsgedanken oder Grübelzwang

Diese können die Form von zwanghaften Ideen, bildhaften Vorstellungen oder Zwangsimpulsen annehmen. Sie sind inhaltlich sehr unterschiedlich, aber für den Betreffenden fast immer quälend. Eine Frau kann beispielsweise von der Furcht gequält werden, dem Impuls, ihr geliebtes Kind zu töten, nicht mehr widerstehen zu können, oder unter einer obszönen oder blasphemischen und ichfremden wiederkehrenden bildhaften Vorstellung leiden. Manchmal sind diese Ideen einfach sinnlos und bestehen in endlosen pseudophilosophischen Überlegungen unwägbarer Alternativen. Diese unentschiedene Betrachtung von Alternativen ist ein wichtiger Teil vieler zwanghafter Grübeleien, häufig verbunden mit der Unfähigkeit, triviale, aber notwendige Entscheidungen des täglichen Lebens zu treffen.

Die Beziehung zwischen Grübelzwang und Depression ist besonders eng; eine Zwangsstörung soll nur dann diagnostiziert werden, wenn der Grübelzwang nicht im Zusammenhang mit einer depressiven Störung auftritt und anhält.

F42.1 vorwiegend Zwangshandlungen (Zwangsrituale)

Die meisten Zwangshandlungen beziehen sich auf Reinlichkeit (besonders Händewaschen), übertriebene Ordnung und Sauberkeit oder wiederholte Kontrollen, die eine möglicherweise gefährliche Situation verhindern sollen. Diesem Verhalten liegt die Furcht vor einer die betreffende Person bedrohenden oder von ihr ausgehenden Gefahr zugrunde. Das Ritual ist ein wirkungsloser, symbolischer Versuch, diese Gefahr abzuwenden. Zwanghaft rituelle Handlungen können täglich stundenlang ausgeführt werden und sind manchmal verbunden mit besonderer Entschlusslosigkeit und Langsamkeit. Im allgemeinen sind Zwangshandlungen bei beiden Geschlechtern gleich häufig. Handwaschrituale sind bei Frauen häufiger, eine Verzögerung der Handlungsabläufe ohne Wiederholung bei Männern. Zwanghaft rituelle Handlungen sind weniger eng mit Depression verbunden als Zwangsgedanken und leichter einer Verhaltenstherapie zugänglich.

F42.2 Zwangsgedanken und -handlungen, gemischt

Die meisten Zwangskranken weisen Symptome von Zwangshandlungen und Zwangsdenken auf. Diese Unterkategorie ist in den häufigen Fällen zu verwenden, wenn beide gleichwertig sind. Falls ein Symptom eindeutig vorherrscht, ist dies zu kennzeichnen, da Zwangsgedanken und -handlungen auf unterschiedliche Behandlungen ansprechen können.

F42.8 sonstige Zwangsstörungen

Für dieses diagnostische Kriterium ist kein spezielles Kriterium definiert.

F42.9 nicht näher bezeichnete Zwangsstörung

Für dieses diagnostische Kriterium ist kein spezielles Kriterium definiert.

F43 Reaktionen auf schwere Belastungen und Anpassungsstörungen

Die Störungen dieses Abschnittes unterscheiden sich von den übrigen nicht nur aufgrund der Symptomatologie und des Verlaufs, sondern auch durch ein oder zwei ursächliche Faktoren: Ein außergewöhnlich belastendes Lebensereignis, das eine akute Belastungsreaktion hervorruft, oder eine besondere Veränderung im Leben, die zu einer anhaltend unangenehmen Situation geführt hat und schließlich eine Anpassungsstörung hervorruft.

Obwohl auch weniger schwere psychosoziale Belastungen bzw. Lebensereignisse («life-events») Beginn und Erscheinungsbild zahlreicher an anderer Stelle klassifizierter Störungen auslösen und beeinflussen können, ist ihre ätiologische Bedeutung nicht immer deutlich; in jedem Fall hängt sie zusammen mit der individuellen, häufig idiosynkratischen Vulnerabilität, das heißt, die «Auslösefaktoren» sind weder nötig noch ausreichend, um das Auftreten und die Art der Erkrankung zu erklären. Im Gegensatz dazu entstehen die hier aufgeführten Störungen immer als direkte Folge der akuten schweren Belastung oder des kontinuierlichen Traumas. Das belastende Ereignis oder die andauernde, unangenehme Situation sind der primäre und ausschlaggebende Kausalfaktor, und die Störung wäre ohne seine Einwirkung nicht entstanden.
Dieser Abschnitt schließt Reaktionen auf schwere Belastungen und Anpassungsstörungen aller Altersgruppen, einschließlich Kinder und Jugendlicher ein.
Obwohl alle Symptome der akuten Belastungsreaktion und der Anpassungsstörungen auch bei anderen Störungen auftreten können, gibt es einige besondere Kennzeichen, welche die Zusammenfassung dieser Zustandsbilder zu einer klinischen Einheit rechtfertigen. Das dritte Krankheitsbild in diesem Abschnitt – die posttraumatische Belastungsstörung – hat relativ spezifische und charakteristische klinische Merkmale.
Die Störungen dieses Abschnitts können insofern als Anpassungsstörungen bei schwerer oder kontinuierlicher Belastung angesehen werden, als sie erfolgreiche Bewältigungsmechanismen verhindern und aus diesem Grunde zu einer Störung der sozialen Leistungsfähigkeit führen.

Kommentar: Selbstbeschädigungen, am häufigsten selbst herbeigeführte Intoxikationen durch ärztlich verordnete Medikamente, die zeitlich eng mit dem Auftreten einer Belastungsreaktion oder Anpassungsstörung verbunden sind, sind zusätzlich mit einer Kodierung aus dem Abschnitt X des Kapitels XX der ICD-10 zu versehen (Vorsätzliche Selbstbeschädigung (X60–X84). Diese Kodierungen erlauben aber keine Differenzierung zwischen Suizidversuch und parasuizidaler Handlung; beide werden unter der allgemeinen Kategorie «Selbstbeschädigung» zusammengefasst.

F43.0 akute Belastungsreaktion

Eine vorübergehende Störung von beträchtlichem Schweregrad, die sich bei einem psychisch nicht manifest gestörten Menschen als Reaktion auf eine außergewöhnliche körperliche oder seelische Belastung entwickelt, und im allgemeinen innerhalb von Stunden oder Tagen abklingt. Das auslösende Ereignis kann ein überwältigendes traumatisches Erlebnis mit einer ernsthaften Bedrohung für die Sicherheit oder körperliche Unversehrtheit des Patienten oder einer geliebten Person (Personen) sein (z.B. Naturkatastrophe, Unfall, Krieg, Verbrechen, Vergewaltigung) oder eine ungewöhnlich plötzliche und bedrohliche Veränderung der sozialen Stellung oder des Beziehungsnetzes des Betroffenen wie etwa Verluste durch mehrere Todesfälle, einen Brand

oder ähnliches. Das Risiko, diese Störung zu entwickeln, ist bei gleichzeitiger körperlicher Erschöpfung, oder wenn organische Beeinträchtigungen z.B. bei Älteren vorliegen, erhöht. Die individuelle Vulnerabilität und die zur Verfügung stehenden Bewältigungsmechanismen (Coping Strategien) spielen beim Auftreten und beim Schweregrad der akuten Belastungsreaktion eine Rolle. Dies wird daran deutlich, dass nicht alle Personen, die eine außergewöhnliche Belastung erleben, auch eine Störung entwickeln. Die Symptome sind sehr verschieden, doch typischerweise beginnen sie mit einer Art von «Betäubung», einer gewissen Bewusstseinseinengung und eingeschränkten Aufmerksamkeit, einer Unfähigkeit, Reize zu verarbeiten und Desorientiertheit. Diesem Zustand kann ein weiteres Sichzurückziehen aus der aktuellen Situation folgen (bis hin zu dissoziativem Stupor, siehe F44.2) oder aber ein Unruhezustand und Überaktivität wie Fluchtreaktion oder Fugue. Meist treten vegetative Zeichen panischer Angst wie Tachykardie, Schwitzen und Erröten auf. Die Symptome erscheinen im allgemeinen innerhalb von Minuten nach dem belastenden Ereignis und gehen innerhalb von zwei oder drei Tagen, oft innerhalb von Stunden zurück. Es kann eine teilweise oder vollständige Amnesie (siehe F44.0) für diese Episode vorliegen.
Diese Diagnose soll nicht zur Beschreibung einer plötzlichen Verschlechterung der Symptomatik von bereits bestehenden Symptomen verwendet werden, welche die Kriterien anderer psychiatrischer Störungen erfüllen, außer solcher aus dem Kapitel F60.– (Persönlichkeitsstörungen). Eine Vorgeschichte mit früheren psychiatrischen Erkrankungen spricht jedoch nicht gegen diese Diagnose.

Dazugehörige Begriffe:
akute Krisenreaktion / Kriegsneurose (combat fatigue) / Krisenzustand / psychischer Schock

Diagnostische Kriterien

A. Erleben einer außergewöhnlichen psychischen oder physischen Belastung.
B. Dem Kriterium A. folgt unmittelbar der Beginn der Symptome (innerhalb einer Stunde).
C. Es gibt zwei Symptomgruppen. Die akute Belastungsreaktion wird unterteilt in:
   F43.00 leicht: nur Symptome aus Gruppe 1.
   F43.01 mittelgradig: Symptome aus Gruppe 1. und zwei Symptome aus Gruppe 2.
   F43.02 schwer: Symptome aus Gruppe 1. und vier Symptome der Gruppe 2. oder dissoziativer Stupor (F44.2).
   1. Die Kriterien B, C und D der generalisierten Angststörung (F41.1);
   2. a. Rückzug von erwarteten sozialen Interaktionen,
      b. Einengung der Aufmerksamkeit,
      c. offensichtliche Desorientierung,
      d. Ärger oder verbale Aggression,
      e. Verzweifelung oder Hoffnungslosigkeit,

f. unangemessene oder sinnlose Überaktivität,
g. unkontrollierbare und außergewöhnliche Trauer (zu beurteilen nach den jeweiligen kulturellen Normen).

D. Wenn die Belastung vorübergehend ist oder gemildert werden kann, beginnen die Symptome nach frühestens acht Stunden abzuklingen. Hält die Belastung an, beginnen die Symptome nach höchstens 48 Stunden nachzulassen.

E. Häufigstes Ausschlusskriterium: Derzeitig liegt keine andere psychische oder Verhaltensstörung der ICD-10 vor (außer F41.1 Generalisierte Angststörung und F60 Persönlichkeitsstörungen). Das Ende einer Krankheitsepisode einer anderen psychischen oder Verhaltensstörung muss mehr als drei Monate zurückliegen.

F43.1 posttraumatische Belastungsstörung

Diese entsteht als eine verzögerte oder protrahierte Reaktion auf ein belastendes Ereignis oder eine Situation außergewöhnlicher Bedrohung oder katastrophenartigen Ausmaßes (kurz oder langanhaltend), die bei fast jedem eine tiefe Verzweiflung hervorrufen würde. Hierzu gehören eine durch Naturereignisse oder von Menschen verursachte Katastrophe, eine Kampfhandlung, ein schwerer Unfall oder Zeuge des gewaltsamen Todes anderer oder selbst Opfer von Folterung, Terrorismus, Vergewaltigung oder anderen Verbrechen zu sein. Prämorbide Persönlichkeitsfaktoren wie bestimmte Persönlichkeitszüge, (z.B. zwanghafte oder asthenische) oder neurotische Erkrankungen in der Vorgeschichte können die Schwelle für die Entwicklung dieses Syndroms senken und seinen Verlauf verstärken, aber die letztgenannten Faktoren sind weder nötig noch ausreichend, um das Auftreten der Störung zu erklären.

Typische Merkmale sind das wiederholte Erleben des Traumas in sich aufdrängenden Erinnerungen (Nachhallerinnerungen, Flashbacks), oder in Träumen, vor dem Hintergrund eines andauernden Gefühls von Betäubtsein und emotionaler Stumpfheit, Gleichgültigkeit gegenüber anderen Menschen, Teilnahmslosigkeit der Umgebung gegenüber, Anhedonie sowie Vermeidung von Aktivitäten und Situationen, die Erinnerungen an das Trauma wachrufen könnten. Üblicherweise findet sich Furcht vor und Vermeidung von Stichworten, die den Leidenden an das ursprüngliche Trauma erinnern könnten. Selten kommt es zu dramatischen akuten Ausbrüchen von Angst, Panik oder Aggression, ausgelöst durch ein plötzliches Erinnern und intensives Wiedererleben des Traumas oder der ursprünglichen Reaktion darauf.

Gewöhnlich tritt ein Zustand vegetativer Übererregtheit mit Vigilanzsteigerung, einer übermäßigen Schreckhaftigkeit und Schlaflosigkeit auf. Angst und Depression sind häufig mit den genannten Symptomen und Merkmalen assoziiert und Suizidgedanken sind nicht selten. Drogeneinnahme oder übermäßiger Alkoholkonsum können als komplizierende Faktoren hinzukommen.

Die Störung folgt dem Trauma mit einer Latenz, die Wochen bis Monate dauern kann (doch selten mehr als 6 Monate nach dem Trauma). Der Verlauf ist

wechselhaft, in der Mehrzahl der Fälle kann jedoch eine Heilung erwartet werden. Bei wenigen Patienten nimmt die Störung über viele Jahre einen chronischen Verlauf und geht dann in eine dauernde Persönlichkeitsänderung über (siehe F62.0).
Späte, chronifizierte Folgen von extremer Belastung, d.h. solche, die noch Jahrzehnte nach der belastenden Erfahrung bestehen, sind unter F62.0 (andauernde Persönlichkeitsänderung nach Extrembelastung) zu klassifizieren.

Dazugehörige Begriffe:
Fremdneurose / traumatische Neurose

Diagnostische Kriterien

A. Die Betroffenen sind einem kurz- oder langanhaltenden Ereignis oder Geschehen von außergewöhnlicher Bedrohung oder mit katastrophalem Ausmaß ausgesetzt, das nahezu bei jedem tiefgreifende Verzweiflung auslösen würde.
B. Anhaltende Erinnerungen oder Wiedererleben der Belastung durch aufdringliche Nachhallerinnerungen (Flashbacks), lebendige Erinnerungen, sich wiederholende Träume oder durch innere Bedrängnis in Situationen, die der Belastung ähneln oder mit ihr in Zusammenhang stehen.
C. Umstände, die der Belastung ähneln oder mit ihr im Zusammenhang stehen, werden tatsächlich oder möglichst vermieden. Dieses Verhalten bestand nicht vor dem belastenden Erlebnis.
D. Entweder 1. oder 2.
   1. Teilweise oder vollständige Unfähigkeit, einige wichtige Aspekte der Belastung zu erinnern.
   2. Anhaltende Symptome einer erhöhten psychischen Sensitivität und Erregung (nicht vorhanden vor der Belastung) mit zwei der folgenden Merkmale:
      a. Ein- und Durchschlafstörungen,
      b. Reizbarkeit oder Wutausbrüche,
      c. Konzentrationsschwierigkeiten,
      d. Hypervigilanz,
      e. erhöhte Schreckhaftigkeit.
E. Die Kriterien B., C. und D. treten innerhalb von sechs Monaten nach dem Belastungsereignis oder nach Ende einer Belastungsperiode auf. (In einigen speziellen Fällen kann ein späterer Beginn berücksichtigt werden, dies sollte aber gesondert angegeben werden).

F43.2 Anpassungsstörungen

Hier handelt es sich um Zustände von subjektivem Leiden und emotionaler Beeinträchtigung, die soziale Funktionen und Leistungen behindern und während des Anpassungsprozesses nach einer entscheidenden Lebensveränderung, nach einem belastenden Lebensereignis oder auch nach schwerer körperlicher Krankheit auftreten. Die Belastung kann die Unversehrtheit des sozialen Netzes betroffen haben (bei einem Trauerfall oder Trennungserleb-

nis), das weitere Umfeld sozialer Unterstützung oder soziale Werte (wie bei Emigration oder nach Flucht). Die Belastung kann dabei nur den Einzelnen oder auch seine Gruppe oder Gemeinde betreffen.
Die individuelle Disposition oder Vulnerabilität spielt bei dem möglichen Auftreten und bei der Form der Anpassungsstörung eine größere Rolle als bei den anderen Krankheitsbildern von F43.–; es ist aber dennoch davon auszugehen, dass das Krankheitsbild ohne die Belastung nicht entstanden wäre. Die Anzeichen sind unterschiedlich und umfassen depressive Stimmung, Angst, Besorgnis (oder eine Mischung von diesen), ein Gefühl, unmöglich zurechtkommen, vorausplanen oder in der gegenwärtigen Situation fortfahren zu können, ferner eine Einschränkung bei der Bewältigung der alltäglichen Routine. Der Betreffende kann sich so fühlen, als stehe er kurz vor dramatischem Verhalten oder Gewaltausbrüchen, wozu es aber selten kommt. Besonders bei Jugendlichen können jedoch Störungen des Sozialverhaltens, wie zum Beispiel aggressives oder dissoziales Verhalten, zu dieser Störung gehören. Keines der Symptome ist in diesen Fällen schwer genug oder an sich so markant, dass es eine spezifischere Diagnose rechtfertigt.

Kommentar: Bei Kindern gehören regressive Phänomene, wie das Wiederauftreten von Bettnässen, Babysprache oder Daumenlutschen häufig zu diesem Syndrom. Wenn diese Merkmale vorherrschen, sollte F43.23 diagnostiziert werden.
Die Störung beginnt im allgemeinen innerhalb 1 Monats nach dem belastenden Ereignis oder der Lebensveränderung. Die Symptome halten meist nicht länger als 6 Monate an, außer bei der längeren depressiven Reaktion (F43.21). Dauern die Symptome an, sollte die Diagnose in Übereinstimmung mit dem gegenwärtigen klinischen Bild geändert und die andauernden Belastungen unter Verwendung der Z Kodierungen, Kapitel XXI der ICD-10, gekennzeichnet werden.
Kontakte mit medizinischen oder psychiatrischen Diensten bei normalen Trauerreaktionen, die kulturspezifisch sind und meist nicht länger als 6 Monate dauern, sind nicht mit einer Kodierung des Kapitels V (F), sondern des Kapitels XXI der ICD-10, zu erfassen, wie etwa Z63.4 (Verschwinden oder Tod eines Familienmitgliedes) sowie Z71.9 (Beratungsgespräch) oder Z73.3 (Belastung, nicht andernorts klassifiziert). Trauerreaktionen jeder Dauer, die in Art oder Inhalt abnorm sind, sind unten zu kodieren (F43.22, F43.23, F43.24 oder F43.25). Sehr heftige und länger als 6 Monate andauernde, sind unter F43.21 (längere depressive Reaktion) zu verschlüsseln.

Dazugehörige Begriffe:
abnorme Trauerreaktion / Hospitalismus bei Kindern / Kulturschock

Ausschluss:
Trennungsangst in der Kindheit (F93.0)

Diagnostische Kriterien

A. Identifizierbare psychosoziale Belastung, von einem nicht außergewöhnlichen oder katastrophalen Ausmaß; Beginn der Symptome innerhalb eines Monats.

B. Symptome und Verhaltensstörungen (außer Wahngedanken und Halluzinationen) wie sie bei affektiven Störungen (F3), bei Störungen des Kapitels F40–F48 (neurotische, Belastungs- und somatoforme Störungen) und bei den Störungen des Sozialverhaltens (F91) vorkommen. Die Kriterien einer einzelnen Störung werden aber nicht erfüllt. Die Symptome können in Art und Schwere variieren.

Das vorherrschende Erscheinungsbild der Symptome sollte mit der **fünften Stelle** weiter differenziert werden (F43.2x):

F43.20 Kurze depressive Reaktion.
Ein vorübergehender leichter depressiver Zustand, der nicht länger als einen Monat dauert.

F43.21 Längere depressive Reaktion.
Ein leichter depressiver Zustand als Reaktion auf eine länger anhaltende Belastungssituation, der aber nicht länger als zwei Jahre dauert.

F43.22 Angst und depressive Reaktion gemischt.
Sowohl Angst als auch depressive Symptome sind vorhanden, aber nicht stärker ausgeprägt als bei Angst und depressive Störung, gemischt (F41.2) oder sonstige gemischte Angststörung (F41.3).

F43.23 Mit vorwiegender Beeinträchtigung von anderen Gefühlen.
Die Symptome betreffen zumeist verschiedene affektive Qualitäten, wie Angst, Depression, Sorgen, Anspannung und Ärger. Die ängstlichen und depressiven Symptome können die Kriterien für die gemischte Angst- und depressive Störung (F41.2) oder sonstige gemischte Angststörung (F41.3) erfüllen, aber sie sind nicht so vorherrschend, dass andere, mehr spezifische depressive oder Angststörungen diagnostiziert werden können. Diese Kategorie soll auch für Reaktionen von Kindern mit regressivem Verhalten, wie etwa Bettnässen oder Daumenlutschen, verwendet werden.

F43.24 Mit vorwiegender Störung des Sozialverhaltens.
Die hauptsächliche Störung betrifft das Sozialverhalten. Z.B. wenn sich eine Trauerreaktion eines Jugendlichen in aggressivem oder dissozialen Verhalten manifestiert.

F43.25 Mit gemischter Störung von Gefühlen und Sozialverhalten.
Sowohl Störungen der Gefühle als auch des Sozialverhaltens sind führende Symptome.

F43.28 Mit sonstigen spezifischen deutlichen Symptomen.
Für dieses diagnostische Kriterium ist kein spezielles Kriterium definiert.

C. Die Symptome dauern nicht länger als sechs Monate nach Ende der Belastung oder ihrer Folgen an, außer bei der längeren depressiven Reaktion (F43.21). Bis zu einer Dauer von sechs Monaten kann die Diagnose einer Anpassungsstörung gestellt werden.

F43.8 sonstige Reaktionen auf schwere Belastung

Für dieses diagnostische Kriterium ist kein spezielles Kriterium definiert.

F43.9 nicht näher bezeichnete Reaktion auf schwere Belastung

Für dieses diagnostische Kriterium ist kein spezielles Kriterium definiert.

F44 Dissoziative Störungen (Konversionsstörungen)

Das allgemeine Kennzeichen der dissoziativen oder Konversionsstörungen ist der teilweise oder völlige Verlust der normalen Integration von Erinnerungen an die Vergangenheit, des Identitätsbewusstseins, der unmittelbaren Empfindungen sowie der Kontrolle von Körperbewegungen. Normalerweise besteht ein hoher Grad bewusster Kontrolle darüber, welche Erinnerungen und Empfindungen für die unmittelbare Aufmerksamkeit selektiert, und welche Bewegungen ausgeführt werden. Von den dissoziativen Störungen wird angenommen, dass die Fähigkeit zu bewusster und selektiver Kontrolle in einem Ausmaß gestört ist, das von Tag zu Tag oder sogar von Stunde zu Stunde wechselt. Es lässt sich nur sehr schwer feststellen, ob und in welchem Umfang dieser Funktionsverlust willkürlich kontrolliert werden kann.
Diese Störungen wurden früher als verschiedene Formen der Konversionsneurose oder Hysterie klassifiziert. Heute jedoch erscheint es günstiger, den Terminus Hysterie wegen seiner vielen unterschiedlichen Bedeutungen so weit wie möglich zu vermeiden. Die hier beschriebenen dissoziativen Störungen werden als psychogen angesehen. Das heißt, es besteht eine nahe zeitliche Verbindung zu traumatisierenden Ereignissen, unlösbaren oder unerträglichen Konflikten oder gestörten Beziehungen. Es können Interpretationen oder Mutmaßungen über die Bedeutung von Bewältigungsstrategien der Patienten gegenüber unerträglichen Belastungen angestellt werden, theoretische Konzepte wie «unbewusste Motivation» oder «sekundärer Krankheitsgewinn» sind jedoch nicht in die Leitlinien oder diagnostischen Kriterien eingegangen.
Der Begriff Konversion wird für einige dieser Störungen in einer weiter gefassten Bedeutung verwendet und bedeutet, dass sich der durch die unlösbaren Schwierigkeiten und Konflikte hervorgerufene unangenehme Affekt in irgendeiner Weise in Symptome umsetzt.
Es wird meist von einem plötzlichen Beginn und Ende der dissoziativen Zustandsbilder berichtet. Sie sind aber selten zu beobachten, abgesehen von geplanten Interaktionen und Verfahren wie Hypnose und Abreagieren; Veränderung oder Abklingen eines dissoziativen Zustandes kann sich auf die Dauer solcher Verfahren beschränken. Alle dissoziativen Zustände tendieren dazu, nach einigen Wochen oder Monaten zu remittieren, besonders wenn der Beginn mit einem traumatisierenden Lebensereignis verbunden war. Eher chronische Zustände, besonders Lähmungen und Gefühlsstörungen, entwickeln sich manchmal recht langsam, vor allem wenn sie mit unlösbaren Problemen oder interpersonellen Schwierigkeiten verbunden sind. Dissozia-

tive Zustände, die bereits länger als ein bis zwei Jahre bestehen, bevor sie in psychiatrische Behandlung gelangen, sind häufig therapieresistent.
Patienten mit dissoziativen Störungen verleugnen oft auffallend ihre für andere ganz offensichtlichen Probleme und Schwierigkeiten. Alle Probleme, die sie selbst erkennen, werden von ihnen auf die dissoziativen Symptome zurückgeführt.
Ein überzeugender Beleg für eine psychische Verursachung kann, auch wenn vieles dafür spricht, schwierig zu erbringen sein. Bei Vorliegen bekannter Störungen des zentralen oder peripheren Nervensystems sollte die Diagnose einer dissoziativen Störung nur mit großer Vorsicht gestellt werden. Fehlt der Nachweis für eine psychische Verursachung, so muss die Diagnose vorläufig bleiben, und die Suche nach körperlichen und seelischen Aspekten fortgesetzt werden. Die Möglichkeit eines späteren Auftretens ernsthafter körperlicher oder psychiatrischer Störungen muss immer bedacht werden.

Kommentar: Depersonalisation und Derealisation sind hier nicht mit eingeschlossen, da in der Regel nur Teilbereiche der persönlichen Identität betroffen sind und diese Störungen nicht mit Leistungseinbußen in den Bereichen Wahrnehmung, Gedächtnis oder Bewegung einhergehen.

Dazugehörige Begriffe:
Hysterie / hysterische Psychose / Konversionhysterie / Konversionsreaktion

Ausschluss:
Simulation (Z76.5) (Störungen mit Schmerz und anderen komplexen körperlichen Empfindungen, die durch das vegetative Nervensystem vermittelt werden, sind unter Somatisierungsstörungen (F45) zu klassifizieren).

Diagnostische Kriterien

G1. Kein Nachweis einer körperlichen Krankheit, welche die für diese Störung charakteristischen Symptome erklären könnte (es können jedoch körperliche Störungen vorliegen, die andere Symptome verursachen).
G2. Überzeugender zeitlicher Zusammenhang zwischen den dissoziativen Symptomen und belastenden Ereignissen, Problemen oder Bedürfnissen.

F44.0 dissoziative Amnesie

Das wichtigste Kennzeichen ist der Erinnerungsverlust für meist wichtige, kurz zurück liegende Ereignisse, der nicht durch organische psychische Störungen bedingt und zu schwerwiegend ist, um durch übliche Vergesslichkeit oder Ermüdung erklärt werden zu können. Die Amnesie zentriert sich gewöhnlich auf traumatische Ereignisse wie Unfälle oder unerwartete Trauerfälle und ist in der Regel unvollständig und selektiv. Ausmaß und Vollständigkeit der Amnesie variieren häufig von Tag zu Tag und bei verschiedenen Untersuchern. Es lässt sich aber ein beständiger Kern feststellen, der im Wachzustand nicht aufgehellt werden kann. Eine vollständige und generali-

sierte Amnesie ist selten, dann gewöhnlich Teil einer Fugue (F44.1) und ist dann als solche zu klassifizieren.
Die affektiven Erscheinungsbilder in Verbindung mit einer Amnesie sind unterschiedlich, eine schwere Depression ist jedoch selten. Ratlosigkeit, Gequältsein und aufmerksamkeitsuchendes Verhalten unterschiedlichen Ausmaßes, aber auch ruhiges Annehmen können vorkommen. Junge Erwachsene sind am häufigsten betroffen. Die schwersten Fälle treten bei Männern auf, die unter der Belastung von Kampfhandlungen stehen. Psychogene dissoziative Zustände sind bei Älteren selten. Zielloses Umherwandern kann auftreten; es geht in der Regel mit persönlicher Vernachlässigung einher und dauert selten länger als ein oder zwei Tage.
Die Aspekte der partiellen oder vollständigen Amnesie für kürzliche traumatisierende oder belastende Ereignisse werden unter Umständen nur durch fremdanamnestische Angaben bekannt. Die Diagnose sollte nicht bei hirnorganischen Störungen, Intoxikation oder extremer Erschöpfung gestellt werden.

Differentialdiagnose:

- Bei organisch bedingten psychischen Störungen finden sich in der Regel auch andere Störungen des Nervensystems und deutlich erkennbare beständige Symptome von Bewusstseinstrübung, Desorientiertheit und fluktuierender Bewusstseinsklarheit. Ein Verlust des Kurzzeitgedächtnisses ist typischer für organisch bedingte Störungen, unabhängig von möglichen traumatischen Ereignissen oder Problemen. «Black-outs» nach Alkohol- oder Drogenkonsum sind zeitlich eng mit dem Missbrauch verbunden, und die verlorenen Erinnerungen können niemals wiedergewonnen werden. Ein Verlust des Kurzzeitgedächtnisses wie beim amnestischen Syndrom (Korsakow-Syndrom), bei dem die unmittelbare Wiedergabe normal, die Wiedererinnerung aber schon nach 2 oder 3 Minuten nicht mehr möglich ist, findet sich bei der dissoziativen Amnesie nicht.
- Eine Amnesie nach Commotio cerebri oder schwerem Schädeltrauma ist meistens retrograd, obwohl in schweren Fällen auch eine anterograde Amnesie auftreten kann; eine dissoziative Amnesie ist überwiegend retrograd. Nur die dissoziative Amnesie kann durch Hypnose oder Abreaktion verändert werden. Postiktale Amnesien bei Epileptikern und andere stuporöse oder mutistische Zustände, die gelegentlich bei Schizophrenen oder Depressiven vorkommen, können im allgemeinen durch andere Charakteristika der zugrundeliegenden Krankheit differenziert werden.
- Am schwierigsten ist es, eine bewusste Simulation der Amnesie auszuschließen; eine wiederholte und genaue Untersuchung der prämorbiden Persönlichkeit und einer möglichen Motivation ist notwendig. Eine bewusst simulierte Amnesie hängt gewöhnlich mit offensichtlichen finanziellen Problemen, Lebensgefahr in Kriegszeiten oder drohender Todes- oder Gefängnisstrafe zusammen.

Ausschluss:
amnestisches Syndrom, durch Alkohol oder sonstige psychotrope Substanzen bedingt (F10.6–F19.6) / anterograde Amnesie (R41.1) / nicht näher be-

zeichnete Amnesie (R41.3) / nichtalkoholbedingtes organisches amnestisches Syndrom (F04) / postiktale Amnesie bei Epilepsie (G40) / retrograde Amnesie (R41.2)

Diagnostische Kriterien

A. Die allgemeinen Kriterien für eine dissoziative Störung (F44) müssen erfüllt sein.
B. Entweder eine teilweise oder vollständige Amnesie für vergangene Ereignisse oder Probleme, die traumatisch oder belastend waren oder noch sind.
C. Die Amnesie ist zu ausgeprägt und zu lang anhaltend, um mit einer normalen Vergesslichkeit oder durch eine gewollte Simulation erklärt werden zu können (die Schwere und das Ausmaß der Amnesie können allerdings von einer Untersuchung zur anderen wechseln).

F44.1 dissoziative Fugue

Eine dissoziative Fugue ist eine zielgerichtete Ortsveränderung von zu Hause oder vom Arbeitsplatz fort, wobei die betreffende Person sich äußerlich geordnet verhält. Zusätzlich liegen alle Kennzeichen einer dissoziativen Amnesie vor. In einigen Fällen wird eine neue Identität angenommen, im allgemeinen nur für wenige Tage, aber gelegentlich auch für lange Zeiträume und erstaunlich vollständig. Es kann eine Reise zu früher bekannten Plätzen und Orten mit gefühlsmäßiger Bedeutung erfolgen. Obwohl für die Zeit der Fugue eine Amnesie besteht, kann das Verhalten des Patienten während dieser Zeit auf unabhängige Beobachter vollständig normal wirken.

Differentialdiagnose:
Amnesie kann die Unterscheidung von bewusster Simulation einer Fugue sehr schwierig sein.

Diagnostische Kriterien

A. Die allgemeinen Kriterien für eine dissoziative Störung (F44) müssen erfüllt sein.
B. Eine unerwartete, gleichwohl äußerlich normal organisierte Reise mit Entfernung von zuhause oder vom gewohnten Arbeitsplatz und den sozialen Aktivitäten; während dieser Zeit bleibt die Selbstversorgung weitgehend erhalten.
C. Entweder teilweise oder vollständige Amnesie für die Reise, die das Kriterium C. für eine dissoziative Amnesie (F44.0) erfüllt.

F44.2 dissoziativer Stupor

Das Verhalten des Patienten erfüllt die Kriterien für einen Stupor, doch Untersuchung und Befragung lassen keinen Anhalt für eine körperliche Ursache erkennen. Wie auch bei anderen dissoziativen Störungen, findet sich

zusätzlich ein Hinweis auf die psychogene Verursachung durch kurz vorausgegangene belastende Ereignisse oder im Vordergrund stehende interpersonale oder soziale Probleme.
Ein Stupor wird aufgrund einer beträchtlichen Verringerung oder des Fehlens willkürlicher Bewegungen und normaler Reaktionen auf äußere Reize wie Licht, Geräusche oder Berührung diagnostiziert. Der Patient liegt oder sitzt lange Zeit überwiegend bewegungslos. Sprache und spontane oder gezielte Bewegung fehlen oder sind fast nicht wahrzunehmen. Trotz Hinweisen für eine mögliche Bewusstseinsstörung verraten Muskeltonus, Haltung, Atmung, gelegentliches Öffnen der Augen und koordinierte Augenbewegungen, dass der Patient weder schläft noch bewusstlos ist.

Differentialdiagnose:
Ein dissoziativer Stupor muss von einem katatonen, depressiven oder manischen Stupor differenziert werden. Dem Stupor des katatonen Schizophrenen gehen häufig Symptome oder Verhaltensweisen voraus, die auf eine Schizophrenie hinweisen. Depressive oder manische Stupores entwickeln sich meist verhältnismäßig langsam, so dass die Fremdanamnese entscheidend ist. Depressiver wie auch manischer Stupor werden in vielen Ländern zunehmend seltener, da die Behandlung der affektiven Erkrankung immer häufiger in einem früheren Stadium einsetzt.

Diagnostische Kriterien

A. Die allgemeinen Kriterien für eine dissoziative Störung (F44) müssen erfüllt sein.
B. Beträchtliche Verringerung oder Fehlen willkürlicher Bewegungen und der Sprache sowie der normalen Reaktion auf Licht, Geräusche und Berührung.
C. Der normale Muskeltonus, die aufrechte Haltung und die Atmung sind erhalten (sowie häufig eingeschränkte Koordination der Augenbewegungen).

F44.3 Trance und Besessenheitszustände

Störungen, bei denen ein zeitweiliger Verlust der persönlichen Identität und der vollständigen Wahrnehmung der Umgebung auftritt; in einigen Fällen verhält sich ein Mensch so, als ob er von einer anderen Persönlichkeit, einem Geist, einer Gottheit oder einer «Kraft» beherrscht wird. Aufmerksamkeit und Bewusstsein können auf nur ein oder zwei Aspekte der unmittelbaren Umgebung begrenzt und konzentriert sein, und häufig findet sich eine eingeschränkte, aber wiederholte Folge von Bewegungen, Stellungen und Äußerungen. Hier sollen nur Trancezustände einbezogen werden, die unfreiwillig oder ungewollt sind, und sich innerhalb täglicher Aktivitäten abspielen, die also außerhalb religiöser oder anderer in diesem Sinn kulturell akzeptierter Situationen auftreten oder höchstens im Anschluss an diese.

Ausschluss:
Hier dürfen keine Trancezustände klassifiziert werden, die während schizophrener oder akuter Psychosen mit Halluzinationen oder Wahn oder im Rahmen einer multiplen Persönlichkeit auftreten. Diese Kategorie ist nicht zu verwenden, wenn der Trancezustand mit einer körperlichen Krankheit (wie etwa Temporallappenepilepsie oder einer Kopfverletzung) oder mit einer Intoxikation durch psychotrope Substanzen in Zusammenhang steht.

Diagnostische Kriterien

A. Die allgemeinen Kriterien für eine dissoziative Störung (F44) müssen erfüllt sein.
B. Entweder 1. oder 2.:
   1. **Trance:** vorübergehende Bewusstseinsveränderung mit zwei der folgenden Merkmale:
      a. Verlust des Gefühls der persönlichen Identität,
      b. Einengung des Bewusstseins in Bezug auf die unmittelbare Umgebung oder eine ungewöhnlich eingeengte und selektive Fokussierung auf Stimuli aus der Umgebung,
      c. Einschränkung von Bewegungen, Haltungen und Gesprochenem auf die Wiederholung eines kleinen Repertoires.
   2. **Besessenheitszustand:** die Betroffenen sind überzeugt, von einem Geist, einer Macht, einer Gottheit oder einer anderen Person beherrscht zu werden.
C. Die beiden Kriterien B.1. und B.2. müssen ungewollt und belastend sein, außerhalb von religiösen oder anderen kulturell akzeptierten Situationen auftreten oder stellen eine Verlängerung solcher Zustände dar.
D. Häufigstes Ausschlusskriterium: Kein gleichzeitiges Auftreten mit einer Schizophrenie oder einer verwandten Störung (F20–F29) oder mit einer affektiven Störung mit Halluzinationen oder Wahngedanken (F30–F39).

F44.4– F44.7 dissoziative Störungen der Bewegung und der Sinnesempfindung

Bei diesen Störungen findet sich ein Verlust oder eine Veränderung von Bewegungsfunktionen oder Empfindungen, meist Hautempfindungen, so dass der Patient körperlich krank wirkt, ohne dass eine körperliche Ursache zur Erklärung der Symptome nachweisbar ist. Die Symptome folgen häufig den Vorstellungen des Patienten von einer körperlichen Krankheit, die von physiologischen oder anatomischen Gegebenheiten abweichen können. Zusätzlich verdeutlichen die Erhebung des psychopathologischen Befundes und der sozialen Situation meist, dass die Behinderung durch den Funktionsverlust dem Patienten hilft, einem unangenehmen seelischen Konflikt zu entgehen, oder indirekt Abhängigkeit oder Verstimmung auszudrücken. Obwohl die Probleme oder Konflikte anderen klar sein können, verleugnet die betroffene Person sie häufig und führt jegliches Leiden auf die Symptome oder die daraus entstehende Behinderung zurück.

Der Grad der Behinderung, der auf diese Symptome zurückzuführen ist, kann von Mal zu Mal wechseln und hängt von der Zahl und von der Art der anwesenden Personen, sowie vom emotionalen Zustand des Patienten ab; mit anderen Worten: neben einem zentralen und konstanten Kern von Symptomen mit Bewegungsverlust oder Empfindungsstörungen, ohne willentliche Kontrolle, kann zusätzlich aufmerksamkeitssuchendes Verhalten unterschiedlichen Ausmaßes vorkommen.

Bei einigen Patienten entwickeln sich die Symptome in enger Beziehung zu psychischem Stress, bei anderen aber lässt sich dieser Zusammenhang nicht feststellen. Das ruhige Annehmen («belle indifférence») einer ernsthaften Behinderung kann sehr auffallend wirken, ist aber nicht die Regel; dieses findet sich auch bei gut angepassten Personen, die mit einer offensichtlichen und ernsten körperlichen Krankheit konfrontiert sind.

In der Regel sind prämorbide Auffälligkeiten in den persönlichen Beziehungen und in der Persönlichkeit festzustellen. Enge Verwandte oder Freunde haben vielleicht unter einer körperlichen Krankheit mit ähnlichen Symptomen gelitten wie jetzt der Patient. Leichte und vorübergehende Formen dieser Störungen findet man in der Jugend häufig, besonders bei Mädchen, längere Verläufe meist bei jungen Erwachsenen. Manche Menschen entwickeln mit Ausbildung dieser Symptome bei Belastung ein sich wiederholendes Reaktionsmuster, das auch noch im mittleren und hohen Alter auftreten kann.

Störungen, die sich auf den Verlust von Empfindungen beschränken, werden hier klassifiziert; treten zusätzlich Schmerzsensationen oder andere komplexe, durch das vegetative Nervensystem vermittelte Empfindungen hinzu, so sind diese unter den somatoformen Störungen (F45.–) zu klassifizieren.

Differentialdiagnose:

Die frühen Stadien progressiver neurologischer Störungen, insbesondere der multiplen Sklerose und des systemischen Lupus erythematodes können mit dissoziativen Störungen der Bewegung oder Empfindung verwechselt werden. Patienten, die auf frühe Stadien der multiplen Sklerose mit großer Besorgnis und aufmerksamkeitssuchendem Verhalten reagieren, bieten besonders große Probleme; vergleichsweise lange Untersuchungs- und Beobachtungszeiträume können erforderlich sein, bevor die Diagnose klar wird.

Multiple und schlecht definierte körperliche Beschwerden sind an anderer Stelle, unter somatoformen Störungen (F45.–) oder Neurasthenie (F48.0) zu klassifizieren.

Isolierte dissoziative Symptome können auch bei schweren psychischen Erkrankungen wie Schizophrenie oder schwerer Depression auftreten. Diese Diagnosen sind jedoch gewöhnlich eindeutig und sollten aus diagnostischen und klassifikatorischen Gründen gegenüber den dissoziativen Symptomen Vorrang haben.

Eine bewusste Simulation eines Bewegungs- oder des Empfindungsverlustes ist oft sehr schwer von dissoziativen Störungen zu unterscheiden; die Entscheidung wird von der genauen Beobachtung abhängen und von dem Verständnis der Persönlichkeit des Patienten, den auslösenden Umständen bei Beginn der Störung und den Folgen der Gesundung verglichen mit der ständigen Behinderung.

F44.4 dissoziative Bewegungsstörungen

Die häufigste Form der dissoziativen Bewegungsstörung ist der vollständige oder teilweise Verlust der Bewegungsfähigkeit eines oder mehrerer Körperglieder. Die Lähmung kann partiell, mit schwachen oder langsamen Bewegungen, oder vollständig sein. Unterschiedliche Formen und verschiedene Grade mangelnder Koordination (Ataxie) können besonders in den Beinen vorkommen, so dass es zu einem bizarren Gang kommt oder zur Unfähigkeit, ohne Hilfe zu stehen (Astasie, Abasie). Es kann auch ein übertriebenes Zittern oder Schütteln einer oder mehrerer Extremitäten bzw. des ganzen Körpers auftreten. Die Zustände haben große Ähnlichkeit mit fast jeder Form von Ataxie, Apraxie, Akinesie, Aphonie, Dysarthrie, Dyskinesie oder Paresen.

Dazugehörige Begriffe:
psychogene Aphonie / psychogene Dysphonie

Diagnostische Kriterien

A. Die allgemeinen Kriterien für eine dissoziative Störung (F44) müssen erfüllt sein.
B. Entweder 1. oder 2.:
   1. kompletter oder teilweiser Verlust der Bewegungsfähigkeit. Dies betrifft Bewegungen, die normalerweise der willkürlichen Kontrolle unterliegen (einschließlich der Sprache);
   2. verschiedene oder wechselnde Grade von Koordinationsstörungen, Ataxie oder der Unfähigkeit, ohne Hilfe zu stehen.

F44.5 dissoziative Krampfanfälle

Dissoziative Krampfanfälle (Pseudoanfälle) können epileptische Anfälle in ihren Bewegungen sehr stark nachahmen, bei dissoziativen Krampfanfällen sind jedoch Zungenbiss, schwere Verletzungen beim Sturz oder Urininkontinenz selten, und statt des Bewusstseinsverlusts findet sich ein stupor- oder tranceähnlicher Zustand.

Diagnostische Kriterien

A. Die allgemeinen Kriterien für eine dissoziative Störung (F44) müssen erfüllt sein.
B. Plötzliche und unerwartete krampfartige Bewegungen, die sehr an verschiedene Formen epileptischer Anfälle erinnern, aber nicht mit einem Bewusstseinsverlust einhergehen.
C. Kriterium B. geht nicht einher mit Zungenbiss, schweren Hämatomen oder Verletzungen aufgrund eines Sturzes oder mit Urininkontinenz.

F44.6 dissoziative Sensibilitäts- und Empfindungsstörungen

Die Grenzen anästhetischer Hautareale entsprechen oft eher den Vorstellungen des Patienten über Körperfunktionen als medizinischem Wissen. Es können auch unterschiedliche Verluste der verschiedenen sensorischen Modalitäten angegeben werden, die nicht Folge einer neurologischen Läsion sein können. Sensorische Verluste können von Klagen über Parästhesien begleitet sein.
Ein vollständiger Visusverlust bei dissoziativen Störungen ist selten, visuelle Störungen bestehen häufiger im Verlust der Sehschärfe, im allgemeinen Verschwommen- oder «Tunnelsehen». Trotz der Klagen über Sehverlust sind die allgemeine Beweglichkeit und die motorischen Leistungen der betroffenen Person oft überraschend gut erhalten.
Dissoziative Taubheit und Anosmie sind weit weniger häufig als Empfindungs- oder Sehstörungen.

Dazugehörige Begriffe:
psychogene Taubheit

Diagnostische Kriterien

A. Die allgemeinen Kriterien für eine dissoziative Störung (F44) müssen erfüllt sein.
B. Entweder 1. oder 2.:
   1. teilweiser oder vollständiger Verlust einer oder aller normalen Hautempfindungen an Körperteilen oder am ganzen Körper (genaue Angabe ob Berührung, Nadelstich, Vibration, Hitze, Kälte),
   2. teilweiser oder vollständiger Seh-, Hör- oder Riechverlust (ist zu spezifizieren).

F44.7 dissoziative Störungen (Konversionsstörungen), gemischt

Hier sind Kombinationen der oben näher bezeichneten Störungen (F44.0–F44.6) zu verschlüsseln.

F44.8 sonstige dissoziative Störungen (Konversionsstörungen)

Diese Restkategorie kann verwendet werden, um andere dissoziative Zustandsbilder und Konversionsstörungen anzugeben, die die Kriterien G.1 und G.2 für F44 erfüllen, aber nicht die oben angegebenen Kriterien für F44.0–F44.7.

Dazugehörige Begriffe:
psychogener Dämmerzustand / psychogene Verwirrtheit

Diagnostische Kriterien

Spezielle Forschungskriterien werden nicht für alle im folgenden genannten Störungen angegeben, da diese sonstigen dissoziativen Zustandsbilder selten und nicht gut beschrieben sind. Wissenschaftler, die diese Zustandsbilder genauer untersuchen, sollten ihre eigenen Kriterien in Bezug auf die Anforderungen ihrer Studie definieren.

F44.80 Ganser Syndrom

Hier wird eine komplexe Störung kodiert, die von Ganser beschrieben wurde und durch «Vorbeiantworten» gekennzeichnet ist, die gewöhnlich begleitet ist von mehreren anderen dissoziativen Symptomen und die oft unter Umständen auftritt, welche eine psychogene Ätiologie nahe legen.

F44.81 multiple Persönlichkeitsstörung

Diese Störung ist selten, und es wird kontrovers diskutiert, in welchem Ausmaß sie iatrogen oder kulturspezifisch ist. Das grundlegende Merkmal ist das offensichtliche Vorhandensein von zwei oder mehr verschiedenen Persönlichkeiten bei einem Individuum. Dabei ist zu einem Zeitpunkt jeweils nur eine sichtbar. Jede Persönlichkeit ist vollständig, mit ihren eigenen Erinnerungen, Verhaltensweisen und Vorlieben. Diese können in deutlichem Kontrast zu der prämorbiden Persönlichkeit stehen. Bei der häufigsten Form mit zwei Persönlichkeiten ist meist eine von beiden dominant, keine hat Zugang zu den Erinnerungen der anderen, und die eine ist sich der Existenz der anderen fast niemals bewusst. Der Wechsel von der einen Persönlichkeit zur anderen vollzieht sich beim ersten Mal gewöhnlich plötzlich und ist eng mit traumatischen Erlebnissen verbunden. Spätere Wechsel sind oft begrenzt auf dramatische oder belastende Ereignisse oder treten in Therapiesitzungen auf, in denen der Therapeut Hypnose oder Techniken zur Entspannung oder zum Abreagieren anwendet.

Diagnostische Kriterien

A. Zwei oder mehr unterschiedliche Persönlichkeiten innerhalb eines Individuums, von denen zu einem bestimmten Zeitpunkt jeweils nur eine nachweisbar ist.
B. Jede Persönlichkeit hat ihr eigenes Gedächtnis, ihre eigenen Vorlieben und Verhaltensweisen und übernimmt zu einer bestimmten Zeit, auch wiederholt, die volle Kontrolle über das Verhalten der Betroffenen.
C. Unfähigkeit, wichtige persönliche Informationen zu erinnern, was für eine einfache Vergesslichkeit zu ausgeprägt ist.
D. Nicht bedingt durch eine organische psychische Störung (F00–F09) (z.B. eine Epilepsie) oder durch psychotrope Substanzen (F10–F19) (z.B. Intoxikation oder Entzugssyndrom).

Annmerkung: Sollte die multiple Persönlichkeitsstörung (F44.81) nicht nur kulturspezifisch oder iatrogen existieren, so ist sie wohl am besten in die Gruppe der dissoziativen Störungen einzuordnen.

F44.82 vorübergehende dissoziative Störungen (Konversionsstörungen) in der Kindheit und Jugend

Für dieses diagnostische Kriterium ist kein spezielles Kriterium definiert.

F44.88 sonstige näher bezeichnete dissoziative Störungen (Konversionsstörungen)

Für dieses diagnostische Kriterium ist kein spezielles Kriterium definiert.

F44.9 nicht näher bezeichnete dissoziative Störung (Konversionsstörung)

Für dieses diagnostische Kriterium ist kein spezielles Kriterium definiert.

F45 somatoforme Störungen

Das Charakteristikum der somatoformen Störungen ist die wiederholte Darbietung körperlicher Symptome in Verbindung mit hartnäckigen Forderungen nach medizinischen Untersuchungen trotz wiederholter negativer Ergebnisse und Versicherung der Ärzte, dass die Symptome nicht körperlich begründbar sind. Sind aber irgendwelche körperlichen Symptome vorhanden, dann erklären sie nicht die Art und das Ausmaß der Symptome oder das Leiden und die innerliche Beteiligung des Patienten. Auch wenn Beginn und Fortdauer der Symptome eine enge Beziehung zu unangenehmen Lebensereignissen, Schwierigkeiten oder Konflikten aufweisen, widersetzt sich der Patient gewöhnlich den Versuchen, die Möglichkeit einer psychischen Ursache zu diskutieren; sogar bei offensichtlich depressiven und Angstsymptomen kann es sich so verhalten. Das zu erreichende Verständnis für die körperliche oder psychische Verursachung der Symptome ist häufig für Patienten und Arzt enttäuschend.
Bei diesen Störungen besteht häufig ein gewisses aufmerksamkeitssuchendes (histrionisches) Verhalten, besonders bei Patienten, die empfindlich darauf reagieren, dass es ihnen nicht gelungen ist, Ärzte von der grundsätzlich körperlichen Natur ihrer Erkrankung und von der Notwendigkeit weiterer Nachforschungen und Untersuchungen zu überzeugen.

Differentialdiagnose:
Die Abgrenzung vom hypochondrischen Wahn hängt gewöhnlich davon ab, wie gut man den Patienten kennt; auch wenn seine Überzeugungen schon lange bestehen und er gegen jeden vernünftigen Grund an ihnen festhält, so ist er trotz seiner Überzeugtheit meist bis zu einem gewissen Grad und zumindest kurzfristig zugänglich gegenüber einer Argumentation, wiederhol-

ter Versicherung und Durchführung noch einer weiteren Untersuchung oder Befragung. Zusätzlich können unangenehme und beängstigende Körperempfindungen als eine gesellschaftlich annehmbare Erklärung dafür angesehen werden, dass die Überzeugung von körperlicher Krankheit entwickelt und aufrechterhalten wird.

Ausschluss:

Daumenlutschen (F98.8) / dissoziative Störungen (F44.–) / Haarezupfen (F98.4, stereotype Bewegungsstörungen) / Lallen (F80.0) / Lispeln (F80.8) / Nägelkauen (F98.8) / psychologische Faktoren oder Verhaltensfaktoren bei andernorts klassifizierten Krankheiten (F54) / sexuelle Funktionsstörungen, nicht organisch bedingt (F52.–) / Ticstörungen im Kindes- und Jugendalter (F95.–) / Tourette-Syndrom (F95.2) / Trichotillomanie (F63.3)

F45.0 Somatisierungsstörung

Charakteristisch sind multiple, wiederholt auftretende und häufig wechselnde körperliche Symptome, die meist bereits seit einigen Jahren bestanden haben, bevor der Patient zum Psychiater überwiesen wird. Die meisten haben in der Primärversorgung und in spezialisierten medizinischen Einrichtungen eine lange und komplizierte Anamnese hinter sich, mit vielen negativen Untersuchungen und ergebnislosen Operationen. Die Symptome können sich auf jeden Körperteil oder jedes Körpersystem beziehen. Zu den häufigsten gehören gastrointestinale Beschwerden (wie Schmerz, Aufstoßen, Rumination, Erbrechen, Übelkeit usw.) und abnorme Hautempfindungen (wie Jucken, Brennen, Prickeln, Taubheitsgefühl, Wundsein usw.) und Ausschlag. Auch sexuelle und menstruelle Störungen sind häufig.
Deutliche Depression und Angst kommen häufig vor und können eine spezifische Behandlung erfordern.
Der Verlauf der Störung ist chronisch fluktuierend und häufig mit einer langdauernden Störung des sozialen, interpersonalen und familiären Verhaltens verbunden. Die Störung ist weitaus häufiger bei Frauen als bei Männern und beginnt meist im frühen Erwachsenenalter.
Abhängigkeit oder Missbrauch von Medikamenten (gewöhnlich Tranquilizer und Analgetika) resultieren häufig aus zahlreichen Verschreibungen.

Dazugehörige Begriffe:
multiples Beschwerdesyndrom / multiple psychosomatische Störung

Diagnostische Kriterien

A. Eine Vorgeschichte von mindestens zwei Jahren mit anhaltenden Klagen über multiple und wechselnde körperliche Symptome, die durch keine diagnostizierbare körperliche Krankheit erklärt werden können. Eine eventuell vorliegende bekannte körperliche Krankheit erklärt nicht die Schwere, das Ausmaß, die Vielfalt und die Dauer der körperlichen Beschwerden oder die damit verbundene soziale Behinderung. Wenn einige vegetative Symptome vorliegen, bilden sie nicht das Hauptmerkmal der Störung, d.h. sie sind nicht besonders anhaltend oder belastend.

B. Die ständige Sorge um die Symptome führt zu andauerndem Leiden und dazu, dass die Patienten mehrfach (drei oder mehrmals) um Konsultationen oder Zusatzuntersuchungen in der Primärversorgung oder beim Spezialisten nachsuchen. Wenn aus finanziellen oder geographischen Gründen medizinische Einrichtungen nicht erreichbar sind, kommt es zu andauernder Selbstmedikation oder mehrfachen Konsultationen bei örtlichen Laienheilern.

C. Hartnäckige Weigerung, die medizinische Feststellung zu akzeptieren, dass keine ausreichende körperliche Ursache für die körperlichen Symptome vorliegt. Akzeptanz der ärztlichen Mitteilung allenfalls für kurze Zeiträume bis zu einigen Wochen oder unmittelbar nach einer medizinischen Untersuchung.

D. Insgesamt sechs oder mehr Symptome aus der folgenden Liste, mit Symptomen aus mindestens zwei verschiedenen Gruppen:

Gastrointestinale Symptome:

1. Bauchschmerzen,
2. Übelkeit,
3. Gefühl von Überblähung,
4. schlechter Geschmack im Mund oder extrem belegte Zunge,
5. Klagen über Erbrechen oder Regurgitation von Speisen,
6. Klagen über häufigen Durchfall oder Austreten von Flüssigkeit aus dem Anus.

Kardiovaskuläre Symptome:

7. Atemlosigkeit ohne Anstrengung,
8. Brustschmerzen.

Urogenitale Symptome:

9. Dysurie oder Klagen über die Miktionshäufigkeit,
10. unangenehme Empfindungen im oder um den Genitalbereich,
11. Klagen über ungewöhnlichen oder verstärkten vaginalen Ausfluss.

Haut- und Schmerzsymptome:

12. Klagen über Fleckigkeit oder Farbveränderungen der Haut,
13. Schmerzen in den Gliedern, Extremitäten oder Gelenken,
14. unangenehme Taubheit oder Kribbelgefühl.

E. Häufigstes Ausschlusskriterium: Die Störung tritt nicht ausschließlich während einer Schizophrenie oder einer verwandten Störung (F20–F29), einer affektiven Störung (F30–F39) oder einer Panikstörung (F41.0) auf.

F45.1 undifferenzierte Somatisierungsstörung

Wenn zahlreiche, unterschiedliche und hartnäckige körperliche Beschwerden vorliegen, das vollständige und typische klinische Bild der Somatisierungsstörung aber nicht erfüllt ist, dann sollte diese Kategorie erwogen werden.

Dazugehörige Begriffe:
undifferenzierte psychosomatische Störung

Diagnostische Kriterien

A. Kriterium A., C. und E. für die Somatisierungsstörung (F45.0) sind erfüllt, außer dass die Dauer der Störung hier nur mindestens sechs Monate beträgt.
B. Eines oder beide Kriterien B. und D. für die Somatisierungsstörung (F45.0) sind nur unvollständig erfüllt.

F45.2 hypochondrische Störung

Vorherrschendes Kennzeichen ist die beharrliche Beschäftigung mit der Möglichkeit, an einer oder mehreren schweren und fortschreitenden körperlichen Krankheiten zu leiden, manifestiert durch anhaltende körperliche Beschwerden oder ständige Beschäftigung mit der eigenen körperlichen Erscheinung. Normale oder allgemeine Empfindungen und Erscheinungen werden von der betroffenen Person oft als abnorm und belastend interpretiert und die Aufmerksamkeit meist auf nur ein oder zwei Organe oder Organsysteme fokussiert. Die befürchtete körperliche Krankheit oder Entstellung kann von der betroffenen Person benannt werden. Zwischen den einzelnen Konsultationen variiert der Grad der Überzeugung, von ihr befallen zu sein, und die vorwiegende Betonung einer Erkrankung gegenüber einer anderen. Die betroffene Person wird also gewöhnlich die Möglichkeit in Erwägung ziehen, dass auch noch andere oder zusätzliche körperliche Krankheiten existieren können, abgesehen von der im Vordergrund stehenden.
Häufig finden sich beträchtliche Depression und Angst, die dann eine zusätzliche Diagnose rechtfertigen können. Diese Störungen treten selten erstmals nach dem 50. Lebensjahr auf. Der Verlauf der Symptome sowie der Behinderung ist im allgemeinen chronisch und wechselhaft. Fixierte Wahnvorstellungen über körperliche Funktionen oder die Körperform dürfen nicht vorhanden sein. Furcht vor dem Bestehen einer oder mehrerer Krankheiten (Nosophobie) sollte hier klassifiziert werden.
Dieses Syndrom tritt bei Männern und bei Frauen auf; es lassen sich im Unterschied zu der Somatisierungsstörung keine besonderen Familienauffälligkeiten beschreiben.
Viele Patienten, besonders diejenigen mit leichterer Ausprägung dieser Störung, bleiben innerhalb der Primärversorgung oder anderer nichtpsychiatrischer medizinischer Spezialfächer. Die Überweisung in psychiatrische Behandlung wird häufig übel genommen, es sei denn, man erreicht diese frühzeitig im Erkrankungsverlauf und in taktvoller Zusammenarbeit zwischen überweisendem Arzt und Psychiater. Der Grad der mit dieser Störung verbundenen Behinderung ist sehr unterschiedlich; einige Patienten dominieren und manipulieren Familie und soziales Umfeld infolge ihrer Symptome, ein kleiner Teil lebt dagegen fast normal.

Dazugehörige Begriffe:
Dysmorphophobie (nicht wahnhaft) / Hypochondrie / hypochondrische Neurose / körperdysmorphe Störung / Nosophobie

Ausschluss:
Auf körperliche Funktionen oder die Körperform fixierte Wahnphänomene (F22.x) / wahnhafte Dysmorphophobie (F22.8)

Diagnostische Kriterien

A. Entweder 1. oder 2.:
   1. Eine mindestens sechs Monate anhaltende Überzeugung an höchstens zwei schweren körperlichen Krankheiten (von denen mindestens eine speziell von dem Patienten benannt sein muss) zu leiden.
   2. Anhaltende Beschäftigung mit einer vom Betroffenen angenommenen Entstellung oder Missbildung (dysmorphophobe Störung).

B. Die ständige Sorge um diese Überzeugung und um die Symptome verursacht andauerndes Leiden oder eine Störung des alltäglichen Lebens und veranlasst die Patienten, um medizinische Behandlungen oder Untersuchungen (oder entsprechende Hilfe von Laienheilern) nachzusuchen.

C. Hartnäckige Weigerung, die medizinische Feststellung zu akzeptieren, dass keine ausreichende körperliche Ursache für die körperlichen Symptome bzw. Entstellungen vorliegt. Akzeptanz der ärztlichen Mitteilung allenfalls für kurze Zeiträume bis zu einigen Wochen oder unmittelbar nach einer medizinischen Untersuchung.

D. Häufigstes Ausschlusskriterium: Die Störung tritt nicht ausschließlich während einer Schizophrenie oder einer verwandten Störung (F20–F29, insbesondere F22) oder einer affektiven Störung (F30–F39) auf.

Mit der **fünften Stelle** kann kodiert werden: hypochondrische Störung (im engeren Sinn) F45.20 / Dysmorphophobie (F45.21)

F45.3 somatoforme autonome Funktionsstörung

Die Symptome werden vom Patienten so geschildert, als beruhten sie auf der körperlichen Krankheit eines Systems oder eines Organs, das weitgehend oder vollständig vegetativ innerviert und kontrolliert wird, so etwa des kardiovaskulären, gastrointestinalen oder des respiratorischen Systems. Einige Störungen des Urogenitalsystems sind hier ebenfalls einbezogen. Die häufigsten und auffallensten Beispiele beziehen sich auf das kardiovaskuläre System («Herzneurose»), das respiratorische System (psychogene Hyperventilation und Singultus) und das gastrointestinale System («Magenneurose» und «nervöser Durchfall»).
Es finden sich meist zwei Symptomgruppen, die beide nicht auf eine körperliche Krankheit des betreffenden Organs oder Systems hinweisen. Die erste Gruppe, auf der diese Diagnose hauptsächlich beruht, umfasst Beschwerden, die objektivierbare Symptome der vegetativen Stimulation darstellen, wie etwa Herzklopfen, Schwitzen, Erröten, Zittern und ähnliches. Die zweite Gruppe ist mehr idiosynkratisch, subjektiv und unspezifischer und besteht etwa aus Gefühlen von fließenden Schmerzen, Brennen, Schwere, Enge und Gefühlen, aufgebläht oder auseinander gezogen zu werden. Diese werden von dem Patienten einem bestimmten Organ oder System, z.B. dem vegetati-

ven Nervensystem, zugeordnet. Die Kombination einer eindeutigen vegetativen Beteiligung mit zusätzlichen nichtspezifischen subjektiven Klagen und einem hartnäckigen Beharren auf einem besonderen Organ oder Organsystem als Ursache der Störung, ergibt das typische klinische Bild.
Bei vielen Patienten mit dieser Störung kann man psychische Belastungsfaktoren oder gegenwärtige Schwierigkeiten und Probleme feststellen, die einen Bezug zur Störung zu haben scheinen. Bei zahlreichen Patienten, die dennoch eindeutig die Kriterien für dieses Krankheitsbild erfüllen, ist dies allerdings nicht der Fall.
Bei einigen dieser Störungen können auch verschiedene Begleitsymptome hinzukommen wie Singultus, Flatulenz und Hyperventilation, aber diese stören die wesentlichen physiologischen Funktionen des Organs oder des Systems nicht. Die fünfte Stelle wird genutzt, um das Organ oder das Organsystem anzugeben, welches von den betroffenen Patienten als Ursprung ihrer Symptome angesehen wird.

Differentialdiagnose:
Bei der generalisierten Angststörung überwiegen die psychischen Komponenten im Rahmen der autonomen Stimulation wie etwa Furcht und ängstliche Vorahnung und es fehlt ein konsistenter körperlicher Symptomfokus für die anderen Symptome. Bei den Somatisierungsstörungen kommen zwar auch vegetative Symptome vor, sie stehen aber verglichen mit den anderen Empfindungen und Gefühlen weder im Vordergrund noch dauern sie an. Die Symptome werden auch nicht so hartnäckig einem Organ oder Organsystem zugeordnet.

Ausschluss:
psychologische Faktoren und Verhaltensfaktoren bei andernorts klassifizierten Krankheiten (F54)

Diagnostische Kriterien

A. Symptome der autonomen (vegetativen) Erregung, die von den Patienten einer körperlichen Krankheit in einem oder mehreren der folgenden Systeme oder Organe zugeordnet werden:
   a. Herz und kardiovaskuläres System,
   b. oberer Gastrointestinaltrakt (Ösophagus und Magen),
   c. unterer Gastrointestinaltrakt,
   d. respiratorisches System,
   e. Urogenitalsystem.
B. Zwei oder mehr der folgenden vegetativen Symptome:
   1. Palpitationen,
   2. Schweißausbrüche (heiß oder kalt),
   3. Mundtrockenheit,
   4. Hitzewallungen oder Erröten,
   5. Druckgefühl im Epigastrium, Kribbeln oder Unruhe im Bauch.
C. Eines oder mehr der folgenden Symptome:
   1. Brustschmerzen oder Druckgefühl in der Herzgegend,
   2. Dyspnoe oder Hyperventilation,

3. außergewöhnliche Ermüdbarkeit bei leichter Anstrengung,
4. Aerophagie, Singultus oder brennendes Gefühl im Brustkorb oder im Epigastrium,
5. Bericht über häufigen Stuhlgang,
6. erhöhte Miktionsfrequenz oder Dysurie,
7. Gefühl der Überblähung oder Völlegefühl.

D. Kein Nachweis einer Störung von Struktur oder Funktion der Organe oder Systeme, über die die Patienten klagen.

E. Häufigstes Ausschlusskriterium: Die Symptome treten nicht ausschließlich im Zusammenhang mit einer phobischen (F40.0–F40.9) oder einer Panikstörung (F41.0) auf.

Mit der **fünften Stelle** werden die verschiedenen Störungen dieser Gruppe durch die Angabe des Organs oder Organsystems, welches von den Patienten als Ursprung ihrer Symptome angesehen wird, näher gekennzeichnet.

F45.30 kardiovaskuläres System
Dazugehörige Begriffe: Herzneurose / neurozirkulatorische Asthenie / Da-Costa-Syndrom

F45.31 obererer Gastrointestinaltrakt
Dazugehörige Begriffe: psychogene Aerophagie / psychogener Singultus / Dyspepsie / Pylorospasmus / Magenneurose

F45.32 unterer Gastrointestinaltrakt
Dazugehörige Begriffe: psychogene Flatulenz / psychogenes Colon irritable / psychogene Diarrhoe

F45.33 respiratorisches System
Dazugehörige Begriffe: psychogene Hyperventilation / psychogener Husten

F45.34 urogenitales System
Dazugehörige Begriffe: psychogene Pollakisurie / Dysurie

F45.38 sonstige Organsysteme

F45.4 anhaltende somatoforme Schmerzstörung

Die vorherrschende Beschwerde ist ein andauernder, schwerer und quälender Schmerz, der durch einen physiologischen Prozess oder eine körperliche Störung nicht vollständig erklärt werden kann. Der Schmerz tritt in Verbindung mit emotionalen Konflikten oder psychosozialen Problemen auf. Diese sollten schwerwiegend genug sein, um als entscheidende ursächliche Einflüsse zu gelten. Die Folge ist gewöhnlich eine beträchtliche persönliche oder medizinische Betreuung oder Zuwendung. Hier nicht zu berücksichtigen ist ein vermutlich psychogener Schmerz im Verlauf einer depressiven Störung oder einer Schizophrenie. Schmerzen aufgrund bekannter oder vermuteter psychophysiologischer Mechanismen wie Muskelspannungsschmerzen oder Migräne, die wahrscheinlich auch psychogen sind, sollten unter Verwendung von F54 (psychische Faktoren oder Verhaltenseinflüsse bei andernorts klassifizierten Krankheiten) sowie einer zusätzlichen Kodierung aus einem anderen Teil der ICD-10 (z.B. Migräne, G43.) klassifiziert werden.

Dazugehörige Begriffe:
Psychalgie / psychogener Rücken- oder Kopfschmerz / somatoforme Schmerzstörung

Differentialdiagnose:
Das Hauptproblem ist die Differenzierung dieser Störung von der histrionischen Verarbeitung organisch verursachter Schmerzen. Patienten mit körperlichem Schmerz, bei denen eine eindeutige körperliche Diagnose noch nicht zu stellen ist, können leicht verängstigt oder vorwurfsvoll werden und schließlich ein aufmerksamkeitssuchendes Verhalten entwickeln. Bei den Somatisierungsstörungen treten vielerlei Schmerzen auf, die aber verglichen mit den anderen Beschwerden nicht so anhaltend und so vorrangig sind.

Ausschluss:
nicht näher bezeichneter Rückenschmerz (M54.9) / nicht näher bezeichneter Schmerz (akut oder chronisch)(R52.–) / Spannungskopfschmerz (G44.2)

Diagnostische Kriterien

A. Mindestens sechs Monate kontinuierlicher, an den meisten Tagen anhaltender, schwerer und belastender Schmerz in einem Körperteil, der nicht adäquat durch den Nachweis eines physiologischen Prozesses oder einer körperlichen Störung erklärt werden kann, und der anhaltend der Hauptfokus für die Aufmerksamkeit der Patienten ist.
B. Häufigstes Ausschlusskriterium: Die Störung tritt nicht während einer Schizophrenie oder einer verwandten Störung (F20–F29) auf oder ausschließlich während einer affektiven Störung (F30–F39), einer Somatisierungsstörung (F45.0), einer undifferenzierten somatoformen Störung (F45.1) oder einer hypochondrischen Störung (F45.2).

F45.8 sonstige somatoforme Störungen

Bei diesen Störungen sind die Beschwerden nicht durch das vegetative Nervensystem vermittelt. Sie beschränken sich auf bestimmte Systeme oder Teile des Körpers; dies steht im Gegensatz zu der vielfältigen und häufig wechselnden Zuordnung der Symptome und Beschwerden bei der Somatisierungsstörung (F45.0) und der undifferenzierten Somatisierungsstörung (F45.1). Gewebsschäden finden sich hier nicht.

Dazugehörige Begriffe:
Hier sind alle anderen Störungen der Empfindung zu klassifizieren, die nicht auf körperliche Störungen zurückzuführen sind, wenn sie mit belastenden Ereignissen oder Problemen in enger Verbindung stehen oder wenn sie zu beträchtlicher persönlicher oder medizinischer Aufmerksamkeit für den Patienten führen. Gefühle von Schwellung, Bewegung auf der Haut und Parästhesien wie Kribbeln und Taubheit sind typische Beispiele. Hierzu gehören auch Störungen wie:
«Globus hystericus» (Kloßgefühl in der Kehle) und andere Formen von

Schluckstörung (Dysphagie). / Psychogener Schiefhals (Torticollis) und andere Störungen mit krampfartigen Bewegungen (aber mit Ausschluss des Gilles-de-la-Tourette Syndroms). / Psychogener Pruritus (aber unter Ausschluss von bestimmten Hautläsionen wie Alopezie, Dermatitis, Ekzem oder psychogener Urticaria, F54). / Psychogene Dysmenorrhoe mit Ausschluss von Dyspareunie (F52.6) und Frigidität (F52.0) / Zähneknirschen.

Kommentar: Die bei diesen Störungen geklagten Beschwerden sind nicht durch das autonome Nervensystem vermittelt und sind auf bestimmte Systeme oder Körperteile, z.B. die Haut, begrenzt. Dies steht im Gegensatz zu den multiplen, sich oft ändernden Klagen über die Ursache der Symptome und das Leiden bei der Somatisierungsstörung (F45.0) und der undifferenzierten somatoformen Störung (F45.1). Morphologische Schäden sind nicht nachweisbar.
Alle Empfindungsstörungen, die nicht durch eine körperliche Krankheit bedingt sind und in engem zeitlichen Zusammenhang mit belastenden Ereignissen oder Problemen stehen, oder eine erhöhte Aufmerksamkeit bei den Betroffenen hervorrufen, sollten hier klassifiziert werden.

F45.9 nicht näher bezeichnete somatoforme Störung

Dazugehörige Begriffe:
nicht näher bezeichnete psychophysiologische oder psychosomatische Störung

F48 sonstige neurotische Störungen

Für dieses diagnostische Kriterium ist kein spezielles Kriterium definiert.

F48.0 Neurasthenie

Im Erscheinungsbild dieser Störung zeigen sich beträchtliche kulturelle Unterschiede. Zwei Hauptformen überschneiden sich dabei weitgehend.
Bei einer Form ist das Hauptcharakteristikum die Klage über vermehrte Müdigkeit nach geistigen Anstrengungen, häufig mit einer abnehmenden Arbeitsleistung oder Effektivität bei der Bewältigung täglicher Aufgaben. Die geistige Ermüdbarkeit wird typischerweise als unangenehmes Eindringen ablenkender Assoziationen oder Erinnerungen beschrieben, als Konzentrationsschwäche und allgemein uneffektives Denken.
Bei der anderen Form liegt das Schwergewicht auf Gefühlen körperlicher Schwäche und Erschöpfung nach nur geringer Anstrengung, begleitet von muskulären oder anderen Schmerzen und der Unfähigkeit, sich zu entspannen. Bei beiden Typen finden sich eine ganze Reihe von anderen unangenehmen körperlichen Empfindungen wie Schwindelgefühlen, Spannungskopfschmerzen, Gefühl einer allgemeinen Unsicherheit. Sorge über abnehmendes geistiges und körperliches Wohlbefinden, Reizbarkeit, Freudlosigkeit und

unterschiedliche, leichtere Grade von Depression und Angst sind üblich. Der Schlaf ist häufig in der anfänglichen und mittleren Phase gestört, es kann aber auch Hypersomnie im Vordergrund stehen.

Kommentar: In vielen Ländern wird Neurasthenie nicht mehr allgemein als diagnostische Kategorie verwendet, und viele früher so diagnostizierte Zustandsbilder würden heute die Kriterien für depressive Störung oder Angststörung erfüllen. Trotzdem gibt es eine kleine Anzahl von Fällen, die der Beschreibung der Neurasthenie mehr entsprechen als jedem anderen neurotischen Syndrom. Solche Fälle scheinen in manchen Kulturen häufiger zu sein als in anderen. Wenn die diagnostische Kategorie Neurasthenie verwendet wird, sollte man zunächst eine depressive Erkrankung oder eine Angststörung ausschließen. Das entscheidende Kennzeichen des Syndroms ist der Akzent, den der Patient auf Ermüdbarkeit und Schwäche legt und seine Sorge über die verminderte geistige und körperliche Leistungsfähigkeit, im Gegensatz zu den somatoformen Störungen, bei denen körperliche Beschwerden und die Beschäftigung mit einer körperlichen Krankheit das Bild beherrschen. Wenn sich das neurasthenische Syndrom im Anschluss an eine körperliche Krankheit, speziell Influenza, Virushepatitis oder infektiöse Mononukleose entwickelt, dann ist die Diagnose der Infektion usw. ebenso zu dokumentieren.

Dazugehörige Begriffe:
Erschöpfungssyndrom (chronisches Ermüdungssyndrom (CFS))

Ausschluss:
Ausgebranntsein (Burn-out-Syndrom) (Z73.0) / post-virales Erschöpfungssyndrom (benigne myalgische Enzephalomyelitis) (G93.3) / Erschöpfung und Schwäche (R53) / Pseudoneurasthenie / Psychasthenia (F48.8)

Diagnostische Kriterien

A. Entweder 1. oder 2.:
   1. Anhaltendes und quälendes Erschöpfungsgefühl nach geringer geistiger Anstrengung (z.B. nach der Bewältigung oder dem Bewältigungsversuch alltäglicher Aufgaben, die keine ungewöhnlichen geistigen Anstrengungen erfordern).
   2. Anhaltende und quälende Müdigkeit und Schwäche nach nur geringer körperlicher Anstrengung.

B. Mindestens eins der folgenden Symptome:
   1. akute oder chronische Muskelschmerzen,
   2. Benommenheit,
   3. Spannungskopfschmerz,
   4. Schlafstörung,
   5. Unfähigkeit, zu entspannen,
   6. Reizbarkeit.

C. Die Betroffenen sind nicht in der Lage, sich von A.1. oder A.2. innerhalb eines normalen Zeitraumes von Ruhe, Entspannung oder Ablenkung zu erholen.

D. Die Dauer der Störung beträgt mindestens drei Monate.
E. Häufigstes Ausschlusskriterium: Die Störung tritt nicht während einer organischen emotional labilen Störung (F06.6), einem postenzephalitischen Syndrom (F07.1), einem organischen Psychosyndrom nach Schädelhirntrauma (F07.2), einer affektiven Störung (F30–F39), einer Panikstörung (F41.0) oder einer generalisierten Angststörung (F41.1) auf.

F48.1 Depersonalisations- / Derealisationssyndrom

Eine Störung, bei der die Patienten beklagen, dass ihre geistige Aktivität, ihr Körper oder die Umgebung sich in ihrer Qualität verändert haben, und unwirklich, wie in weiter Ferne oder automatisiert erlebt werden. Sie können das Gefühl haben, nicht länger ihr eigenes Denken, ihre eigenen Vorstellungen oder Erinnerungen zu erleben; dass ihre Bewegungen und ihr Verhalten irgendwie nicht ihre eigenen seien; dass ihr Körper leblos, losgelöst oder sonst anormal sei; dass die Umgebung ohne Farbe und das Leben künstlich oder wie auf einer Bühne erscheint, auf der Menschen erfundene Rollen spielen. In einigen Fällen fühlen sich die Betroffenen, als ob sie sich mit Abstand selbst zuschauen, oder als ob sie tot seien. Am häufigsten ist bei diesen unterschiedlichen Phänomenen die Klage über den Gefühlsverlust.
Die Zahl der Patienten, die diese Störungen in reiner oder isolierter Form erleben, ist klein. Häufiger finden sich Depersonalisations- und Derealisationsphänomene bei depressiven Erkrankungen, phobischen Störungen und Zwangsstörungen. Elemente dieses Syndroms können auch bei geistig gesunden Menschen bei Müdigkeit, sensorischer Deprivation, Intoxikation mit Halluzinogenen oder als hypnagoges/hypnopompes Phänomen auftreten. Das Depersonalisations-/Derealisationssyndrom ist phänomenologisch auch den so genannten todesnahen Erfahrungen in Momenten extremer Lebensgefahr ähnlich.

Diagnostische Kriterien

A. Entweder 1. oder 2.:
Depersonalisation: Die Betroffenen klagen über ein Gefühl von entfernt sein, von «nicht richtig hier» sein. Sie klagen z.B., ihre Empfindungen, Gefühle und ihr inneres Selbstgefühl seien losgelöst, fremd, nicht ihr eigen, unangenehm verloren oder dass ihre Gefühle und Bewegungen zu jemand anderem zu gehören scheinen, oder sie haben das Gefühl, in einem Schauspiel mitzuspielen.
Derealisation: Die Betroffenen klagen über ein Gefühl von Unwirklichkeit. Sie klagen z.B. darüber, dass die Umgebung oder bestimmte Objekte fremd aussehen, verzerrt, stumpf, farblos, leblos, eintönig und uninteressant sind, oder sie empfinden die Umgebung wie eine Bühne, auf der jederman spielt.
B. Die Einsicht, dass die Veränderung nicht von außen durch andere Personen oder Kräfte eingegeben wurde, bleibt erhalten.

Kommentar: Diese Diagnose sollte nicht gestellt werden, wenn das Syndrom im Rahmen einer anderen psychischen Störung, z.B. bei einem organischen Verwirrtheitszustand oder einer organischen wahnhaften Störung (F05, F06) auftritt, in Folge einer Intoxikation mit Alkohol oder anderen psychotropen Substanzen (F1x.0), bei einer Schizophrenie oder einer verwandten Störung (F20–F29), einer affektiven Störung (F30–F39), einer Angststörung (F40.–, F41.–) oder bei anderen Zuständen (wie einer deutlichen Müdigkeit, einer Hypoglykämie oder unmittelbar vor oder nach einem epileptischen Anfall). Diese Syndrome treten im Verlauf vieler psychischer Störungen auf und werden dann am besten als zweite oder zusätzliche Diagnose bei einer anderen Hauptdiagnose verschlüsselt. Das Auftreten als isolierte Syndrome ist viel seltener.

F48.8 sonstige näher bezeichnete neurotische Störungen

Dazugehörige Begriffe:
Beschäftigungsneurose, einschließlich Schreibkrämpfe / Briquet Syndrom / Dhat Syndrom / Koro / Latah / Psychasthenia / psychasthenische Neurose / psychogene Synkope
Diese Kategorie beeinhaltet gemischte Störungen des Verhaltens, der Überzeugungen und Emotionen, die in ihrer Ätiologie und ihrem nosologischen Status unsicher sind und die in den verschiedenen Kulturkreisen mit unterschiedlicher Häufigkeit vorkommen (siehe auch Anhang II). Beispiele sind das Dhat-Syndrom (übermäßige Sorge um die schwächende Wirkung des Samenergusses), Koro (Angst, der Penis werde in das Abdomen retrahiert und führe zum Tod) und Latah (imitierendes und automatisiertes Reaktionsverhalten). Der enge Zusammenhang dieser Syndrome mit den jeweiligen kulturellen Vorstellungen und Verhaltensmustern weist darauf hin, dass sie am ehesten als nicht individuell wahnhaft anzusehen sind.

F48.9 nicht näher bezeichnete neurotische Störung

Dazugehörige Begriffe:
nicht näher bezeichnete Neurose

F5 Verhaltensauffälligkeiten mit körperlichen Störungen und Faktoren

F50 Essstörungen

Unter dem Oberbegriff Essstörungen werden zwei wichtige und eindeutige Syndrome beschrieben: Anorexia nervosa und Bulimia nervosa (Bulimie). Weniger spezifische bulimische Störungen wie übermäßiges Essen bei anderen psychischen Störungen werden ebenfalls erwähnt. Kurz wird auch auf Erbrechen bei sonstigen psychischen Störungen eingegangen.

Ausschluss:
Fütterstörung im Kleinkind- und Kindesalter (F98.2) / Fütterschwierigkeiten und Betreuungsfehler (R63.3) / nicht näher bezeichnete Anorexia oder Appetitverlust (R63.0) / Pica im Kindesalter (F98.3)

F50.0 Anorexia nervosa

Die Anorexia nervosa ist durch einen absichtlich selbst herbeigeführten oder aufrechterhaltenen Gewichtsverlust charakterisiert. Am häufigsten ist die Störung bei heranwachsenden Mädchen und jungen Frauen; heranwachsende Jungen und junge Männer sind wie Kinder vor der Pubertät und ältere Frauen bis zur Menopause wesentlich seltener betroffen. Die Anorexia nervosa stellt in folgender Hinsicht ein eigenständiges Syndrom dar:
Die klinischen Merkmale des Syndroms sind leicht erkennbar, so dass die Diagnose mit einem hohen Grad an Übereinstimmung zwischen verschiedenen Klinikern zuverlässig gestellt werden kann.
Verlaufsstudien haben gezeigt, dass eine beträchtliche Anzahl nicht remittierter Patienten Hauptmerkmale der Anorexia nervosa weiter in einer chronischen Form aufweisen.
Obwohl die Ursachen der Anorexia nervosa noch wenig fassbar sind, wächst die Überzeugung, dass vor allem eine Interaktion soziokultureller und biologischer Faktoren, sowie auch unspezifische psychologische Mechanismen und die Vulnerabilität der Persönlichkeit eine Rolle spielen. Mit der Erkrankung ist eine Unterernährung unterschiedlichen Schweregrades verbunden, die sekundär zu endokrinen und metabolischen Veränderungen sowie anderen körperlichen Funktionsstörungen führt. Es bleiben einige Zweifel, ob die charakteristische endokrine Störung durch die Unterernährung und als direkte Folge der verschiedenen zugrundeliegenden Verhaltensweisen (z.B. eingeschränkte Nahrungsauswahl, exzessive Sportbetätigung und Änderung der Körperbeschaffenheit, induziertes Erbrechen und Abführen mit der Folge von Elektrolytentgleisungen) aufzufassen ist, oder ob andere noch ungeklärte Faktoren eine Rolle spielen.

Diagnostische Leitlinien

Tatsächliches Körpergewicht mindestens 15% unter dem erwarteten Gewicht (entweder durch Gewichtsverlust oder nie erreichtes Gewicht) oder Quetelets-Index von 17,5 oder weniger. Bei Patienten in der Vorpubertät kann die erwartete Gewichtszunahme während der Wachstumsperiode ausbleiben.
Der Gewichtsverlust ist selbst herbeigeführt durch: a) Vermeidung von hochkalorischen Speisen sowie eine oder mehrere der folgenden Verhaltensweisen: b) selbst induziertes Erbrechen; c) selbst induziertes Abführen; d) übertriebene körperliche Aktivitäten; e) Gebrauch von Appetitzüglern oder Diuretika.
Körperschemastörung in Form einer spezifischen psychischen Störung: die Angst, zu dick zu werden, besteht als eine tiefverwurzelte überwertige Idee; die Betroffenen legen eine sehr niedrige Gewichtsschwelle für sich selbst fest.
Eine endokrine Störung auf der Hypothalamus-Hypophysen-Gonaden-Achse. Sie manifestiert sich bei Frauen als Amenorrhoe und bei Männern als Libido- und Potenzverlust. (Eine Ausnahme ist das Persistieren vaginaler Blutungen bei anorektischen Frauen mit einer Hormonsubstitutionsbehandlung zur Kontrazeption.) Erhöhte Wachstumshormon- und Kortisolspiegel, Änderungen des peripheren Metabolismus von Schilddrüsenhormonen und Störungen der Insulinsekretion können gleichfalls vorliegen.
Bei Beginn der Erkrankung vor der Pubertät ist die Abfolge der pubertären Entwicklungsschritte verzögert oder gehemmt (Wachstumsstopp; fehlende Brustentwicklung und primäre Amenorrhoe bei Mädchen; bei Knaben bleiben die Genitalien kindlich). Nach Remission wird die Pubertätsentwicklung häufig normal abgeschlossen, die Menarche tritt aber verspätet ein.

Quetelet-Index: QI (Body Mass Index (BMI))
(ab dem sechzehnten Lebensjahr) = (Gewicht in kg) / (Körpergröße in m)^2

Diagnostische Kriterien

A. Gewichtsverlust oder bei Kindern fehlende Gewichtszunahme. Dies führt zu einem Körpergewicht von mindestens 15% unter dem normalen oder dem für das Alter und die Körpergröße erwarteten Gewicht.
B. Der Gewichtsverlust ist selbst herbeigeführt durch Vermeidung von «fettmachenden» Speisen.
C. Selbstwahrnehmung als «zu fett» verbunden mit einer sich aufdrängenden Furcht, zu dick zu werden. Die Betroffenen legen für sich selbst eine sehr niedrige Gewichtsschwelle fest.
D. Umfassende endokrine Störung der Achse Hypothalanus-Hypophyse-Gonaden; sie manifestiert sich bei Frauen als Amenorrhoe, bei Männern als Interessenverlust an Sexualität und Potenzverlust. Eine Ausnahme stellt das Persistieren vaginaler Blutungen bei anorektischen Frauen dar, die eine Hormonsubstitution erhalten (meist als kontrazeptive Medikation).
E. Die Kriterien A. und B. für eine Bulimia nervosa (F50.2) werden nicht erfüllt.

Kommentar: Folgende Symptome bestätigen die Diagnose, sind aber nicht notwendig: selbstinduziertes Erbrechen, selbstinduziertes Abführen, übertriebene körperliche Aktivitäten und Gebrauch von Appetitzüglern und/oder Diuretika.

Mit der **fünften Stelle** können näher gekennzeichnet werden:

F50.00 Anorexie ohne aktive Maßnahmen zur Gewichtsabnahme (Erbrechen, Abführen usw.)

Dazugehörige Begriffe:
asketische Form der Anorexie / passive Form der Anorexie / restriktive Form der Anorexie

F50.01 Anorexie mit aktiven Maßnahmen zur Gewichtsabnahme (Erbrechen, Abführen usw., u. U. in Verbindung mit Heißhungerattacken)

Dazugehörige Begriffe:
aktive Form der Anorexie / bulimische Form der Anorexie

Differentialdiagnose:
Es können depressive und Zwangssymptome wie auch Merkmale einer Persönlichkeitsstörung vorkommen. Dann wird die Abgrenzung zu dieser Störung oder die Verwendung von mehr als einer diagnostischen Kodierung notwendig. Somatische Ursachen eines Gewichtsverlustes bei jungen Patienten müssen berücksichtigt werden wie z.B chronisch konsumierende Krankheiten, Hirntumoren, Darmerkrankungen wie Morbus Crohn oder ein Malabsorptionssyndrom.

Ausschluss:
Appetitverlust (R63.0) / psychogener Appetitverlust (F50.8)

F50.1 atypische Anorexia nervosa

Diese Diagnose soll für Patientinnen verwendet werden, bei denen ein oder mehr Kernmerkmale der Anorexia nervosa (F50.0), z.B. Amenorrhoe oder signifikanter Gewichtsverlust fehlen, bei ansonsten ziemlich typischen klinischen Bild. Solche Patientinnen werden gewöhnlich in psychiatrischen Liaisondiensten in Allgemeinkrankenhäusern oder in der Primärversorgung angetroffen. Patientinnen, die alle Kernsymptome in einer leichten Ausprägung aufweisen, werden ebenfalls am besten mit dieser Diagnose beschrieben. Diese Kategorie ist nicht für anorexieähnliche Essstörungen zu verwenden, die auf einer bekannten körperlichen Krankheit beruhen.

Kommentar: Die Stellung dieser Diagnose wird eher nicht empfohlen! Untersucher, die sich mit atypischen Formen der Anorexia nervosa beschäftigen, sind aufgefordert, ihre eigene Entscheidung über Zahl und Inhalt der geforderten Kriterien zu fällen.

F50.2 Bulimia nervosa

Die Bulimia nervosa (Bulimie) ist durch wiederholte Anfälle von Heißhunger (Essattacken) und eine übertriebene Beschäftigung mit der Kontrolle des Körpergewichts charakterisiert. Dies veranlasst die Patientin, mit extremen Maßnahmen den dickmachenden Effekt der zugeführten Nahrung zu mildern. Der Terminus bezieht sich nur auf die Form der Störung, die psychopathologisch mit der Anorexia nervosa vergleichbar ist. Die Alters- und Geschlechtsverteilung ähnelt der Anorexia nervosa, das Alter bei Beginn liegt geringfügig höher. Die Störung kann nach einer Anorexia nervosa auftreten und umgekehrt. So erscheint eine vormals anorektische Patientin nach einer Gewichtszunahme oder durch Wiederauftreten der Menstruation zunächst gebessert, dann aber stellt sich ein schädliches Verhaltensmuster von Heißhunger (Essattacken) und Erbrechen ein. Wiederholtes Erbrechen kann zu Elektrolytstörungen und körperlichen Komplikationen führen (Tetanie, epileptische Anfälle, kardiale Arrhythmien, Muskelschwäche) sowie zu weiterem starken Gewichtsverlust.

Diagnostische Leitlinien

Eine andauernde Beschäftigung mit Essen, eine unwiderstehliche Gier nach Nahrungsmitteln; die Patientin erliegt Essattacken, bei denen große Mengen Nahrung in sehr kurzer Zeit konsumiert werden.
Die Patientin versucht, dem dickmachenden Effekt der Nahrung durch verschiedene Verhaltensweisen entgegenzusteuern: selbstinduziertes Erbrechen, Missbrauch von Abführmitteln, zeitweilige Hungerperioden, Gebrauch von Appetitzüglern, Schilddrüsenpräparaten oder Diuretika. Wenn die Bulimie bei Diabetikerinnen auftritt, kann es zu einer Vernachlässigung der Insulinbehandlung kommen.
Eine der wesentlichen psychopathologischen Auffälligkeiten besteht in der krankhaften Furcht davor, dick zu werden; die Patientin setzt sich eine scharf definierte Gewichtsgrenze, deutlich unter dem prämorbiden, vom Arzt als optimal oder «gesund» betrachteten Gewicht. Häufig lässt sich in der Vorgeschichte mit einem Intervall von einigen Monaten bis zu mehreren Jahren eine Episode einer Anorexia nervosa nachweisen. Diese frühere Episode kann voll ausgeprägt gewesen sein, oder war eine verdeckte Form mit mäßigem Gewichtsverlust oder einer vorübergehenden Amenorrhoe.

Differentialdiagnose:
Eine Bulimia nervosa muss differenziert werden von: Störungen des oberen Gastrointestinaltraktes mit wiederholtem Erbrechen (charakteristische psychopathologische Auffälligkeiten fehlen); / einer eher allgemeinen Störung der Persönlichkeit. Die Essstörung kann etwa mit Alkoholabhängigkeit und kleineren Vergehen (z.B. Ladendiebstahl) verbunden sein. / Depressive Störung (bulimische Patientinnen erleben häufig depressive Symptome).

Dazugehörige Begriffe:
nicht näher bezeichnete Bulimie / Hyperorexia nervosa

Diagnostische Kriterien

A. Häufige Episoden von Fressattacken (in einem Zeitraum von drei Monaten mindestens zweimal pro Woche) bei denen große Mengen an Nahrung in sehr kurzer Zeit konsumiert werden.
B. Andauernde Beschäftigung mit dem Essen, eine unwiderstehliche Gier oder Zwang zu essen.
C. Die Patienten versuchen, der Gewichtszunahme durch die Nahrung mit einer oder mehreren der folgenden Verhaltensweisen entgegenzusteuern:
   1. selbstinduziertes Erbrechen,
   2. Missbrauch von Abführmitteln,
   3. zeitweilige Hungerperioden,
   4. Gebrauch von Appetitzüglern, Schilddrüsenpräparaten oder Diuretika. Wenn die Bulimie bei Diabetikern auftritt, kann es zu einer Vernachlässigung der Insulinbehandlung kommen.
D. Selbstwahrnehmung als «zu fett», mit einer sich aufdrängenden Furcht, zu dick zu werden (was meist zu Untergewicht führt).

F50.3 atypische Bulimia nervosa

Diese Diagnose soll für Patientinnen verwendet werden, bei denen ein oder mehr Kernmerkmale der Bulimia nervosa (F50.2) fehlen bei ansonsten recht typischem klinischen Bild. Meistens trifft dies auf Patientinnen mit Normalgewicht oder auch Übergewicht zu, die typische Perioden von Essattacken mit anschliessendem Erbrechen und Abführen aufweisen. Partialsyndrome mit depressiven Symptomen sind ebenfalls häufig. Wenn die depressiven Symptome aber die Diagnose einer depressiven Störung rechtfertigen, sind zwei Diagnosen zu kodieren.

Dazugehörige Begriffe:
Bulimie mit Normalgewicht

Kommentar: Die Stellung dieser Diagnose wird eher nicht empfohlen! Untersucher, die sich mit atypischen Formen der Bulimia nervosa mit normalem oder überhöhtem Körpergewicht beschäftigen, sind aufgefordert, ihre eigene Entscheidung über Zahl und Inhalt der geforderten Kriterien zu fällen.

F50.4 Essattacken bei sonstigen psychischen Störungen

Hier soll übermäßiges Essen kodiert werden, das eine Reaktion auf belastende Ereignisse ist und zu Übergewicht geführt hat. Trauerfälle, Unfälle, Operationen und emotional belastende Ereignisse können von einem «reaktiven Übergewicht» gefolgt sein, insbesondere bei zur Gewichtszunahme disponierten Personen.

Übergewicht als Ursache seelischer Belastung sollte nicht hier klassifiziert werden. Übergewicht kann zu einer erhöhten Sensibilität bezogen auf das eigene Erscheinungsbild und zu einem Mangel an Selbstvertrauen in Beziehungen führen. Die subjektive Einschätzung der Körpermaße kann übersteigert sein. Übergewicht als Ursache einer psychischen Störung ist unter F38.– (sonstige affektive Störungen), F41.2 (Angst und depressive Störung, gemischt) oder F48.9 (nicht näher bezeichnete neurotische Störung) zusammen mit einer Kodierung aus E66. der ICD-10 zu klassifizieren, die den Typus des Übergewichts bezeichnet.
Übergewicht als Nebenwirkung einer langdauernden Behandlung mit Neuroleptika, Antidepressiva oder einer anderen Medikation soll unter E66.1 (durch Medikamente bedingtes Übergewicht) klassifiziert werden. Das Medikament kann mit einer zusätzlichen Kodierung aus dem Kapitel XX (äußere Ursachen) der ICD-10 bezeichnet werden.
Übergewicht kann eine Motivation für Fasten (oder Diät) darstellen, was wiederum zu affektiven Symptomen geringeren Schweregrades führt wie Angst, Ruhelosigkeit, Schwäche und Reizbarkeit oder selten auch zu schweren depressiven Symptomen («Fasten-Depression»). Zur Erfassung der angegebenen Symptome ist eine Kodierung aus F30–F39 oder F40–F48 zu verwenden. Das Fasten sollte zusätzlich unter F50.8 («sonstige Essstörungen») klassifiziert werden, die Form des Übergewichts ist mit einer Kodierung aus E66. zu versehen.

Dazugehörige Begriffe:
psychogene Essattacken

Ausschluss:
nicht näher bezeichnete Polyphagie (R63.2) / Obesitas (E66.–)
Untersucher, die diese Kategorie verwenden wollen, werden aufgefordert, eigene Kriterien zu formulieren.

F50.5 Erbrechen bei sonstigen psychischen Störungen

Außer dem selbstinduzierten Erbrechen bei der Bulimia nervosa kann wiederholtes Erbrechen bei folgenden Störungen auftreten: Dissoziative Störungen (F44.–). / Hypochondrische Störungen (F45.2); Erbrechen kann eines von mehreren körperlichen Symptomen sein. / In der Schwangerschaft können emotionale Faktoren zu wiederholter Übelkeit und Erbrechen führen.

Dazugehörige Begriffe:
psychogenes Erbrechen / psychogene Hyperemesis gravidarum

Ausschluss:
nicht näher bezeichnete Übelkeit und Erbrechen (R11)
Untersucher, die diese Kategorie verwenden wollen, werden aufgefordert, eigene Kriterien zu formulieren.

F50.8 sonstige Essstörungen

Dazugehörige Begriffe:
psychogener Appetitverlust / nicht organische Pica (Essen von Papier, Sand usw.) bei Erwachsenen

F50.9 nicht näher bezeichnete Essstörung

Für dieses diagnostische Kriterium ist kein spezielles Kriterium definiert.

F51 nichtorganische Schlafstörungen

Diese Gruppe von Störungen umfasst: a) Dyssomnien: primär psychogene Zustandsbilder mit einer Störung von Dauer, Qualität oder Zeitpunkt des Schlafs aufgrund emotionaler Ursachen d.h. Insomnie, Hypersomnie und Störungen des Schlaf-Wach-Rhythmus; b) Parasomnien: abnorme Episoden, die während des Schlafs auftreten; in der Kindheit haben sie meist Bezug zur kindlichen Entwicklung, während sie im Erwachsenenalter vorwiegend psychogen sind, d.h. Schlafwandeln, Pavor nocturnus und Alpträume.
Dieser Abschnitt beinhaltet nur Schlafstörungen, bei denen emotionale Ursachen einen primären Faktor darstellen. Schlafstörungen organischen Ursprungs wie das Kleine-Levin-Syndrom (G47.8) werden in dem Kapitel VI (G47) der ICD-10 klassifiziert. Nicht-psychogene Störungen, einschließlich Narkolepsie und Kataplexie (G47.4) und Störungen des Schlaf-Wach-Rhythmus (G47.2) werden ebenfalls im Kapitel VI der ICD-10 aufgeführt, ebenso wie Schlafapnoe (G47.3), sowie episodische Bewegungsstörungen mit nächtlichen Myoklonien (G25.3). Die Enuresis (F98.0) ist bei sonstigen Verhaltens- und emotionalen Störungen mit Beginn in der Kindheit und Jugend aufgeführt. Eine primäre Enuresis nocturna (R33.8) dagegen, die als Folge einer verzögerten Reifung der Blasenkontrolle während des Schlafes anzusehen ist, ist im Kapitel XVIII der ICD-10 unter den Symptomen des urogenitalen Systems zu klassifizieren.
In vielen Fällen ist die Schlafstörung Symptom einer anderen psychischen oder körperlichen Krankheit. Selbst wenn klinisch eine spezifische Schlafstörung besteht, können eine Reihe von zusätzlichen psychiatrischen oder körperlichen Faktoren zu ihrem Auftreten beitragen. Ob eine Schlafstörung bei einer bestimmten Person ein eigenständiges Krankheitsbild oder einfach Merkmal einer anderen Erkrankung (klassifiziert andernorts in Kapitel V oder in anderen Kapiteln der ICD-10) ist, kann nur aufgrund des klinischen Erscheinungsbildes, des Verlaufs sowie therapeutischer Überlegungen und Prioritäten zum Zeitpunkt der Konsultation entschieden werden. Wenn die Schlafstörung eine Hauptbeschwerde des Patienten ist, sollte eine Diagnose aus diesem Abschnitt gestellt werden. Die Diagnose einer spezifischen Schlafstörung ist durch so viele weitere Diagnosen zu ergänzen, dass Psychopathologie oder Pathophysiologie eines bestimmten Falles angemessen beschrieben werden.

Ausschluss:
organische Schlafstörungen (G47.)

Beachte: Es gibt eine umfassendere Klassifikation von Schlafstörungen (International Classification of Sleep Disorders). Diese ist jedoch anders aufgebaut als die ICD-10. Bei einigen Forschungsvorhaben, bei denen besonders homogene Gruppen von Schlafstörungen erforderlich sind, sollten für die Kategorien F51.3, F51.4, F51.5 vier oder mehr Episoden der Störung innerhalb eines Jahres gefordert werden.

F51.0 nichtorganische Insomnie

Insomnie ist ein Zustandsbild mit einer ungenügenden Dauer oder Qualität des Schlafs, die über einen beträchtlichen Zeitraum bestehen bleibt. Die tatsächliche Abweichung von der allgemein als normal geltende Schlafdauer sollte nicht das Hauptkriterium für die Diagnose einer Insomnie sein, da manche Menschen nur sehr wenig Schlaf brauchen und sich nicht als schlafgestört betrachten (sogenannte Kurzschläfer). Im Gegensatz dazu gibt es Patienten, die unter der schlechten Qualität ihres Schlafes leiden, trotz subjektiv oder objektiv normaler Schlafdauer.
Die schlafgestörten Personen klagen am häufigsten über Einschlafstörungen, gefolgt von Durchschlafstörungen und morgendlichem Früherwachen. Häufig ist die Kombination mehrerer dieser Beschwerden. Eine Insomnie entwickelt sich typischerweise in zeitlichem Zusammenhang mit stärkeren Belastungen im Leben und tritt gehäuft bei Frauen, älteren Menschen, psychisch gestörten und sozioökonomisch benachteiligten Personen auf. Bei wiederholt erlebter Insomnie kann es zu einer erhöhten Angst vor Schlaflosigkeit und zu einer ständigen Beschäftigung mit ihren Konsequenzen kommen. Dies führt zu einem Circulus vitiosus mit der Neigung zur Chronifizierung.
Patienten mit Insomnie fühlen sich zur Schlafenszeit angespannt, ängstlich, besorgt oder depressiv und empfinden ein Gedankenrasen. Häufig denken sie über ausreichenden Schlaf, persönliche Probleme, die Gesundheit und sogar den Tod nach. Oft versuchen sie, ihre Anspannung mit der Einnahme von Medikamenten oder Alkohol zu bekämpfen. Sie berichten, dass sie sich morgens körperlich und geistig müde fühlen und während des Tages depressiv, besorgt, angespannt, reizbar und übermäßig mit sich selbst beschäftigt sind.

Von Kindern sagt man oft, dass sie Schlafstörungen haben, wenn in Wirklichkeit das Problem eher im Umgang mit dem Zubettgehen als mit dem eigentlichen Schlaf besteht. Schwierigkeiten mit dem Zubettgehen sollten nicht hier, sondern in Kapitel XXI der ICD-10 (Z62.0, unzureichende elterliche Betreuung und Kontrolle) verschlüsselt werden.

Differentialdiagnose:
Insomnie ist ein häufiges Symptom anderer psychischer Störungen wie z.B. affektiver, neurotischer, organischer und schizophrener Störungen, Essstörungen, Abhängigkeit, anderer Schlafstörungen wie z.B. Alpträume. Insomnie kann auch bei körperlichen Krankheiten auftreten, bei denen es zu

Schmerzen, Missempfindungen oder Einnahme von bestimmten Medikamenten kommt. Wenn Insomnie als eines von vielen Symptomen einer psychischen oder körperlichen Krankheit auftritt, und nicht das klinische Bild bestimmt, wird nur die Diagnose der zugrundeliegenden psychischen oder körperlichen Krankheit gestellt. Darüber hinaus soll die Diagnose einer anderen Schlafstörung – Alpträume, Störung des Schlaf Wach Rhythmus, Schlafapnoe und nächtliche Myoklonien – nur gestellt werden, wenn diese zu einer Verminderung der Schlafdauer oder -qualität führt. Wenn die Insomnie bei den oben angegebenen Störungen eine Hauptbeschwerde ist und als eigenständiges Zustandsbild aufgefasst wird, kann man die Insomnie zusätzlich zur Hauptdiagnose kodieren.
Die vorliegende Kodierung wird nicht bei der sogenannten «vorübergehenden Schlaflosigkeit» angewendet. Vorübergehende Störungen des Schlafes gehören zum täglichen Leben. Einige schlaflose Nächte im Zusammenhang mit psychosozialen Belastungen werden hier nicht mit einer Diagnose versehen. Nur im Zusammenhang mit anderen klinisch bedeutsamen Symptomen können sie als Teil einer akuten Belastungsreaktion (F43.0) oder einer Anpassungsstörung (F43.2) aufgefasst werden.

Diagnostische Kriterien

A. Klagen über Einschlafstörungen, Durchschlafstörungen oder eine schlechte Schlafqualität.
B. Die Schlafstörungen treten mindestens drei Mal pro Woche während mindestens eines Monats auf.
C. Die Schlafstörungen verursachen entweder einen deutlichen Leidensdruck oder wirken sich störend auf die soziale und berufliche Funktionsfähigkeit aus.
D. Verursachende organische Faktoren fehlen, wie z.B. neurologische oder andere internistische Krankheitsbilder, Einnahme psychotroper Substanzen oder eine Medikation.

F51.1 nichtorganische Hypersomnie

Hypersomnie ist definiert entweder als exzessive Schläfrigkeit während des Tages und Schlafanfälle, die nicht durch eine unzureichende Schlafdauer erklärbar sind, oder als verlängerte Übergangszeiten vom Aufwachen aus dem Schlaf bis zum völligen Wachsein. Bei Fehlen einer organischen Ursache ist dieses Zustandsbild gewöhnlich mit psychischen Störungen verbunden. Häufig ist es ein Symptom einer bipolaren affektiven Störung, gegenwärtig depressiv (F31.3, F31.4 oder F31.5), einer rezidivierenden depressiven Störung (F33.–) oder einer depressiven Episode (F32.–). Zeitweilig werden die Kriterien für eine andere psychische Störung allerdings nicht erfüllt, auch wenn oft Hinweise für eine psychopathologische Ursache der Beschwerden zu finden sind.
Manche Patienten stellen selbst die Verbindung zwischen ihrer Neigung, zu unangemessener Zeit einzuschlafen, und bestimmten unangenehmen Erlebnissen während des Tages her. Andere verleugnen einen solchen Zusammenhang, selbst wenn ein erfahrener Kliniker solche Erlebnisse feststellt. In man-

chen Fällen können emotionale oder andere psychologische Faktoren nicht festgestellt werden, das Fehlen organischer Faktoren macht aber einen psychogenen Ursprung der Hypersomnie wahrscheinlich.

Differentialdiagnose:

- Die Hypersomnie ist von einer Narkolepsie zu unterscheiden. Bei der Narkolepsie (G47.4) sind gewöhnlich ein oder mehrere zusätzliche Symptome vorhanden wie Kataplexie, Schlaflähmung und hypnagoge Halluzinationen; den Schlafanfällen kann nicht widerstanden werden, sie sind erholsam, der Nachtschlaf dagegen ist fragmentiert und verkürzt. Im Gegensatz dazu treten bei einer Hypersomnie weniger Schlafanfälle pro Tage auf, sie sind jedoch von längerer Dauer. Die betroffene Person ist häufig in der Lage, sie zu verhindern; der Nachtschlaf ist meist verlängert, es besteht eine deutliche Schwierigkeit nach dem Aufwachen den vollen Wachzustand zu erreichen (Schlaftrunkenheit).
- Es ist wichtig, die nichtorganische Hypersomnie von Hypersomnie bei Schlafapnoe und anderen organischen Hypersomnien zu unterscheiden. Die meisten betroffenen Personen mit Schlafapnoe haben zusätzlich zu der übermäßigen Schlafneigung während des Tages nächtliche Apnoephasen in der Vorgeschichte, typische intermittierende Schnarchgeräusche, Adipositas, Hochdruck, Impotenz, kognitive Beeinträchtigungen, nächtliche Hypermotilität, übermäßiges Schwitzen, morgendliche Kopfschmerzen und Koordinationsstörungen. Bei Verdacht auf Schlafapnoe kann die Bestätigung der Diagnose und die Quantifizierung der Apnoephasen durch Untersuchungen in einem Schlaflabor erfolgen.
- Hypersomnie als Folge einer definierbaren organischen Ursache (Enzephalitis, Meningitis, Commotio cerebri und andere Hirnschädigungen, Hirntumoren, zerebrovaskuläre Läsionen, degenerative und andere neurologische Krankheiten, metabolische Störungen, toxische Zustandsbilder, endokrine Störungen, Bestrahlungssyndrom) kann durch den schädigenden organischen Faktor, durch das klinische Bild und die Ergebnisse entsprechender Laboruntersuchungen von einer nichtorganischen Hypersomnie differenziert werden.

Diagnostische Kriterien

A. Klagen über übermäßige Schlafneigung während des Tages oder über Schlafanfälle, oder über einen verlängerten Übergang zum vollen Wachzustand (Schlaftrunkenheit) (nicht durch eine inadäquate Schlafdauer erklärbar).

B. Diese Schlafstörung tritt fast täglich über mindestens einen Monat oder in wiederkehrenden Perioden kürzerer Dauer auf und verursacht entweder einen deutlichen Leidensdruck oder eine Beeinträchtigung der sozialen oder beruflichen Funktionsfähigkeit.

C. Fehlen von zusätzlichen Symptomen einer Narkolepsie (Kataplexie, Wachanfälle, hypnagoge Halluzinationen) oder von klinischen Hinweisen für eine Schlafapnoe (nächtliche Atempausen, typische intermittierende Schnarchgeräusche usw.).

D. Verursachende organische Faktoren fehlen, wie z.B. neurologische oder internistische Krankheitsbilder, Einnahme psychotroper Substanzen oder eine Medikation.

Kommentar: Wenn Hypersomnie als Symptom einer psychischen Störung auftritt, sollte letztere die Hauptdiagnose darstellen; wenn die Hypersomnie im Vordergrund steht, sollte sie als Diagnose hinzugefügt werden.

F51.2 nichtorganische Störung des Schlaf-Wach-Rhythmus

Eine Störung des Schlaf-Wach-Rhythmus ist definiert als Mangel an Synchronizität zwischen dem individuellen Schlaf-Wach-Rhythmus und dem erwünschten Schlaf-Wach-Rhythmus der Umgebung. Dies führt zu Klagen über Schlaflosigkeit und Hypersomnie. Diese Störung kann psychogenen oder auch möglicherweise organischen Ursprungs sein, abhängig von der relativen Verteilung psychologischer oder organischer Faktoren.
Personen mit fragmentierten und wechselnden Schlaf- und Wachzeiten weisen meist erhebliche psychische Störungen auf, gewöhnlich in Verbindung mit verschiedenen psychiatrischen Zustandsbildern wie Persönlichkeitsstörungen und affektiven Störungen. Bei Patienten die häufig die Arbeitsschicht wechseln oder über Zeitzonen hinweg reisen, ist die zirkadiane Dysregulation maßgeblich biologischer Natur. Eine starke emotionale Komponente kann ebenfalls wirksam sein, da diese Patienten in vielen Fällen erschöpft sind. Schließlich gibt es bei einigen Patienten eine Phasenverschiebung gegenüber dem erwünschten Schlaf-Wach-Rhythmus als Folge einer intrinsischen Funktionsstörung des zirkadianen Oszillators (biologische Uhr) oder einer abnormen Verarbeitung der Zeithinweise, die die biologischen Uhren antreiben. Letzteres kann zu emotionalen oder kognitiven Störungen in Beziehung stehen.
Diese Kodierung ist den Störungen des Schlaf-Wach-Rhythmus vorbehalten, bei denen die psychologischen Faktoren im Vordergrund stehen, während Fälle mit mutmaßlich organischem Ursprung unter G47.2, d.h. als organische Störungen des Schlaf-Wach-Rhythmus, zu klassifizieren sind. Die Entscheidung, ob die psychologischen Faktoren im Vordergrund stehen oder nicht und ob diese Kodierung oder G47.2 verwendet werden sollte, hängt von der klinischen Beurteilung ab.

Dazugehörige Begriffe:
psychogene Umkehr des circadianen Rhythmus / psychogene Umkehr des Nacht-Tag-Rhythmus / psychogene Schlafumkehr

Diagnostische Kriterien

A. Das Schlaf-Wach-Muster der Betroffenen ist nicht synchron mit dem gewünschten Schlaf-Wach-Rhythmus, der durch die gesellschaftlichen Anforderungen bestimmt ist und von den meisten Menschen in der Umgebung der Betroffenen geteilt wird.
B. Als Folge dieser Störung erleben die Betroffenen Schlaflosigkeit während der Hauptschlafperiode und Hypersomnie während der Wachperiode

fast täglich für mindestens einen Monat oder wiederholt für kürzere Zeiträume.

C. Unbefriedigende Dauer, Qualität und Zeitpunkt des Schlafes verursachen entweder einen deutlichen Leidensdruck oder wirken sich störend auf die soziale und berufliche Funktionsfähigkeit aus.

D. Verursachende organische Faktoren fehlen, wie z.B. neurologische und internistische Krankheitsbilder, Einnahme psychotroper Substanzen oder eine Medikation.

F51.3 Schlafwandeln (Somnambulismus)

Schlafwandeln oder Somnambulismus ist ein Zustand veränderter Bewusstseinslage, in dem Phänomene von Schlaf und Wachsein kombiniert sind. Während des Schlafwandelns verlässt der Patient das Bett, meist während des ersten Drittels des Nachtschlafs, geht umher und zeigt eine niedrige Schwelle des Bewusstseins, der Reaktivität und motorischer Fertigkeiten. Schlafwandler verlassen manchmal ihr Schlafzimmer und zeitweilig auch das Haus. Sie sind dabei einem beträchtlichen Verletzungsrisiko ausgesetzt. Meist kehren sie jedoch ruhig zu ihrem Bett zurück, ohne Hilfe oder von einer anderen Person geführt. Nach dem Erwachen oder am nächsten Morgen besteht meist keine Erinnerung an das Schlafwandeln mehr.

Schlafwandeln und Pavor nocturnus (F51.4) hängen eng zusammen. Beide werden als Aufwachstörungen angesehen, die meistens aus den tiefsten Schlafstadien heraus auftreten (Stadien 3 und 4). Zahlreiche Patienten haben eines dieser Krankheitsbilder in der Familienanamnese und erleben auch beide Zustandsbilder. Beide Störungen sind in der Kindheit viel häufiger, was auf die Rolle von Entwicklungsfaktoren für die Ätiologie hinweist. Manchmal fällt das Auftreten dieser Störungen mit einer fiebrigen Erkrankung zusammen. Wenn sie über das Kindesalter hinaus fortbestehen oder während des Erwachsenenalters erstmals beobachtet werden, gehen beide Störungen meist mit deutlichen seelischen Schwierigkeiten einher. Solche Zustandsbilder können auch im höheren Lebensalter oder im Anfangsstadium einer Demenz erstmals auftreten. Aufgrund der klinischen und pathogenetischen Ähnlichkeiten zwischen Schlafwandeln und Pavor nocturnus und wegen der Tatsache, dass die Differentialdiagnose zwischen diesen Störungen im allgemeinen davon abhängt, welches der beiden Bilder vorherrscht, sind sie in letzter Zeit als Teil des gleichen nosologischen Kontinuums betrachtet worden. In Übereinstimmung mit der Tradition und um die Unterschiede in der Intensität ihrer klinischen Erscheinungsbilder zu betonen, sind in dieser Klassifikation getrennte Kodierungen vorgesehen.

Differentialdiagnose:
Schlafwandeln ist von psychomotorischen epileptischen Anfällen zu unterscheiden. Psychomotorische Anfälle treten selten nur nachts auf. Während eines epileptischen Anfalls besteht keine Reaktion auf Umweltreize, perseverierende Bewegungen wie Schlucken und Reiben der Hände sind häufig. Epileptische Entladungsmuster im EEG bestätigen die Diagnose, obwohl ein

Anfallsleiden gleichzeitiges Schlafwandeln nicht ausschliesst.
Eine dissoziative Störung (F44.1) muss gleichfalls vom Schlafwandeln abgegrenzt werden. Bei dissoziativen Störungen dauern die Episoden viel länger, die Betroffenen sind wach und zu komplexen zielgerichteten Verhaltensweisen imstande. Diese Störungen beginnen typischerweise im Wachzustand. Bei Kindern sind sie selten.

Diagnostische Kriterien

A. Das vorherrschende Symptom sind wiederholte Episoden (zwei oder mehr), in denen die Betroffenen das Bett während des Schlafes verlassen und mehrere Minuten bis zu einer halben Stunde umhergehen, meist während des ersten Drittels des Nachtschlafes.
B. Während einer solchen Episode haben die Betroffenen meistens einen leeren, starren Gesichtsausdruck, sie reagieren verhältnismäßig wenig auf die Bemühungen anderer, den Zustand zu beeinflussen oder mit ihnen in Kontakt zu kommen und sind nur unter großen Schwierigkeiten aufzuwecken.
C. Nach dem Erwachen (entweder nach dem Schlafwandeln oder am nächsten Morgen) haben die Betroffenen eine Amnesie für die Episode.
D. Innerhalb weniger Minuten nach dem Aufwachen aus der Episode besteht keine Beeinträchtigung der geistigen Aktivität oder des Verhaltens, obgleich anfänglich eine kurze Phase von Verwirrung und Desorientiertheit auftreten kann.
E. Fehlende Belege für eine organische psychische Störung wie eine Demenz, oder eine körperliche Störung wie Epilepsie.

F51.4 Pavor nocturnus

Beim Pavor nocturnus bestehen nächtliche Episoden äußerster Furcht und Panik mit heftigem Schreien, Bewegungen und starker autonomer Erregung. Die betroffene Person setzt sich oder steht mit einem Panikschrei meist während des ersten Drittels des Nachtschlafes auf. Häufig stürzt sie zur Tür, wie um zu entfliehen, aber nur selten verlässt sie den Raum. Bemühungen anderer, dieses Ereignis zu beeinflussen, können zu noch heftigerer Angst führen, da die Person nicht nur wenig auf solche Bemühungen reagiert, sondern für einige Minuten desorientiert sein kann; nach dem Erwachen besteht meistens keine Erinnerung an die Episode. Wegen dieser Charakteristika besteht während der Episoden von Pavor nocturnus ein großes Verletzungsrisiko.
Der Pavor nocturnus ist mit dem Schlafwandeln (F51.3) eng verwandt. Genetische, entwicklungsbedingte, organische und psychologische Faktoren spielen eine Rolle in ihrer Entwicklung und beide Zustandsbilder haben die gleichen klinischen und pathophysiologischen Charakteristika. Aufgrund ihrer vielen Ähnlichkeiten betrachtet man diese beiden Zustandsbilder in letzter Zeit als Teil des gleichen nosologischen Kontinuums.

Differentialdiagnose:
Pavor nocturnus ist von Alpträumen zu differenzieren. Letztere sind die bekannten «schweren Träume» mit eventuell auftretendem Schreien und Kör-

perbewegungen. Im Gegensatz zum Pavor nocturnus treten sie zu jeder Nachtzeit auf, der Patient erwacht leicht und hat eine detaillierte und lebendige Erinnerung an den Traum.
Bei der Differenzierung von Pavor nocturnus und epileptischen Anfällen ist zu beachten, dass epileptische Anfälle sehr selten nur während der Nacht auftreten; ein auffälliges EEG spricht allerdings für die Diagnose einer Epilepsie.

Diagnostische Kriterien

A. Wiederholte Episoden (zwei oder mehr) von Erwachen aus dem Schlaf mit einem Panikschrei, heftiger Angst, Körperbewegungen und vegetativer Übererregbarkeit mit Tachykardie, Herzklopfen, schneller Atmung und Schweißausbruch.
B. Diese Episoden treten während des ersten Drittels des Nachtschlafes auf.
C. Die Dauer beträgt weniger als zehn Minuten.
D. Wenn andere Personen versuchen, auf die Patienten während der Episode beruhigend einzuwirken, hat dies keinen Erfolg. Solchen Bemühungen folgen Desorientiertheit und perseverierende Bewegungen.
E. Die Erinnerung an das Geschehen ist sehr begrenzt.
F. Verursachende organische Faktoren fehlen, wie z.B. neurologische oder internistische Krankheitsbilder, Einnahme psychotroper Substanzen oder eine Medikation.

F51.5 Alpträume (Angstträume)

Alpträume sind Traumerleben voller Angst und Furcht mit sehr detaillierter Erinnerung an den Trauminhalt. Das Traumerleben ist sehr lebhaft, Themen sind Bedrohung des Lebens, der Sicherheit oder der Selbstachtung. Oft besteht eine Wiederholung derselben oder ähnlicher erschreckender Alptraumthemen. Während einer typischen Episode besteht eine autonome Stimulation, aber kein wahrnehmbares Schreien oder Körperbewegungen. Nach dem Aufwachen wird die betroffene Person rasch munter und orientiert. Sie kann gut mit anderen sprechen und sofort oder am nächsten Morgen den Traum meist detailliert schildern.
Bei Kindern müssen keine zusätzlichen psychopathologischen Auffälligkeiten bestehen, da Alpträume während der Kindheit mit einer spezifischen Phase der emotionalen Entwicklung in Zusammenhang stehen. Im Gegensatz dazu finden sich bei Erwachsenen mit Alpträumen häufig besondere psychische Auffälligkeiten, meist in Form einer Persönlichkeitsstörung. Daneben kann auch die Einnahme bestimmter psychotroper Medikamente, wie Reserpin, Thioridazin, trizyklische Antidepressiva und Benzodiazepine, zu Alpträumen führen. Weiterhin kann das plötzliche Absetzen von Medikamenten wie nicht benzodiazepinhaltiger Hypnotika, die den REM Schlaf unterdrücken (also das Schlafstadium, in dem Träume auftreten), durch REM rebound verstärkte Träume und Alpträume auslösen.

Dazugehörige Begriffe:
Angsttraumstörung

Differentialdiagnose:
Alpträume sind von Pavor nocturnus zu unterscheiden. Bei letzterem treten die Episoden während des ersten Drittels des Schlafs auf, mit intensiver Angst, Panikschreien, übermäßigen Körperbewegungen und außerordentlich starker vegetativer Erregung. Beim Pavor nocturnus liegt sowohl unmittelbar nach der Episode als auch beim Erwachen am Morgen keine detaillierte Traumerinnerung vor.

Diagnostische Kriterien

A. Aufwachen aus dem Nachtschlaf oder dem Nachmittagsschlaf mit detaillierter und lebhafter Erinnerung an heftige Angstträume, die meistens Bedrohungen des eigenen Lebens, der Sicherheit oder des Selbstwertgefühles beinhalten. Das Aufwachen erfolgt zu jeder Zeit der Schlafperiode, obgleich die Alpträume typischerweise in der zweiten Nachthälfte auftreten.
B. Nach dem Aufwachen aus erschreckenden Träumen sind die Betroffenen rasch orientiert und wach.
C. Das Traumerleben selbst und die Störung des Schlafes, die durch das Aufwachen zusammen mit den Episoden resultiert, verursachen bei den Betroffenen einen deutlichen Leidensdruck.
D. Verursachende organische Faktoren fehlen, wie z.B. neurologische und internistische Krankheitsbilder, Einnahme psychotroper Substanzen oder eine Medikation.

F51.8 sonstige nichtorganische Schlafstörungen

Für dieses diagnostische Kriterium ist kein spezielles Kriterium definiert.

F51.9 nicht näher bezeichnete nichtorganische Schlafstörung

Dazugehörige Begriffe:
nicht näher bezeichnete emotional bedingte Schlafstörung

F52 nichtorganische sexuelle Funktionsstörungen

Sexuelle Funktionsstörungen verhindern die von der betroffenen Person gewünschte sexuelle Beziehung. Es können ein Mangel an sexuellem Verlangen oder Befriedigung, ein Ausfall der für den Geschlechtsakt notwendigen physiologischen Reaktionen (z.B. Erektion) oder eine Unfähigkeit, den Orgasmus zu steuern oder zu erleben, auftreten.
Die sexuelle Reaktion ist ein psychosomatischer Prozess, das heißt bei der Enstehung von sexuellen Funktionsstörungen sind psychische und somatische Prozesse meist gemeinsam beteiligt. Es können eindeutige psychogene

oder organische ätiologische Faktoren identifiziert werden. Im allgemeinen ist es aber eher schwierig, ihre jeweilige Bedeutung abzuschätzen, insbesondere bei Erektionsstörungen oder Dyspareunie. Dann kann das Zustandsbild als Störung mit gemischter oder unsicherer Ätiologie kategorisiert werden. Einige Formen sexueller Funktionsstörungen (z.B. Mangel an sexuellem Verlangen) treten bei Männern und Frauen auf. Frauen klagen im allgemeinen eher über die subjektive Qualität des sexuellen Erlebens (z.B. über mangelnde Genussfähigkeit oder Interessenlosigkeit) als über den Ausfall spezifischer Reaktionen. Klagen über Orgasmusstörungen sind nicht ungewöhnlich. Ist ein Bereich weiblicher sexueller Reaktionen betroffen, sind andere wahrscheinlich ebenfalls beeinträchtigt. Bei einer Orgasmusstörung genießt die betroffene Frau oft auch andere Bereiche der Sexualität nicht und verspürt kaum sexuelles Verlangen. Männer mit einem Ausfall spezifischer Reaktionen wie der Erektion oder der Ejakulation berichten oft über ein weiterbestehendes sexuelles Verlangen. Es ist daher notwendig, über die gegenwärtigen Klagen hinaus, die geeignetste diagnostische Kategorie zu finden.

Ausschluss:
Dhat Syndrom (F48.8) / Koro (F48.8)

Diagnostische Kriterien

G1. Die Betroffenen sind nicht in der Lage, eine sexuelle Beziehung so zu gestalten, wie sie möchten.
G2. Die Funktionsstörung tritt häufig auf, kann aber bei einigen Gelegenheiten auch fehlen.
G3. Die Funktionsstörung besteht seit mindestens sechs Monaten.
G4. Die Störung ist nicht auf eine andere psychische oder Verhaltensstörung der ICD, auf eine körperliche Störung (wie eine endokrine Störung) oder eine medikamentöse Behandlung zurückzuführen.

Kommentar: Jede Form einer Funktionsstörung kann anhand von Ratingskalen nach Schwere und Häufigkeit beurteilt werden. Mehrere Arten von Funktionsstörungen können nebeneinander bestehen.

F52.0 Mangel oder Verlust von sexuellem Verlangen

Der Verlust des sexuellen Verlangens ist das Grundproblem und beruht nicht auf anderen sexuellen Schwierigkeiten wie Erektionsstörungen oder Dyspareunie. Mangel an sexuellem Verlangen schliesst sexuelle Befriedigung oder Erregung nicht aus, sondern bedeutet, dass sexuelle Aktivitäten seltener initiiert werden.

Dazugehörige Begriffe:
Frigidität / sexuelle Hypoaktivität

Diagnostische Kriterien

A. Die allgemeinen Kriterien für eine sexuelle Funktionsstörung (F52) müssen erfüllt sein.
B. Der Mangel oder der Verlust des sexuellen Verlangens äußert sich in einer Verminderung von: Suchen nach sexuellen Reizen; Denken an Sex mit entsprechendem Verlangen oder Lust; sexuellen Phantasien.
C. Das Interesse, sexuelle Aktivitäten mit Partnern zu beginnen, oder an Masturbation allein besteht seltener als erwartet (unter Berücksichtigung des Alters und der Umstände), oder die Häufigkeit ist im Gegensatz zu früher deutlich gesunken.

F52.1 sexuelle Aversion und mangelnde sexuelle Befriedigung

F52.10 sexuelle Aversion

Die Vorstellung von einer sexuellen Partnerbeziehung ist stark mit negativen Gefühlen verbunden und erzeugt soviel Furcht oder Angst, dass sexuelle Handlungen vermieden werden.

Dazugehörige Begriffe:
(sexuelle) Anhedonie

Diagnostische Kriterien

A. Die allgemeinen Kriterien für eine sexuelle Funktionsstörung (F52) müssen erfüllt sein.
B. Die Möglichkeit sexueller Interaktionen mit Partnern rufen deutlich Aversion, Furcht oder Angst hervor, so dass sexuelle Aktivitäten vermieden werden. Kommt es doch zum Geschlechtsverkehr, ist er mit heftigen negativen Gefühlen und Unfähigkeit, Befriedigung zu erleben, verbunden.
C. Die Aversion steht nicht im Zusammenhang mit einer Erwartungsangst (als Reaktion auf ein früheres Versagen sexueller Funktionen).

F51.11 mangelnde sexuelle Befriedigung

Sexuelle Reaktionen verlaufen normal, aber der Orgasmus wird ohne entsprechendes Lustgefühl erlebt. Frauen klagen häufiger darüber als Männer.

Dazugehörige Begriffe:
(sexuelle) Anhedonie

Diagnostische Kriterien

A. Die allgemeinen Kriterien für eine sexuelle Funktionsstörung (F52) müssen erfüllt sein.
B. Alle genitalen Reaktionen (Orgasmus und/oder Ejakulation) treten während der sexuellen Stimulation auf, rufen aber keine angenehmen Empfindungen oder Gefühle einer angenehmen Erregung hervor.
C. Fehlen einer deutlichen und anhaltenden Furcht oder Angst während der sexuellen Aktivität (siehe F52.10, sexuelle Aversion).

F52.2 Versagen genitaler Reaktionen

Bei Männern ist die Erektionsstörung das häufigste Problem, d.h. die Schwierigkeit, die für einen befriedigenden Geschlechtsverkehr notwendige Erektion zu erlangen oder aufrechtzuerhalten. Wenn die Erektion in bestimmten Situationen normal auftritt, z.B. bei der Masturbation, im Schlaf oder mit einem anderen Partner, dann ist die Ursache sehr wahrscheinlich psychogen. Andernfalls sollte die korrekte Diagnose einer psychogenen Erektionsstörung auf Spezialuntersuchungen (z.B. Penisplethysmographie) oder auf dem Erfolg einer psychologischen Behandlung beruhen.
Bei Frauen ist der Mangel oder der Ausfall der vaginalen Lubrikation das häufigste Problem. Dies kann psychisch bedingt oder Folge einer lokalen Krankheit (z.B. Infektion) oder eines Östrogenmangels (z.B. in der Postmenopause) sein. Frauen klagen selten über einen primären Mangel an vaginaler Lubrikation, außer im Rahmen eines Östrogenmangels in der Postmenopause.

Dazugehörige Begriffe:
Erektionsstörungen (beim Mann) / psychogene Impotenz / Störungen der sexuellen Erregung (bei der Frau)

Diagnostische Kriterien

A. Die allgemeinen Kriterien für eine sexuelle Funktionsstörung (F52) müssen erfüllt sein.

Bei Männern:

B. Bei dem Versuch, Geschlechtsverkehr auszuüben, kommt es nicht zu einer für den Geschlechtsverkehr ausreichenden Erektion.
Die Funktionsstörung tritt in einer der folgenden Varianten auf:
   1. während der frühen Stadien des sexuellen Zusammenseins tritt eine vollständige Erektion auf, sie geht aber teilweise oder vollständig zurück, wenn der Geschlechtsverkehr versucht wird (und bevor es zur Ejakulation kommt);
   2. eine Erektion tritt nur dann auf, wenn der Geschlechtsverkehr nicht beabsichtigt ist;
   3. es kommt nur zu einer teilweisen, für den Geschlechtsverkehr ungenügenden Erektion;
   4. es tritt überhaupt keine Tumeszenz des Penis auf.

Bei Frauen:

B. Versagen der genitalen Reaktionen: Ausbleiben der vaginalen Lubrikation zusammen mit einer ungenügenden Tumeszenz der Labien.
   1. Die Funktionsstörung tritt in einer der folgenden Varianten auf:
   2. die Lubrikation versagt in allen relevanten Situationen («generell»);
   3. es kann anfangs zur Lubrikation kommen, sie hält aber nicht lange genug an, um eine angenehme Immissio zu ermöglichen;
   4. die Lubrikation tritt in manchen Situationen normal auf (z.B. mit einem Partner, aber nicht mit einem anderen, oder während der Masturbation, oder wenn eine vaginale Penetration nicht vorgesehen ist)(«situativ»).

F52.3 Orgasmusstörung

Der Orgasmus tritt nicht oder nur stark verzögert ein. Dies kann situativ, d.h. nur in bestimmten Situationen mit psychogener Verursachung auftreten. Bei ständig vorhandener Orgasmusstörung können körperliche oder konstitutionelle Faktoren schwer ausgeschlossen werden, außer durch eine positive Reaktion auf eine psychologische Behandlung. Orgasmusstörungen finden sich bei Frauen häufiger als bei Männern.

Dazugehörige Begriffe:
gehemmter Orgasmus (männlich, weiblich) / psychogene Anorgasmie

Diagnostische Kriterien

A. Die allgemeinen Kriterien für eine sexuelle Funktionsstörung (F52) müssen erfüllt sein.

B. Die Orgasmusstörung (fehlender oder verzögerter Orgasmus) tritt in einer der folgenden Variationen auf:
   1. ein Orgasmus wurde niemals, in keiner Situation erlebt;
   2. die Orgasmusstörung ist nach einer Zeit relativ normaler sexueller Reaktionen aufgetreten;
      a. «generell»: die Orgasmusstörung tritt in allen Situationen und mit jedem Partner auf;
      b. «situativ»:
         bei Frauen: in bestimmten Situationen kommt es zum Orgasmus (z.B. bei der Masturbation oder mit bestimmten Partnern).
         bei Männern: eines der folgenden Merkmale trifft zu: Orgasmus: nur im Schlaf, niemals im Wachzustand / niemals in Anwesenheit der Partnerin / in Anwesenheit einer Partnerin, aber nicht intravaginal

52.4 Ejaculatio praecox

Es handelt sich dabei um die Unfähigkeit, die Ejakulation so zu kontrollieren, so dass der Geschlechtsverkehr für beide Partner befriedigend ist. In schweren Fällen kann die Ejakulation vor der Immissio in die Vagina erfolgen oder auch ohne Erektion. Eine Ejaculatio praecox ist selten organisch bedingt, aber sie kann als psychische Reaktion auf eine organische Beeinträchtigung auftreten, wie z.B. bei einer Erektionsschwäche oder Schmerzen. Eine Ejakulation kann auch nur scheinbar vorzeitig erfolgen, wenn für die Erektion eine verlängerte Stimulation nötig ist. Dies führt zu einem verkürzten Zeitintervall zwischen dem Erreichen einer ausreichenden Erektion und der Ejakulation. Das primäre Problem in derartigen Fällen ist die verzögerte Erektion.

Diagnostische Kriterien

A. Die allgemeinen Kriterien für eine sexuelle Funktionsstörung (F52) müssen erfüllt sein.
B. Es ist unmöglich, die Ejakulation ausreichend lange herauszuzögern, um das sexuelle Zusammensein zu genießen. Dies äußert sich durch 1. oder 2.:
   1. die Ejakulation tritt vor oder sehr bald nach der Immissio auf (wenn eine Zeitangabe erforderlich ist: vor oder innerhalb von 15 Sekunden nach der Immissio);
   2. es kommt zu einer Ejakulation bei einer für die vaginale Immissio nicht ausreichenden Erektion.
C. Es besteht keine Übererregbarkeit nach sexueller Abstinenz.

F52.5 nichtorganischer Vaginismus

Es handelt sich dabei um einen Spasmus der die Vagina umgebenden Beckenbodenmuskulatur, wodurch der Introitus vaginae verschlossen wird. Die Immissio ist unmöglich oder schmerzhaft. Wenn der Vaginismus eine sekundäre Reaktion auf lokale Schmerzen ist, sollte diese Diagnose nicht verwendet werden.

Dazugehörige Begriffe:
psychogener Vaginismus

Diagnostische Kriterien

A. Die allgemeinen Kriterien für eine sexuelle Funktionsstörung (F52) müssen erfüllt sein.
B. Spasmus der perivaginalen Muskulatur, der eine Immissio des Penis verhindert oder unangenehm macht. Die Funktionsstörung zeigt eins der folgenden Merkmale:
   - es kam niemals zu einer normalen Reaktion;
   - ein Vaginismus tritt nach einer Periode relativ normaler sexueller Reaktionen auf;

a. wenn eine vaginale Immissio nicht versucht wird, können die sexuellen Reaktionen normal verlaufen;
b. jeder Versuch eines Geschlechtsverkehr führt zu generalisierter Angst und zu dem Versuch, die vaginale Immissio zu verhindern (z.B. durch Spasmus der Oberschenkeladduktoren).

F52.6 nichtorganische Dyspareunie

Eine Dyspareunie (Schmerzen während des Sexualverkehrs) tritt sowohl bei Männern als auch bei Frauen auf. Sie kann häufig einem lokalen krankhaften Geschehen zugeordnet werden und sollte dann entsprechend klassifiziert werden. In einigen Fällen gibt es keine eindeutige Ursache. Dann dürften emotionale Faktoren eine Rolle spielen. Diese Kategorie sollte nur dann verwendet werden, wenn keine andere primäre Sexualstörung vorliegt (z.B. Vaginismus oder Mangel bzw. Ausfall der vaginalen Lubrikation).

Dazugehörige Begriffe:
psychogene Dyspareunie

Diagnostische Kriterien

A. Die allgemeinen Kriterien für eine sexuelle Funktionsstörung (F52) müssen erfüllt sein.

Bei Frauen:

B. Schmerzen während des Geschlechtsverkehrs am Introitus der Vagina oder nur beim tiefen Eindringen des Penis.
C. Nicht infolge eines Vaginismus oder eines Versagens der Lubrikation; eine Dyspareunie aufgrund organischer Veränderungen sollte zusammen mit der zugrundeliegenden Störung klassifiziert werden.

Bei Männern:

B. Schmerzen oder Beschwerden während der sexuellen Reaktion. Der genaue Zeitpunkt und die exakte Lokalisation sollten sorgfältig herausgearbeitet werden.
C. Fehlen von lokalen körperlichen Faktoren. Falls solche gefunden werden, sollte diese Funktionsstörung andernorts klassifiziert werden.

F52.7 gesteigertes sexuelles Verlangen

Männer und Frauen (meist Teenager oder junge Erwachsene) klagen gelegentlich über ein gesteigertes sexuelles Verlangen als eigenständiges Problem. Handelt es sich um ein sekundär gesteigertes sexuelles Verlangen bei einer affektiven Störung (F30–F39) oder in frühen Stadien einer Demenz (F00–F03), ist die zugrundeliegende Störung zu kodieren.

Dazugehörige Begriffe:
Nymphomanie / Satyriasis
Für diese Kategorie werden keine Vorschläge für Kriterien gemacht. Den Forschern, die sich mit dieser Kategorie befassen, wird empfohlen, eigene Kriterien zu entwerfen.

F52.8 sonstige nichtorganische sexuelle Funktionsstörungen

Für dieses diagnostische Kriterium ist kein spezielles Kriterium definiert.

F52.9 nicht näher bezeichnete nichtorganische sexuelle Funktionsstörung

Für dieses diagnostische Kriterium ist kein spezielles Kriterium definiert.

F53 psychische oder Verhaltensstörungen im Wochenbett, nicht andernorts klassifizierbar

Hier sind nur psychische Störungen im Zusammenhang mit dem Wochenbett zu klassifizieren (Beginn innerhalb eines 6 Wochen Zeitraums nach der Entbindung), die nicht die Kriterien für andere in diesem Buch klassifizierte Störungen erfüllen; entweder weil nur ungenügende Informationen verfügbar sind, oder weil man annimmt, dass spezielle zusätzliche klinische Aspekte vorliegen, die ihre Klassifikation an anderer Stelle unangemessen erscheinen lassen. Psychische Störungen im Wochenbett lassen sich meist mit zwei Kodierungen der ICD-10 verschlüsseln. Eine erste für die spezifische psychische Störung (meist aus dem Abschnitt F30–F39) und eine zweite, O99.3 (psychische Krankheiten und Erkrankungen des Nervensystems, die zu Komplikationen im Wochenbett führen).
Diese Kategorie sollte bei Forschungsvorhaben nur in Ausnahmefällen verwendet werden. Psychische Störungen im Wochenbett sollten entsprechend der bestehenden psychiatrischen Störung klassifiziert werden zusammen mit einer zweiten Kodierung (O99.3), die die Verbindung mit dem Wochenbett angibt.

Kommentar: Die Einbeziehung dieser Kategorie mit der Anmerkung, dass sie nur verwendet werden soll, wenn es unvermeidbar ist, erscheint ungewöhnlich und paradox. Die Einbeziehung geschieht angesichts der praktischen Schwierigkeiten in vielen Entwicklungsländern, welche die genaue Beschreibung von Krankheit im Wochenbett nahezu unmöglich machen. Die Informationen reichen in der Regel nicht aus, eine Diagnose aus dem Abschnitt der affektiven Störungen oder seltener einer Schizophrenie zu stellen. In der Regel ist es aber möglich, zwischen einer leichten (F53.0) oder einer schweren (F53.1) Störung im Wochenbett zu unterscheiden. Diese Unterteilung ist für die Einschätzung des Versorgungsbedarfs und der entsprechenden Leistungen hilfreich.
Die Schaffung dieser Kategorie sollte nicht als Beweis angesehen werden, dass ein größerer Teil der postpartalen psychischen Störungen bei ausreichenden Informationen nicht unter anderen Kategorien eingeordnet werden könnte. Die meisten Experten auf diesem Gebiet bestreiten die Existenz von Puerperalpsychosen, die sich eindeutig von affektiven oder schizophrenen Störungen unterscheiden, bzw. halten diese für so selten, dass eine spezifische Kategorie nicht gerechtfertigt ist. Die wenigen Psychiater, die von einer spezifischen Postpartumpsychose ausgehen, können diese Kategorie verwen-

den, sollten sich aber über den eigentlichen Zweck dieser Kategorie im klaren sein.

F53.0 leichte psychische und Verhaltensstörungen im Wochenbett, nicht andernorts klassifizierbar

Dazugehörige Begriffe:
nicht näher bezeichnete postnatale Depression / nicht näher bezeichnete postpartum Depression

F53.1 schwere psychische und Verhaltensstörungen im Wochenbett, nicht andernorts klassifizierbar

Dazugehörige Begriffe:
nicht näher bezeichnete Puerperalpsychose

F53.8 sonstige psychische und Verhaltensstörungen im Wochenbett, nicht andernorts klassifizierbar

Für dieses diagnostische Kriterium ist kein spezielles Kriterium definiert.

F53.9 nicht näher bezeichnete psychische Störung im Wochenbett

Für dieses diagnostische Kriterium ist kein spezielles Kriterium definiert.

F54 psychologische Faktoren und Verhaltensfaktoren bei andernorts klassifizierten Krankheiten

Diese Kategorie sollte verwendet werden, um psychologische und Verhalteneinflüsse zu erfassen, die wahrscheinlich die Entstehung oder den Verlauf von körperlichen Erkrankungen, die in anderen Kapiteln klassifiziert werden, beeinflusst haben.
Die dabei auftretenden psychischen Störungen sind gewöhnlich leicht und langanhaltend (wie z.B. Sorgen, emotionale Konflikte, ängstliche Erwartungen). Sie rechtfertigen für sich allein nicht die Verwendung einer anderen diagnostischen Kategorie des Kapitels F. Eine zusätzliche Kodierung ist zur Kennzeichnung der körperlichen Störung zu verwenden (in den seltenen Fällen, in denen eine psychiatrische Störung vermutlich die Ursache für eine körperliche Störung darstellt, ist für die psychiatrische Störung eine zweite zusätzliche Kodierung anzugeben).

Beispiele für die Verwendung dieser Kategorie sind:

Asthma (F54 und J45) / Dermatitis und Ekzem (F54 und L23–L25) / Magenulkus (F54 und K25) / Colitis mucosa (F54 und K58.–) / Colitis ulcerosa (F54 und K51) / Urticaria (F54 und L50).

Dazugehörige Begriffe:
psychische Faktoren, die körperliche Störungen bewirken

Ausschluss:
Spannungskopfschmerz (G44.2)

F55 Missbrauch von nicht abhängigkeitserzeugenden Substanzen

Diagnostische Kriterien

Es werden zwar eine große Anzahl von Arzneimitteln und Naturheilmitteln konsumiert, die besonders wichtigen Gruppen aber sind:

1. psychotrope Substanzen, die keine Abhängigkeit verursachen, wie Antidepressiva;
2. Laxantien;
3. Analgetika, die ohne ärztliche Verordnung erworben werden können wie Aspirin und Paracetamol.

Die Medikamente werden möglicherweise zunächst ärztlich verordnet oder empfohlen. Es entwickelt sich dann aber eine unnötige und verlängerte Einnahme mit oft exzessiver Dosierung. Diese wird dadurch erleichtert, dass die Substanzen leicht, ohne ärztliches Rezept, erhältlich sind.
Der anhaltende ungerechtfertigte Gebrauch dieser Substanzen ist gewöhnlich mit unnötigen Ausgaben sowie mit überflüssigen Arztbesuchen und Kontakten zu medizinischem Personal verbunden. Durch die betreffenden Substanzen kommt es häufig zu schädlichen körperlichen Auswirkungen. Der Versuch, den Gebrauch der Substanz auszureden oder zu verbieten, stößt oft auf Widerstand. Bei Laxantien und Analgetika geschieht dies trotz der Warnungen vor körperlichen Schäden, wie Nierenfunktions- oder Elektrolytstörungen und sogar trotz der Entwicklung derselben. Trotz des starken Verlangen nach der Substanz entwickeln sich keine Abhängigkeits- (Flx.2) bzw. Entzugssymptome (Flx.3) wie bei den unter F10–F19 klassifizierten psychotropen Substanzen.

Mit der **vierten Stelle** kann die Art der Substanz gekennzeichnet werden:
F55.0 Antidepressiva (trizyklische und tetrazyklische Antidepressiva und Monoaminooxidasehemmer)
F55.1 Laxantien
F55.2 nicht psychotrope Analgetika (z.B. Acetylsalicylsäure, Paracetamol, Phenacetin)
F55.3 Antacida
F55.4 Vitamine
F55.5 Steroide oder Hormone
F55.6 bestimmte Pflanzen oder Naturheilmittel
F55.9 nicht näher bezeichnete nicht abhängigkeitserzeugende Substanzen

Ausschluss:
Missbrauch abhängigkeitserzeugender psychotroper Substanzen (F10–F19)

F59 nicht näher bezeichnete Verhaltensauffälligkeiten bei körperlichen Störungen und Faktoren

Dazugehörige Begriff:
nicht näher bezeichnete psychogene körperliche Funktionsstörung

F60–F69 spezifische Persönlichkeits- und Verhaltensstörungen

Dieser Abschnitt enthält eine Reihe von klinisch wichtigen, meist lang anhaltenden Zustandsbildern und Verhaltensmustern. Sie sind Ausdruck des charakteristischen, individuellen Lebensstils, des Verhältnisses zur eigenen Person und zu anderen Menschen. Einige dieser Zustandsbilder und Verhaltensmuster entstehen früh im Verlauf der individuellen Entwicklung als Folge konstitutioneller Faktoren wie auch sozialer Erfahrungen, während andere später im Leben erworben werden.
Diese Störungen umfassen tief verwurzelte, anhaltende Verhaltensmuster, die sich in starren Reaktionen auf unterschiedliche persönliche und soziale Lebenslagen zeigen. Dabei findet man bei Personen mit Persönlichkeitsstörungen gegenüber der Mehrheit der betreffenden Bevölkerung deutliche Abweichungen im Wahrnehmen, Denken, Fühlen und in Beziehungen zu anderen. Solche Verhaltensmuster sind meistens stabil und beziehen sich auf vielfältige Bereiche von Verhalten und psychischen Funktionen. Häufig gehen sie mit persönlichem Leiden und gestörter sozialer Funktions- und Leistungsfähigkeit einher.
Persönlichkeitsstörungen unterscheiden sich von Persönlichkeitsänderungen durch den Zeitpunkt und die Art und Weise ihres Auftretens. Sie beginnen in der Kindheit oder Adoleszenz und dauern bis ins Erwachsenenalter an. Sie beruhen nicht auf einer anderen psychischen Störung oder einer Hirnerkrankung, obwohl sie anderen Störungen voraus- und mit ihnen einhergehen können. Persönlichkeitsänderungen dagegen werden im Erwachsenenalter erworben, in Folge schwerer oder anhaltender Belastungen, extremer, umweltbedingter Deprivation, schwerwiegenden psychiatrischen Störungen und Hirnerkrankungen oder -verletzungen (siehe F07.–).
Die Zustandsbilder können nach den vorherrschenden Verhaltensweisen klassifiziert werden. Gegenwärtig kann diese Klassifikation aber über eine Beschreibung von Typen und Untertypen, die sich gegenseitig nicht vollständig ausschließen und in einigen ihrer Merkmale überschneiden, nicht hinausgehen.
Persönlichkeitsstörungen werden somit anhand von Merkmalsgruppen, die den häufigsten oder auffälligsten Verhaltensmustern entsprechen, unterteilt. Die so beschriebenen Subtypen werden als Hauptformen der Persönlichkeitsabweichungen angesehen. Bei der Diagnose einer Persönlichkeitsstörung sollte der Kliniker alle Aspekte des individuellen Lebens und der persönlichen Funktionen berücksichtigen, obwohl in der Diagnosenbeschreibung – aus Gründen der Einfachheit und Effizienz – nur solche Dimensionen oder Eigenschaften berücksichtigt werden, für die der vorgeschlagene Schweregrad erreicht wird.
Die Einschätzung muss auf möglichst vielen Informationen beruhen. Auch wenn ein Persönlichkeitsbild manchmal durch ein einziges Interview deutlich wird, müssen oft mehr als ein Interview durchgeführt und fremdanamnestische Angaben eingeholt werden.

Die bislang als Persönlichkeitsstörungen eingeordnete Zyklothymia und schizotype Störung, werden jetzt unter F30–F39 und F20–F29 aufgeführt, da sie in vielen Merkmalen anderen Störungen in diesen Abschnitten ähneln (z.B. Phänomenologie, Familienanamnese).
Die Unterteilung der Persönlichkeitsänderungen beruht auf ursächlichem oder zeitlichen Zusammenhang mit Extrembelastung, mit anhaltender Belastung oder Anspannung und mit psychiatrischen Erkrankungen (ausgenommen sind Residualzustände der Schizophrenie, die unter F20.5 klassifiziert werden).
Die Trennung zwischen Störungen der Persönlichkeit und den in weiteren Abschnitten dieses Buches beschriebenen Störungen ist wichtig. Wenn eine Persönlichkeitsstörung einer zeitlich begrenzten oder chronischen psychiatrischen Störung vorausgeht oder ihr folgt, sind beide Diagnosen zu stellen. Das multiaxiale System und die Nennung psychosozialer Faktoren erleichtern die Einordnung von Zustandsbildern und Störungen, die zusätzlich zur Hauptklassifikation psychischer Störungen erfolgen kann.
Kulturelle oder regionale Unterschiede beeinflussen die Entwicklung von Persönlichkeitseigenschaften, doch das spezifische Wissen in diesem Bereich ist noch spärlich. Die in einem bestimmten Teil der Welt häufigen Persönlichkeitsstörungen, die den hier beschriebenen Typen nicht entsprechen, können als «sonstige» Persönlichkeitsstörungen klassifiziert werden. Eine ergänzende Kennzeichnung für das betreffende Land oder die Region kann durch eine fünfte Ziffer erfolgen. Regionale Besonderheiten einer Persönlichkeitsstörung können auch im Text der jeweiligen speziellen diagnostischen Leitlinien berücksichtigt werden.

F60 spezifische Persönlichkeitsstörungen

Hier liegt eine schwere Störung der charakterlichen Konstitution und des Verhaltens vor, die mehrere Bereiche der Persönlichkeit betrifft. Sie geht meist mit persönlichen und sozialen Beeinträchtigungen einher. Persönlichkeitsstörungen treten häufig erstmals in der Kindheit oder in der Adoleszenz in Erscheinung und manifestieren sich endgültig im Erwachsenenalter. Daher ist die Diagnose einer Persönlichkeitsstörung vor dem Alter von 16 oder 17 Jahren wahrscheinlich unangemessen.
Zunächst folgen die allgemeinen diagnostischen Leitlinien für Persönlichkeitsstörungen. Für jede Untergruppe werden dann zusätzliche Beschreibungen gegeben.

Diagnostische Kriterien

G1. Die charakteristischen und dauerhaften inneren Erfahrungs- und Verhaltensmuster der Betroffenen weichen insgesamt deutlich von kulturell erwarteten und akzeptierten Vorgaben («Normen») ab. Diese Abweichung äußert sich in mehr als einem der folgenden Bereiche:
1. Kognition (d.h. Wahrnehmung und Interpretation von Dingen, Menschen und Ereignissen; Einstellungen und Vorstellungen von sich und anderen);

2. Affektivität (Variationsbreite, Intensität und Angemessenheit der emotionalen Ansprechbarkeit und Reaktion);
3. Impulskontrolle und Bedürfnisbefriedigung;
4. Zwischenmenschliche Beziehungen und die Art des Umganges mit ihnen.

G2. Die Abweichung ist so ausgeprägt, dass das daraus resultierende Verhalten in vielen persönlichen und sozialen Situationen unflexibel, unangepasst oder auch auf andere Weise unzweckmäßig ist (nicht begrenzt auf einen speziellen auslösenden Stimulus oder eine bestimmte Situation).

G3. Persönlicher Leidensdruck, nachteiliger Einfluss auf die soziale Umwelt oder beides, deutlich dem unter G2. beschriebenen Verhalten zuzuschreiben.

G4. Nachweis, dass die Abweichung stabil, von langer Dauer ist und im späten Kindesalter oder der Adoleszenz begonnen hat.

G5. Die Abweichung kann nicht durch das Vorliegen oder die Folge einer anderen psychischen Störung des Erwachsenenalters erklärt werden. Es können aber episodische oder chronische Zustandsbilder der Kapitel F00–F59 und F70–F79 neben dieser Störung existieren oder sie überlagern.

G6. Eine organische Erkrankung, Verletzung oder deutliche Funktionsstörung des Gehirns müssen als mögliche Ursache für die Abweichung ausgeschlossen werden (falls eine solche Verursachung nachweisbar ist, soll die Kategorie F07.– verwendet werden).

Kommentar: Die Feststellungen von G1. bis G6. sollten auf möglichst vielen Informationsquellen beruhen. Zwar ist es manchmal möglich, aus einem einzigen Interview mit den Betroffenen genügend Belege zu erhalten, aber als allgemeine Richtlinie sollte gelten, dass mehr als ein Interview mit den Betroffenen sowie Fremdanamnesen und Fremdberichte vorliegen sollen.
Wenn nötig, wird die Entwicklung von Subkriterien zur Definition von Verhaltensmustern vorgeschlagen, die spezifisch für unterschiedliche Kulturen sind und soziale Normen, Regeln und Verpflichtungen betreffen (wie Beispiele für verantwortungslose Haltung und Missachtung sozialer Normen bei der dissozialen Persönlichkeitsstörung).
Bei der Diagnose einer Persönlichkeitsstörung für Forschungszwecke ist die Feststellung eines Subtypus erforderlich (bei ausreichenden Belegen dafür, dass die Betroffenen Merkmale mehrerer Kriteriengruppen erfüllen, kann mehr als ein Subtypus klassifiziert werden).

F60.0 paranoide Persönlichkeitsstörung

Diese Störung ist gekennzeichnet durch übertriebene Empfindlichkeit bei Rückschlägen und Zurücksetzung; Neigung zu ständigem Groll, Misstrauen und eine starke Neigung, Erlebtes zu verdrehen, indem neutrale oder freundliche Handlungen anderer als feindlich oder verächtlich missgedeutet werden; schließlich durch streitsüchtiges und beharrliches, situationsunangemessenes Bestehen auf eigenen Rechten. Die betroffenen Personen neigen zu pathologischer Eifersucht, zu überhöhtem Selbstwertgefühl und häufiger, übertriebener Selbstbezogenheit.

Dazugehörige Begriffe:
expansiv-paranoische Persönlichkeit(sstörung) / fanatische Persönlichkeit(sstörung) / querulatorische Persönlichkeit(sstörung) / sensitiv paranoische Persönlichkeit(sstörung)

Ausschluss:
Schizophrenie (F20.–) / wahnhafte Störung (F22.–)

Diagnostische Kriterien

A. Die allgemeinen Kriterien für eine Persönlichkeitsstörung (F60) müssen erfüllt sein.
B. Mindestens vier der folgenden Eigenschaften oder Verhaltensweisen müssen vorliegen:
   1. übertriebene Empfindlichkeit auf Rückschläge und Zurücksetzungen;
   2. Neigung, dauerhaft Groll zu hegen, d.h. Beleidigungen, Verletzungen, oder Missachtungen werden nicht vergeben;
   3. Misstrauen und eine anhaltende Tendenz, Erlebtes zu verdrehen, indem neutrale oder freundliche Handlungen anderer als feindlich oder verächtlich missdeutet werden;
   4. Streitbarkeit und beharrliches, situationsunangemessenes Bestehen auf eigenen Rechten;
   5. häufiges ungerechtfertigtes Misstrauen gegenüber der sexuellen Treue des Ehe- oder Sexualpartners;
   6. ständige Selbstbezogenheit, besonders in Verbindung mit starker Überheblichkeit;
   7. häufige Beschäftigung mit unbegründeten Gedanken an Verschwörungen als Erklärungen für Ereignisse in der näheren oder weiteren Umgebung.

F60.1 schizoide Persönlichkeitsstörung

Eine Persönlichkeitsstörung, die durch einen Rückzug von affektiven, sozialen und anderen Kontakten mit übermäßiger Vorliebe für Phantasie, einzelgängerische Beschäftigungen und einzelgängerisches Verhalten und in sich gekehrte Zurückhaltung gekennzeichnet ist. Es besteht ein nur begrenztes Vermögen, Gefühle auszudrücken und Freude zu erleben.

Ausschluss:
Asperger-Syndrom (schizoide Störung in der Kindheit) (F84.5) / Schizophrenie (F20.–) / schizotype Störung (F21) / wahnhafte Störung (F22.0)

Diagnostische Kriterien

A. Die allgemeinen Kriterien für eine Persönlichkeitsstörung (F60) müssen erfüllt sein.
B. Mindestens vier der folgenden Eigenschaften oder Verhaltensweisen müssen vorliegen:
   1. wenn überhaupt, dann bereiten nur wenige Tätigkeiten Freude;
   2. emotionale Kühle, Distanziertheit oder einen abgeflachten Affekt;
   3. reduzierte Fähigkeit, warme, zärtliche Gefühle für andere, oder Ärger auszudrücken;
   4. erscheint gleichgültig gegenüber Lob oder Kritik von anderen;
   5. wenig Interesse an sexuellen Erfahrungen mit einem anderen Menschen (unter Berücksichtigung des Alters);
   6. fast immer Bevorzugung von Aktivitäten, die alleine durchzuführen sind;
   7. übermäßige Inanspruchnahme durch Phantasien und Introvertiertheit;
   8. hat keine oder wünscht keine engen Freunde oder vertrauensvollen Beziehungen (oder höchstens eine);
   9. deutlich mangelhaftes Gespür für geltende soziale Normen und Konventionen. Wenn sie nicht befolgt werden, geschieht das unabsichtlich.

F60.2 dissoziale Persönlichkeitsstörung

Diese Persönlichkeitsstörung fällt durch eine große Diskrepanz zwischen dem Verhalten und den geltenden sozialen Normen auf. Anhaltende Reizbarkeit kann ein zusätzliches Merkmal sein. Eine Störung des Sozialverhaltens in der Kindheit und Jugend stützt die Diagnose, muss aber nicht vorgelegen haben.

Dazugehörige Begriffe:
amoralische Persönlichkeit(sstörung) / antisoziale Persönlichkeit(sstörung) / asoziale Persönlichkeit(sstörung) / psychopathische Persönlichkeit(sstörung) / soziopathische Persönlichkeit(sstörung)

Ausschluss:
emotional instabile Persönlichkeit(sstörung)(F60.3) / Störungen des Sozialverhaltens (F91.–)

Diagnostische Kriterien

A. Die allgemeinen Kriterien für eine Persönlichkeitsstörung (F60) müssen erfüllt sein.
B. Mindestens drei der folgenden Eigenschaften oder Verhaltensweisen müssen vorliegen:
   1. herzloses Unbeteiligtsein gegenüber den Gefühlen anderer;

2. deutliche und andauernde verantwortungslose Haltung und Missachtung sozialer Normen, Regeln und Verpflichtungen;
3. Unfähigkeit zur Aufrechterhaltung dauerhafter Beziehungen, obwohl keine Schwierigkeit besteht, sie einzugehen;
4. sehr geringe Frustrationstoleranz und niedrige Schwelle für aggressives einschließlich gewalttätiges Verhalten;
5. fehlendes Schuldbewusstsein oder Unfähigkeit, aus negativer Erfahrung, insbesondere Bestrafung, zu lernen;
6. deutliche Neigung, andere zu beschuldigen oder plausible Rationalisierungen anzubieten für das Verhalten, durch welches die Betreffenden in einen Konflikt mit der Gesellschaft geraten sind.

Kommentar: Andauernde Reizbarkeit und Verhaltenstörungen in der Kindheit und der Adoleszenz vervollständigen das klinische Bild, sind aber für die Diagnose nicht erforderlich.
Es wird empfohlen, falls notwendig, Subkriterien zur Beschreibung von kulturspezifischen Verhaltensmustern in Bezug auf soziale Normen, Rollen und Verpflichtungen zu definieren (etwa Beispiele für Verantwortungslosigkeit oder Missachtung sozialer Normen).

F60.3 emotional instabile Persönlichkeitsstörung

Eine Persönlichkeitsstörung mit deutlicher Tendenz, impulsiv zu handeln ohne Berücksichtigung von Konsequenzen, und mit wechselnder, instabiler Stimmung. Die Fähigkeit, vorauszuplanen, ist gering und Ausbrüche intensiven Ärgers können zu oft gewalttätigem und explosiblem Verhalten führen; dieses Verhalten wird leicht ausgelöst, wenn impulsive Handlungen von anderen kritisiert oder behindert werden. Zwei Erscheinungsformen dieser Persönlichkeitsstörung können näher beschrieben werden, bei beiden finden sich Impulsivität und mangelnde Selbstkontrolle.

F60.30 impulsiver Typus

Die wesentlichen Charakterzüge sind emotionale Instabilität und mangelnde Impulskontrolle. Ausbrüche von gewalttätigem und bedrohlichem Verhalten sind häufig, vor allem bei Kritik durch andere.

Dazugehörige Begriffe:
aggressive Persönlichkeit(sstörung) / reizbare (explosible) Persönlichkeit(sstörung)

Ausschluss:
dissoziale Persönlichkeit(sstörung)(F60.2)

Diagnostische Kriterien

A. Die allgemeinen Kriterien für eine Persönlichkeitsstörung (F60) müssen erfüllt sein.
B. Mindestens drei der folgenden Eigenschaften oder Verhaltensweisen müssen vorliegen, darunter 2.:
   1. deutliche Tendenz unerwartet und ohne Berücksichtigung der Konsequenzen zu handeln;
   2. deutliche Tendenz zu Streitereien und Konflikten mit anderen, vor allem dann, wenn impulsive Handlungen unterbunden oder getadelt werden;
   3. Neigung zu Ausbrüchen von Wut oder Gewalt mit Unfähigkeit zur Kontrolle explosiven Verhaltens;
   4. Schwierigkeiten in der Beibehaltung von Handlungen, die nicht unmittelbar belohnt werden;
   5. unbeständige und unberechenbare Stimmung.

F60.31 Borderline Typus

Einige Kennzeichen emotionaler Instabilität sind vorhanden, zusätzlich sind oft das eigene Selbstbild, Ziele und «innere Präferenzen» (einschließlich der sexuellen) unklar und gestört. Meist besteht ein chronisches Gefühl innerer Leere. Die Neigung zu intensiven, aber unbeständigen Beziehungen kann zu wiederholten emotionalen Krisen führen mit übermäßigen Anstrengungen, nicht verlassen zu werden, und mit Suiziddrohungen oder selbstschädigenden Handlungen (diese können auch ohne deutliche Auslöser vorkommen).

Dazugehörige Begriffe:
Borderline Persönlichkeit(sstörung)

Diagnostische Kriterien

A. Die allgemeinen Kriterien für eine Persönlichkeitsstörung (F60) müssen erfüllt sein.
B. Mindestens drei der oben unter F60.30 B. erwähnten Kriterien müssen vorliegen und zusätzlich mindestens zwei der folgenden Eigenschaften und Verhaltensweisen:
   1. Störungen und Unsicherheit bezüglich Selbstbild, Zielen und «inneren Präferenzen» (einschließlich sexueller);
   2. Neigung sich in intensive aber instabile Beziehungen einzulassen, oft mit der Folge von emotionalen Krisen;
   3. übertriebene Bemühungen, das Verlassenwerden zu vermeiden;
   4. wiederholt Drohungen oder Handlungen mit Selbstbeschädigung;
   5. anhaltende Gefühle von Leere.

F60.4 Histrionische Persönlichkeitsstörung

Diese Persönlichkeitsstörung ist gekennzeichnet durch oberflächliche und labile Affektivität, Dramatisierung bezüglich der eigenen Person, durch theatralisches Verhalten, übertriebener Ausdruck von Gefühlen, durch Suggestibilität, Egozentrik, Genusssucht, Mangel an Rücksichtnahme, erhöhte Kränkbarkeit und andauerndes Verlangen nach Anerkennung, äußeren Reizen und Aufmerksamkeit.

Dazugehörige Begriffe:
hysterische Persönlichkeit(sstörung) / infantile Persönlichkeit(sstörung)

Diagnostische Kriterien

A. Die allgemeinen Kriterien für eine Persönlichkeitsstörung (F60) müssen erfüllt sein.
B. Mindestens vier der folgenden Eigenschaften oder Verhaltensweisen müssen vorliegen:
   1. dramatische Selbstdarstellung, theatralisches Auftreten oder übertriebener Ausdruck von Gefühlen;
   2. Suggestibilität, leichte Beeinflussbarkeit durch andere oder durch Ereignisse (Umstände);
   3. oberflächliche, labile Affekte;
   4. ständige Suche nach aufregenden Erlebnissen und Aktivitäten, in denen die Betreffenden im Mittelpunkt der Aufmerksamkeit stehen;
   5. unangemessen verführerisch in Erscheinung und Verhalten;
   6. übermäßige Beschäftigung damit, äußerlich attraktiv zu erscheinen.

Kommentar: Egozentrik, Selbstbezogenheit, dauerndes Verlangen nach Anerkennung, fehlende Bezugnahme auf andere, leichte Verletzbarkeit der Gefühle und andauerndes manipulatives Verhalten vervollständigen das klinische Bild, sind aber für die Diagnose nicht erforderlich.

F60.5 Anankastische Persönlichkeitsstörung

Diese Persönlichkeitsstörung ist gekennzeichnet durch übermäßigen Zweifel und Vorsicht, ständige Beschäftigung mit Details, Regeln, Listen, Ordnung, Organisation oder Plänen, Perfektionismus, der die Fertigstellung von Aufgaben behindert sowie durch übermäßige Gewissenhaftigkeit, verbunden mit ständigen Kontrollen, Halsstarrigkeit, Vorsicht und Rigidität und Eigensinn sowie durch unbegründetes Bestehen auf der Unterordnung anderer unter eigene Gewohnheiten oder unbegründetes Zögern, Aufgaben zu delegieren. Das Aufdrängen beharrlicher und unerwünschter Gedanken oder Impulse erreichen nicht die Schwere von Zwangsstörungen.

Dazugehörige Begriffe:
zwanghafte Persönlichkeit(sstörung) / Zwangspersönlichkeit(sstörung)

Ausschluss:
Zwangsstörung (F42.–)

Diagnostische Kriterien

A. Die allgemeinen Kriterien für eine Persönlichkeitsstörung (F60) müssen erfüllt sein.
B. Mindestens vier der folgenden Eigenschaften oder Verhaltensweisen müssen vorliegen:
   1. Gefühle von starkem Zweifel und übermäßiger Vorsicht.
   2. ständige Beschäftigung mit Details, Regeln, Listen, Ordnungen, Organisation oder Plänen.
   3. Perfektionismus, der die Fertigstellung von Aufgaben behindert.
   4. übermäßige Gewissenhaftigkeit und Skrupelhaftigkeit.
   5. unverhältnismäßige Leistungsbezogenheit unter Vernachlässigung bis zum Verzicht auf Vergnügen und zwischenmenschliche Beziehungen.
   6. übertriebene Pedanterie und Befolgung sozialer Konventionen.
   7. Rigidität und Eigensinn.
   8. unbegründetes Bestehen darauf, dass andere sich exakt den eigenen Gewohnheiten unterordnen oder unbegründete Abneigung dagegen, andere etwas machen zu lassen.

F60.6 ängstliche (vermeidende) Persönlichkeitsstörung

Diese Persönlichkeitsstörung ist gekennzeichnet durch andauernde und umfassende Gefühle von Anspannung und Besorgtheit, Unsicherheit und Minderwertigkeit. Es besteht eine andauernde Sehnsucht nach Zuneigung und Akzeptiertwerden, eine Überempfindlichkeit gegenüber Ablehnung und Kritik mit eingeschränkter Beziehungsfähigkeit. Die betroffenen Personen neigen zur Überbetonung potentieller Gefahren oder Risken alltäglicher Situationen bis zur Vermeidung bestimmter Aktivitäten.

Dazugehöriger Begriff:
Selbstunsichere Persönlichkeit(sstörung)

Diagnostische Kriterien

A. Die allgemeinen Kriterien für eine Persönlichkeitsstörung (F60) müssen erfüllt sein.
B. Mindestens vier der folgenden Eigenschaften oder Verhaltensweisen müssen vorliegen:
   1. andauernde und umfassende Gefühle von Anspannung und Besorgtheit;
   2. Überzeugung, selbst sozial unbeholfen, unattraktiv oder minderwertig im Vergleich mit anderen zu sein;
   3. übertriebene Sorge, in sozialen Situationen kritisiert oder abgelehnt zu werden;
   4. persönliche Kontakte nur, wenn Sicherheit besteht, gemocht zu werden;

5. eingeschränkter Lebensstil wegen des Bedürfnisses nach körperlicher Sicherheit;
6. Vermeidung beruflicher oder sozialer Aktivitäten, die intensiven zwischenmenschlichen Kontakt bedingen, aus Furcht vor Kritik, Missbilligung oder Ablehnung.

F60.7 abhängige Persönlichkeitsstörung

Diese Persönlichkeitsstörung ist gekennzeichnet dadurch, dass die betroffenen Personen bei den meisten Lebensentscheidungen an die Hilfe anderer appellieren oder die Entscheidung anderen überlassen, ferner besteht große Trennungsangst, zusätzlich können sich die Betreffenden selbst hilflos, inkompetent und nicht leistungsfähig fühlen. Es besteht ferner eine Neigung, sich den Wünschen älterer und anderer unterzuordnen und eine Schwäche gegenüber den Anforderungen des täglichen Lebens Die Kraftlosigkeit kann sich im intellektuellen und emotionalen Bereich zeigen. Bei Schwierigkeiten besteht die Tendenz, die Verantwortung anderen zu zuschieben.

Dazugehörige Begriffe:
asthenische Persönlichkeit(sstörung) / inadäquate Persönlichkeit(sstörung) / passive Persönlichkeit(sstörung) / selbstschädigende (behindernde) Persönlichkeit(sstörung)

Diagnostische Kriterien

A. Die allgemeinen Kriterien für eine Persönlichkeitsstörung (F60) müssen erfüllt sein.
B. Mindestens vier der folgenden Eigenschaften oder Verhaltensweisen müssen vorliegen:
   1. Ermunterung oder Erlaubnis an andere, die meisten wichtigen Entscheidungen für das eigene Leben zu treffen;
   2. Unterordnung eigener Bedürfnisse unter die anderer Personen, zu denen eine Abhängigkeit besteht und unverhältnismäßige Nachgiebigkeit gegenüber deren Wünschen;
   3. mangelnde Bereitschaft zur Äußerung selbst angemessener Ansprüche gegenüber Personen, von denen man abhängt;
   4. unbehagliches Gefühl, wenn die Betroffenen alleine sind, aus übertriebener Angst, nicht für sich alleine sorgen zu können;
   5. häufiges Beschäftigtsein mit der Furcht, verlassen zu werden und auf sich selber angewiesen zu sein;
   6. eingeschränkte Fähigkeit, Alltagsentscheidungen zu treffen, ohne zahlreiche Ratschläge und Bestätigungen von anderen.

F60.8 sonstige spezifische Persönlichkeitsstörungen

Persönlichkeitsstörungen, für die keine der spezifischen Kategorien (F60.0–F60.7) zutreffen.

Dazugehörige Begriffe:
exzentrische Persönlichkeit(sstörung) / haltlose Persönlichkeit(sstörung) / narzisstische Persönlichkeit(sstörung) / passiv aggressive Persönlichkeit(sstörung) / (psycho)neurotische Persönlichkeit(sstörung) / unreife Persönlichkeit(sstörung)

Diagnostische Kriterien

Wenn keine der vorausgehenden Rubriken passt, aber das klinische Bild die allgemeinen Kriterien für eine Persönlichkeitsstörung – wie unter F60 aufgeführt – trotzdem erfüllt, sollte diese Kodierung gewählt werden (siehe auch Anhang). Eine zusätzliche Stelle kann hinzugefügt werden, um spezifische Persönlichkeitsstörungen, die z.Zt. nicht in der ICD-10 aufgeführt sind, zu bestimmen. Bei Verwendung der Kodierung F60.8 wird empfohlen, die spezifische Störung kurz zu beschreiben.

F60.9 nicht näher bezeichnete Persönlichkeitsstörung

Dazugehörige Begriffe:
nicht näher bezeichnete Charakterneurose / nicht näher bezeichnete pathologische Persönlichkeit

F61 kombinierte und sonstige Persönlichkeitsstörungen

Diese Kategorie ist vorgesehen für Persönlichkeitsstörungen und Persönlichkeitsanomalien, die häufig zu Beeinträchtigungen führen, aber nicht die spezifischen Symptombilder der in F60.– beschriebenen Störungen aufweisen. Daher sind sie häufig schwerer als die Störungen in F60 zu diagnostizieren. Zwei Formen werden durch eine vierte Stelle näher charakterisiert, alle anderen müssen mit F60.8 kodiert werden.
Es wurde kein Versuch unternommen, standardisierte Kriterien für diese gemischten Störungen zusammenzustellen, denn Untersucher, die diesen Bereich erforschen, werden es vorziehen, eigene Kriterien, in Abhängigkeit von ihrem Forschungsziel, zu definieren.

Ausschluss:
Akzentuierte Persönlichkeitszüge (Z73.1)

F61.0 kombinierte Persönlichkeitsstörungen

Merkmale mehrerer verschiedener Störungen des Abschnittes F60.–, jedoch kein vorherrschendes Symptombild, das eine spezifischere Diagnose erlauben würde.

Diagnostische Kriterien

Merkmale mehrerer verschiedener Störungen des Abschnittes F60.– liegen vor, jedoch kein vorherrschendes Symptombild, das die Kriterien für eine der spezifischen Persönlichkeitsstörungen des Abschnittes F60 erfüllt.

F61.1 störende Persönlichkeitsänderungen

Persönlichkeitsänderungen, die nicht unter F60.– oder F62.– klassifiziert werden können und als sekundär bei einer gleichzeitig bestehenden affektiven oder Angststörung angesehen werden.

Diagnostische Kriterien

Persönlichkeitsänderungen, die nicht unter F60.– oder F62.– klassifiziert werden können, und als sekundär bei einer gleichzeitig bestehenden affektiven oder Angststörung angesehen werden.

F62 andauernde Persönlichkeitsänderungen, nicht Folge einer Schädigung oder Krankheit des Gehirns

Es handelt sich um Persönlichkeits- und Verhaltensstörungen, die sich bei Personen ohne vorbestehende Persönlichkeitsstörung nach extremer oder übermäßig, anhaltender Belastung entwickelt haben oder nach schwerer psychiatrischer Krankheit. Diese Diagnosen sollten nur dann gestellt werden, wenn bei einer Person Hinweise auf eine eindeutige und andauernde Veränderung im Wahrnehmen, Denken und Verhalten bezüglich der Umwelt und der eigenen Person vorliegen. Die Persönlichkeitsänderungen sollen deutlich ausgeprägt und mit unflexiblem und fehlangepasstem Verhalten verbunden sein, das vor der pathogenen Erfahrung nicht bestanden hat. Die Änderung sollte nicht Ausdruck einer anderen psychischen Störung oder Residualsymptom einer vorangegangenen psychischen Störung sein. Eine derartige andauernde Persönlichkeitsänderung wird meist als Folge verheerender traumatischer Erfahrungen gesehen, kann sich aber auch nach einer schweren, wiederholt aufgetretenen oder langdauernden psychischen Störung entwickeln. Die Unterscheidung zwischen einer erworbenen Persönlichkeitsänderung und dem Zutagetreten oder der Verschlimmerung einer Persönlichkeitsstörung nach Belastung (Stress oder Strain) oder dem Erlebnis einer Psychose kann sehr schwierig sein. Eine andauernde Persönlichkeitsänderung sollte nur diagnostiziert werden, wenn diese als anhaltend und lebensverändernd anzusehen ist und ätiologisch auf eine tiefgreifende, existentiell extreme Erfahrung zurückgeführt werden kann.

Ausschluss:
Persönlichkeits- und Verhaltensstörung aufgrund einer Krankheit, Schädigung oder Funktionsstörung des Gehirns (F07.–)

F62.0 andauernde Persönlichkeitsänderung nach Extrembelastung

Eine andauernde Persönlichkeitsänderung kann der Erfahrung von extremer Belastung folgen. Die Belastung muss so extrem sein, dass die Vulnerabilität der betreffenden Person als Erklärung für die tiefgreifende Auswirkung auf die Persönlichkeit als Erklärung nicht ausreicht. Beispiele hierfür sind Erlebnisse in einem Konzentrationslager, Folter, Katastrophen, andauernde lebensbedrohliche Situationen (als Geisel, langandauernde Gefangenschaft mit drohender Todesgefahr).
Eine posttraumatische Belastungsstörung (F43.1) kann dieser Form der Persönlichkeitsänderung vorangehen. Sie wird dann als eine chronische, irreversible Folge von Belastung angesehen. Eine andauernde Persönlichkeitsänderung kann sich auch ohne vorangegangene posttraumatische Belastungsstörung entwickeln.
Langanhaltende Änderungen der Persönlichkeit nach einer kurzzeitigen Lebensbedrohung wie bei einem Autounfall, sind jedoch nicht unter dieser Kategorie einzuordnen, da neuere Forschungsergebnisse bei solchen Entwicklungen auf eine vorbestehende psychische Vulnerabilität hinweisen.

Dazugehörige Begriffe:
Persönlichkeitsänderung nach Konzentrationslagererfahrungen, nach Katastrophen, nach längerer Gefangenschaft mit der ständigen Drohung getötet zu werden, nach längerem Ausgesetztsein gegenüber lebensbedrohlichen Situationen, wie z.B. als Terrorismus- oder Folteropfer

Ausschluss:
posttraumatische Belastungsstörung (F43.1)

Diagnostische Kriterien

A. Nachweis (aus der Eigenanamnese oder aufgrund wichtiger Informanten) einer eindeutigen und anhaltenden Änderung in der Wahrnehmung, in der Beziehung und im Denken der Betroffenen in Bezug auf ihre Umgebung und sich selbst, nach einer Extrembelastung (Konzentrationslager, Folter, Katastrophen, anhaltende lebensbedrohliche Situationen).
B. Die Persönlichkeitsänderung sollte ausgeprägt sein und es sollte sich ein unflexibles und unangepasstes Verhalten zeigen, das durch das Vorliegen von mindestens zwei der folgenden Symptome belegt wird:
   1. eine andauernde feindliche oder misstrauische Haltung gegenüber der Welt, bei einer Person, die vorher solche Eigenschaften nicht zeigte;
   2. sozialer Rückzug (Vermeidung von Kontakten mit Menschen außer einigen wenigen Verwandten, mit denen die Betroffenen zusammenleben), der nicht durch eine andere vorliegende psychische Störung bedingt ist, wie z.B. eine affektive Störung;
   3. andauerndes Gefühl von Leere und/oder Hoffnungslosigkeit, das nicht auf eine einzelne Episode einer affektiven Störung begrenzt ist und das vor der Extrembelastung nicht vorlag. Dies kann mit einer gesteigerten Abhängigkeit von anderen, einer Unfähigkeit, negative oder aggressive Gefühle zu äußern und einer anhaltenden depressiven

Stimmung ohne einen Hinweis auf eine depressive Störung vor der Extrembelastung verbunden sein;
4. ein andauerndes Gefühl von Nervosität oder von Bedrohung ohne äußere Ursache, das sich in einer gesteigerten Wachsamkeit und Reizbarkeit bei einer Person zeigt, die zuvor solche Eigenschaften oder übermäßige Wachsamkeit nicht zeigte. Dieser Zustand einer chronischen inneren Anspannung und einem Gefühl von Bedrohtsein kann mit der Neigung zu exzessivem Trinken oder ein Gebrauch psychotroper Substanzen verbunden sein;
5. andauerndes Gefühl, verändert oder anders als die anderen zu sein (Entfremdung). Dieses Gefühl kann mit dem Eindruck einer emotionalen Betäubung verbunden sein.

C. Die Veränderung hat entweder eine deutliche Störung der sozialen Funktionsfähigkeit zur Folge oder subjektives Leiden für die Betroffenen und negative Auswirkungen auf ihre Umgebung.
D. Die Persönlichkeitsänderung sollte nach der Extrembelastung aufgetreten sein. Aus der Anamnese sind keine Persönlichkeitsstörungen oder akzentuierte Persönlichkeitseigenschaften des Erwachsenenalters und keine Persönlichkeits- oder Entwicklungsstörung des Kindes- oder Jugendalters bekannt, die die augenblicklichen Persönlichkeitseigenschaften erklären könnten.
E. Die Persönlichkeitsänderung muss seit mindestens zwei Jahren bestehen. Sie steht nicht in Beziehung zu Episoden anderer psychischer Erkrankungen (außer mit der posttraumatischen Belastungsstörung) und kann nicht durch eine schwere Gehirnschädigung oder Krankheit erklärt werden.
F. Einer Persönlichkeitsänderung, die die oben angegebenen Kriterien erfüllt, ist oft eine posttraumatische Belastungsstörung (F43.1) vorausgegangen. Die Symptome dieser beiden Störungen können sich überlappen und die Persönlichkeitsänderung kann den chronischen Verlauf einer posttraumatischen Belastungsstörung darstellen. Eine anhaltende Persönlichkeitsänderung sollte dennoch nur angenommen werden, wenn nach einer mindestens zweijährigen posttraumatischen Belastungsstörung ein Zeitraum von nicht weniger als zwei Jahren besteht, in der die oben angegebenen Kriterien erfüllt waren.

F62.1 andauernde Persönlichkeitsveränderung nach psychischer Erkrankung

Eine auf der traumatischen Erfahrung einer schweren psychiatrischen Erkrankung beruhende Persönlichkeitsänderung. Die Änderung kann nicht durch eine vorbestehende Persönlichkeitsstörung erklärt werden und ist vom Residualzustand der Schizophrenie und anderen Zustandsbildern unvollständiger Rückbildung einer vorausgegangenen psychischen Störung zu unterscheiden.
Die Persönlichkeitsänderung muss andauern, sich als unflexibles und unangepasstes Muster des Erlebens und der Funktionsfähigkeit manifestieren und zu langfristiger zwischenmenschlicher, sozialer und beruflicher Beeinträchtigung und subjektivem Leiden führen. Es liegen keine Hinweise auf eine vorbeste-

hende Persönlichkeitsstörung vor, welche die Persönlichkeitsänderung erklären könnte. Die Diagnose basiert nicht auf Residualsymptomen einer vorausgegangenen psychischen Störung. Die Änderung der Persönlichkeit entwickelt sich nach der klinischen Rückbildung einer psychiatrischen Störung, die als emotional extrem belastend und als zerstörerisch für das Selbstbild des Individuums erlebt wurde. Die Haltungen oder Reaktionen anderer Personen gegenüber dem Patienten im Anschluss an die Krankheit sind wichtig, um den persönlich erlebten Grad der Belastung einzuschätzen und abzusichern. Diese Form einer Persönlichkeitsänderung kann ohne Berücksichtigung des subjektiven, gefühlsmäßigen Erlebens und der prämorbiden Persönlichkeit, ihrer Anpassung und ihrer spezifischen Vulnerabilität nicht vollständig erklärt werden.

Diagnostische Kriterien

A. Nachweis einer eindeutigen und anhaltenden Änderung in der Wahrnehmung, in der Beziehung und im Denken der Betroffenen in Bezug auf ihre Umgebung und zu sich selbst, nach einer oder mehreren Episoden einer psychiatrischen Erkrankung, von der die Betroffenen klinisch ohne Residualsymptome genesen sind.

B. Die Persönlichkeitsänderung sollte ausgeprägt sein und unflexibles und unangepasstes Verhalten zeigen, das durch mindestens zwei der folgenden Symptome belegt wird:
   1. Abhängigkeit von anderen (passive Annahme oder Erwartung, dass andere die Verantwortung für das Leben der Betroffenen übernehmen; Abneigung, über wichtige Bereiche eigener Tätigkeiten oder der eigenen Zukunft zu entscheiden);
   2. sozialer Rückzug oder Isolation infolge der (nicht wahnhaften) Überzeugung oder dem Gefühl, infolge der Erkrankung «verändert» oder stigmatisiert zu sein. Diese Überzeugung oder das Gefühl können durch Einstellungen der Gesellschaft verstärkt werden, sind aber nicht vollständig aus den objektiven sozialen Umständen abzuleiten. Ein Gefühl gegenüber der moralischen Verachtung durch andere ungeschützt zu sein (narzisstische Kränkung) kann ebenfalls ein Merkmal sein. So ein Gefühl sollte aber ich-synton sein, wenn es als anhaltende Persönlichkeitseigenschaft angesehen wird;
   3. Passivität, vermindertes Interesse und Vernachlässigung früherer Freizeitbeschäftigungen (was die soziale Isolation verstärken kann);
   4. Veränderungen in der Selbstwahrnehmung der Betroffenen, die zu einem häufigen oder konstanten Anspruch, krank zu sein, führt. Dieses Merkmal kann mit hypochondrischem Verhalten und einer gesteigerten Inanspruchnahme psychiatrischer oder anderer medizinischer Dienste verbunden sein;
   5. eine Erwartungshaltung anderen gegenüber, von denen die Betroffenen spezielle Vergünstigungen erwarten oder ein Gefühl, spezieller Aufmerksamkeit oder Behandlung zu bedürfen;
   6. jede Art von Affektstörung oder labile Stimmung, nicht durch eine augenblickliche psychische Störung oder ein vorangegangene psychische Störung mit residualen affektiven Symptomen bedingt.

C. Die Persönlichkeitsänderung nach einer psychiatrischen Erkrankung muss aufgrund der subjektiven emotionalen Erfahrungen der Betroffenen verständlich sein, auch im Hinblick auf frühere Anpassung und Verletzlichkeit, der Lebenssituation einschließlich deutlicher Haltungen und Reaktionen anderer nach der Erkrankung.
D. Die Persönlichkeitsänderung hat entweder eine deutliche Störung der sozialen Funktionsfähigkeit oder subjektives Leiden der Betroffenen und Auswirkungen auf ihre soziale Umgebung zur Folge.
E. In der Vorgeschichte gibt es keine Hinweise auf eine vorbestehende frühere Persönlichkeitsstörung oder Eigenschaftsakzentuierungen im Erwachsenenalters, oder eine Persönlichkeits- oder Entwicklungsstörung des Kindes- oder Jugendalters, die die gegenwärtigen Persönlichkeitseigenschaften erklären könnten.
F. Die Persönlichkeitsänderung bestand mindestens zwei Jahre lang und stellt keine Manifestation einer anderen psychischen Störung dar und kann nicht als Folge einer schweren Gehirnschädigung oder Erkrankung angesehen werden.

F62.8 sonstige andauernde Persönlichkeitsänderungen

Andauernde Persönlichkeitsänderungen nach Erlebnissen, die nicht unter F62.0 und F62.1 erwähnt wurden, wie Persönlichkeit bei chronischem Schmerzsyndrom und andauernde Persönlichkeitsänderung nach einem Trauerfall.

F62.9 nicht näher bezeichnete andauernde Persönlichkeitsänderung

Für dieses diagnostische Kriterium ist kein spezielles Kriterium definiert.

F63 abnorme Gewohnheiten und Störungen der Impulskontrolle

In dieser Kategorie sind verschiedene nicht an anderer Stelle klassifizierbare Verhaltensstörungen zusammengefasst. Charakteristisch sind wiederholte Handlungen ohne vernünftige Motivation, die im allgemeinen die Interessen der betroffenen Person oder anderer Menschen schädigen. Die Betroffenen berichten von unkontrollierbaren Impulsen. Die Ursachen dieser Störungen sind unbekannt; sie sind wegen gewisser Ähnlichkeiten in der Beschreibung, nicht wegen wesentlicher anderer gemeinsamer Charakteristika hier zusammen aufgeführt.

Ausschluss:
Vereinbarungsgemäß sind hier der gewohnheitsmäßige exzessive Gebrauch von Alkohol und psychotropen Substanzen (F10–F19) sowie Störungen des Ess- oder Sexualverhaltens (F52.–, F65.–) ausgeschlossen.

F63.0 pathologisches Glücksspiel

Die Störung besteht in häufig wiederholtem episodenhaftem Glücksspiel, das die Lebensführung der betroffenen Person beherrscht und zum Verfall der sozialen, beruflichen, materiellen und familiären Werte und Verpflichtungen führt. Die Betroffenen setzen ihren Beruf und ihre Anstellung aufs Spiel, machen hohe Schulden und lügen oder handeln ungesetzlich, um an Geld zu kommen oder um die Bezahlung von Schulden zu umgehen. Sie beschreiben einen intensiven, kaum kontrollierbaren Drang zum Glücksspiel, der verbunden ist mit einer gedanklichen und bildlichen Beschäftigung mit dem Glücksspiel und seinen Begleitumständen. Die gedankliche Beschäftigung und die Drangzustände verstärken sich häufig in belastenden Lebenssituationen.
Die hierfür häufig auch verwendete Bezeichnung «zwanghaftes» Glücksspiel ist weniger zutreffend, denn das Verhalten ist weder im engeren Sinne zwanghaft noch steht es mit der Zwangsneurose in Beziehung.
Das Hauptmerkmal dieser Störung ist beharrliches, wiederholtes Glücksspiel, das anhält und sich oft noch trotz negativer sozialer Konsequenzen, wie Verarmung, gestörte Familienbeziehungen und Zerrüttung der persönlichen Verhältnisse steigert.

Dazugehörige Begriffe:
pathologisches Spielen / Spielsucht / zwanghaftes Glücksspiel

Differentialdiagnose:
Das pathologische Glücksspiel ist abzugrenzen von:

a. Gewohnheitsmäßigem Spielen und Wetten (Z72.6): Häufiges Spielen wegen der aufregenden Spannung oder um damit Geld zu verdienen; bei schweren Verlusten oder anderen negativen Auswirkungen schränken diese Personen ihre Gewohnheit zumeist ein.
b. Exzessivem Spielen manischer Patienten (F30.–).
c. Spielen bei Personen mit soziopathischer bzw. dissozialer Persönlichkeit (F60.2): diese Menschen weisen eine weitreichende und dauernde Störung des Sozialverhaltens auf, die sich in aggressiven Handlungen oder einem fehlenden Gefühl für das Wohlergehen und die Gefühle anderer Menschen äußert.

Diagnostische Kriterien

A. Wiederholte (zwei oder mehr) Episoden von Glücksspiel über einen Zeitraum von mindestens einem Jahr.
B. Diese Episoden bringen den Betroffenen keinen Gewinn, sondern werden trotz subjektivem Leidensdruck und Störung der sozialen und beruflichen Funktionsfähigkeit fortgesetzt.
C. Die Betroffenen beschreiben einen intensiven Drang, zu spielen, der nur schwer kontrolliert werden kann. Die Betroffenen schildern, dass sie nicht in der Lage sind, das Glücksspiel durch Willensanstrengung zu unterbrechen.
D. Die Betroffenen sind ständig mit Gedanken oder Vorstellungen vom Glücksspiel oder mit dem Umfeld des Glücksspiels beschäftigt.

F63.1 pathologische Brandstiftung (Pyromanie)

Dieses Verhalten ist zum einen durch häufige anscheinend unmotivierte vollendete oder versuchte Brandstiftung an Häusern oder anderen Objekten charakterisiert; zum anderen durch eine Beschäftigung mit allem, was mit Feuer und Brand in Zusammenhang steht. Die betreffenden Personen interessieren sich auch übermäßig für Löschfahrzeuge und Gegenstände zur Brandbekämpfung sowie für andere mit Feuer in Verbindung stehende Themen und alarmieren die Feuerwehr.
Die Hauptmerkmale sind: Wiederholte Brandstiftung ohne erkennbare Motive wie materieller Gewinn, Rache oder politischer Extremismus; Starkes Interesse an der Beobachtung von Bränden; Die betreffende Person berichtet über Gefühle wachsender Spannung vor der Handlung und starker Erregung sofort nach ihrer Ausführung.

Differentialdiagnose:
Die Pyromanie ist abzugrenzen von:

a. Vorsätzlicher Brandstiftung ohne deutliche psychische Störung: in diesen Fällen gibt es ein offensichtliches Motiv. Untersuchung wegen des Verdachtes einer psychischen Störung (Z03.2).
b. Brandstiftung einer jugendlichen Person mit Störung des Sozialverhaltens (F91.1) mit Vorliegen anderer Verhaltensstörungen wie Diebstahl, Aggressivität oder Schulschwänzen.
c. Brandstiftung eines Erwachsenen mit soziopathischer bzw. dissozialer Persönlichkeitsstörung (F60.2) mit Vorliegen anderer andauernder Störungen des Sozialverhaltens, wie Aggressivität oder anderer Hinweise auf mangelndes Einfühlungsvermögen für die Interessen und Gefühle anderer Menschen.
d. Brandstiftung bei Schizophrenen (F20.–), wenn die Brandstiftung typischerweise in Zusammenhang mit Wahnideen oder Befehlen halluzinierter Stimmen steht.
e. Brandstiftung bei organisch bedingten psychiatrischen Störungen (F00–F09) wenn es zufällig aufgrund von Verwirrtheitszuständen, Gedächtnisstörungen oder fehlender Vergegenwärtigung der Folgen der Handlung zu Bränden kommt oder auch eine Kombination dieser Faktoren.

Demenz oder akute organische Zustandsbilder können ebenso zu solch unbeabsichtigter Brandstiftung führen. Akute Trunkenheit, chronischer Alkoholismus oder Drogen- und Medikamentenintoxikationen (F10–F19) sind andere Ursachen.

Diagnostische Kriterien

A. Zwei oder mehrere vollzogene Brandstiftungen ohne erkennbares Motiv.
B. Die Betroffenen beschreiben einen intensiven Drang, Feuer zu legen, mit einem Gefühl von Spannung vorher und Erleichterung nachher.
C. Die Betroffenen sind ständig mit Gedanken oder Vorstellungen des Feuerlegens oder den Umständen des Feuerlegens beschäftigt (z.B. mit Feuerwehrautos oder damit, die Feuerwehr zu rufen).

F63.2 pathologisches Stehlen (Kleptomanie)

Diese Störung ist charakterisiert durch häufiges Nachgeben gegenüber Impulsen, Dinge zu stehlen, die nicht zum persönlichen Gebrauch oder der Bereicherung dienen. Die Gegenstände werden häufig weggeworfen, weggegeben oder gehortet.
Die betroffene Person beschreibt gewöhnlich eine steigende Spannung vor der Handlung und ein Gefühl der Befriedigung während und sofort nach der Tat. Zwar versucht sie im allgemeinen, die Tat zu verbergen, ohne jedoch alle Möglichkeiten hierzu auszunutzen. Der Diebstahl (in Geschäften oder an anderen Orten) wird allein, ohne Komplizen durchgeführt. Die Betroffenen können Angst, Verzagtheit und Schuldgefühle zwischen den einzelnen Diebstählen zeigen, aber das verhindert den Rückfall nicht. Fälle, auf die diese Beschreibung zutrifft, und die nicht sekundär, bei einer der unten angegebenen Störungen auftreten, sind selten.

Differentialdiagnose:
Das pathologische Stehlen ist abzugrenzen von:
a. Wiederholtem Ladendiebstahl ohne deutliche psychische Störung: in diesen Fällen sind die Handlungen sorgfältiger geplant und der persönliche Nutzen ist offensichtlich: Untersuchung wegen des Verdachts einer psychischen Störung (Z03.2).
b. Organisch bedingte psychische Störung (F00–F09): Wiederholtes Nichtbezahlen von Waren als Folge schlechten Gedächtnisses und anderer Arten intellektueller Beeinträchtigungen.
c. Depressive Störung mit Diebstahl (F30–F33): Einige depressive Patienten stehlen wiederholt, so lange die depressive Störung anhält.

Diagnostische Kriterien

A. Zwei oder mehr Diebstähle ohne das erkennbare Motiv, sich selbst oder andere zu bereichern.
B. Die Betroffenen beschreiben einen intensiven Drang zum Stehlen mit einem Gefühl von Spannung vor dem Diebstahl und Erleichterung nachher.

F63.3 Trichotillomanie

Die Störung ist durch einen sichtbaren Haarverlust charakterisiert, infolge einer Unfähigkeit, ständigen Impulsen zum Haarausreißen zu widerstehen. Vor dem Haarausreißen besteht meist eine zunehmende Spannung, danach folgt ein Gefühl von Entspannung oder Befriedigung. Die Diagnose soll nicht gestellt werden, wenn eine Hautentzündung besteht oder das Haarausreißen auf Wahn oder Halluzinationen beruht.

Ausschluss:
stereotype Bewegungsstörung mit Haarezupfen (F98.4)

Diagnostische Kriterien

A. Sichtbarer Haarverlust, aufgrund der anhaltenden und wiederholten Unfähigkeit, Impulsen des Haarausreißens zu widerstehen.
B. Die Betroffene beschreiben einen intensiven Drang, die Haare auszureißen mit einer zunehmenden Spannung vorher und einem Gefühl von Erleichterung nachher.
C. Fehlen einer vorbestehenden Hautentzündung; nicht im Zusammenhang mit einem Wahn oder mit Halluzinationen.

F63.8 sonstige abnorme Gewohnheiten und Störungen der Impulskontrolle

In diese Kategorie fallen andere Arten sich dauernd wiederholenden schlecht angepassten Verhaltens, welches nicht Folge eines anderen psychiatrischen Syndroms ist. Die betroffene Person kann des öfteren den Impulsen, sich auf eine bestimmte Art zu verhalten, nicht widerstehen. Der Handlung geht eine Anspannung voraus, der während des Handlungsablaufs ein Gefühl der Erleichterung folgt.

Dazugehörige Begriffe:
Störung mit intermittierend auftretender explosiver Reizbarkeit

Diagnostische Kriterien

In diese Kategorie fallen andere Arten sich dauernd wiederholenden schlecht angepassten Verhaltens, welches nicht Folge eines anderen psychiatrischen Syndroms ist. Die betroffene Person kann des öfteren den Impulsen, sich auf eine bestimmte Art zu verhalten, nicht widerstehen. Der Handlung geht eine Anspannung voraus, der während des Handlungsablaufs ein Gefühl der Erleichterung folgt.

F63.9 nicht näher bezeichnete abnorme Gewohnheit und Störung der Impulskontrolle

Für dieses diagnostische Kriterium ist kein spezielles Kriterium definiert.

F64 Störungen der Geschlechtsidentität

F64.0 Transsexualismus

Es besteht der Wunsch, als Angehöriger des anderen anatomischen Geschlechtes zu leben und anerkannt zu werden. Dieser geht meist mit dem Gefühl des Unbehagens oder der Nichtzugehörigkeit zum eigenen Geschlecht einher. Es besteht der Wunsch nach hormoneller und chirurgischer Behandlung, um den eigenen Körper dem bevorzugten Geschlecht soweit wie möglich anzugleichen.

Ausschluss:
Darf nicht ein Symptom einer anderen psychischen Störung, wie z.B. einer Schizophrenie, sein. Ein Zusammenhang mit intersexuellen, genetischen oder geschlechtschromosomalen Anomalien muss ausgeschlossen sein.

Diagnostische Kriterien

A. Die Betroffenen haben den Wunsch, als Angehörige des anderen Geschlechtes zu leben und als solche akzeptiert zu werden, in der Regel verbunden mit dem Wunsch, den eigenen Körper durch chirurgische und hormonelle Behandlungen dem bevorzugten Geschlecht anzugleichen.
B. Die transsexuelle Identität besteht andauernd seit mindestens zwei Jahren.
C. Der Transsexualismus ist nicht Symptom einer anderen psychischen Erkrankung, wie z.B. einer Schizophrenie und geht nicht mit einer Chromosomenaberration einher.

F64.1 Transvestitismus unter Beibehaltung beider Geschlechtsrollen

Dabei wird gegengeschlechtliche Kleidung getragen (cross-dressing), um zeitweilig die Erfahrung der Zugehörigkeit zum anderen Geschlecht zu erleben. Der Wunsch nach langfristiger Geschlechtsumwandlung oder chirurgischer Korrektur besteht nicht. Diese Störung ist dadurch vom fetischistischen Transvestitismus zu unterscheiden, dass das Umkleiden nicht von sexueller Erregung begleitet ist.

Dazugehörige Begriffe:

Störung der Geschlechtsidentität in der Adoleszenz oder im Erwachsenenalter, nicht-transsexueller Typus

Ausschluss:
fetischistischer Transvestitismus (F65.1)

Diagnostische Kriterien

A. Tragen der Kleidung des anderen Geschlechtes (cross-dressing), um sich vorübergehend dem anderen Geschlecht zugehörig zu fühlen.
B. Fehlen jeder sexuellen Motivation für das Tragen der Kleidung des anderen Geschlechtes.
C. Kein Wunsch nach endgültiger Geschlechtsumwandlung.

F64.2 Störung der Geschlechtsidentität des Kindesalters

Diese Störung zeigt sich meist während der frühen Kindheit (und immer lange vor der Pubertät). Sie ist durch ein anhaltendes und starkes Unbehagen über das angeborene Geschlecht charakterisiert, zusammen mit dem starken Wunsch (oder der Beteuerung), zum anderen Geschlecht zu gehören. Es be-

steht eine beständige Beschäftigung mit der Kleidung oder den Aktivitäten des anderen Geschlechtes oder eine Ablehnung des eigenen Geschlechtes. Man nimmt an, dass diese Störungen relativ selten sind, und sie sind nicht mit der viel häufigeren fehlenden Anpassung an das stereotype sexuelle Rollenverhalten zu verwechseln. Um die Diagnose zu stellen, muss eine tiefgreifende Störung des normalen Gefühls für Männlichkeit oder Weiblichkeit vorliegen; bloße Knabenhaftigkeit bei Mädchen und ein mädchenhaftes Verhalten bei Jungen ist nicht ausreichend. Nach Erreichen der Pubertät kann diese Diagnose nicht mehr gestellt werden.
Da die Störung der Geschlechtsidentität des Kindesalters vieles gemeinsam hat mit den anderen in diesem Abschnitt besprochenen Identitätsstörungen, wird sie hier unter F64.– beschrieben und nicht unter F90–F98.

Diagnostische Leitlinien

Das wesentliche diagnostische Merkmal ist der dringliche und anhaltende Wunsch (oder die feste Überzeugung), zum anderen als dem angeborenen Geschlecht zu gehören, zusammen mit einer starken Ablehnung des Verhaltens, der Merkmale oder der Kleidung des angeborenen Geschlechtes. Typischerweise zeigt sich dieses Verhalten erstmals im Vorschulalter. Um die Diagnose stellen zu können, muss es vor Eintritt der Pubertät aufgetreten sein. Bei beiden Geschlechtern kann ein Nichtanerkennenwollen der eigenen Geschlechtsanatomie vorliegen; dies ist jedoch eine wahrscheinlich seltene Manifestationsform. Charakteristischerweise behaupten Kinder mit einer Störung der Geschlechtsidentität, dadurch nicht beunruhigt zu sein, trotzdem können sie durch Konflikte mit den Erwartungen ihrer Familie und ihrer Altersgenossen oder durch Neckereien bzw. Ablehnung unter Druck geraten.
Man weiß mehr über diese Störungen bei Jungen als bei Mädchen. Typischerweise beschäftigen sich Jungen vom Vorschulalter an mit mädchenspezifischen Spielen und Aktivitäten und oft tragen sie gerne Mädchen- oder Frauenkleider. Solches Verkleiden erzeugt jedoch keine sexuelle Erregung (im Unterschied zum fetischistischen Transvestitismus bei Erwachsenen (F65.1)). Sie haben ein sehr starkes Verlangen, an den Spielen und dem Zeitvertreib von Mädchen teilzunehmen. Weibliche Puppen sind oft ihr Lieblingsspielzeug und Mädchen gewöhnlich ihre liebsten Spielgefährten. Während der ersten Schuljahre kommt es meist zu einer sozialen Ächtung, die in den späteren Jahren der Kindheit durch demütigenden Spott der anderen Jungen ihren Höhepunkt erreicht. Offenkundig feminines Verhalten kann während der frühen Adoleszenz nachlassen. Nachuntersuchungen zeigen, dass etwa ein bis zwei Drittel der Jungen mit einer Störung der Geschlechtsidentität in der Kindheit während und nach der Adoleszenz eine homosexuelle Orientierung aufweisen. Im Erwachsenenleben entwickeln sehr wenige einen Transsexualismus, obwohl die meisten transsexuellen Erwachsenen angeben, in der Kindheit Probleme mit der Geschlechtsidentität gehabt zu haben.
In Beratungsstellen, Polikliniken oder Arztpraxen kommen Störungen der Geschlechtsidentität bei Mädchen seltener als bei Jungen vor, aber es ist unbekannt, ob sich diese Geschlechtsverteilung auch in der Durchschnittsbevölkerung findet. Wie bei Jungen gibt es bei Mädchen eine frühe Erscheinungs-

form, bei der sie ein eigentlich gegengeschlechtliches Verhalten zeigen. Mädchen mit diesen Störungen haben typischerweise männliche Spielkameraden und zeigen ein lebhaftes Interesse an Sport, rauem Spiel und Raufereien; sie haben kein Interesse an Puppen und daran, in Phantasiespielen wie «Vater und Mutter» oder «Küche und Kinderstube», weibliche Rollen zu übernehmen. Mädchen mit Störung der Geschlechtsidentität erleben meist nicht denselben Grad von sozialer Ächtung wie Jungen, obwohl auch sie unter Neckereien in der späten Kindheit oder der Adoleszenz leiden können. Die meisten geben das übertriebene Verlangen nach männlichen Aktivitäten oder Kleidung auf, wenn sie sich der Adoleszenz nähern, einige behalten eine männliche Identifikation und können später eine homosexuelle Orientierung zeigen. Selten ist die Störung der Geschlechtsidentität verbunden mit einer anhaltenden Nichtanerkennung des angeborenen Geschlechts. Bei Mädchen kann sich dies in der wiederholten Behauptung äußern, dass sie einen Penis haben, oder dass einer wachsen wird. Sie lehnen es ab, sitzend zu urinieren, Brüste zu bekommen und zu menstruieren. Bei Jungen kann sich dies in der wiederholten Behauptung äußern, dass sie sich körperlich zu Frauen entwickeln werden, dass Penis und Hoden abstoßend seien und verschwinden werden, und dass es besser wäre, keinen Penis und keine Hoden zu haben.

Ausschluss:
ichdystone sexuelle Orientierung (F66.1) / sexuelle Reifungsstörung (F66.0)

Diagnostische Kriterien

Bei Mädchen:

A. Andauerndes intensives Leiden daran, ein Mädchen zu sein und erklärter Wunsch, ein Junge zu sein (nicht begründet mit kulturellen Vorteilen für Jungen). Oder das Mädchen besteht darauf, bereits ein Junge zu sein.

B. Entweder 1. oder 2.:
   1. Anhaltende deutliche Aversion gegen üblicherweise weibliche Kleidung und Bestehen auf typisch männlicher Kleidung, z.B. männlicher Unterwäsche und anderer Accessoires;
   2. anhaltende Ablehnung weiblicher anatomischer Gegebenheiten, die sich in mindestens einem der folgenden Merkmale äußert:
      a. Behauptung, einen Penis zu besitzen, oder dass ein Penis wachsen wird;
      b. Ablehnung, im Sitzen zu urinieren;
      c. Versicherung, keine Brüste bekommen oder menstruieren zu wollen.

C. Das Mädchen hat bis jetzt nicht die Pubertät erreicht.

D. Die Störung muss mindestens sechs Monate vorliegen.

Bei Jungen:

A. Anhaltendes intensives Leiden darunter, ein Junge zu sein sowie intensiver Wunsch oder seltener, Behauptung, bereits ein Mädchen zu sein.

B. Entweder 1. oder 2.:
   1. Beschäftigung mit typisch weiblichen Aktivitäten, z.B. Tragen weiblicher Kleidungsstücke oder Nachahmung der weiblichen Erschei-

nung, intensiver Wunsch, an Spielen und Zeitvertreib von Mädchen teilzunehmen und Ablehnung von typisch männlichem Spielzeug, Spielen und Aktivitäten;
2. anhaltende Ablehnung männlicher anatomischer Gegebenheiten, die sich durch mindestens eine der folgenden wiederholten Behauptungen äußert:
   a. dass er zu einer Frau heranwachsen wird (nicht nur in eine weibliche Rolle);
   b. dass sein Penis oder sein Hoden ekelhaft sind oder verschwinden werden;
   c. dass es besser wäre, keinen Penis oder Hoden zu haben.

C. Der Junge hat bis jetzt nicht die Pubertät erreicht.
D. Die Störung muss mindestens sechs Monate vorliegen.

F64.8 sonstige Störungen der Geschlechtsidentität

Für dieses diagnostische Kriterium ist kein spezielles Kriterium definiert.

F64.9 nicht näher bezeichnete Störung der Geschlechtsidentität

Dazugehörige Begriffe:
nicht näher bezeichnete Störung der Geschlechtsrolle

F65 Störungen der Sexualpräferenz

Dazugehörige Begriffe:
Paraphilie

Ausschluss:
Probleme im Zusammenhang mit der sexuellen Orientierung (F66.–)

Diagnostische Kriterien

G1. Wiederholt auftretende intensive sexuelle Impulse und Phantasien, die sich auf ungewöhnliche Gegenstände oder Aktivitäten beziehen.
G2. Handelt entsprechend den Impulsen oder fühlt sich durch sie deutlich beeinträchtigt.
G3. Diese Präferenz besteht seit mindestens sechs Monaten.

F65.0 Fetischismus

Gebrauch gegenständlicher Objekte als Stimuli für die sexuelle Erregung und zur sexuellen Befriedigung. Viele Fetische stellen einen Ersatz für den menschlichen Körper dar, z.B. Kleidungsstücke oder Schuhwerk. Andere gebräuchliche Beispiele sind Gegenstände aus Gummi, Plastik oder Leder. Die Fetischobjekte haben individuell wechselnde Bedeutung. In einigen Fällen dienen sie lediglich der Verstärkung der auf üblichen Wegen erreichten sexuellen Erregung (z.B. wenn der Partner ein bestimmtes Kleidungsstück tragen soll).

Diagnostische Leitlinien
Fetischismus soll nur dann diagnostiziert werden, wenn der Fetisch die wichtigste Quelle sexueller Erregung darstellt oder für die sexuelle Befriedigung unerlässlich ist.
Fetischistische Phantasien sind häufig und stellen keine Störung dar, außer sie arten in Rituale aus, die so zwingend und inakzeptabel werden, dass sie den Geschlechtsverkehr beeinträchtigen und für die betroffene Person zur Qual werden. Fetischismus kommt fast ausschließlich bei Männern vor.

Diagnostische Kriterien

A. Die allgemeinen Kriterien für eine Störung der Sexualpräferenz (F65) müssen erfüllt sein.
B. Der Fetisch (ein unbelebtes Objekt) ist die wichtigste Quelle sexueller Erregung oder für die sexuelle Befriedigung unentbehrlich.

F65.1 fetischistischer Transvestitismus

Kleidung des anderen Geschlechts wird hauptsächlich zur Erreichung sexueller Erregung getragen. Diese Störung unterscheidet sich vom einfachen Fetischismus dadurch, dass Fetischgegenstände oder Kleidung nicht nur getragen werden, sondern auch den Anschein erwecken sollen, dass es sich um eine Person des anderen Geschlechts handelt. Meistens wird mehr als ein Gegenstand getragen und oft handelt es sich um eine vollständige Ausstattung mit Perücke und Make-up. Fetischistischer Transvestitismus unterscheidet sich vom transsexuellem Transvestitismus durch die deutliche Koppelung an sexuelle Erregung und das starke Verlangen, die Kleidung nach dem eingetretenen Orgasmus und dem Nachlassen der sexuellen Erregung abzulegen. Häufig berichten Transsexuelle über eine frühere Phase von fetischistischem Transvestitismus, und wahrscheinlich stellt dieser in solchen Fällen eine Zwischenstufe in der Entwicklung zum Transsexualismus dar.

Dazugehörige Begriffe:
transvestitischer Fetischismus

Diagnostische Kriterien

A. Die allgemeinen Kriterien für eine Störung der Sexualpräferenz (F65) müssen erfüllt sein.
B. Tragen von Accessoires oder Kleidungsstücken des anderen Geschlechtes, um den Anschein zu erwecken und das Gefühl zu haben, Angehöriger des anderen Geschlechtes zu sein (cross-dressing).
C. Das Tragen der gegengeschlechtlichen Kleidung ist eng mit sexueller Erregung verbunden. Wenn es zum Orgasmus gekommen ist und die sexuelle Erregung abnimmt, besteht ein starkes Verlangen, die Kleidung abzulegen.

F65.2 Exhibitionismus

Es besteht die wiederholte oder ständige Neigung, das Genitale vor meist gegengeschlechtlichen Fremden in der Öffentlichkeit zu entblößen, ohne zu einem näheren Kontakt aufzufordern oder diesen zu wünschen. Meist wird das Zeigen von sexueller Erregung begleitet und meist kommt es zur Masturbation. Diese Neigung kann eventuell nur in Zeiten emotionaler Belastung oder in Krisensituationen manifest werden, dazwischen können lange Perioden ohne solches Verhalten vorkommen.
Exhibitionismus beschränkt sich praktisch auf heterosexuelle Männer, die sich in der Öffentlichkeit vor erwachsenen oder heranwachsenden Frauen entblößen und dabei meist einen sicheren Abstand beibehalten. Für einige ist der Exhibitionismus die einzige sexuelle Betätigung, während andere zur gleichen Zeit ein aktives Geschlechtsleben mit langdauernden Beziehungen haben; allerdings kann sich der innere Drang bei Konflikten in diesen Beziehungen verstärken. Die meisten Exhibitionisten empfinden ihren inneren Drang als schwer kontrollierbar und persönlichkeitsfremd. Wenn das Opfer erschrocken, ängstlich oder beeindruckt ist, erhöht dies häufig die Erregung des Exhibitionisten.

Diagnostische Kriterien

A. Die allgemeinen Kriterien für eine Störung der Sexualpräferenz (F65) müssen erfüllt sein.
B. Es besteht die vorübergehende oder andauernde Neigung, die eigenen Geschlechtsteile unerwartet Fremden (gewöhnlich des anderen Geschlechts) zu zeigen, fast immer mit sexueller Erregung und Masturbation.
C. Es besteht kein Wunsch oder keine Aufforderung zum Geschlechtsverkehr mit den «Zeugen».

F65.3 Voyeurismus

Wiederholt auftretender oder ständiger Drang, anderen Menschen bei sexuellen Aktivitäten oder Intimitäten wie z.B. beim Entkleiden, zuzusehen. Dies passiert in der Regel heimlich und führt zu sexueller Erregung und Masturbation.

Diagnostische Kriterien

A. Die allgemeinen Kriterien für eine Störung der Sexualpräferenz (F65) müssen erfüllt sein.
B. Wiederholte oder andauernde Neigung, anderen Menschen bei sexuellen oder intimen Tätigkeiten, wie z.B. beim Entkleiden zuzuschauen, mit sexueller Erregung und Masturbation.
C. Es besteht nicht der Wunsch, die eigene Anwesenheit zu offenbaren.
D. Es besteht nicht der Wunsch, mit den Beobachteten eine sexuelle Beziehung einzugehen.

F65.4 Pädophilie

Sexuelle Präferenz für Kinder, die sich zumeist in der Vorpubertät oder im frühen Stadium der Pubertät befinden. Manche Pädophile haben nur an Mädchen, andere nur an Knaben Interesse. Wieder andere sind sowohl an Mädchen als auch an Knaben interessiert.
Pädophilie kommt selten bei Frauen vor. Kontakte zwischen Erwachsenen und bereits geschlechtsreifen Jugendlichen werden gesellschaftlich nicht gebilligt, vor allem, wenn es sich um gleichgeschlechtliche Kontakte handelt; diese sind aber nicht notwendigerweise gleich bedeutend mit pädophilen Kontakten. Ein einzelner Vorfall erfüllt die für die Diagnosenstellung geforderte anhaltende oder vorherrschende Veranlagung nicht, insbesondere wenn der Handelnde selbst noch ein Jugendlicher ist. Unter den Pädophilen gibt es auch Männer, die eigentlich erwachsene Sexualpartner vorziehen, bei der Aufnahme geeigneter Kontakte aber dauernd frustriert werden und sich deshalb ersatzweise Kindern zuwenden. Männer, die ihre eigenen Kinder im Alter der Vorpubertät sexuell belästigen, nähern sich manchmal auch anderen Kindern; in beiden Fällen handelt es sich um Pädophilie.

Diagnostische Kriterien

A. Die allgemeinen Kriterien für eine Störung der Sexualpräferenz (F65) müssen erfüllt sein.
B. Anhaltende oder dominierende Präferenz für sexuelle Handlungen mit einem oder mehreren Kindern vor deren Pubertät.
C. Die Betroffenen sind mindestens sechzehn Jahre alt und mindestens fünf Jahre älter als das Kind oder die Kinder.

F65.5 Sadomasochismus

Es werden sexuelle Aktivitäten mit Zufügung von Schmerzen, Erniedrigung oder Fesseln bevorzugt. Wenn die betreffende Person diese Art der Stimulation gerne erleidet, handelt es sich um Masochismus; wenn sie sie jemand anderem zufügt, um Sadismus. Oft empfindet die betreffende Person sowohl bei masochistischen als auch sadistischen Aktivitäten sexuelle Erregung.
Gering ausgeprägte sadomasochistische Stimulation kommt zur Steigerung einer im übrigen normalen Sexualität häufig vor. Diese diagnostische Kategorie soll nur dann verwendet werden, wenn die sadomasochistischen Betätigungen die hauptsächliche Quelle der Erregung oder für die sexuelle Befriedigung unerlässlich sind.
Sexueller Sadismus lässt sich manchmal schwer unterscheiden von Grausamkeit in sexuellen Situationen oder Wut, die nichts mit Erotik zu tun haben. Wenn Gewalt zur Stimulation erotischer Gefühle notwendig ist, ist diese Diagnose zu stellen.

Dazugehörige Begriffe:
Masochismus / Sadismus

Diagnostische Kriterien

A. Die allgemeinen Kriterien für eine Störung der Sexualpräferenz (F65) müssen erfüllt sein.
B. Präferenz für sexuelle Aktivitäten entweder als Passiver (Masochismus) oder als Aktiver (Sadismus) oder beides, bei denen mindestens eines der folgenden Charakteristika vorliegt:
   1. Schmerzen,
   2. Erniedrigung,
   3. Unterwerfung.
C. Die sadomasochistische Aktivität ist die wichtigste Quelle sexueller Erregung oder notwendig für sexuelle Befriedigung.

F65.6 multiple Störungen der Sexualpräferenz

In manchen Fällen liegen bei einer Person mehrere abnorme sexuelle Präferenzen vor, wobei keine im Vordergrund steht. Die häufigste Kombination besteht aus Fetischismus, Transvestitismus und Sadomasochismus.

Diagnostische Kriterien

Die Wahrscheinlichkeit von mehr als einer abnormen Sexualpräferenz bei einem Individuum ist größer als erwartet. Für Forschungszwecke sollten die verschiedenen Präferenzen in ihrer relativen Bedeutung für die Betroffenen aufgelistet werden. Die häufigste Kombination ist Fetischismus mit Transvestitismus und Sadomasochismus.

F65.8 sonstige Störungen der Sexualpräferenz

Es gibt eine Vielzahl anderer relativ ungewöhnlicher sexueller Präferenzen und Aktivitäten. Hierzu gehören obszöne Telefonanrufe, das Pressen des eigenen Körpers an andere Menschen in Menschenansammlungen oder öffentlichen Verkehrsmitteln zum Zweck der sexuellen Erregung (Frotteurismus), sexuelle Handlungen an Tieren (Sodomie), Strangulation und Nutzung der Anoxie zur Steigerung der sexuellen Erregung oder eine Vorliebe für Partner mit bestimmten anatomischen Abnormitäten, wie z.B. amputierten Gliedmaßen.

Dazugehörige Begriffe:
Frotteurismus / Nekrophilie / Sodomie

Diagnostische Kriterien

- Es gibt einen Vielzahl anderer relativ ungewöhnlicher sexueller Präferenzen und Aktivitäten. Hierzu gehören obszöne Telefonanrufe, das Pressen des eigenen Körpers an andere Menschen in Menschenansammlungen zum Zweck der sexuellen Erregung (Frotteurismus), sexuelle Handlungen an Tieren (Sodomie), Strangulation und Nutzung der Anoxie zur Steigerung der sexuellen Erregung oder eine Vorliebe für Partner mit bestimmten anatomischen Abnormitäten, wie z.B. amputierte Gliedmaßen.

- Die erotischen Praktiken sind zu vielfältig, viele kommen zu selten vor oder stehen für sich allein, als dass für jede eine eigene Benennung gerechtfertigt wäre. Das Schlucken von Urin, Verschmieren von Kot oder das Durchstechen von Vorhaut oder Brustwarzen können zu den sadomasochistischen Verhaltensweisen gezählt werden. Es gibt eine Reihe verschiedener Masturbationsrituale. Ausgefallenere Praktiken wie das Einführen von Gegenständen in das Rektum oder die männliche Urethra oder die teilweise durchgeführte Eigenstrangulation erreichen dann das Stadium der Abweichung, wenn sie anstelle gebräuchlicher sexueller Praktiken stehen. Auch Nekrophilie ist hier zu verschlüsseln.

F65.9 nicht näher bezeichnete Störungen der Sexualpräferenz

Dazugehörige Begriffe:
nicht näher bezeichnete sexuelle Deviation

F66 psychische und Verhaltensstörungen in Verbindung mit der sexuellen Entwicklung und Orientierung

Beachte: Die sexuelle Orientierung an sich wird nicht als Störung angesehen. Mit der **fünften Stelle** können die Variationen der sexuellen Entwicklung und Orientierung, die für die betroffene Person problematisch sind, gekennzeichnet werden:

F66.x0 heterosexuell
F66.x1 homosexuell
F66.x2 bisexuell (nur bei eindeutiger sexueller Anziehung zu beiden Geschlechtern)
F66.x8 sonstige, einschließlich präpubertär

Diagnostische Kriterien

Dieser Abschnitt soll die Probleme erfassen, die von Variationen der sexuellen Entwicklung und Orientierung herrühren, auch wenn die Sexualpräferenz als solche nicht unbedingt problematisch oder abnorm ist.

F66.0 sexuelle Reifungskrise

Die betroffene Person leidet unter einer Unsicherheit hinsichtlich ihrer Geschlechtsidentität oder der sexuellen Orientierung, was zu Ängsten oder Depressionen führt. Dies kommt meist bei Heranwachsenden vor, die sich hinsichtlich ihrer homo , hetero- oder bisexuellen Orientierung nicht sicher sind, aber auch bei Menschen, die nach einer Zeit scheinbar stabiler sexueller Orientierung – oftmals einer lange dauernden Beziehung – die Erfahrung machen, dass sich ihre sexuelle Orientierung ändert.

Diagnostische Kriterien

Die Betroffenen leiden unter einer Unsicherheit hinsichtlich ihrer Geschlechtsidentität oder ihrer sexuellen Orientierung, wodurch es zu Ängsten oder Depressionen kommt.

F66.1 ichdystone Sexualorientierung

Die Geschlechtsidentität oder sexuelle Ausrichtung ist eindeutig, aber die betroffene Person hat den Wunsch, diese wäre wegen der damit verbundenen psychischen oder Verhaltensstörungen anders und unterzieht sich möglicherweise einer Behandlung, um diese zu ändern.

Diagnostische Kriterien

Die Geschlechtsidentität oder die sexuelle Ausrichtung ist klar, aber die Betroffenen wünschen, es wäre anders.

F66.2 sexuelle Beziehungsstörung

Die Geschlechtsidentität oder die Störung der sexuellen Präferenz bereitet bei der Aufnahme und der Aufrechterhaltung einer Beziehung mit einem Sexualpartner Probleme.

F66.8 sonstige psychosexuelle Entwicklungsstörungen

Für dieses diagnostische Kriterium ist kein spezielles Kriterium definiert.

F66.9 nicht näher bezeichnete psychosexuelle Entwicklungsstörung

Für dieses diagnostische Kriterium ist kein spezielles Kriterium definiert.

F68 sonstige Persönlichkeits- und Verhaltensstörungen

Anmerkung: Diese Kategorien, nämlich Entwicklung körperlicher Symptome aus psychischen Gründen (F68.0) und absichtliches Erzeugen oder Vortäuschen von körperlichen oder psychischen Symptomen oder Behinderungen, die artifizielle Störung (F68.1), sind im engeren Sinne Störungen der Krankenrolle oder des Krankheitsverhaltens. Für die Psychiater hat es Vorteile, diese Störungen neben anderen Störungen des Verhaltens zur Verfügung zu haben. Zusammen mit der Simulation (Z76.5), die immer schon außerhalb des Kapitels V (F) der ICD klassifiziert wurde, bilden sie ein oft zu erwägendes Trio von Differentialdiagnosen:

Differentialdiagnosen:
Der entscheidende Unterschied zwischen den ersten beiden Störungen und der Simulation besteht darin, dass bei der Simulation das Motiv offenkundig ist und in der Regel mit Situationen persönlicher Gefahr, drohender strafrechtlicher Verfolgung oder großen Geldsummen zusammenhängt.

F68.0 Entwicklung körperlicher Symptome aus psychischen Gründen

Körperliche Symptome, vereinbar mit und ursprünglich verursacht durch eine gesicherte körperliche Störung, Krankheit oder Behinderung werden wegen des psychischen Zustandes des Betroffenen aggraviert oder halten länger an. Es entwickelt sich ein aufmerksamkeitssuchendes (histrionisches) Verhalten mit zusätzlichen (und gewöhnlich unspezifischen) Beschwerden nicht körperlichen Ursprungs.

Kommentar: Der Patient ist meist durch seine Schmerzen oder die Behinderung beeinträchtigt und von möglicherweise berechtigten Sorgen über eine längerdauernde oder zunehmende Behinderung oder Schmerzen beherrscht. Unzufriedenheit mit dem Ergebnis der Behandlungen und der Untersuchungen oder Enttäuschung über mangelnde persönliche Zuwendung auf den Stationen oder in den Ambulanzen können ebenfalls motivierende Faktoren für die Störung sein. Einige betroffene Personen scheinen auch durch die Möglichkeit, eine finanzielle Entschädigung nach Unfällen oder Verletzungen zu erhalten, motiviert zu sein, aber das Syndrom verschwindet selbst dann nicht, wenn ein Rechtsstreit erfolgreich beendet ist.

Dazugehörige Begriffe:
Rentenneurose

Diagnostische Kriterien

A. Körperliche Symptome, die ursprünglich durch eine gesicherte körperliche Störung, Erkrankung oder Behinderung bedingt sind, werden aggraviert oder halten länger an als durch die körperliche Störung selbst erklärt werden kann.
B. Es liegen Hinweise für eine psychische Verursachung der übertriebenen Symptome vor (wie z.B. deutliche Angst vor einer Behinderung oder dem Tod; mögliche finanzielle Entschädigung, Enttäuschung über die erhaltene Betreuung usw.).

F68.1 artifizielle Störung (absichtliches Erzeugen oder Vortäuschen von körperlichen oder psychischen Symptomen oder Behinderungen)

Bei Fehlen einer gesicherten körperlichen oder psychischen Störung, Krankheit oder Behinderung täuscht der Patient häufig und beständig Symptome vor. Bei körperlichen Symptomen kann dies sogar soweit gehen, dass die betreffende Person sich selber Schnittverletzungen oder Schürfwunden zufügt, um Blutungen zu erzeugen, oder sich selbst toxische Substanzen injiziert. Die Nachahmung von Schmerzen und das Bestehen auf dem Vorhandensein von Blutungen können so überzeugend und hartnäckig sein, dass wiederholt Untersuchungen und sogar Operationen in verschiedenen Krankenhäusern oder Ambulanzen durchgeführt werden, trotz mehrfach negativer Befunde. Die Motivation für dieses Verhalten ist fast immer unklar und wahrscheinlich durch innerseelische Gründe bedingt. Am besten wird dieses Zustandsbild als eine Störung im Umgang mit Krankheit und der Krankenrolle interpretiert. Patienten mit diesem Verhaltensmuster zeigen meist deutliche Symptome einer ganzen Reihe anderer Störungen ihrer Persönlichkeit und ihrer Beziehungen.

Kommentar: Simulation, definiert als absichtliches Hervorrufen oder Vortäuschung körperlicher oder psychischer Symptome oder Behinderungen in Belastungssituationen oder aus anderen äußeren Gründen, sollte unter Z76.5 verschlüsselt werden und nicht mit einer Kodierung aus diesem Abschnitt des Kapitels V versehen werden. Zu den häufigsten Gründen für Simulation gehören die Vermeidung von Strafverfolgung, Erlangen illegaler Drogen, Vermeiden von Militärdienst oder gefahrvollen militärischen Einsätzen sowie der Versuch, finanzielle Vorteile durch das Kranksein oder bessere Lebensbedingungen (z.B. Wohnung) zu erreichen. Simulation ist im gerichtlichen und militärischen Umfeld vergleichsweise häufig und im gewöhnlichen zivilen Leben ziemlich selten.

Dazugehörige Begriffe:
Hospital hopper Syndrom / Münchhausen Syndrom / (durch Institutionen) «wandernder» Patient (peregrinating patient)

Ausschluss:
Dermatitis factitia (unbeabsichtigt) (L98.1) / Münchhausen by proxy / Kindesmisshandlung (battered-child-Syndrom)(T74.8) / nicht näher bezeichnete Kindesmisshandlung (T74.1) / Simulation (eine Person, die Krankheit vortäuscht)(Z76.5)

Diagnostische Kriterien

A. Anhaltende Verhaltensweisen, mit denen Symptome erzeugt oder vorgetäuscht werden und/oder Selbstverletzung um Symptome herbeizuführen.
B. Es kann keine äußere Motivation gefunden werden (wie z.B. finanzielle Entschädigung, Flucht vor Gefahr, mehr medizinische Versorgung usw.). Wenn ein solcher Hinweis gefunden wird, sollte die Kategorie Z76.5 (Simulation) verwandt werden.
C. Häufigstes Ausschlusskriterium: Fehlen einer gesicherten körperlichen oder psychischen Störung, die die Symptome erklären könnte.

F68.8 sonstige näher bezeichnete Persönlichkeits- und Verhaltensstörungen

Diese Kategorie soll zur Verschlüsselung jeder näher bezeichneten Persönlichkeits- und Verhaltensstörung verwendet werden, die nicht unter einer der vorangehenden Rubriken aufgeführt werden kann.

Dazugehörige Begriffe:
nicht näher bezeichnete Beziehungsstörung / nicht näher bezeichnete Charakterstörung

Diagnostische Kriterien

Diese Kategorie sollte zur Verschlüsselung der näher bezeichneten Persönlichkeits- und Verhaltensstörungen des Erwachsenenalters verwendet werden, die nicht unter einer der vorangehenden Rubriken aufgeführt werden können.

F69 nicht näher bezeichnete Persönlichkeits- und Verhaltensstörung

Diese Kategorie soll nur dann verwendet werden, wenn zwar das Vorliegen einer Persönlichkeits- oder Verhaltensstörung angenommen werden kann, aber die für eine Diagnose und Zuordnung zu einer spezifischen Kategorie nötigen Informationen fehlen.

Zweite Achse
Umschriebene Entwicklungsrückstände

F80– F89 Entwicklungsstörungen (außer F84 tiefgreifende Entwicklungsstörungen)

F8 Entwicklungsstörungen

F80– F89 Einleitung

Die unter F80 bis F89 zusammengefassten Störungen haben im allgemeinen folgende Merkmale:

- Einen Beginn, der ausnahmslos im Kleinkindalter oder in der Kindheit liegt.
- Eine Einschränkung oder Verzögerung in der Entwicklung von Funktionen, die eng mit der biologischen Reifung des Zentralnervensystems verknüpft sind.
- Einen stetigen Verlauf, der nicht die für viele psychische Störungen typischen charakteristischen Remissionen und Rezidive zeigt.

In den meisten Fällen sind die Sprache, visuell räumliche Fertigkeiten und die Bewegungskoordination betroffen. Charakteristischerweise gehen die Beeinträchtigungen mit dem Älterwerden der Kinder zurück, wenngleich geringere Defizite oft auch im Erwachsenenleben noch zurück bleiben. Gewöhnlich hat die Verzögerung oder Einschränkung vom frühestmöglichen Erkennungszeitpunkt an vorgelegen, und es gab zuvor keine Periode einer normalen Entwicklung. Die meisten dieser Störungen treten bei Jungen mehrfach häufiger als bei Mädchen auf. Für die Entwicklungsstörungen ist eine familiäre Häufung von ähnlichen oder verwandten Störungen charakteristisch, und wahrscheinlich spielen genetische Faktoren eine wichtige Rolle in der Ätiologie vieler Fälle. Umweltfaktoren beeinflussen die betroffenen Entwicklungsfunktionen oft, sie sind meist jedoch nicht ausschlaggebend.
Zwar gibt es eine allgemein gute Übereinstimmung bezüglich der Gesamtkonzeption der Störungen in diesem Abschnitt, die Ätiologie ist jedoch in den meisten Fällen unbekannt, und es besteht weiterhin Unsicherheit in der Abgrenzung und genauen Unterteilung der Entwicklungsstörungen.
Darüber hinaus gibt es in diesem Abschnitt zwei Typen von Störungen, auf welche die oben beschriebenen, weit gefassten konzeptuellen Kriterien nicht voll zutreffen:
Erstens gibt es Störungen mit einer eindeutigen Phase normaler früher Entwicklung, wie die desintegrative Störung des Kindesalters (in diesem multiaxialen System, siehe erste Achse), das Landau-Kleffner-Syndrom und einige

Fälle von Autismus (siehe erste Achse). Diese Störungen wurden trotz des abweichenden Beginns hier aufgenommen, weil ihre Charakteristika und ihr Verlauf viele Ähnlichkeiten mit der Gruppe der Entwicklungsstörungen aufweisen. Darüber hinaus ist nicht bekannt, ob sie sich von diesen ätiologisch unterscheiden oder nicht. Zweitens gibt es Störungen, die vor allem im Sinne von Abweichungen, weniger im Sinne von Entwicklungsrückständen, definiert wurden; dies trifft besonders für den Autismus zu. Autistische Störungen wurden in diesen Abschnitt aufgenommen, weil sie trotz dieser Entwicklungsabweichungen ausnahmslos bestimmte Entwicklungsverzögerungen aufweisen (siehe hier unter erste Achse). Weiterhin finden sich Überschneidungen mit den übrigen Entwicklungsstörungen, sowohl im individuellen Erscheinungsbild, als auch bezüglich der familiären Häufung.

F80 umschriebene Entwicklungsstörungen des Sprechens und der Sprache

Bei diesen Störungen sind die normalen Muster des Spracherwerbs von frühen Stadien der Entwicklung an gestört. Die Zustandsbilder können nicht direkt neurologischen Veränderungen, Störungen des Sprachablaufs, sensorischen Beeinträchtigungen, einer Intelligenzminderung oder Umweltfaktoren zugeordnet werden. Das Kind kann in bestimmten, sehr vertrauten Situationen besser kommunizieren oder verstehen, die Sprachfähigkeit ist jedoch in jeder Situation beeinträchtigt.

Differentialdiagnose:
Wie auch bei anderen Entwicklungsstörungen besteht die Hauptschwierigkeit bei der Diagnosenstellung in der Unterscheidung von normalen Variationen in der Entwicklung. Normale Kinder zeigen eine breite Streuung im Alter des Spracherwerbs und im Zeitraum, in dem sich sprachliche Fertigkeiten festigen. Solche Normvarianten haben keine oder nur geringfügige klinische Bedeutung. Die große Mehrheit derjenigen, die langsam Sprechen lernen, durchlaufen später eine normale Entwicklung. In scharfem Gegensatz dazu haben Kinder mit einer umschriebenen Entwicklungsstörung des Sprechens und der Sprache eine Vielzahl von begleitenden Schwierigkeiten, auch wenn sie letztendlich ein normales Maß an Sprachfertigkeiten erwerben. Einer Sprachentwicklungsstörung folgen oft Schwierigkeiten beim Lesen und Rechtschreiben, Störungen im Bereich zwischenmenschlicher Beziehungen, im emotionalen und Verhaltensbereich. Deshalb ist eine frühe und genaue Diagnose einer umschriebenen Entwicklungsstörung des Sprechens und der Sprache wichtig. Trotz unklarer Abgrenzung von den Extremen der normalen Variation, lassen vier nützliche Hauptkriterien an das Vorhandensein einer klinisch relevanten Störungen denken: der Schweregrad, der Verlauf, das Muster und begleitende Probleme.
Als allgemeine Regel kann gelten, dass eine außerhalb von zwei Standardabweichungen liegende Sprachentwicklungsverzögerung als abnorm bezeichnet werden kann. Die meisten Fälle dieses Schweregrades haben begleitende Probleme. Der Schweregrad im statistischen Sinne hilft vor allem bei älteren Kindern bei der Diagnosenstellung wenig, weil es eine natürliche Tendenz

zur Besserung gibt. In dieser Situation ist der Verlauf ein hilfreicher Indikator. Bei einer gegenwärtig leichten Beeinträchtigung mit einer ausgeprägten Störung in der Vorgeschichte, ist die augenblickliche Funktion eher Resultat einer klinisch bedeutsamen Störung als lediglich eine Normvariante.

Das Muster der Sprech- und Sprachfunktion soll aufmerksam untersucht werden. Wenn es abnorm ist (d.h. abweichend ist und nicht nur einer früheren Entwicklungsphase entspricht) oder wenn das Sprechen oder die Sprache des Kindes qualitativ abnorme Elemente enthält, ist eine klinisch bedeutsame Störung wahrscheinlich. Darüber hinaus handelt es sich bei einer Verzögerung wahrscheinlich nicht lediglich um eine Normvariante, wenn einige spezifische Auffälligkeiten der Sprech- und Sprachentwicklung von schulischen Defiziten (wie umschriebenen Lese- und Rechtschreibstörungen oder umschriebenen Rechtschreibstörungen), von Schwierigkeiten in den zwischenmenschlichen Beziehungen, von emotionalen und von Verhaltensstörungen begleitet werden.

Die zweite Schwierigkeit bei der Diagnosenstellung besteht in der Unterscheidung von einer Intelligenzminderung oder globalen Entwicklungsverzögerung. Da die Intelligenz verbale Fähigkeiten beinhaltet, ist es wahrscheinlich, dass die Sprachentwicklung eines Kindes mit einem deutlich unterdurchschnittlichen IQ, auch etwas unter dem Durchschnitt liegt.

Die Diagnose einer umschriebenen Entwicklungsstörung jedoch verlangt, dass die umschriebene Verzögerung deutlich vom allgemeinen Niveau der kognitiven Funktionen abweicht. Dementsprechend soll, wenn eine Sprachentwicklungsverzögerung einfach Teil einer deutlichen Intelligenzminderung oder globalen Entwicklungsverzögerung ist, eine Kodierung für Intelligenzminderung (F70–F79) gewählt werden und keine aus dem Kapitel F80. Häufig geht eine Intelligenzminderung mit einem unausgeglichenen Profil der intellektuellen Leistungsfähigkeit und besonders mit einer Sprachbeeinträchtigung einher, die schwerer ist als die Entwicklungsverzögerung nicht verbaler Fertigkeiten. Wenn dieser Unterschied so deutlich ausgeprägt ist, dass er im Alltag offenkundig wird, soll eine umschriebene Entwicklungsstörung des Sprechens und der Sprache zusätzlich zu einer Kodierung der Intelligenzminderung (F70–F79) erfolgen.

Die dritte Schwierigkeit besteht in der Unterscheidung von einer Krankheit infolge Taubheit oder einer anderen spezifischen neurologischen oder organischen Störung. Taubheit in der frühen Kindheit führt fast immer zu einer deutlichen Verzögerung und Verzerrung der Sprachentwicklung. Solche Störungen sind hier nicht einzubeziehen, da sie eine direkte Folge der Hörbehinderung sind.

Nichtsdestoweniger werden ausgeprägte rezeptive Sprachstörungen häufig von einer partiellen Hörminderung (besonders für höhere Frequenzen) begleitet. Diese Störungen sind im Abschnitt F80–F89 nicht zu klassifizieren, wenn der Schweregrad des Hörverlustes eine ausreichende Erklärung für die Sprachverzögerung bietet. Sie sind hier einzuschließen, wenn der partielle Hörverlust zwar einen komplizierenden Faktor, jedoch keine ausreichende direkte Ursache darstellt. Allerdings ist eine sichere und schnelle Unterscheidung nicht zu treffen. Ähnlich ist bei neurologischen Störungen und organischen Defekten zu verfahren. In diesem Sinne ist eine Artikulationsschwierigkeit aufgrund einer Gaumenspalte oder eine Dysarthrie aufgrund einer zerebralen Lähmung hier auszuschließen. Andererseits stellen minimale neurologische Störungen, die nicht direkt die Sprech- oder Sprachentwicklungsverzögerung hervorgerufen haben, keinen Ausschlussgrund dar.

F80.0 Artikulationsstörung

Eine umschriebene Entwicklungsstörung, bei der die Artikulation des Kindes unterhalb des seinem Intelligenzalter angemessenen Niveaus liegt, seine sprachlichen Fertigkeiten jedoch im Normbereich liegen.

Diagnostische Leitlinien

Das Alter des Erwerbs einzelner Laute und die Reihenfolge ihrer Entwicklung zeigt eine beträchtliche individuelle Variation.

Normale Entwicklung: Im Alter von vier Jahren sind Fehler bei der Lautbildung üblich, jedoch kann das Kind von Fremden leicht verstanden werden. Im Alter von sechs, sieben Jahren werden die meisten Laute beherrscht. Wenngleich Schwierigkeiten bei bestimmten Lautkombinationen bestehen, sollten diese nicht zu Kommunikationsproblemen führen. Im Alter von elf, zwölf Jahren müssen annähernd alle Sprachlaute beherrscht werden.

Abnorme Entwicklung: Der Lauterwerb ist verzögert oder abweichend, mit Artikulationsfehlern in der Sprache des Kindes, so dass andere Verständnisschwierigkeiten haben; es kommt zu Auslassungen, Verzerrungen oder Ersetzungen von Lauten und inkonsistenten Lautfolgen (z.B. kann das Kind Phoneme in bestimmten Wortzusammenhängen korrekt produzieren, in anderen jedoch nicht).
Die Diagnose darf nur gestellt werden, wenn das Ausmaß der Artikulationsstörung bezogen auf sein Intelligenzalter außerhalb der Grenzen der Normvarianz liegt, und die nonverbale Intelligenz sowie die expressiven und rezeptiven Sprachfertigkeiten innerhalb des Normbereichs liegen; ferner wenn die Artikulationsstörungen nicht direkt einer sensorischen, organischen oder neurologischen Störung zugeordnet werden können und sich die Ausprachestörungen eindeutig vom Sprachgebrauch innerhalb der Subkultur des Kindes unterscheiden.

Dazugehörige Begriffe:
entwicklungsbedingte Artikulationsstörungen / funktionelle Artikulationsstörungen / Dyslalie / phonologische Entwicklungsstörungen

Ausschluss:
Artikulationsstörung durch:
nicht näher bezeichnete Aphasie (R47.0) / Artikulationsstörungen in Verbindung mit einer Apraxie (R48.2) / expressiven oder rezeptiven Sprache (F80.1 und F80.2)
Folgen eines Hörverlustes (H90–H91) / Gaumenspalte oder sonstige orga-

nische Störungen der für das Sprechen notwendigen anatomischen Strukturen (Q35–Q38) / Intelligenzminderung (F70–F79)

Diagnostische Kriterien

Beachte: auch spezifische phonologische Sprechstörung genannt.

A. Mit einem standardisierten Test erfasste Artikulationsfertigkeiten, die unterhalb der Grenze von zwei Standardabweichungen für das Alter des Kindes liegen.
B. Die mit einem standardisierten Test erfassten Artikulationsfertigkeiten liegen mindestens eine Standardabweichung unter dem nonverbalen IQ.
C. Der mit einem standardisierten Test erfasste sprachliche Ausdruck und das Sprachverständnis liegen innerhalb der Grenze von zwei Standardabweichungen für das Alter des Kindes.
D. Fehlen von neurologischen, sensorischen oder körperlichen Beeinträchtigungen, die sich direkt auf die Sprachklangproduktion auswirken, kein Vorliegen einer tiefgreifenden Entwicklungsstörung (F84.–).
E. **Häufigstes Ausschlusskriterium:** Nonverbaler IQ unter 70 in einem standardisierten Test.

F80.1 expressive Sprachstörung

Eine umschriebene Entwicklungsstörung, bei der die Fähigkeit des Kindes, die expressiv gesprochene (nicht geschriebene) Sprache zu verwenden, deutlich unterhalb des seinem Intelligenzalter angemessenen Niveaus liegt, bei dem jedoch das Sprachverständnis im Normbereich liegt. Artikulationsstörungen können vorhanden sein.

Diagnostische Leitlinien

In der normalen Sprachentwicklung gibt es beträchtliche individuelle Unterschiede. Deutliche Hinweise auf eine Verzögerung sind das Nichtbeherrschen einzelner Worte oder wortähnlicher Gebilde im Alter von zwei Jahren und das Unvermögen, einfache Zweiwortsätze im Alter von drei Jahren zu bilden. Spätere Schwierigkeiten sind ein eingeschränktes Vokabular, häufiger Gebrauch weniger einzelner Worte, Schwierigkeiten in der Auswahl zutreffender Worte und Synonyme, kurze Satzlänge, unreife Satzstruktur und ferner syntaktische Fehler, besonders das Weglassen von Wortendungen oder Präfixen. Falscher oder fehlender Gebrauch grammatischer Einzelheiten wie Präpositionen, Pronomina, Artikel, Beugung von Verben und Substantiven und unrichtige Übergeneralisierungen von Regeln können ebenso vorkommen wie mangelnde Satzflüssigkeit und Schwierigkeiten in der Zeitenfolge bei Nacherzählungen.
Häufig sind Beeinträchtigungen der gesprochenen Sprache begleitet von leicht verzögerten oder auffälligen Wort-Laut-Produktionen. Die Diagnose darf nur gestellt werden, wenn die Schwere der Entwicklungsverzögerung bezüglich der expressiven Sprache außerhalb der Grenzen der Varianz der Norm für das Alter des Kindes, die rezeptiven Sprachfertigkeiten jedoch

innerhalb der normalen Grenzen liegen (manchmal liegen sie auch etwas unter dem Durchschnitt). Der Gebrauch nichtsprachlicher Zeichen (wie Lächeln und Gestik) und einer inneren Sprache, wie sie sich in imaginativen oder «So tun als ob» Spielen niederschlägt, muss relativ ungestört sein und die Fähigkeit zu sozialer Kommunikation ohne Worte muss relativ unbeeinträchtigt sein. Das Kind sucht trotz der Sprachbeeinträchtigung die Kommunikation und bemüht sich, den Mangel an Sprache durch den Einsatz von Zeigen, Gestik, Mimik oder nichtverbaler Lautäußerungen zu kompensieren. Begleitende Schwierigkeiten in den Beziehungen zu Gleichaltrigen, emotionale Beeinträchtigungen sowie sprunghaftes Verhalten, Überaktivität und Unaufmerksamkeit sind jedoch nicht selten besonders bei Schulkindern. In einer Minderzahl der Fälle kann ein begleitender partieller Hörverlust (oft selektiv) vorliegen. Dieser darf jedoch nicht so schwer sein, dass er die Sprachstörung erklärt. Eine ungenügende Einbeziehung in den sprachlichen Austausch oder mangelnde äußere Anregung können eine wesentliche oder zusätzliche Rolle bei der Genese der Entwicklungsstörung der expressiven Sprache spielen. Ist dies der Fall, soll der zugrundeliegende Umgebungsfaktor mit der entsprechenden Z Kodierung aus dem Kapitel XXI der ICD-10 (fünfte Achse des MAS) festgehalten werden. Die Beeinträchtigung im Bereich der gesprochenen Sprache soll vom Kleinkindalter an vorhanden gewesen sein, ohne eine deutliche längere Phase normalen Sprachgebrauchs (eine Vorgeschichte mit einem scheinbar normalen Erstgebrauch weniger einzelner Worte, gefolgt von einem Rückschritt oder fehlenden Fortschritt, ist aber nicht selten).

Dazugehörige Begriffe:
entwicklungsbedingte Dysphasie oder Aphasie, expressiver Typ

Ausschluss:
erworbene Aphasie mit Epilepsie (Landau-Kleffner-Syndrom) (F80.3) / entwicklungsbedingte Dysphasie oder Aphasie, rezeptiver Typ (F80.2) / nicht näher bezeichnete Dysphasie und Aphasie (R47.0) / elektiver Mutismus (F94.0) / Intelligenzminderung (F70–F79) / tiefgreifende Entwicklungsstörungen (F84.–)

Diagnostische Kriterien

A. Mit einem standardisierten Test erfassten Fertigkeiten der expressiven Sprache, die unterhalb der Grenze von zwei Standardabweichungen für das Alter des Kindes liegen.
B. Die mit einem standardisierten Test erfassten Fertigkeiten der expressiven Sprache liegen mindestens eine Standardabweichung unter dem nonverbalen IQ.
C. Die mit einem standardisierten Test erfasste rezeptive Sprachfertigkeit liegt innerhalb der Grenze von zwei Standardabweichungen für das Alter des Kindes.
D. Der Gebrauch und das Verständnis nonverbaler Kommunikation und die imaginative Sprache liegen innerhalb des Normbereiches.

E. Fehlen von neurologischen, sensorischen oder körperlichen Beeinträchtigungen, die direkt den Gebrauch der gesprochenen Sprache betreffen, kein Vorliegen einer tiefgreifenden Entwicklungsstörung (F84.–).
F. Häufigstes Ausschlusskriterium: Nonverbaler IQ unter 70 in einem standardisierten Test.

F80.2 rezeptive Sprachstörung

Bei dieser umschriebenen Entwicklungsstörung liegt das Sprachverständnis des Kindes unterhalb des seinem Intelligenzalter angemessenen Niveaus. In fast allen Fällen ist auch die expressive Sprache deutlich gestört, Unregelmäßigkeiten in der Wort-Laut-Produktion sind häufig.

Diagnostische Leitlinien

Fehlende Reaktion auf vertraute Namen (bei Abwesenheit nichtverbaler Zeichen) zum ersten Geburtstag, eine Unfähigkeit, wenigstens ein paar häufig vorkommende Gegenstände im Alter von achtzehn Monaten zu bezeichnen, oder Unvermögen im Alter von zwei Jahren, einfachen Routineinstruktionen zu folgen, sind als deutliche Hinweise auf eine Entwicklungsverzögerung zu werten. Spätere Schwierigkeiten sind die Unfähigkeit, grammatikalische Strukturen zu verstehen (Verneinungen, Fragen, Vergleiche usw.) und mangelndes Verständnis von subtileren Aspekten der Sprache (Stimmlage, Gestik usw.).
Die Diagnose ist nur zu stellen, wenn der Schweregrad der Entwicklungsverzögerung der rezeptiven Sprache außerhalb der Grenzen der Normvarianz für das Alter des Kindes liegt und wenn die Kriterien für eine tiefgreifende Entwicklungsstörung nicht erfüllt sind. In beinahe allen Fällen ist die Entwicklung der expressiven Sprache ebenfalls stark verzögert, und Störungen in der Wort Laut Produktion sind üblich. Unter allen umschriebenen Entwicklungsstörungen des Sprechens und der Sprache geht diese Störung mit der höchsten Rate begleitender sozialer, emotionaler und Verhaltensstörungen einher. Solche Störungen sind nicht spezifisch, es finden sich jedoch relativ häufig Hyperaktivität und Aufmerksamkeitsstörung, soziale Unangepasstheit und Isolation von der Gruppe der Gleichaltrigen sowie Ängstlichkeit, Überempfindlichkeit oder unangebrachte Scheu. Kinder mit den schwersten Formen rezeptiver Sprachbeeinträchtigung können in ihrer sozialen Entwicklung verzögert sein, und sie können Sprache, die sie nicht verstehen, echoartig wiederholen und ein eingeschränktes Interessenmuster zeigen. Dennoch unterscheiden sie sich von autistischen Kindern durch einen meist normalen sozialen Austausch, normales «So tun als ob» Spiel, übliche Inanspruchnahme elterlichen Zuspruchs, einen beinahe normalen Gebrauch der Gestik und lediglich leichte Beeinträchtigungen der nichtsprachlichen Kommunikation. Ein geringgradiger Hörverlust im Hochfrequenzbereich ist nicht selten, doch reicht der Grad der Hörschwäche nicht aus, um die Sprachbeeinträchtigung zu erklären.

Dazugehörige Begriffe:
entwicklungbedingte rezeptive Aphasie (oder Dysphasie) / angeborene fehlende akustische Wahrnehmung / entwicklungsbedingte Wernicke-Aphasie / Worttaubheit

Ausschluss:
Autismus (F84.0, F84.1) / elektiver Mutismus (F94.0) / erworbene Aphasie mit Epilepsie (Landau-Kleffner-Syndrom) (F80.3) / nicht näher bezeichnete Dysphasie und Aphasie (R47.0) oder expressiver Typ (F80.1) / Intelligenzminderung (F70–F79) / Sprachentwicklungsverzögerung infolge von Taubheit (H90–H91)

Diagnostische Kriterien

Beachte: auch gemischte rezeptive/expressive Störung genannt.

A. Mit einem standardisierten Test erfasstes Sprachverständnis, das unterhalb der Grenze von zwei Standardabweichungen für das Alter des Kindes liegt.
B. Das mit einem standardisierten Test erfasste Sprachverständnis liegt mindestens eine Standardabweichung unter dem nonverbalen IQ.
C. Fehlen von neurologischen, sensorischen oder körperlichen Beeinträchtigungen, die direkt den Gebrauch der gesprochenen Sprache betreffen, kein Vorliegen einer tiefgreifenden Entwicklungsstörung (F84.–).
D. Häufigstes Ausschlusskriterium: Nonverbaler IQ unter 70 in einem standardisierten Test.

F80.3 erworbene Aphasie mit Epilepsie (Landau-Kleffner-Syndrom)

Eine Störung, bei der ein Kind mit zuvor normaler Sprachentwicklung sowohl rezeptive als auch expressive Sprachfertigkeiten verliert, wobei jedoch die allgemeine Intelligenz erhalten bleibt. Der Beginn der Störung ist begleitet von paroxysmalen Auffälligkeiten im EEG (fast immer im Temporallappenbereich, gewöhnlich bilateral, jedoch oft mit ausgedehnteren Veränderungen) und in der Mehrzahl der Fälle auch von epileptischen Anfällen. Typischerweise liegt der Beginn im Alter von drei bis sieben Jahren, aber auch früher oder später in der Kindheit. In einem Viertel der Fälle entwickelt sich der Sprachverlust schrittweise in einem Zeitraum von einigen Monaten, häufiger jedoch gehen die Sprachfertigkeiten plötzlich innerhalb von Tagen oder Wochen verloren. Der zeitliche Zusammenhang zwischen dem Beginn der Krampfanfälle und dem Verlust der Sprache ist sehr variabel, wobei das eine dem anderen um ein paar Monate bis zu zwei Jahren vorausgehen kann. Besonders charakteristisch ist die schwere Beeinträchtigung der rezeptiven Sprache; die Schwierigkeiten, Gehörtes zu verstehen, ist oft die erste Manifestation der Störung. Einige Kinder werden stumm, andere beschränken sich auf jargonähnliche Laute und manche zeigen leichtere Defizite in der Wortflüssigkeit und Sprechmenge, oft mit Artikulationsfehlern. Bei einigen wenigen Fällen ist die Stimmqualität durch einen Verlust der normalen Hebungen und Senkungen betroffen. Manchmal scheinen die Sprachfunktionen in den frühen Phasen der Erkrankungen zu fluktuieren. Verhaltens- und emotionale Störungen sind während der Monate nach dem anfänglichen Sprachverlust recht häufig, sie zeigen jedoch Besserungstendenz, wenn die Kinder andere Kommunikationsmittel erwerben. Die Ätiologie der Störung ist nicht bekannt, jedoch lassen die klinischen Merkmale einen entzündlichen enzephalitischen Prozess vermuten. Der Verlauf der Störung ist recht unterschiedlich, etwa zwei Drittel der Kinder behalten einen mehr oder weniger schweren rezeptiven Sprachdefekt und etwa ein Drittel wird vollständig gesund.

Ausschluss:
Autismus (F84.0, F84.1) / erworbene Aphasie infolge eines Hirntraumas, eines Tumors oder eines sonstigen bekannten Krankheitsprozesses / sonstige desintegrative Störung des Kindesalters (F84.3)

Diagnostische Kriterien

A. Schwerer Verlust von expressiven und rezeptiven Sprachfertigkeiten in einen Zeitraum von nicht mehr als sechs Monaten.
B. Vor dem Verlust der Sprache normale Sprachentwicklung.
C. Auftreten von paroxysmalen EEG-Veränderungen in einem oder beiden Temporallappen, in einem Zeitraum von zwei Jahren vor und bis zu zwei Jahren nach dem anfänglichen Sprachverlust.
D. Das Hörvermögen liegt im Normbereich.
E. Die nonverbale Intelligenz bleibt im Normbereich.
F. Fehlen einer diagnostizierbaren neurologischen Störung außer dem abnormen EEG und dem Vorkommen von epileptischen Anfällen (wenn sie auftreten).
G. Die Kriterien für eine tiefgreifende Entwicklungsstörung (F84.–) sind nicht erfüllt.

F80.8 sonstige Entwicklungsstörungen des Sprechens oder der Sprache

Dazugehörige Begriffe:
Lispeln

F80.9 nicht näher bezeichnete Entwicklungsstörung des Sprechens oder der Sprache

Diese Kategorie ist möglichst zu vermeiden und soll lediglich für nicht näher bezeichnete Störungen verwendet werden, bei denen eine deutliche Beeinträchtigung in der Entwicklung des Sprechens und der Sprache vorliegt, die nicht auf eine Intelligenzminderung zurückzuführen ist, oder auf neurologische, sensorische oder körperliche Beeinträchtigungen, die direkt das Sprechen oder die Sprache betreffen.

Dazugehörige Begriffe:
nicht näher bezeichnete Sprachstörung

Diagnostische Kriterien

Diese Kategorie sollte möglichst vermieden werden. Sie sollte nur für unspezifische deutliche Entwicklungsstörungen des Sprechens und der Sprache verwendet werden, die nicht durch eine Intelligenzminderung bedingt sind oder durch neurologische, sensorische oder körperliche Beeinträchtigungen, die direkt das Sprechen oder die Sprache betreffen.

F81 umschriebene Entwicklungsstörungen schulischer Fertigkeiten

Das Konzept der umschriebenen Entwicklungsstörungen schulischer Fertigkeiten ist direkt vergleichbar mit dem der umschriebenen Entwicklungsstörung von Sprechen und Sprache (siehe F80.–). Im wesentlichen treffen dieselben Definitionen und Quantifizierungen zu. Es handelt sich um Störungen, bei denen der normale Erwerb von Fertigkeiten von frühen Entwicklungsstadien an beeinträchtigt ist. Diese sind nicht einfach Folge eines Mangels an Gelegenheit zu lernen, und nicht durch eine erworbene Hirnschädigung oder Krankheit verursacht. Man glaubt vielmehr, dass diese Störungen von Beeinträchtigungen der kognitiven Informationsverarbeitung herrühren, die großenteils auf einer biologischen Fehlfunktion beruhen. Wie bei den meisten anderen Entwicklungsstörungen sind diese Krankheitsbilder bei Jungen wesentlich häufiger als bei Mädchen.
Bei der Diagnosenstellung treten unterschiedliche Schwierigkeiten auf:

- Erstens müssen diese Störungen von normalen Variationen im Erwerb schulischer Fertigkeiten unterschieden werden. Dieselben bereits für Sprachstörungen vorgeschlagenen Kriterien für die Einschätzung der Normabweichung sind auch hier anzuwenden (mit den notwendigen Modifikationen für die Anwendung auf den Erwerb schulischer Fähigkeiten statt auf den Spracherwerb).
- Zweitens muss der Entwicklungsverlauf berücksichtigt werden. Dies ist aus zwei Gründen wichtig:
  - Schweregrand der Störung: Eine einjährige Leseverzögerung im Alter von sieben Jahren hat eine gänzlich andere Bedeutung als eine einjährige Verzögerung mit vierzehn Jahren.
  - Der Wechsel im Erscheinungsbild: Zwar normalisiert sich eine Sprachentwicklungsverzögerung in den Vorschuljahren meist bezüglich der gesprochenen Sprache, dem folgt jedoch eine umschriebene Lesestörung, welche sich bis zur Adoleszenz abschwächt. Im frühen Erwachsenenalter stellt dann allerdings eine schwere Rechtschreibstörung das Hauptproblem dar. Die Grundstörung ist während der gesamten Zeit dieselbe, jedoch ändert sich das Erscheinungsbild mit zunehmendem Alter; die diagnostischen Kriterien müssen diesen entwicklungsbedingten Wechsel berücksichtigen.
- Drittens gibt es die Schwierigkeit, dass schulische Fertigkeiten gelernt und gelehrt werden müssen. Sie sind nicht nur eine Funktion der biologischen

Reifung. Zwangsläufig hängt das Niveau der kindlichen Fertigkeiten vom familiären Umfeld, der Beschulung und von den eigenen individuellen Merkmalen ab. Leider gibt es keinen direkten und eindeutigen Weg, um schulische Schwierigkeiten, die aus einem Mangel an entsprechender Lernerfahrung herrühren, von denen zu unter scheiden, die auf einer individuellen Störung beruhen. Gute Gründe sprechen dafür, dass diese Unterscheidung echt und praktisch zutreffend ist. Die Diagnosenstellung erweist sich in Einzelfällen aber als schwierig.

- Viertens stützen zwar Forschungsergebnisse die Hypothese zugrundeliegender Abweichungen in der kognitiven Verarbeitung. Beim einzelnen Kind ist es aber schwierig, die durch solche Störungen verursachten Leseschwierigkeiten von solchen zu unterscheiden, die auf geringen Lesefertigkeiten beruhen. Dies wird durch die Tatsache kompliziert, dass Lesestörungen von verschiedenartigen kognitiven Störungen herrühren können.
- Fünftens besteht weiterhin Unsicherheit über die beste Unterteilung der umschriebenen Entwicklungsstörungen schulischer Fertigkeiten.
  - Kinder lernen Lesen, Schreiben, Rechtschreiben und Rechnen, wenn sie zu diesen Aktivitäten zu Hause und in der Schule angeleitet werden. In den verschiedenen Ländern finden sich beträchtliche Unterschiede im Alter, in dem mit der formalen Beschulung begonnen wird, im Unterrichtsplan und damit auch in den Erwartungen, welche Fertigkeiten von den Kindern bestimmter Altersstufen erworben sein sollen. Dieser Unterschied bezüglich der Erwartungen ist besonders groß während der Elementar- oder Grundschuljahre (d.h. etwa bis zum Alter von elf Jahren) und erschwert die Erstellung trankskulturell gültiger operationaler Definitionen der Störungen schulischer Fertigkeiten.
  - Ebenso gibt es in allen Ausbildungssystemen bezogen auf alle Altersklassen eine weite Streuung schulischer Kenntnisse, und einige Kinder zeigen im Vergleich zu ihrem allgemeinen Intelligenzniveau bei bestimmten Fertigkeiten Minderleistungen.

Die umschriebenen Entwicklungsstörungen schulischer Fertigkeiten umfassen Gruppen von Störungen mit spezifischen und deutlichen Beeinträchtigungen des Erlernens schulischer Fertigkeiten. Sie sind nicht direkte Folge anderer Krankheiten (wie Intelligenzminderung, grobe neurologische Defizite, unkorrigierte Seh- oder Hörstörung oder emotionale Störungen), aber sie können zusammen mit diesen auftreten. Umschriebene Entwicklungsstörungen schulischer Fertigkeiten treten häufig zusammen mit anderen klinischen Syndromen (wie Aufmerksamkeitsstörungen oder Störungen des Sozialverhaltens) oder anderen Entwicklungsstörungen (wie umschriebenen Entwicklungsstörungen motorischer Funktionen oder des Sprechens und der Sprache) auf.

Die Ätiologie der umschriebenen Entwicklungsstörungen schulischer Fertigkeiten ist unbekannt. Man nimmt primär biologische Faktoren an, welche mit nichtbiologischen Faktoren (wie etwa Gelegenheit zum Lernen und Qualität des Unterrichts) zusammenwirken und so die Symptome erzeugen. Wenn diese Störungen auch Beziehungen zur biologischen Reifung haben, heißt das nicht, dass Kinder mit diesen Störungen einfach am unteren Ende der Varianz der Norm liegen und deshalb mit der Zeit «aufholen». In vielen Fällen bleiben Reste dieser Störung durch die Adoleszenz bis ins Erwachsenenalter. Es besteht aber ein notwendiges diagnostisches Kriterium, dass diese Störungen in irgendeiner Form während der ersten Jahre der Beschulung vorhanden sind. Die Kinder können in ihren schulischen Leistungen auf einen früheren Zeitpunkt ihrer Schulkarriere zurückfallen (aufgrund mangelnden Interesses, dürftigen Unterrichts, emotionaler Störung und steigender oder im Muster wechselnder schulischer Anforderung usw.). Solche Probleme sind jedoch nicht Teil des Konzepts der umschriebenen Entwicklungsstörungen schulischer Fertigkeiten.

Diagnostische Leitlinien

Es gibt einige Grundbedingungen für die Diagnose einer umschriebenen Entwicklungsstörung schulischer Fertigkeiten:

- Erstens muss eine klinisch eindeutige Beeinträchtigung spezieller schulischer Fertigkeiten vorliegen. Zur Beurteilung können herangezogen werden:
  - Die schulischen Bewertungen (d.h. eine bei weniger als 3% der Schulkinder erwartete Bewertung).
  - Vorausgegangene Störungen in der Entwicklung (d.h. den Schulschwierigkeiten sind in den Vorschuljahren Entwicklungsverzögerungen oder -abweichungen vorausgegangen, meist in den Bereichen Sprechen oder Sprache).
  - Begleitende Probleme (wie Unaufmerksamkeit, Überaktivität, emotionale Störungen und Verhaltensschwierigkeiten).
  - Das Störungsmuster (d.h. Vorhandensein qualititativer, in der normalen Entwicklung nicht vorkommender Auffälligkeiten).
  - Die Beeinflussbarkeit (d.h. die schulischen Schwierigkeiten gehen nicht rasch und problemlos zurück, wenn zu Hause oder in der Schule vermehrt Hilfen gegeben werden).
- Zweitens, die Beeinträchtigung muss in dem Sinne spezifisch sein, dass sie nicht allein durch eine Intelligenzminderung oder geringe Beeinträchtigung der allgemeinen Intelligenz erklärbar ist. Da IQ und schulische Leistung nicht exakt parallel verlaufen, kann diese Entscheidung nur auf der Grundlage individuell angewendeter standardisierter Testverfahren zur Prüfung von Schulleistungen und IQ erfolgen, die dem betreffenden kulturellen Hintergrund und Schulsystem angemessen sind. Solche Tests sollten in Verbindung mit statistischen Tabellen verwendet werden, die Daten über das erwartete durchschnittliche Leistungsniveau bei einem gegebenen IQ für jedes Alter enthalten. Diese letzte Bedingung ist wegen der Bedeutung statistischer Regressionseffekte notwendig, Diagnosen auf der Grundlage von Subtraktionen des Leistungsalters vom Intelligenzalter sind zwangsläufig erheblich irreführend. In der klinischen Routine werden dennoch diese Bedingungen in den meisten Fällen wahrscheinlich nicht erfüllt. Dementsprechend gilt als klinische Richtlinie einfach, dass der Leistungsstand des Kindes eindeutig unter dem zu erwartendem Intelligenzalter liegen muss.

* Drittens muss die Beeinträchtigung entwicklungsbezogen sein, d.h. sie muss von Anfang an bestehen und wurde nicht später in der Schullaufbahn erworben. Die Vorgeschichte der schulischen Fortschritte des Kindes sollte diesbezüglich eindeutig sein.
* Viertens dürfen keine äußeren Faktoren vorhanden sein, die einen ausreichenden Grund für die schulischen Schwierigkeiten darstellen. Die Diagnose einer umschriebenen Entwicklungsstörung schulischer Fertigkeiten sollte generell auf dem positiven Nachweis einer eindeutigen Störung der schulischen Leistungsfähigkeit beruhen, zusammen mit Faktoren, die wesentlich von der Entwicklung des Kindes abhängen. Kinder müssen jedoch angemessene Lernmöglichkeiten haben, um effektiv lernen zu können. Dementsprechend sind solche Störungen nicht an dieser Stelle zu verschlüsseln, wenn diese mangelnden schulischen Leistungen direkt auf eine längere Abwesenheit von der Schule ohne Unterricht zu Hause oder auf einen eindeutig unangemessenen Unterricht zurückgehen. Häufiges Fehlen in der Schule oder Unterbrechungen der Beschulung aufgrund von Schulwechsel reichen gewöhnlich nicht aus, um schulische Minderleistungen in einem Ausmaß zu bewirken, das für die Diagnose einer umschriebenen Entwicklungsstörung schulischer Fertigkeiten notwendig ist. Eine mangelhafte Beschulung kann aber die Probleme verstärken oder hinzukommen und soll dann mit einer zweiten Kodierung (Z) aus dem Kapitel XXI der ICD-10 (siehe Fünfte Achse) verschlüsselt werden.
* Fünftens darf die umschriebene Entwicklungsstörung schulischer Fertigkeiten nicht direkt auf unkorrigierte optische oder akustische Beeinträchtigung zurückzuführen sein.

Differentialdiagnose:
Es ist klinisch wichtig, zwischen umschriebenen Entwicklungsstörungen schulischer Fertigkeiten ohne diagnostizierbare neurologische Störung und einer solchen zu unterscheiden, die Folge einer neurologischen Störung, wie beispielsweise einer zerebralen Lähmung, sind. In der Praxis ist diese Unterscheidung oft schwierig wegen der unsicheren Bedeutung vieler unscharfer neurologischer Symptome («soft signs»). Forschungsergebnisse zeigen keine eindeutige Differenzierungsmöglichkeit im Erscheinungsbild oder im Verlauf von umschriebenen Entwicklungsstörungen schulischer Fertigkeiten mit oder ohne offensichtlicher neurologischer Dysfunktion. Dementsprechend ist eine solche Dysfunktion nicht Teil der diagnostischen Kriterien, aber es ist notwendig, jede begleitende Störung separat in dem entsprechenden neurologischen Abschnitt der Klassifikation zu verschlüsseln.

F81.0 Lese- und Rechtschreibstörung

Das Hauptmerkmal dieser Störung ist eine umschriebene und eindeutige Beeinträchtigung in der Entwicklung der Lesefertigkeiten, die nicht allein durch das Entwicklungsalter, durch Visus-Probleme oder unangemessene Beschulung erklärbar ist. Das Leseverständnis, die Fähigkeit, gelesene Worte wiederzuerkennen, vorzulesen und die Leistungen bei Aufgaben, für welche

Lesefähigkeit benötigt wird, können sämtlich betroffen sein. Mit Lesestörungen gehen häufig Rechtschreibstörungen einher. Diese persistieren oft bis in die Adoleszenz, auch wenn im Lesen einige Fortschritte gemacht wurden. Kinder mit einer umschriebenen Lese- und Rechtschreibstörung haben in der Vorgeschichte häufig eine umschriebene Entwicklungsstörung des Sprechens und der Sprache. Eine sorgfältige Beurteilung der Sprachfunktionen deckt oft entsprechende subtile gegenwärtige Probleme auf. Zusätzlich zum schulischen Misserfolg sind mangelhafte Teilnahme am Unterricht und soziale Anpassungsprobleme häufige Komplikationen, besonders in den späteren Hauptschul- und den Sekundärschuljahren. Die Störung wird in allen bekannten Sprachen gefunden, jedoch herrscht Unsicherheit darüber, ob ihre Häufigkeit durch die Art der Sprache und die Art der geschriebenen Schrift beeinflusst wird.

Diagnostische Leitlinien

Die Leseleistungen des Kindes müssen unter dem Niveau liegen, das aufgrund des Alters, der allgemeinen Intelligenz und der Beschulung zu erwarten ist. Dies wird am besten auf der Grundlage eines individuell angewendeten standardisierten Testverfahrens zur Prüfung des Lesens, der Lesegenauigkeit und des Leseverständnisses beurteilt. Die spezielle Art des Leseproblems hängt ab vom erwarteten Niveau der Leseleistungen, von der Sprache und vom Schrifttyp. In den frühen Stadien des Erlernens einer alphabetischen Schrift kann es Schwierigkeiten geben, das Alphabet aufzusagen, die Buchstaben korrekt zu benennen, einfache Wortreime zu bilden und bei der Analyse oder der Kategorisierung von Lauten (trotz normaler Hörschärfe). Später können dann Fehler beim Vorlesen auftreten, die sich zeigen als

- Auslassen, Ersetzen, Verdrehungen oder Hinzufügen von Worten oder Wortteilen.
- Niedrige Lesegeschwindigkeit.
- Startschwierigkeiten beim Vorlesen, langes Zögern oder Verlieren der Zeile im Text und ungenaues Phrasieren.
- Vertauschung von Wörtern im Satz oder von Buchstaben in den Wörtern.

Ebenso zeigen sich Defizite im Leseverständnis z.B. in:

- Einer Unfähigkeit, Gelesenes wiederzugeben.
- Einer Unfähigkeit, aus Gelesenem Schlüsse zu ziehen oder Zusammenhänge zu sehen.
- Im Gebrauch allgemeinen Wissens als Hintergrundinformation anstelle von Information aus einer Geschichte beim Beantworten von Fragen über die gelesene Geschichte.

In der späteren Kindheit und im Erwachsenenalter sind die Rechtschreibprobleme meist größer als Defizite in der Lesefähigkeit. Charakteristischerweise zeigen die Rechtschreibschwierigkeiten Fehler in der phonetischen Genauigkeit, und es scheint, dass Lese- wie Rechtschreibstörungen sich zum Teil von einer Störung in der phonologischen Analyse herleiten. Über die Natur und Häufigkeit von Rechtschreibfehlern bei Kindern, die eine nicht phonetische Sprache lesen, und über die Fehlertypen bei nicht alphabetischen Schriften ist

wenig bekannt. Umschriebenen Entwicklungsstörungen des Lesens geht meist eine Vorgeschichte von Entwicklungsstörungen des Sprechens oder der Sprache voraus. In anderen Fällen kann das Kind die Sprachentwicklung im normalen Alter durchlaufen haben, jedoch noch Schwierigkeiten bei der Informationsverarbeitung akustischer Reize haben, die sich in Problemen der Klangkategorisierung, beim Reimen und möglicherweise in Defiziten der sprachlichen Lautunterscheidung, beim Behalten akustischer Sequenzen und der akustischen Assoziation zeigen. In einigen Fällen können darüber hinaus Probleme bei der visuellen Informationsverarbeitung bestehen (der Buchstabenunterscheidung) und bei der akustischen Differenzierung; jedoch sind diese Probleme bei Kindern, die gerade damit beginnen, lesen zu lernen, häufig, und aus diesem Grunde wahrscheinlich nicht ursächlich mit der mangelnden Lesefähigkeit verknüpft. Aufmerksamkeitsschwierigkeiten, oft begleitet von Überaktivität und Impulsivität, sind ebenfalls häufig. Das genaue Muster von Schwierigkeiten in der Entwicklung im Vorschulalter variiert stark von Kind zu Kind, ebenso ihr Schweregrad; dennoch sind solche Probleme meist vorhanden.
Begleitende emotionale und Verhaltensstörungen sind ebenfalls während des Schulalters vorhanden. Emotionale Probleme kommen häufiger während der frühen Schulzeit vor, Störungen des Sozialverhaltens und Hyperaktivitätssyndrome treten eher in der späteren Kindheit und in der Adoleszenz auf. Ein niedriges Selbstwertgefühl ist häufig, ebenso wie Anpassungsprobleme in der Schule und in der Beziehung zu Gleichaltrigen.

Dazugehörige Begriffe:
Entwicklungsdyslexie / Legasthenie / Rechtschreibschwierigkeiten bei einer Lesestörung / umschriebene Lesestörung

Ausschluss:
erworbene Alexie und Dyslexie (R48.0) / erworbene Leseverzögerung infolge emotionaler Störung (F93.–) / Rechtschreibstörung ohne Lesestörung (F81.1)

Diagnostische Kriterien

A. Entweder 1. oder 2.:
   1. ein Wert der Lesegenauigkeit und/oder im Leseverständnis, der mindestens zwei Standardabweichungen unterhalb des Niveaus liegt, das aufgrund des chronologischen Alters und der allgemeinen Intelligenz zu erwarten wäre. Die Lesefertigkeiten und der IQ wurden in einem individuell angewandten entsprechend der Kultur und dem Erziehungssystem des Kindes standardisierten Test erfasst;
   2. in der Vorgeschichte bestanden ernste Leseschwierigkeiten, oder es liegen Testwerte vor, die früher das Kriterium A.1. erfüllten, und ein Wert in einem Rechtschreibtest, der mindestens zwei Standardabweichungen unterhalb des Niveaus liegt, das aufgrund des chronologischen Alters und des IQ des Kindes zu erwarten wäre.

B. Die unter A. beschriebene Störung behindert die Schulausbildung oder alltägliche Tätigkeiten, die Lesefertigkeiten erfordern.
C. Nicht bedingt durch Seh- oder Hörstörungen oder eine neurologische Krankheit.
D. Beschulung in einem zu erwartenden Rahmen (d.h. es liegen keine extremen Unzulänglichkeiten in der Erziehung vor).
E. Häufigstes Ausschlusskriterium: Nonverbaler IQ unter 70 in einem standardisierten Test.

Mögliches zusätzliches Einschlusskriterium (für einige besondere Forschungsvorhaben): Im Vorschulalter Beeinträchtigungen des Sprechens, der Sprache, der Klangkategorisierung, der motorischen Koordination, des visuellen Prozesses, der Aufmerksamkeit, der Aktivitätskontrolle oder der Modulation.

Kommentar: Die oben angegebenen Kriterien erfassen nicht die allgemeine Leseschwäche, wie in den klinischen Leitlinien. Die diagnostischen Forschungskriterien für eine allgemeine Leseschwäche sind dieselben wie für eine umschriebene Lesestörung, außer dass das Kriterium A.1. spezifiziert: Lesefertigkeiten zwei Standardabweichungen unterhalb des erwarteten Niveaus bezüglich des chronologischen Alters (d.h. der IQ wird nicht berücksichtigt). Das Kriterium A.2. folgt demselben Prinzip hinsichtlich des Rechtschreibens. Die Validität einer Differenzierung zwischen diesen beiden Varianten von Lesestörungen ist nicht eindeutig gesichert. Der umschriebene Typ scheint aber einen stärkeren Zusammenhang mit der Verlangsamung der Sprachentwicklung zu haben (so wie die allgemeine Leseschwäche mit einer großen Zahl von Entwicklungsbehinderungen verbunden ist) und eine Präferenz des männlichen Geschlechtes zu zeigen.
Weitere Forschungsunterscheidungen beruhen auf der Analyse verschiedener Typen von Rechtschreibfehlern.

F81.1 isolierte Rechtschreibstörung

Das Hauptmerkmal dieser Störung besteht in einer umschriebenen und eindeutigen Beeinträchtigung in der Entwicklung von Rechtschreibfertigkeiten, ohne Vorgeschichte einer umschriebenen Lesestörung. Sie ist nicht alleine durch ein zu niedriges Intelligenzalter, durch Visusprobleme oder unangemessene Beschulung erklärbar. Die Fähigkeiten, mündlich richtig zu buchstabieren und Wörter korrekt zu schreiben, sind beide betroffen. Einfache Probleme mit der Handschrift sind hier nicht zu verschlüsseln. Jedoch können in einigen Fällen Rechtschreibschwierigkeiten von Schriftproblemen begleitet sein. Anders als bei den umschriebenen Lesestörungen, sind die Rechtschreibfehler meist phonetisch akkurat.

Diagnostische Leitlinien

Die Rechtschreibleistung des Kindes muss eindeutig unterhalb des Niveaus liegen, welches aufgrund des Alters, der allgemeinen Intelligenz und der

Schulklasse zu erwarten ist. Dies wird am besten auf der Grundlage eines individuell angewendeten, standardisierten Rechtschreibtests beurteilt. Die Lesefertigkeiten des Kindes (Lesegenauigkeit und -verständnis) müssen im Normalbereich liegen, und es darf anamnestisch keine deutliche Lesestörung vorliegen. Die Schreibstörung darf nicht hauptsächlich auf einen offenkundig unangemessenen Unterricht oder direkt auf Defizite im Sehen, Hören oder auf neurologische Störungen zurückzuführen sein. Ebenso darf sie nicht Folge einer neurologischen, psychiatrischen oder anderen Krankheit sein.
Wenn auch bekannt ist, dass sich eine isolierte Rechtschreibstörung von einer Lesestörung mit Rechtschreibstörung unterscheidet, weiß man doch nur wenig über die Vorläufer, den Verlauf, die Korrelate und den Endzustand von umschriebenen Rechtschreibstörungen.

Dazugehörige Begriffe:
umschriebene Verzögerung der Rechtschreibfähigkeit (ohne Lesestörung)

Ausschluss:
erworbene Rechtschreibstörung (R48.8) / Rechtschreibschwierigkeiten bei Lesestörung (F81.0) / Rechtschreibschwierigkeiten, hauptsächlich infolge eines unangemessenen Unterrichtes (Z55.8)

Diagnostische Kriterien

A. Es liegt ein Wert in einem standardisierten Rechtschreibtest vor, der mindestens zwei Standardabweichungen unterhalb des Niveaus liegt, das aufgrund des chronologischen Alters und der allgemeinen Intelligenz des Kindes zu erwarten wäre.
B. Die Lesegenauigkeit und das Leseverständnis sowie das Rechnen liegen im Normbereich (zwei Standardabweichungen vom Mittelwert).
C. In der Vorgeschichte keine ausgeprägten Leseschwierigkeiten.
D. Beschulung in einem zu erwartenden Rahmen (es liegen keine außergewöhnlichen Unzulänglichkeiten in der Erziehung vor).
E. Die Rechtschreibstörungen bestehen seit den frühesten Anfängen des Rechtschreiblernens.
F. Die unter A. beschriebene Störung behindert eine Schulausbildung oder alltägliche Tätigkeiten, die Rechtschreibfertigkeiten erfordern.
G. **Häufigstes Ausschlusskriterium:** Nonverbaler IQ unter 70 in einem standardisierten Test.

F81.2 Rechenstörung

Diese Störung beinhaltet eine umschriebene Beeinträchtigung von Rechenfertigkeiten, die nicht allein durch eine allgemeine Intelligenzminderung oder eine eindeutig unangemessene Beschulung erklärbar ist. Das Defizit betrifft die Beherrschung grundlegender Rechenfertigkeiten wie Addition, Subtraktion, Multiplikation und Division, weniger die höheren mathematischen Fertigkeiten, die für Algebra, Trigonometrie, Geometrie und Differential- sowie Integralrechnung benötigt werden.

Diagnostische Leitlinien

Die Rechenleistung des Kindes muss eindeutig unterhalb des Niveaus liegen, welches aufgrund des Alters, der allgemeinen Intelligenz und der Schulklasse zu erwarten ist. Dies wird am besten auf der Grundlage eines standardisierten Einzeltests für Rechenfähigkeit beurteilt. Die Lese- und Rechtschreibfähigkeiten des Kindes müssen im Normbereich liegen, nach Möglichkeit beurteilt auf der Grundlage einzeln angewendeter, angemessener standardisierter Testverfahren. Die Rechenschwierigkeiten dürfen nicht wesentlich auf unangemessene Unterrichtung oder direkt auf Defizite im Sehen, Hören oder auf neurologische Störungen zurückzuführen sein. Ebenso dürfen sie nicht als Folge irgendeiner neurologischen, psychiatrischen oder anderen Krankheit erworben worden sein.
Rechenstörungen wurden weniger untersucht als Lesestörungen, und die Kenntnis über Vorläufer, Verlauf, Korrelate und Prognose ist relativ begrenzt. Dennoch scheinen bei Kindern mit diesen Störungen die akustische Wahrnehmung und die verbalen Fähigkeiten eher im Normbereich zu liegen, während die visuellräumliche und Fähigkeiten der optischen Wahrnehmung eher beeinträchtigt sind, anders als bei vielen Kindern mit Lesestörungen. Einige Kinder haben zusätzlich soziale und emotionale Verhaltensprobleme, jedoch ist über deren Charakteristika oder Häufigkeit wenig bekannt. Man glaubt, dass Schwierigkeiten in der sozialen Interaktion besonders häufig auftreten.
Die Rechenschwierigkeiten, die auftreten, sind verschiedenartig. Es kommen vor: Ein Unvermögen, die bestimmten Rechenoperationen zugrunde liegenden Konzepte zu verstehen; ein Mangel im Verständnis mathematischer Ausdrücke oder Zeichen; ein Nichtwiedererkennen numerischer Symbole; eine Schwierigkeit, unsere Standardrechenschritte auszuführen; eine Schwierigkeit im Verständnis, welche Zahlen für das in Betracht kommende arithmetische Problem relevant sind; Schwierigkeiten, Zahlen in die richtige Reihenfolge zu bringen oder Dezimalstellen oder Symbole während des Rechenvorgangs einzusetzen; mangelnder räumlicher Aufbau von Berechnungen und eine Unfähigkeit, das Einmaleins befriedigend zu lernen.

Dazugehörige Begriffe:
Entwicklungs-Akalkulie / Entwicklungsstörung des Rechnens / entwicklungsbedingtes Gerstmann-Syndrom

Ausschluss:
erworbene Rechenstörung (Akalkulie) (R48.8) / Rechenschwierigkeiten bei Lese- oder Rechtschreibstörung (F81.1) / Rechenschwierigkeiten, hauptsächlich infolge einer unangemessenen Unterrichtung (Z55.8)

Diagnostische Kriterien

A. Es liegt ein Wert in einem standardisierten Rechentest vor, der mindestens zwei Standardabweichungen unterhalb des Niveaus liegt, das aufgrund des chronologischen Alters und der allgemeinen Intelligenz des Kindes zu erwarten wäre.
B. Die Lesegenauigkeit, das Leseverständnis sowie das Rechtschreiben liegen im Normbereich (zwei Standardabweichungen vom Mittelwert).
C. In der Vorgeschichte keine ausgeprägten Lese- oder Rechtschreibschwierigkeiten
D. Beschulung in einem zu erwartenden Rahmen (es liegen keine außergewöhnlichen Unzulänglichkeiten in der Erziehung vor).
E. Die Rechenschwierigkeiten bestehen seit den frühesten Anfängen des Rechenlernens.
F. Die unter A. beschriebene Störung behindert eine Schulausbildung oder alltägliche Tätigkeiten, die Rechenfertigkeiten erfordern.
G. **Häufigstes Ausschlusskriterium:** Nonverbaler IQ unter 70 in einem standardisierten Test.

F81.3 kombinierte Störungen schulischer Fertigkeiten

Dies ist eine schlecht definierte, unzureichend konzeptualisierte (jedoch notwendige) Restkategorie für Störungen, bei denen sowohl Rechen- als auch Lese- und Rechtschreibfähigkeiten eindeutig beeinträchtigt sind, die Schwäche jedoch nicht allein durch eine allgemeine Intelligenzminderung oder eine deutlich unangemessene Beschulung erklärbar ist. Sie sollte für kombinierte Störungen verwendet werden, welche die Kriterien für F81.2 und entweder F81.0 oder F81.1 erfüllen.

Ausschluss:
isolierte Rechtschreibstörung (F81.1) / Lese- und Rechtschreibstörung (F81.0) / Rechenstörung (F81.2)

Diagnostische Kriterien

Dies ist eine schlecht definierte, unzureichend konzeptualisierte (jedoch notwendige) Restkategorie für Störungen, bei denen sowohl Rechen- als auch Lese- oder Rechtschreibfertigkeiten deutlich beeinträchtigt sind. Die Störungen sind jedoch nicht allein durch eine allgemeine Intelligenzminderung oder eine unzureichende Beschulung zu erklären. Diese Kategorie sollte verwendet werden, wenn die Störung die Kriterien für F81.2 und entweder F81.0 oder F81.1 erfüllt.

F81.8 sonstige Entwicklungsstörungen schulischer Fertigkeiten

Dazugehörige Begriffe:
Entwicklungsstörung des expressiven Schreibens

F81.9 nicht näher bezeichnete Entwicklungsstörung schulischer Fertigkeiten

Diese Kategorie ist möglichst zu vermeiden und darf nur für nicht näher bezeichnete Störungen verwendet werden, bei denen eine signifikante Beeinträchtigung des Lernens vorhanden ist, die nicht durch eine Intelligenzminderung, Visus-Probleme oder inadäquate Beschulung erklärbar ist.

Dazugehörige Begriffe:
nicht näher bezeichnete Lernschwäche / nicht näher bezeichnete Lernstörung / nicht näher bezeichnete Schwierigkeit, Kenntnisse zu erwerben

Diagnostische Kriterien

Diese Kategorie sollte möglichst vermieden werden. Sie sollte nur verwendet werden für unspezifische deutliche Lernstörungen, die nicht bedingt sind durch eine Intelligenzminderung, Sehstörung oder eine unzureichende Beschulung.

F82 umschriebene Entwicklungsstörung der motorischen Funktionen

Das Hauptmerkmal dieser Störung ist eine schwerwiegende Beeinträchtigung der Entwicklung der motorischen Koordination, die nicht allein durch eine Intelligenzminderung oder eine umschriebene angeborene oder erworbene neurologische Störung erklärbar ist (außer derjenigen, die mit der Koordinationsstörung impliziert ist). Üblicherweise ist die motorische Ungeschicklichkeit verbunden mit einem gewissen Grad von Leistungsbeeinträchtigungen bei visuell räumlichen Aufgaben.

Diagnostische Leitlinien

Die motorische Koordination des Kindes bei fein- oder grobmotorischen Aufgaben muss deutlich unterhalb des Niveaus liegen, welches aufgrund des Alters und der allgemeinen Intelligenz zu erwarten ist. Dies wird am besten beurteilt anhand eines individuell durchgeführten, standardisierten Testverfahrens für fein- und grobmotorische Koordination. Die Koordinationsschwierigkeiten sollten frühzeitig in der Entwicklung vorhanden gewesen sein (d.h. sie dürfen kein erworbenes Defizit darstellen), und sie dürfen nicht direkte Auswirkungen von Seh- oder Hörfehlern oder von diagnostizierbaren neurologischen Störungen sein.
Das Ausmaß, in dem die Störung hauptsächlich die fein- oder die grobmotorische Koordination betrifft, variiert, das jeweilige Muster der motorischen Störungen hängt vom Alter ab. Die motorischen Entwicklungsschritte können verzögert sein, und die Störung kann von Sprechschwierigkeiten (besonders die Artikulationsstörungen) begleitet sein. Das junge Kind kann in der allgemeinen Haltung unbeholfen sein, und nur langsam Laufen, Hüpfen und Treppensteigen lernen. Häufig finden sich Schwierigkeiten im Erlernen von Schuhbinden, Auf- und Zuknöpfen und im Werfen und Fangen von Bällen. Das Kind kann allgemein ungeschickt bei feinen und groben Bewegungen sein, mit einer Tendenz, Sachen fallen zu lassen, zu stolpern, über Hin-

dernisse zu fallen und eine dürftige Handschrift zu haben. Die Zeichenfertigkeiten sind meist schlecht, und oft können die Kinder mit dieser Störung schlecht Puzzles legen, Konstruktionsspielzeug benutzen, Modelle bauen, Ballspielen sowie Landkarten zeichnen oder verstehen.
In den meisten Fällen zeigt eine sorgfältige klinische Untersuchung deutliche entwicklungsneurologische Unreifezeichen wie choreiforme Bewegungen frei gehaltener Gliedmaßen oder Spiegelbewegungen und andere damit verbundene Bewegungsmerkmale, ebenso wie Zeichen einer mangelhaften fein- oder grobmotorischen Koordination (allgemein als weiche Symptome («soft-signs») bezeichnet aufgrund ihres häufigen Vorkommens bei jüngeren Kindern und ihres Mangels an lokalisatorischer Aussagekraft). Die Sehnenreflexe können seitengleich, verstärkt oder abgeschwächt sein, aber nicht seitendifferent verstärkt oder abgeschwächt sein.
Bei einigen Kindern treten gelegentlich schwerwiegende Schulschwierigkeiten auf. Soziale, emotionale und Verhaltensprobleme kommen in einigen Fällen dazu, jedoch ist wenig über ihre Häufigkeit oder ihre Charakteristika bekannt. Es liegt keine diagnostizierbare neurologische Störung (wie z.B. zerebrale Bewegungsstörung oder Muskeldystrophie) vor, jedoch erfährt man anamnestisch in einigen Fällen über eine Vorgeschichte von perinatalen Komplikationen, ein sehr niedriges Geburtsgewicht oder eine deutlich zu frühe Geburt. Das «Syndrom des ungeschickten Kindes» wurde oft als «minimale zerebrale Dysfunktion» diagnostiziert; dieser Ausdruck wird jedoch nicht empfohlen, weil er so viele verschiedene widersprüchliche Bedeutungen enthält.

Dazugehörige Begriffe:
entwicklungsbedingte Koordinationsstörung / Entwicklungsdyspraxie / Syndrom des ungeschickten Kindes

Ausschluss:
Haltungs- und Bewegungsstörungen (R26) Koordinationsstörung (R27) infolge einer Intelligenzminderung (F70–F79) oder einer diagnostizierbaren spezifischen neurologischen Krankheit (G00–G99)

Diagnostische Kriterien

A. in Wert in einem standardisierten Test für fein- und grobmotorische Koordination, der mindestens zwei Standardabweichungen unterhalb des Niveaus liegt, das aufgrund des chronologischen Alters des Kindes zu erwarten wäre.
B. Die unter A. beschriebene Störung behindert eine Schulausbildung oder alltägliche Tätigkeiten.
C. Keine diagnostizierbare neurologische Störung.
D. Häufigstes Ausschlusskriterium: Nonverbaler IQ unter 70 in einem standardisierten Test.

F83 kombinierte umschriebene Entwicklungsstörungen

Dies ist eine schlecht definierte, unzureichend konzeptualisierte (jedoch notwendige) Restkategorie für Störungen, bei denen eine Kombination umschriebener Entwicklungsstörungen des Sprechens und der Sprache, schulischer Fertigkeiten und motorischer Funktionen vorliegt, von denen jedoch keine so dominiert, dass sie eine Hauptdiagnose begründet. Üblicherweise treten bei allen diesen umschriebenen Entwicklungsstörungen in einem gewissen Ausmaß allgemeine Beeinträchtigungen kognitiver Funktionen auf. Diese kombinierte Kategorie sollte nur dann verwendet werden, wenn eine weit gehende Überschneidung vorliegt. In diesem Sinne ist sie dann zu verwenden, wenn Funktionsstörungen vorliegen, welche die Kriterien für zwei oder mehr Kategorien von F80.–, F81.– und F82 erfüllen.

Diagnostische Kriterien

Dies ist eine schlecht definierte, unzureichend konzeptualisierte (jedoch notwendige) Restkategorie für Störungen, bei denen eine Kombination umschriebener Entwicklungsstörungen des Sprechens und der Sprache, schulischer Fertigkeiten und motorischer Funktionen vorliegt, von denen jedoch keine so dominiert, dass sie als Hauptdiagnose gerechtfertigt wäre. Alle umschriebenen Entwicklungsstörungen können mit einer allgemeinen Beeinträchtigung kognitiver Funktionen von einem gewissen Schweregrad einhergehen. Diese gemischte Kategorie sollte nur bei einer weit gehenden Überschneidung verwendet werden, also nur, wenn die Kriterien von mehr als zwei Störungen von F80.–, F81.– und F82 erfüllt sind.

F88 sonstige Entwicklungsstörungen

Dazugehörige Begriffe:
entwicklungsbedingte Agnosie

F89 nicht näher bezeichnete Entwicklungsstörung

Für dieses diagnostische Kriterium ist kein spezielles Kriterium definiert.

Dritte Achse
Intelligenzniveau

Einfügung für die deutsche Fassung des Multiaxialen Klassifikationssystems (MAS)

Um auch höheren Intelligenzgrade berücksichtigen zu können, wurden im MAS abweichend von der Originalfassung die Kategorien 1 bis 4 ergänzt und die Kategorien der Intelligenzminderung (F70–F79) fortlaufend als Kategorien 5 bis 8 kodiert. Das angegebene Intelligenzniveau basiert auf Testergebnissen mit einem Mittelwert von 100 und einer Standardabweichung von 15, wie sie für Wechsler-Skalen gültig sind. Sie sollten nur als Anhaltspunkt dienen und nicht rigide angewendet werden. Im übrigen sollen die weiter unten angeführten diagnostischen Leitlinien beachtet werden.

1. Sehr hohe Intelligenz

Weit überdurchschnittliche Intelligenz
IQ über 129

2. Hohe Intelligenz

Überdurchschnittliche Intelligenz
IQ 115–129

3. Normvariante

Durchschnittliche Intelligenz
IQ 85–114

4. Niedrige Intelligenz

unterdurchschnittliche Intelligenz
Grenzdebilität
IQ 70–84

5.–8. F7 INTELLIGENZMINDERUNG

5. F70 Leichte Intelligenzminderung

Debilität
IQ 50–69
Leichte intellektuelle Behinderung

6. F71 Mittelgradige Intelligenzminderung

Imbezillität
IQ 35–49
Mittelgradige intellektuelle Behinderung

7. F72 Schwere Intelligenzminderung

Ausgeprägte Imbezillität
IQ 20–34
Schwere intellektuelle Behinderung

8. F73 Schwerste Intelligenzminderung

Idiotie
IQ unter 20
Schwerste intellektuelle Behinderung

9. Intelligenzniveau nicht bekannt

(Weder durch klinische noch durch psychometrische Einschätzung einschließlich F78 und F79)

F78 sonstige Intelligenzminderung

F79 nicht näher bezeichnete Intelligenzminderung

Mit der vierten Stelle kann das Ausmaß der Verhaltensstörung klassifiziert werden:

Einleitung
Eine Intelligenzminderung ist eine sich in der Entwicklung manifestierende, stehen gebliebene oder unvollständige Entwicklung der geistigen Fähigkeiten, mit besonderer Beeinträchtigung von Fertigkeiten, die zum Intelligenzniveau beitragen, wie z.B. Kognition, Sprache, motorische und soziale Fähigkeiten. Eine Intelligenzminderung kann allein oder zusammen mit einer anderen psychischen oder körperlichen Störung auftreten. Intelligenzgeminderte Personen können an allen psychiatrischen Störungen erkranken; in die-

ser Population ist die Prävalenzrate für andere psychiatrische Störungen mindestens drei- bis viermal so hoch wie in der Allgemeinbevölkerung. Außerdem besteht für intelligenzgeminderte Personen ein größeres Risiko ausgenutzt sowie körperlich und sexuell missbraucht zu werden. Das Anpassungsverhalten ist stets beeinträchtigt, eine solche Anpassungsstörung muss aber bei Personen mit leichter Intelligenzminderung in geschützter Umgebung mit Unterstützungsmöglichkeiten nicht auffallen. Mit der vierten Stelle kann das Ausmaß der Verhaltensbeeinträchtigung klassifiziert werden, wenn diese sich nicht auf eine andere Störung bezieht.
Mit der vierten Stelle kann das Ausmaß der Verhaltensstörung klassifiziert werden:
Wenn die Ursache der Intelligenzminderung bekannt ist, dann hat eine zusätzliche Kodierung mittels einer anderen ICD-10 Diagnose zu erfolgen (z.B. F72 schwere Intelligenzminderung plus E00 kongenitales Jodmangelsyndrom).
Eine Intelligenzminderung schließt zusätzliche Diagnosen der anderen Abschnitte des Kapitels V (F) nicht aus. Kommunikationsschwierigkeiten machen es aber mehr als sonst nötig, die Diagnose auf objektiv beobachtbare Symptome zu stützen, wie bei einer depressiven Episode z.B. auf psychomotorische Verlangsamung, Appetit- und Gewichtsverlust und Schlafstörung.

Diagnostische Leitlinien

Intelligenz ist kein einheitliches Phänomen, sondern setzt sich mehr oder weniger aus einer großen Anzahl verschiedener, spezifischer Fertigkeiten zusammen. Trotz der generellen Tendenz aller dieser Fertigkeiten, sich bei jedem Individuum zu einem vergleichbaren Niveau zu entwickeln, können vor allem bei Personen mit Intelligenzminderung große Unterschiede bestehen. So können auf dem Hintergrund schwerer Intelligenzminderung in einem bestimmten Bereich, beispielsweise der Sprache, schwere Beeinträchtigungen und in einem anderen (beispielsweise bei einfachen visuellen, räumlichen Aufgaben) eine besondere Geschicklichkeit feststellbar sein. Dies führt zu Problemen bei der Bestimmung der diagnostischen Kategorie, der ein Intelligenzgeminderter zuzuordnen ist. Die Einschätzung der Intelligenz sollte auf allen verfügbaren Informationen beruhen. Dazu gehören klinischer Eindruck, Anpassungsverhalten, gemessen am kulturellen Hintergrund des Individuums und die psychometrische Leistungsfähigkeit. Für die endgültige Diagnose muss ein vermindertes Intelligenzniveau mit der Folge der erschwerten Anpassung an die Anforderungen des alltäglichen Lebens bestehen. Begleitende psychische oder körperliche Krankheiten haben einen großen Einfluss auf das klinische Bild und auf den Einsatz jedweder Fertigkeiten. Die gewählte diagnostische Kategorie soll sich deshalb auf eine umfassende Einschätzung der Fähigkeiten und nicht auf einen einzelnen Bereich spezifischer Beeinträchtigung oder Fertigkeit stützen. Die angegebenen IQ-Werte sind als Leitlinien gemeint und sollten im Hinblick auf die Problematik der transkulturellen Vergleichbarkeit nicht zu starr angewendet werden. Die unten angegebenen Kategorien stellen eine willkürliche Einteilung eines komplexen Kontinuums dar und können nicht mit absoluter Genauigkeit voneinander abgegrenzt werden. Der IQ sollte anhand von standardisierten, auf die jeweiligen kulturellen Gegebenheiten adaptierten, individuell angewandten Intelligenztests bestimmt werden. Der jeweilige Test ist unter Berücksichtigung des individuellen Leistungsniveaus und zusätzlicher spezifischer Behinderungen, wie Sprachproblemen, Hörverminderung und körperlichen Schwierigkeiten auszuwählen. Mit Skalen zur Beurteilung der sozialen Reife oder Anpassung, ebenfalls mit kulturspezifischen Normen, erhält man durch Interviews mit Eltern und Betreuern zusätzliche Informationen, die mit den Fertigkeiten des Betreffenden im alltäglichen Leben vertraut sind. Ohne die Anwendung standardisierter Verfahren muss die Diagnose vorläufig bleiben.

(5) F70 leichte Intelligenzminderung

Leicht intelligenzgeminderte Personen erwerben Sprache verzögert, jedoch meist in einem für die täglichen Anforderungen, für eine normale Konversation und für ein klinisches Interview ausreichenden Umfang. Die meisten dieser Personen erlangen eine volle Unabhängigkeit in der Selbstversorgung (Essen, Waschen, Anziehen, Darm- und Blasenkontrolle) und in praktischen und häuslichen Tätigkeiten, wenn auch das Entwicklungstempo deutlich langsamer ist als normalerweise üblich. Die Hauptschwierigkeiten treten bei der Schulausbildung auf; viele Betroffene haben besondere Probleme beim Lesen und Schreiben. Immerhin erfahren leicht intelligenzgeminderte Personen die größte Hilfe durch eine Ausbildung, die ihre Fertigkeiten weiter entwickelt und ihre Defizite ausgleicht. Die Mehrzahl der in den oberen Bereichen der leichten Intelligenzminderung Eingestuften sind für eine Arbeit anlernbar, die eher praktische als schulische Fähigkeiten, einschließlich ungelernter oder angelernter Handarbeit, verlangt. In einem soziokulturellen Umfeld, in dem wenig Wert auf schulische Ausbildung gelegt wird, stellt ein gewisses Ausmaß an leichter Intelligenzminderung an sich kein Problem dar. Wenn zusätzlich eine deutliche emotionale und soziale Unreife besteht, werden die Konsequenzen der Behinderung offenkundig; beispielsweise können die Betreffenden dann den Anforderungen einer Ehe oder der Kindererziehung nicht nachkommen, ebenso wenig wie sie sich an kulturelle Überlieferungen und Erwartungen anpassen können. Die emotionalen und sozialen Schwierigkeiten der leicht Intelligenzgeminderten sowie ihre Behandlung und Betreuung ähneln den jenigen bei Personen mit normaler Intelligenz mehr als den spezifischen Problemen der mittelgradig und schwer Intelligenzgeminderten. Bei einer steigenden Zahl der Betroffenen, wenngleich nicht bei der Mehrzahl, lässt sich eine organische Ätiologie nachweisen.

Diagnostische Leitlinien

Wenn ausreichend standardisierte Intelligenztests angewendet werden, ist der IQ-Bereich von 50–69 ein Hinweis auf eine leichte Intelligenzminderung. Sprachverständnis und Sprachgebrauch sind oft in unterschiedlichem Ausmaß verzögert, und Probleme beim Sprechen, welche die Entwicklung zur Selbständigkeit behindern, können bis ins Erwachsenenleben andauern.

Eine organische Ursache ist bei einer Minderheit der Betroffenen festzustellen. Begleiterkrankungen, wie Autismus, andere Entwicklungsverzögerungen, Epilepsie, Störungen des Sozialverhaltens oder körperliche Behinderungen, stellt man in unterschiedlicher Anzahl fest. Wenn solche Störungen vorhanden sind, sind sie gesondert zu kodieren.

Dazugehörige Begriffe:
leichte geistige Behinderung / leichte Oligophrenie / Debilität / Schwachsinn

(6) F71 mittelgradige Intelligenzminderung

Personen in dieser Kategorie zeigen eine verlangsamte Entwicklung von Sprachverständnis und Sprachgebrauch, ihre mögliche Leistungsfähigkeit in diesem Bereich ist begrenzt. Der Erwerb von Fähigkeiten im Bereich der Selbstversorgung und der motorischen Fertigkeiten ist ebenso verzögert, und einige Betroffene benötigen lebenslange Beaufsichtigung. Ihr schulisches Vorankommen ist begrenzt. Einige lernen die grundlegenden Fertigkeiten, die zum Lesen, Schreiben und Zählen gebraucht werden. Lernprogramme können diesen Personen ermöglichen, ihr begrenztes Potential zu entwickeln und einige grundlegende Fertigkeiten zu erwerben. Sie sind anwendbar für Lernbehinderte mit niedriger Leistungsfähigkeit. Als Erwachsene sind mittelgradig intelligenzgeminderte Menschen gewöhnlich in der Lage, einfache praktische Tätigkeiten zu verrichten, wenn die Aufgaben sorgsam strukturiert sind und für eine ausreichende Beaufsichtigung gesorgt ist. Ein vollständig unabhängiges Leben im Erwachsenenalter wird nur selten erreicht. Die Betroffenen sind jedoch in der Regel voll beweglich und körperlich aktiv; bei der Mehrzahl finden sich Anzeichen für eine soziale Entwicklung, so in der Fähigkeit, Kontakt aufzunehmen, mit anderen zu kommunizieren und einfache soziale Aktivitäten zu erbringen.

Diagnostische Leitlinien

Der IQ liegt gewöhnlich im Bereich zwischen 35 und 49. Unterschiedliche Leistungsprofile sind in dieser Gruppe üblich, wobei einige Individuen größere Fertigkeiten bei visuell räumlichen als bei sprachabhängigen Aufgaben aufweisen, andere sind auffällig ungeschickt, haben aber Freude an sozialer Interaktion und einfacher Unterhaltung. Das Ausmaß der Sprachentwicklung ist unterschiedlich und reicht von der Fähigkeit, an einfachen Unterhaltungen teilzunehmen, bis hin zu einem Sprachgebrauch, der lediglich zur Mitteilung der Basisbedürfnisse ausreicht. Einige lernen niemals sprechen, wenn sie auch einfache Anweisungen verstehen, andere lernen Handzeichen, um in einem gewissen Ausmaß das Sprachproblem zu kompensieren. Eine organische Ursache kann bei der Mehrzahl der Personen in dieser Gruppe ausgemacht werden. Frühkindlicher Autismus oder andere tiefgreifende Entwicklungsstörungen sind bei einer nicht zu vernachlässigenden Minderheit vorhanden und haben großen Einfluss auf das klinische Bild und die notwendige Behandlung. Epilepsie und neurologische und körperliche Behinderungen sind ebenso häufig, die meisten Betroffenen sind aber in der Lage selbstständig zu gehen. Manchmal ist es möglich, andere psychiatrische Störungen festzustellen. Das niedrige Sprachniveau erschwert jedoch die Diagnosenstellung, die von den fremdanamnestischen Informationen aus der direkten Umgebung der Betroffenen abhängt. Jede begleitende Krankheit ist getrennt zu kodieren.

Dazugehörige Begriffe:
Imbezillität / mittelgradige geistige Behinderung / mittelgradige Oligophrenie

(7) F72 schwere Intelligenzminderung

Diese Störung ähnelt hinsichtlich des klinischen Bildes, der organischen Ätiologie und der begleitenden Umstände dem unteren Leistungsbereich der mittelgradigen Intelligenzminderung. Dabei ist dieses unter F71 beschriebene niedrigere Leistungsniveau in dieser Gruppe am häufigsten vertreten. Die meisten Personen dieser Gruppe leiden an einer deutlich ausgeprägten motorischen Schwäche oder anderen Ausfällen, welche auf das Bestehen einer klinisch bedeutsamen Schädigung oder Fehlentwicklung des Zentralnervensystems hinweisen.

Diagnostische Leitlinien

Der Intelligenzquotient liegt gewöhnlich im Bereich zwischen 20 und 34.

Dazugehörige Begriffe:
schwere geistige Behinderung / schwere Oligophrenie

(8) F73 schwerste Intelligenzminderung

Der IQ in dieser Kategorie wird auf unter 20 eingeschätzt, was praktisch bedeutet, dass die betroffenen Personen so gut wie unfähig sind, Aufforderungen oder Anweisungen zu verstehen oder sich danach zu richten. Die meisten dieser Personen sind immobil oder sehr in ihrer Bewegungsfähigkeit eingeschränkt, Inkontinenz und zumeist nur zu sehr rudimentären Formen nonverbaler Kommunikation fähig. Sie besitzen wenig oder keine Fähigkeit, für ihre eigenen Grundbedürfnisse zu sorgen und benötigen ständige Hilfe und Überwachung.

Diagnostische Leitlinien

Der Intelligenzquotient liegt unter 20. Das Sprachverständnis und der Sprachgebrauch besteht im günstigsten Fall im Verständnis grundlegender Anweisungen und Formulieren einfacher Forderungen. Die grundlegendsten und einfachsten visuellräumlichen Fertigkeiten wie Sortieren und Zuordnen können erworben werden, und die Betroffenen können in der Lage sein, sich mit entsprechender Beaufsichtigung und Anleitung in geringem Maße an häuslichen und praktischen Aufgaben zu beteiligen. Eine organische Ätiologie kann in den meisten Fällen festgestellt werden. Häufig sind schwere neurologische oder die Bewegungsfähigkeit betreffende körperliche Defizite, wie z.B. Epilepsie und Beeinträchtigungen der Seh- und Hörfunktionen. Tiefgreifende Störungen der Entwicklung in ihren schwersten Formen, besonders der atypische Autismus, sind vor allem bei denen, die sich bewegen können, sehr häufig anzutreffen.

Dazugehörige Begriffe:
Idiotie / schwerste geistige Behinderung / schwerste Oligophrenie

(9) F78 sonstige Intelligenzminderung

Diese Kategorie soll nur verwendet werden, wenn die Beurteilung der Intelligenzminderung mit Hilfe der üblichen Verfahren wegen begleitender sensorischer oder körperlicher Beeinträchtigungen besonders schwierig oder unmöglich ist, wie bei Blinden, Taubstummen, schwer verhaltensgestörten oder körperbehinderten Personen.

(9) F79 nicht näher bezeichnete Intelligenzminderung

Die Informationen sind bei offensichtlicher Intelligenminderung nicht ausreichend, den Patienten einer der oben genannten Kategorien zuzuordnen.

Dazugehörige Begriffe:
nicht näher bezeichnete geistige Behinderung / nicht näher bezeichnete Oligophrenie / nicht näher bezeichneter Schwachsinn

Diagnostische Kriterien

Für eine Intelligenzminderung können keine detaillierten klinischen Kriterien für die Forschung spezifiziert werden, wie für die meisten anderen Störungen im Kapitel V (F) der ICD-10. Das liegt daran, dass die beiden Hauptkomponenten der Intelligenzminderung, nämlich die niedrige kognitive Fähigkeit und die verminderte soziale Kompetenz deutlich sozial und kulturell beeinflusst werden. Hier kann nur eine allgemeine Leitlinie über die angemessenste Beurteilungsmethode gegeben werden.

1. **Niveau der kognitiven Fähigkeiten:**
   Abhängig von den kulturellen Normen und Erwartungen müssen sich die Untersucher ihr eigenes Urteil bilden, wie der Intelligenzquotient (IQ) oder das mentale Alter entsprechend den in F7 angegebenen Variationsbreiten am besten einzuschätzen ist:

Kategorie	Intelligenzminderung	IQ	Mentales Alter (Jahre)
F70	Leicht	50–69	9 bis unter 12 Jahre
F71	Mittelgradig	35–49	6 bis unter 9 Jahren
F72	Schwer	20–34	3 bis unter 6 Jahren
F73	Schwerst	unter 20	unter 3 Jahren

2. **Niveau der sozialen Kompetenz:**
   Für den europäischen und amerikanischen Kulturkreis wird die Vineland Adaptive Behavior Scale (VABS) empfohlen, wenn sie als angemessen beurteilt wird (modifizierte Versionen oder äquivalente Skalen für andere Kulturkreise müssen erst entwickelt werden).

F70.x Vierte Stelle: damit kann das Ausmaß der Verhaltensbeeinträchtigung in Verbindung mit den Kategorien F70–F79 näher gekennzeichnet werden:

F7x.0 keine oder geringfügige Verhaltensstörung

F7x.1 deutliche Verhaltensstörung, die Beobachtung oder Behandlung erfordert

F7x.8 sonstige Verhaltensstörung

F7x.9 nicht näher bezeichnete Verhaltensstörung

Anmerkung: Von Anfang an bestand die Absicht im Kapitel V (F) der ICD-10, den Abschnitt für Intelligenzminderung so kurz und einfach wie möglich zu halten, da man diesem Bereich nur mit einem umfassenden multiaxialen System gerecht werden kann. Dieses muss unabhängig entwickelt werden; die Vorarbeiten dazu wurden bereits begonnen.

Vierte Achse
Krankheiten aus anderen Kapiteln der ICD-10 (andere als psychiatrische Erkrankungen)

Kategorien aus anderen Kapiteln der ICD-10

Dieser Abschnitt enthält eine Liste von Krankheiten und Bedingungen aus anderen Kapiteln der ICD-10, die häufig im Zusammenhang mit den Störungen des Kapitels V (F) gefunden werden. Der Psychiater hat mittels der klinischen Beschreibung und diagnostischen Leitlinien auch die anderen ICD-Termini und -Kodierungen schnell zur Hand und kann so auch die häufigsten kombinierten Diagnosen stellen. Die meisten angegebenen Kriterien sind dreistellig. Bei einigen häufigeren Diagnosen können auch vierstellige Kodierungen verwendet werden.

Inhalt

Bestimmte infektiöse und parasitäre Krankheiten (A00–B99)
Neubildungen (C00–D48)
Krankheiten des Blutes und der blutbildenden Organe sowie bestimmte Störungen mit Beteiligung des Immunsystems (D50–D89)
Endokrine, Ernährungs- und Stoffwechselerkrankungen (E00–E90)
Krankheiten des Nervensystems (G00–G99)
Krankheiten des Auges und der Augenanhangsgebilde (H00–H59)
Krankheiten des Ohres und des Mastoids (H60–H95)
Krankheiten des Kreislaufsystems (I00–I99)
Krankheiten des respiratorischen Systems (J00–J99)
Krankheiten des Verdauungssystems (K00–K93)
Krankheiten der Kutis und der Subkutis (L00–L99)
Krankheiten des Muskel-Skelett-Systems und des Bindegewebes (M00–M99)
Krankheiten des Urogenitalsystems (N00–N99)
Schwangerschaft, Geburt und Wochenbett (O00–O99)
angeborene Missbildungen, Deformitäten und Chromosomenaberrationen (Q00–Q99)
Symptome, Zeichen und abnorme klinische und Laborbefunde, nicht andernorts klassifiziert (R00–R99)
Verletzungen, Vergiftungen und sonstige Folgen äußerer Ursachen (S00–T98)
Äußere Ursachen für Morbidität und Mortalität (V01–Y98)
Vorsätzliche Selbstbeschädigung (X60–X84)
Tätlicher Angriff (X85–Y09)
Unerwünschte Nebenwirkungen bei therapeutischer Anwendung von Arzneimitteln, Drogen oder biologisch aktiven Substanzen (Y40–Y59)

Bestimmte infektiöse und parasitäre Krankheiten (A00–B99)

A50 Kongenitale Syphilis
A50.4 späte kongenitale Neurosyphilis (juvenile Neurosyphilis)
A52 Spätsyphilis
A52.1 symptomatische Neurosyphilis
einschließlich: Tabes dorsalis
A81 Slow-Virus-Infektionen des Zentralnervensystems
A81.0 Creutzfeldt-Jakob-Krankheit
A81.1 subakute sklerosierende Panenzephalitis
A81.2 Progressive multifokale Leukenzephalopathie
B22 durch die Human-Immundefizienz-Virus-(HIV)-Krankheit ausgelöste sonstige näher bezeichnete Krankheiten
B22.0 durch HIV-Krankheit ausgelöste Enzephalopathie
einschließlich: Demenz bei HIV-Krankheit

Neubildungen (C00–D48)

C70 bösartige Neubildung der Meningen
C71 bösartige Neubildung des Gehirns
C72 bösartige Neubildung des Rückenmarkes, der Hirnnerven und anderer Teile des zentralen Nervensystems
D33 gutartige Neubildung des Gehirns und anderer Teile des Zentralnervensystems
D42 Neubildung unsicherer Dignität und fraglicher meningealer Beteiligung
D43 Neubildung unsicherer Dignität und fraglicher Beteiligung des Gehirns und des Zentralnervensystems

Krankheiten des Blutes und der blutbildenden Organe sowie bestimmte Störungen mit Beteiligung des Immunsystems (D50–D89)

D50–D53 Alimentäre Anämien
D55–D59 Hämolytische Anämien
D60–D64 Aplastische und sonstige Anämien
D65–D69 Koagulopathien, Purpura und sonstige hämorrhagische Diathesen
D70–D77 Sonstige Krankheiten des Blutes und der blutbildenden Organe
D80–D89 Bestimmte Störungen mit Beteiligung des Immunsystems

Endokrine, Ernährungs- und Stoffwechselerkrankungen (E00–E90)

E00 Angeborenes Jodmangelsyndrom
E01 Jodmangelbedingte Schilddrüsenerkrankungen und verwandte Zustände
E02 Subklinische Jodmangelhypothyreose

E03 **Sonstige Hypothyreoseformen**
E03.2 Hypothyreose durch Arzneimittel und sonstige äußere Substanzen
E03.4 Myxödemkoma
E05 **Thyreotoxikose (Hyperthyreoidismus)**
E15 **nichtdiabetischer hypoglykämischer Schock**
E22 **Überfunktion der Hypophyse**
E22.0 Akromegalie und hypophysärer Riesenwuchs
E22.1 Hyperprolaktinämie
einschließlich: medikamenteninduzierte Hyperprolaktinämie
E23 **Unterfunktion und sonstige Störungen der Hypophyse**
E24 **Cushing-Syndrom**
E30 **Pubertätsstörungen, nicht andernorts klassifizierbar**
E30.0 Verzögerte Pubertät
E30.1 Vorzeitige Pubertät
E34 **sonstige endokrine Störungen**
E34.3 Minderwuchs, nicht andernorts klassifizierbar
E51 **Thiaminmangel**
E51.2 Wernicke-Enzephalopathie
E64 **Folgen von Mangelernährung und sonstigen alimentären Mangelzuständen**
E66 **Fettsucht**
E70 **Störungen des Stoffwechsels aromatischer Aminosäuren**
E70.0 Klassische Phenylketonurie
E71 **Störungen des Stoffwechsels verzweigter Aminosäuren und des Fettsäurestoffwechsels**
E71.0 Ahornsirupkrankheit
E74 **Sonstige Störungen des Kohlenhydratstoffwechsels**
E80 **Störungen des Porphyrin- und Bilirubinstoffwechsels**

Krankheiten des Nervensystems (G00–G99)

G00 **bakterielle Meningitis, nicht andernorts klassifizierbar**
einschließlich:
Hämophilusmeningitis
Pneumokokkenmengitis
Streptokokkenmeningitis
Staphylokokkenmeningitis
sonstige bakterielle Meningitis
G02 **Meningitis bei andernorts klassifizierten infektiösen und parasitären Krankheiten**
G03 **Meningitis durch sonstige und nicht näher bezeichnete Ursachen**
G04 **Enzephalitis, Myelitis und Enzephalomyelitis**
G06 **intrakranielle und intraspinale Abszesse und Granulome**
G06.2 extraduraler und subduraler Abszess, nicht näher bezeichnet
G10 **Huntington-Krankheit**
G11 **hereditäre Ataxie**

G20 Parkinson-Krankheit
G21 sekundärer Parkinsonismus
G21.0 malignes neuroleptisches Syndrom
G21.1 sonstiger arzneimittelinduzierter sekundärer Parkinsonismus
G21.2 sekundärer Parkinsonismus durch sonstige äußere Substanzen
G21.3 postenzephalitisches Parkinson-Syndrom
G24 Dystonie
einschließlich:
Dyskinesie
G24.0 Arzneimittelinduzierte Dystonie und Dyskinesie
G24.3 Torticollis spasticus
G24.8 sonstige Dystonie
einschließlich:
Dyskinesia tarda
G25 Sonstige extrapyramidale und Bewegungsstörungen
einschließlich:
Arzneimittelinduzierter Tremor
Myoklonus
Chorea
Tics
Restless-legs-Syndrom
G30 Alzheimer-Krankheit
G30.0 Alzheimer-Krankheit mit frühem Beginn
G30.1 Alzheimer-Krankheit mit spätem Beginn
G30.8 sonstige näher bezeichnete Alzheimer-Krankheit
G30.9 Alzheimer-Krankheit, nicht näher bezeichnet
G31 sonstige degenerative Krankheiten des Nervensystems, nicht andernorts klassifizierbar
G31.0 umschriebene Hirnatrophie
einschließlich:
Pick-Krankheit
G31.1 sonstige senile Degeneration des Gehirns, nicht andernortsklassifizierbar
G31.2 Degeneration des Nervensystems durch Alkohol
einschließlich:
alkoholbedingte:
zerebellare Ataxie
zerebellare Degeneration
zerebrale Degeneration und Enzephalophatie
Dysfunktion des autonomen Nervensystems durch Alkohol
G31.8 sonstige näher bezeichnete degenerative Krankheiten des Nervensystems
einschließlich:
Degeneration der grauen Hirnsubstanz (Alpers-Syndrom)
subakute nekrotisierende Enzephalopathie (Leigh)
G31.9 Degeneration des Nervensystems, nicht näher bezeichnet
G32 sonstige degenerative Krankheiten des Nervensystems bei andernorts klassifizierten Krankheitsbildern

G35 Multiple Sklerose

G37 Sonstige demyelinisierende Krankheiten des Zentralnervensystems

G37.0 Diffuse Sklerose
einschließlich:
Enzephalitis periaxialis
Schilder-Krankheit

G40 Epilepsien

G40.0 lokalisationsbezogene (fokale)(partielle) idiopathische Epilepsie und epileptische Syndrome mit lokalisationsbezogenen Anfällen
einschließlich:
benigne Epilepsie des Kindesalters mit temporozentralen Spikes im EEG

G40.1 lokalisationsbezogene (fokale)(partielle) symptomatische Epilepsien und epileptische Syndrome mit einfachen Partialanfällen
einschließlich:
Anfälle ohne Störungen des Bewusstseins

G40.2 lokalisationsbezogene (fokale)(partielle) symptomatische Epilepsien und epileptische Syndrome mit komplexen Partialanfällen
einschließlich:
Anfälle mit Störungen des Bewusstseins, meist mit Automatismen

G40.3 generalisierte idiopathische Epilepsie und epileptische Syndrome

G40.4 sonstige generalisierte Epilepsie und epileptische Syndrome
einschließlich:
Blitz-Nick-Salaam-Anfälle

G40.5 spezielle epileptische Syndrome
einschließlich:
epileptische Anfälle in Verbindung mit Alkohol, Drogen und Schlafentzug

G40.6 Grand-mal-Anfälle, nicht näher bezeichnet, mit oder ohne Petit-mal-Anfälle

G40.7 Petit-mal-Anfälle, nicht näher bezeichnet, ohne Grand-mal-Anfälle

G41 Status epilepticus

G43 Migräne

G44 Sonstige Kopfschmerzen

G45 Zerebrale transitorische ischämische Attacken und verwandte Syndrome

Exkl.: Zerebrale Ischämie beim Neugeborenen (P91.0)

G45.0 Arteria-vertebralis-Syndrom mit Basilaris-Symptomatik

G45.1 Arteria-carotis-interna-Syndrom (halbseitig)

G45.2 Multiple und bilaterale Syndrome der extrazerebralen hirnversorgenden Arterien

G45.3 Amaurosis fugax

G45.4 Transiente globale Amnesie [amnestische Episode]
Exkl.: Amnesie o.n.A. (R41.3)

G45.8 Sonstige zerebrale transitorische ischämische Attacken und verwandte Syndrome

G45.9 Zerebrale transitorische ischämische Attacke, nicht näher bezeichnet
Zerebrale transitorische Ischämie o.n.A. Spasmus der Hirnarterien

G46 Zerebrale Gefäßsyndrome bei zerebrovaskulären Krankheiten (I60–I67+)

G46.0 Arteria-cerebri-media-Syndrom (I66.0+)

G46.1 Arteria-cerebri-anterior-Syndrom (I66.1+)

G46.2 Arteria-cerebri-posterior-Syndrom (I66.2+)

G46.3 Hirnstammsyndrom (I60–I67+)
Benedikt-Syndrom
Claude-Syndrom
Foville-Syndrom
Millard-Gubler-Syndrom
Wallenberg-Syndrom
Weber-Syndrom

G46.4 Kleinhirnsyndrom (I60–I67+)

G46.5 Rein motorisches lakunäres Syndrom (I60–I67+)

G46.6 Rein sensorisches lakunäres Syndrom (I60–I67+)

G46.7 Sonstige lakunäre Syndrome (I60–I67+)

G46.8 Sonstige Syndrome der Hirngefäße bei zerebrovaskulären Krankheiten (I60–I67+)

G47 Schlafstörungen

G47.2 Störungen des Schlaf-Wachrhythmus

G47.3 Schlafapnoe

G47.4 Narkolepsie und Kataplexie

G70 Myasthenia gravis und sonstige Krankheiten im Bereich der neuromuskulären Synapse

G70.0 Myasthenia gravis

Zerebrale Lähmung und sonstige Lähmungssyndrome (G80–G83)

G80 Infantile Zerebralparese
Inkl.: Little-Krankheit
Exkl.: Hereditäre spastische Paraplegie (G11.4)

G80.0 Spastische Zerebralparese
Angeborene spastische Lähmung (zerebral)

G80.1 Spastische Diplegie

G80.2 Infantile Hemiplegie

G80.3 Dyskinetische Zerebralparese
Athetotische Zerebralparese

G80.4 Ataktische Zerebralparese

G80.8 Sonstige infantile Zerebralparese
Mischsyndrome der Zerebralparese

G80.9 Infantile Zerebralparese, nicht näher bezeichnet
Zerebralparese o.n.A.

G81 Hemiplegie

Hinweis: Diese Kategorie ist nur dann zur primären Verschlüsselung zu benutzen, wenn eine Hemiplegie (komplett) (inkomplett) nicht näher bezeichnet ist oder wenn sie alt ist oder länger besteht und die Ursache nicht näher bezeichnet ist. Diese Kategorie dient auch zur multiplen Verschlüsselung, um diese durch eine beliebige Ursache hervorgerufenen Arten der Hemiplegie zu kennzeichnen.

Exkl.: Angeborene und infantile Zerebralparese (G80.–)

G81.0 Schlaffe Hemiplegie

G81.1 Spastische Hemiplegie

G81.9 Hemiplegie, nicht näher bezeichnet

G82 **Paraplegie und Tetraplegie**

Hinweis: Diese Kategorie ist nur dann zur primären Verschlüsselung zu benutzen, wenn die aufgeführten Krankheitszustände nicht näher bezeichnet sind oder wenn sie alt sind oder länger bestehen und die Ursache nicht näher bezeichnet ist. Diese Kategorie dient auch zur multiplen Verschlüsselung, um diese durch eine beliebige Ursache hervorgerufenen Krankheitszustände zu kennzeichnen.

Exkl.: Angeborene und infantile Zerebralparese (G80.–)

G82.0 Schlaffe Paraplegie

G82.1 Spastische Paraplegie

G82.2 Paraplegie, nicht näher bezeichnet

Lähmung beider unterer Extremitäten o.n.A.

Paraplegie (untere) o.n.A.

G82.3 Schlaffe Tetraplegie

G82.4 Spastische Tetraplegie

G82.5 Tetraplegie, nicht näher bezeichnet

Quadriplegie o.n.A.

G83 Sonstige Lähmungssyndrome

Hinweis: Diese Kategorie ist nur dann zur primären Verschlüsselung zu benutzen, wenn die aufgeführten Krankheitszustände nicht näher bezeichnet sind oder wenn sie alt sind oder länger bestehen und die Ursache nicht näher bezeichnet ist. Diese Kategorie dient auch zur multiplen Verschlüsselung, um diese durch eine beliebige Ursache hervorgerufenen Krankheitszustände zu kennzeichnen.

Inkl.: Lähmung (komplett) (inkomplett), ausgenommen wie unter G80–G82 aufgeführt

G83.0 Diplegie der oberen Extremitäten

Diplegie (obere) Lähmung beider oberen Extremitäten

G83.1 Monoplegie einer unteren Extremität

Lähmung eines Beines

G83.2 Monoplegie einer oberen Extremität

Lähmung eines Armes

G83.3 Monoplegie, nicht näher bezeichnet

G83.4 Cauda- (equina-) Syndrom

Neurogene Blasenentleerungsstörung bei Cauda-(equina-)Syndrom

Exkl.: Rückenmarksblase o.n.A. (G95.8)

G83.8 Sonstige näher bezeichnete Lähmungssyndrome

Todd-Paralyse (postiktal)

G83.9 Lähmungssyndrom, nicht näher bezeichnet

G91.– Hydrocephalus

G92 Toxische Enzephalopathie

G93 Sonstige Krankheiten des Gehirns, nicht andernorts klassifizierbar

G93.1 Anoxische Hirnschädigung, nicht andernorts klassifizierbar
G93.3 Postvirales Erschöpfungssydrom
einschließlich:
Benigne myalgische Enzephalomyelitis
G93.4 Enzephalopathie, nicht näher bezeichnet
G97 Krankheiten des Nervensystems nach Operationen und medizinischen Maßnahmen, nicht andernorts klassifizierbar
G97.0 Liquorfistel nach Punktion

Krankheiten des Auges und der Augenanhangsgebilde (H00–H59)

H40 Glaukom
H40.6 Glaukom nach Arzneimittelverabreichung
H58 Sonstige Krankheiten des Auges und der Augenanhangsgebilde bei anderorts klassifizierten Krankheitsbildern
H58.0 Anomalien der Pupillenreaktion bei anderorts klassifizierten Krankheitsbildern
einschließlich:
Argyll-Robertson-Phänomen oder syphilitischer Pupillenstarre (A52.1)

Krankheiten des Ohres und des Mastoids (H60–H95)

H93 sonstige Störungen des Ohres, nicht andernorts klassifizierbar
H93.1 Tinnitus

Krankheiten des Kreislaufsystems (I100–I99)

I10 essentielle (primäre) Hypertonie
I60.– Subarachnoidalblutung
I61.– intrazerebrale Blutung
I62 sonstige nichttraumatische intrakranielle Blutung
I62.0 subdurale Blutung (akut, nichttraumatisch)
I62.1 nichttraumatische extradurale Blutung
I63.– Zerebralinfarkt
I64 Apoplexie, nicht näher als Blutung oder Infarkt bezeichnet
I65.– Verschluss und Stenose präzerebraler Arterien ohne resultierenden Zerebralinfarkt
I66.– Verschluss und Stenose zerebraler Arterien ohne resultierenden Zerebralinfakrt
I67 sonstige zerebrovaskuläre Krankheiten
I67.2 zerebrale Arteriosklerose
I67.3 progressive vaskuläre Leukenzephalopathie
einschließlich:
Morbus-Binswanger
I67.4 hypertoniebedingte Enzephalopathie

I69.– Folgen zerebrovaskulärer Krankheiten
I95 Hypotonie
I95.2 Hypotonie durch Arzneimittel

Krankheiten des respiratorischen Systems (J00–J99)

J10 Grippe durch nachgewiesene Influenzaviren
J10.8 Grippe mit sonstigen Manifestationen, Viren nachgewiesen
J11 Grippe, Viren nicht nachgewiesen
J11.8 Grippe mit sonstigen Manifestationen, Viren nicht nachgewiesen
J42 chronische Bronchitis, nicht näher bezeichnet
J43.– Emphysem
J45.– Asthma

Krankheiten des Verdauungssystems (K00–K93)

K25 Ulcus ventriculi
K26 Ulcus duodoni
K27 Ulcus pepticum, Lokalisation nicht näher bezeichnet
K29 Gastritis und Duodenitis
K29.2 Alkoholgastritits
K30 Dyspepsie
K58.– Reizkolon (Colon irritabile)
K59.– sonstige funktionelle Darmstörungen
K70.– alkoholische Lebererkrankung
K71.– toxische Lebererkrankung
einschließlich:
arzneimittelinduzierte Lebererkrankung
K86 sonstige Krankheiten des Pankreas
K86.0 alkoholinduzierte chronische Pankreatitis

Krankheiten der Kutis und der Subkutis (L00–L99)

L20.– Dermatitis atopica
L98 sonstige Krankheiten der Kutis und der Subkutis, nicht andernorts klassifizierbar
L98.1 Dermatitis factitia
einschließlich:
neurotische Exkoriation

Krankheiten des Muskel-Skelett-Systems und des Bindegewebes (M00–M99)

M32.– systemischer Lupus erythematodes
M54.– Rückenschmerzen

Krankheiten des Urogenitalsystems (N00–N99)

N48 sonstige Krankheiten des Penis
N48.3 Priapismus
N48.4 Impotenz mit organischer Ursache
N91.– ausgebliebene, zu schwache oder zu seltene Menstruation
N94 Schmerzen und sonstige Symptome der weiblichen Genitalorgane sowie Symptome im Zusammenhang mit dem Menstruationszyklus
N94.3 Prämenstruelles Syndrom
N94.4 primäre Dysmenorrhoe
N94.5 sekundäre Dysmenorrhoe
N94.6 nicht näher bezeichnete Dysmenorrhoe
N95 Störungen vor, während und nach der Menopause
N95.1 Störungen im Zusammenhang mit der Menopause und dem Klimakterium der Frau
N95.3 Zustandsbilder bei artifizieller Menopause

Schwangerschaft, Geburt und Wochenbett (O00–O99)

O04 Abort aus medizinischer Indikation
O35 Betreuung der Mutter bei festgestellter oder vermuteter Anomalie oder Schädigung des Feten
O35.4 Betreuung der Mutter bei vermuteter Schädigung des Feten durch Alkohol
O35.5 Betreuung der Mutter bei vermuteter Schädigung des Feten durch Arzneimittel oder Drogen
O99 sonstige Krankheiten der Mutter, die andernorts klassifizierbar sind, die jedoch Schwangerschaft, Wehen, Entbindung und Wochenbett komplizieren
O99.3 psychische Störungen und Krankheiten des Nervensystems, die Schwangerschaft, Entbindung und Wochenbett komplizieren
einschließlich:
Störungen und Krankheiten aus den Kapiteln F00–F99 und G00–G99

Bestimmte Zustände, die ihren Ursprung in der Perinatalperiode haben (P00–P96)

P00–P04 Schädigung des Feten und Neugeborenen durch mütterliche Faktoren und durch Komplikationen bei Schwangerschaft, Wehentätigkeit und Entbindung
P05–P08 Störungen im Zusammenhang mit der Schwangerschaftsdauer und dem fetalen Wachstum
P10–P15 Geburtstrauma
P20–P29 Krankheiten des Atmungs- und Herz-Kreislaufsystems, die für die Perinatalperiode spezifisch sind
P35–P39 Infektionen, die für die Perinatalperiode spezifisch sind

P50–P61 Hämorrhagische und hämatologische Krankheiten beim Feten und Neugeborenen
P70–P74 Transitorische endokrine und Stoffwechselstörungen, die für den Feten und das Neugeborene spezifisch sind
P75–P78 Krankheiten des Verdauungssystems beim Feten und Neugeborenen
P80–P83 Krankheitszustände mit Beteiligung der Haut und der Temperaturregulation beim Feten und Neugeborenen
P90–P96 Sonstige Störungen, die ihren Ursprung in der Perinatalperiode haben

Angeborene Missbildungen, Deformitäten und Chromosomenaberrationen (Q00–Q99)

Q02 Mikrozephalie
Q03.– Hydrocephalus congenitus
Q04.– sonstige angeborene Missbildungen des Gehirns
Q05.– Spina bifida
Q75.– sonstige angeborene Missbildungen der Schädel- und Gesichtsschädelknochen
Q85 Phakomatosen, nicht andernorts klassifizierbar
Q85.0 Neurofibromatose (nicht maligne)
Q85.1 tuberöse Sklerose
Q86 angeborene Missbildungen durch bekannte exogene Schadstoffe, nicht andernorts klassifizierbar
Q90 Down-Syndrom
Q90.0 Trisomie 21, meiotische Nondisjunction
Q90.1 Trisomie 21, Mosaik (mitotische Nondisjunction)
Q90.2 Trisomie 21, Chromosomentranslokation
Q90.9 Down-Syndrom, nicht näher bezeichnet
Q91.– Edwards-Syndrom und Patau-Syndrom
Q93 Monosomien und Deletionen von Autosomen, nicht andernorts klassifizierbar
Q93.4 Deletion des kurzen Armes des Chromosomen 5
einschließlich:
Cri-du-chat-Syndrom
Q96.– Turner-Syndrom
Q97.– sonstige Aberration der Gonosomen weiblichen Phänotyps, nicht andernorts klassifizierbar
Q98 sonstige Aberration der Gonosomen männlichen Phänotyps, nicht andernorts klassifizierbar
Q98.0 Klinefelter-Syndrom, Karyotyp 47, XXY
Q98.1 Klinefelter-Syndrom, männlicher Phänotyp mit mehr als zwei X-Chromosomen
Q98.2 Klinefelter-Syndrom, männlicher Phänotyp mit Karyotyp 46, XX
Q98.4 Klinefelter-Syndrom, nicht näher bezeichnet
Q99 sonstige Chromosomenaberrationen, nicht andernorts klassifizierbar

Symptome, Zeichen und abnorme klinische und Laborbefunde, nicht andernorts klassifiziert (R00–R99)

R55 **Synkope und Kollaps**
R56 **Krampfanfälle, nicht andernorts klassifizierbar**
R56.0 Fieberkrämpfe
R56.8 Krampfanfälle, sonstige und nicht näher bezeichnete
R62 **Verzögerung der zu erwartenden normalen physiologischen Entwicklung**
R62.0 verzögertes Eintreten bestimmter Entwicklungsstufen
R62.8 sonstige Verzögerungen der zu erwartenden physiologischen Entwicklung
R62.9 Verzögerung der zu erwartenden physiologischen Entwicklung, nicht näher bezeichnet
R63 **Symptome, die die Nahrungs- und Flüssigkeitsaufnahme betreffen**
R63.0 Anorexie
R63.1 Polydipsie
R63.4 abnorme Gewichtsabnahme
R63.5 abnorme Gewichtszunahme
R78.– **Nachweis von Drogen und sonstigen Substanzen, die normalerweise nicht im Blut vorhanden sind**
einschließlich:
Alkohol (R78.0)
Opiate (R78.1)
Kokain (R78.2)
Halluzinogene (R78.3)
sonstige suchterzeugende Substanzen (R78.4)
psychotrope Medikamente (R78.5)
pathologischer Lithiumspiegel (R78.8)
R83 **abnorme Befunde im Liquor cerebrospinalis**
R90.– **abnorme Befunde bei diagnostischen bildgebenden Verfahren des Zentralnervensystems**
R94 **abnorme Ergebnisse von Funktionsprüfungen**
R94.0 abnorme Ergebnisse von Funktionsprüfungen des Zentralnervensystems
einschließlich:
abnormes Elektroenzephalogramm

Verletzungen, Vergiftungen und sonstige Folgen äußerer Ursachen (S00–T98)

S06 **Intrakranielle Verletzung**
S06.0 Kontusio
S06.1 traumatisches Hirnödem
S06.2 diffuse Hirnverletzung
S06.3 fokale Hirnverletzung
S06.4 epidurale Blutung
S06.5 traumatische subdurale Blutung

S06.6 traumatische subarachnoidale Blutung
S06.7 intrakranielle Verletzung mit langdauerndem Koma

Äußere Ursachen für Morbidität und Mortalität (V01–V98)

Vorsätzliche Selbstbeschädigung (X60–X84)
einschließlich: vorsätzlich selbstzugefügte Vergiftung und Verletzung; Suizid
Tätlicher Angriff (X85–Y09)
einschließlich: Tötung; Verletzungen, die auf jegliche Art und Weise durch eine sonstige Person in Verletzungs- oder Tötungsabsicht zugefügt wurden
Arzneimittel, Drogen und biologisch aktive Stoffe, die bei therapeutischer Verwendung schädliche Wirkungen verursachen (Y40–Y59)

Vorsätzliche Selbstbeschädigung (X60–X84)

einschließlich: vorsätzlich selbstzugefügte Vergiftung und Verletzung; Suizid

X60 Vorsätzliche Selbstvergiftung durch und Expositon gegenüber nicht opiathaltigen Analgetika, Antipyretika und Antirheumatika

X61 Vorsätzliche Selbstvergiftung durch und Exposition gegenüber Antikonvulsiva, Sedativa, Hypnotika, Antiparkinsonmittel und psychotropen Substanzen, nicht andernorts klassifizierbar
einschließlich:
Antidepressiva
Barbiturate
Neuroleptika
Psychostimulantien

X62 Vorsätzliche Selbstvergiftung durch und Exposition gegenüber Narkotika und Psychodysleptika (Halluzinogene), nicht andernorts klassifizierbar
einschließlich:
Cannabis und Cannabinoide
Kokain
Codein
Heroin
Lysergide (LSD)
Methadon
Mescalin
Morphium
Opiate und Opioide

X63 Vorsätzliche Selbstvergiftung durch und Exposition gegenüber sonstigen Arzneimitteln und Substanzen mit Wirkung auf das autonome Nervensystem

X64 Vorsätzliche Selbstvergiftung durch und Exposition gegenüber sonstigen und nicht näher bezeichneten Arzneimitteln und biologisch aktiven Stoffen

X65 Vorsätzliche Selbstvergiftung durch und Exposition gegenüber Alkohol

X66 **Vorsätzliche Selbstvergiftung durch und Exposition gegenüber Erdölprodukten, sonstigen Lösungsmitteln und deren Dämpfe**

X67 **Vorsätzliche Selbstvergiftung durch und Exposition gegenüber sonstigen Gasen und Dämpfen**
einschließlich:
Kohlenmonoxid
Gebrauchsgase

X68 **Vorsätzlich Selbstvergiftung durch und Exposition gegenüber Insektiziden, Herbiziden und sonstigen Schädlingsbekämpfungsmitteln**

X69 **Vorsätzliche Selbstvergiftung durch und Exposition gegenüber sonstigen und nicht näher bezeichneten Chemikalien und Giftstoffen**
einschließlich:
aromatische Ätzgifte
Säuren
Ätzalkalien

X70 **Vorsätzliche Selbstbeschädigung durch Erhängen, Erdrosseln und Ersticken**

X71 **Vorsätzliche Selbstbeschädigung durch Ertrinken und Untergehen**

X72 **Vorsätzliche Selbstbeschädigung durch Faustfeuerwaffen**

X73 **Vorsätzliche Selbstbeschädigung durch Gewehr, Schrotflinte und schwere Feuerwaffe**

X74 **Vorsätzliche Selbstbeschädigung durch sonstige nicht näher bezeichnete Feuerwaffe**

X75 **Vorsätzliche Selbstbeschädigung durch Explosivstoffe**

X76 **Vorsätzliche Selbstbeschädigung durch Feuer und Flammen**

X77 **Vorsätzliche Selbstbeschädigung durch Wasserdampf, heiße Dämpfe und heiße Gegenstände**

X78 **Vorsätzliche Selbstbeschädigung durch scharfen Gegenstand**

X79 **Vorsätzliche Selbstbeschädigung durch stumpfen Gegenstand**

X80 **Vorsätzliche Selbstbeschädigung durch Sturz aus der Höhe**

X81 **Vorsätzliche Selbstbeschädigung durch Sprung oder Sichlegen vor einen sich bewegenden Gegenstand**

X82 **Vorsätzliche Selbstbeschädigung durch Unfall mit einem Kraftfahrzeug**

X83 **Vorsätzliche Selbstbeschädigung auf sonstige näher bezeichnete Art und Weise**
einschließlich:
Unfall mit einem Luftfahrzeug
Stromtod
Ätzende Substanzen, ausgenommen Vergiftung

X84 **Vorsätzliche Selbstbeschädigung auf nicht näher bezeichnete Weise**

Tätlicher Angriff (X85–Y09)

einschließlich:
Tötung; Verletzungen, die auf jegliche Art und Weise durch eine sonstige Person in Verletzungs- oder Tötungsabsicht zugefügt wurden

X93 Tätlicher Angriff mit Faustfeuerwaffe
X99 Tätlicher Angriff mit einem scharfen Gegenstand
Y00 Tätlicher Angriff mit einem stumpfen Gegenstand
Y04 Tätlicher Angriff mit körperlicher Gewalt
Y05 Sexueller Missbrauch mittels körperlicher Gewalt
Y06.– Vernachlässigung und Im-Stich-Lassen
Y07.– Sonstige Misshandlungssyndrome
einschließlich:
Seelische Grausamkeit
Körperlicher Missbrauch
Sexueller Missbrauch
Folterung

Arzneimittel, Drogen und biologisch aktive Stoffe, die bei therapeutischer Verwendung schädliche Wirkungen verursachen (Y40–Y59)

Y46 Antikonvulsiva und Antiparkinsonmittel
Y46.7 Antiparkinsonmittel
Y47.– Sedativa, Hypnotika und Tranquillizer
Y49 Psychotrope Substanzen, nicht andernorts klassifizierbar
Y49.0 Trizyklische und tetrazyklische Antidepressiva
Y49.1 Monoaminooxidasehemmende Antidepressiva
Y49.2 Sonstige und nicht näher bezeichnete Antidepressiva
Y49.3 Antipsychotika und Neuroleptika auf Phenothiazinbasis
Y49.4 Butyrophenon- und Thioxanthen-Neuroleptika
Y49.5 Sonstige Antipsychotika und Neuroleptika
Y49.6 Psychodysleptika (Halluzinogene)
Y49.7 Psychostimulantien mit Missbrauchspotential
Y49.8 Sonstige psychotrope Substanzen, nicht andernorts klassifizierbar
Y49.9 Nicht näher bezeichnete psychotrope Substanzen
Y50.– Stimulantien des Zentralnervensystems, nicht andernorts klassifizierbar
Y51.– Vorwiegend auf das autonome Nervensystem wirkende Arzneimittel
Y57.– Sonstige und nicht näher bezeichnete Drogen und Arzneimittel
Y60–Y69 Zwischenfälle bei chirurgischen Eingriffen und medizinischer Behandlung
Y70–Y82 Medizintechnische Geräte und Produkte im Zusammenhang mit Zwischenfällen bei diagnostischer und therapeutischer Anwendung
Y83–Y84 Chirurgische und sonstige medizinische Maßnahmen als Ursache einer abnormen Reaktion eines Patienten oder einer späteren Komplikation, ohne Angabe eines Zwischenfalls zum Zeitpunkt der Durchführung der Maßnahme

Y85–Y89 Folgezustände äußerer Ursachen von Morbidität und Mortalität
Y90–Y98 Zusätzliche Faktoren mit Bezug auf andernorts klassifizierte Ursachen von Morbidität und Mortalität

Faktoren, die den Gesundheitszustand beeinflussen und zur Inanspruchnahme von Gesundheitsdiensten führen (siehe korrespondierenden Faktoren der Achse 5) (Z00–Z99)

Z00 allgemeine Untersuchung von Personen ohne Beschwerden oder angegebene Diagnose
Z00.4 allgemeine psychiatrische Untersuchung, nicht andernorts klassifizierbar
Z02 Untersuchung aus administrativen Gründen
Z02.3 Musterungsuntersuchung
Z02.4 Untersuchung zwecks Erlangung des Führerscheines
Z02.6 Untersuchung zu Versicherungszwecken
Z02.7 zur Ausstellung einer medizinischen Bescheinigung
Z03 ärztliche Beobachtung und Begutachtung von Verdachtsfällen
Z03.2 Beobachtung bei Verdacht auf psychische Krankheit, Verhaltensstörung oder bestimmte Entwicklungsstörungen
einschließlich:
dissoziales Verhalten
Brandstiftung
Bandentätigkeit
Ladendiebstahl
ohne manifeste psychische Störung
Z04 Untersuchung und Beobachtung aus sonstigen Gründen
einschließlich:
Untersuchung aus gerichtsmedizinischen Gründen
Z04.6 behördlich angeordnete allgemeine psychiatrische Untersuchung
Z50 Behandlung unter Anwendung von Rehabilitationsmaßnahmen
Z50.2 Rehabilitation nach Alkoholabhängigkeit
Z50.3 Rehabilitation nach Abhängigkeit von psychotropen Substanzen
Z50.4 Psychotherapie, nicht andernorts klassifizierbar
Z50.7 Beschäftigungstherapie und sprachliche Rehabilitation, nicht andernorts klassifizierbar
Z50.8 Behandlung unter Anwendung sonstiger näher bezeichneter Rehabilitationsmaßnahmen
einschließlich:
Rehabilitation nach schädlichem Gebrauch von Tabak
Einübung von Tätigkeiten des täglichen Lebens
Z53 Rekonvaleszenz
Z53.3 Rekonvaleszenz nach Psychotherapie
Z55.– Probleme in Verbindung mit Ausbildung und Bildung
Z56.– Probleme in Verbindung mit Berufstätigkeit und Arbeitslosigkeit
Z59.– Probleme in Verbindung mit Wohnbedingungen und ökonomischen Verhältnissen

Z60 Probleme in Verbindung mit der sozialen Umgebung
Z60.0 Anpassungsprobleme bei Veränderungen der Lebensumstände
Z60.1 atypische familiäre Situation
Z60.2 Alleinleben
Z60.3 Schwierigkeiten bei der kulturellen Eingewöhnung
Z60.4 soziale Zurückweisung und Ablehnung
Z60.5 Zielscheibe feindlicher Diskriminierung und Verfolgung
Z60.8 sonstige näher bezeichnete Probleme verbunden mit der sozialen Umgebung
Z61 Probleme durch negative Kindheitserlebnisse
Z61.0 Verlust eines nahen Angehörigen in der Kindheit
Z61.1 Herauslösen aus dem Elternhaus in der Kindheit
Z61.2 negativ veränderte Struktur der Familienbeziehungen in der Kindheit
Z61.3 Ereignisse in der Kindheit, die den Verlust des Selbstwertgefühls zur Folge haben
Z61.4 Probleme bei sexuellem Missbrauch in der Kindheit durch eine Person innerhalb der engeren Familie
Z61.5 Probleme bei sexuellem Missbrauch in der Kindheit durch eine Person außerhalb der engeren Familie
Z61.6 Probleme bei körperlicher Misshandlung eines Kindes
Z61.7 persönliches ängstigendes Erlebnis in der Kindheit
Z61.8 sonstige näher bezeichnete negative Kindheitserlebnisse
Z62 sonstige Probleme bei der Erziehung
Z62.0 ungenügende elterliche Überwachung und Kontrolle
Z62.1 elterliche Überfürsorglichkeit
Z62.2 Heimerziehung
Z62.3 Feindseligkeit gegenüber dem Kind und ständige Schuldzuweisung an das Kind
Z62.4 emotionale Vernachlässigung eines Kindes
Z62.5 sonstige Probleme im Zusammenhang mit Vernachlässigung der Erziehung
Z62.6 unangebrachter elterlicher Druck und sonstige abnorme Erziehungsmerkmale
Z62.8 sonstige näher bezeichnete Probleme bei der Erziehung
Z63 sonstige Probleme in der primären Bezugsgruppe, einschließlich familiärer Umstände
Z63.0 Probleme in der Beziehung zum (Ehe)partner
Z63.1 Probleme in der Beziehung zu den Eltern oder zu angeheirateten Verwandten
Z63.2 ungenügende familiäre Unterstützung
Z63.3 Abwesenheit eines Familienangehörigen
Z63.4 Verschwinden oder Tod eines Familienangehörigen
Z63.5 Familienzerrüttung durch Trennung oder Scheidung
Z63.6 Verwandter, der häusliche Betreuung benötigt
Z63.7 sonstige belastende Lebensumstände, die Familie und Haushalt negativ beeinflussen
Z63.8 sonstige näher bezeichnete Probleme in der primären Bezugsgruppe
Z64 Probleme bei bestimmten psychosozialen Umständen

Z64.0 Probleme bei unerwünschter Schwangerschaft
Z64.2 Nachsuchen um und Akzeptieren körperlicher, chemischer und Ernährungsmaßnahmen, die bekanntermaßen gefährlich und schädlich sind
Z64.3 Nachsuchen um und Akzeptieren von verhaltenspsychologischen Maßnahmen, die bekanntermaßen gefährlich und schädlich sind
Z64.4 Dissonanzen mit Beratungspersonen
einschließlich:
Bewährungshelfer
Sozialarbeiter
Z65 Probleme bei sonstigen psychosozialen Umständen
Z65.0 Zivil- oder strafrechtliche Verurteilung ohne Haftstrafe
Z65.1 Haftstrafe oder Inhaftierung
Z65.2 Entlassung aus dem Gefängnis
Z65.3 sonstige gesetzliche Maßnahmen
einschließlich:
Verhaftung
Sorgerechts- oder Unterhaltsverfahren
Strafverfolgung
Z65.4 Opfer von Verbrechen oder Terrorismus (einschließlich Folterung)
Z65.5 Betroffensein von Katastrophen, Krieg und sonstigen Feindseligkeiten
Z70 Beratungsersuchen im Hinblick auf Sexualeinstellung, -verhalten und -orientierung
Z71 Personen, die Gesundheitsdienste zum Zwecke sonstiger Beratung und medizinischer Konsultation in Anspruch nehmen, nicht andernorts klassifizierbar
Z71.4 Beratung und Überwachung bei Alkoholmissbrauch
Z71.5 Beratung und Überwachung bei Missbrauch psychotroper Substanzen
Z71.6 Beratung bei schädlichem Gebrauch von Tabak
Z72 Probleme bei der Lebensführung
Z72.0 Rauchen
Z72.1 Alkoholgenuss
Z72.2 Gebrauch psychotroper Substanzen
Z72.3 Mangel an körperlicher Bewegung
Z72.4 ungeeignete Ernährungsweise und Essgewohnheiten
Z72.5 riskantes Sexualverhalten
Z72.6 Teilnahme an Glücksspielen und Wetten
Z72.8 sonstige näher bezeichnete Probleme bei der Lebensführung
einschließlich:
selbstschädigendes Verhalten
Z73 Probleme verbunden mit Schwierigkeiten bei der Lebensbewältigung
Z73.0 Erschöpfungssyndrom (Burn-out-Syndrom)
Z73.1 akzentuierte Persönlichkeitszüge
einschließlich:
Typ-A-Verhalten
Z73.2 Mangel an Entspannung oder Freizeit

Z73.3 Belastung, nicht andernorts klassifizierbar
Z73.4 unzulängliche soziale Fähigkeiten, nicht andernorts klassifizierbar
Z73.5 sozialer Rollenkonflikt, nicht andernorts klassifizierbar

Z75 Probleme mit medizinischen Betreuungsmöglichkeiten und sonstiger Gesundheitsbetreuung

Z75.1 Person, die auf Aufnahme in eine andere geeignete Betreuungseinrichtung wartet
Z75.2 sonstige Wartezeit auf eine Untersuchung oder Behandlung
Z75.5 Betreuung einer pflegebedürftigen Person während des Urlaubs von Angehörigen

Z76 Personen, die Gesundheitsdienste aus anderen Gründen in Anspruch nehmen

Z76.0 Ausstellung wiederholter Verordnungen
Z76.5 Person, die Krankheit vortäuscht (Simulant)
einschließlich:
Personen, die eine Krankheit aus offensichtlicher Motivation vortäuschen

Z81 in der Familienanamnese Hinweise auf psychische und Verhaltensstörungen

Z81.0 in der Familienanamnese Hinweise auf Intelligenzminderung
Z81.1 in der Familienanamnese Hinweise auf schädlichen Gebrauch von Alkohol
Z81.3 in der Familienanamnese Hinweise auf schädlichen Gebrauch psychotroper Substanzen
Z81.8 in der Familienanamnese Hinweise auf andere psychische und Verhaltensstörungen

Z82 in der Familienanamnese Hinweise auf bestimmte Behinderungen und chronische, behindernde Krankheiten

Z82.0 in der Familienanamnese Hinweise auf Epilepsie und andere Krankheiten des Nervensystems

Z85.– in der Eigenanamnese bösartige Neubildungen

Z86 in der Eigenanamnese bestimmte sonstige Krankheiten

Z86.0 sonstige Neubildungen
Z86.4 Missbrauch psychotroper Substanzen
Z86.5 sonstige psychische und Verhaltensstörungen
Z86.6 Krankheiten des Nervensystems und der Sinnesorgane

Z87 in der Eigenanamnese sonstige Erkrankungen und Bedingungen

Z87.7 angeborene Missbildungen, Deformitäten und Chromosomenaberrationen

Z91 in der Eigenanamnese Risikofaktoren, nicht andernorts klassifizierbar

Z91.1 Nichtbefolgung ärztlicher Anordnungen
Z91.4 psychisches Trauma, nicht andernorts klassifizierbar
Z91.5 Selbstbeschädigung
einschließlich:
parasuizidale Handlungen
Selbstvergiftung
Suizidversuch

Fünfte Achse
Assoziierte aktuelle abnorme psychosoziale Umstände

Assoziierte aktuelle abnorme psychosoziale Umstände

mit Kodierschema im Anhang

Auflistung der Kategorien der Achse 5 und Kompatibilität mit dem Kapitel Z der ICD-10 (Faktoren, die den Gesundheitszustand beeinflussen und zur Inanspruchnahme von Gesundheitsdiensten führen (Z00–Z99)

Die Liste der Kategorien dieser Klassifikation wird im folgenden im Zusammenhang (Nummerierung) mit dem vorgeschlagenen Kapitel Z (Psychosoziale Faktoren mit Einfluss auf die Gesundheit und auf Kontakte zu Gesundheitsdiensten) der ICD-10 der WHO wieder gegeben.

00. **Keine signifikante Verzerrung oder unzureichende psychosoziale Umstände**

1 – **Abnorme intrafamiliäre Beziehungen**
- 1.0. Mangel an Wärme in der Eltern-Kind-Beziehung (Z62.5)
- 1.1. Disharmonie in der Familie zwischen Erwachsenen (Z63.0)
- 1.2. Feindliche Ablehnung oder Sündenbockzuweisung gegenüber dem Kind (Z62.3)
- 1.3. Körperliche Kindesmisshandlung (Z61.6)
- 1.4. Sexueller Missbrauch (innerhalb der Familie) (Z61.4)
- 1.8. Andere

2 – **Psychische Störung, abweichendes Verhalten oder Behinderung in der Familie**
- 2.0. Psychische Störung / abweichendes Verhalten eines Elternteils (Z63.7)
- 2.1. Behinderung eines Elternteils (Z63.7)
- 2.2. Behinderung der Geschwister (Z63.7)
- 2.8. Andere

3 – **Inadäquate oder verzerrte intrafamiliäre Kommunikation (Z62.8)**

4 – **Abnorme Erziehungsbedingungen**
- 4.0. Elterliche Überfürsorge (Z62.1)
- 4.1. Unzureichende elterliche Aufsicht und Steuerung (Z62.0)
- 4.2. Erziehung, die eine unzureichende Erfahrung vermittelt (Z62.8)
- 4.3. Unangemessene Anforderungen und Nötigungen durch die Eltern (Z62.6)
- 4.8. Andere

5 – Abnorme unmittelbare Umgebung

5.0. Erziehung in einer Institution (Z62.2)
5.1. Abweichende Elternsituation (Z60.1)
5.2. Isolierte Familie (Z63.7)
5.3. Lebensbedingungen mit möglicher psychosozialer Gefährdung (Z59.1)
5.8. Andere

6 – Akute, belastende Lebensereignisse

6.0. Verlust einer liebevollen Beziehung (Z61.0)
6.1. Bedrohliche Umstände infolge von Fremdunterbringung (Z61.1)
6.2. Negativ veränderte familiäre Beziehungen durch neue Familienmitglieder (Z61.2)
6.3. Ereignisse, die zur Herabsetzung der Selbstachtung führen (Z61.3)
6.4. Sexueller Missbrauch (außerhalb der Familie) (Z61.5)
6.5. Unmittelbare, beängstigende Erlebnisse (Z61.7)
6.8. Andere

7 – Gesellschaftliche Belastungsfaktoren

7.0. Verfolgung oder Diskriminierung (Z60.5)
7.1. Migration oder soziale Verpflanzung (Z60.3)
7.8. Andere

8 – Chronische zwischenmenschliche Belastung im Zusammenhang mit Schule oder Arbeit

(Z55 bezieht sich auf die Schule und Z56 auf die Arbeitssituation)

8.1. Streitbeziehungen mit Schülern / Mitarbeitern (Z55.4) (Z56.4)
8.2. Sündenbockzuweisung durch Lehrer / Ausbilder (Z55.4) (Z56.4)
8.3. Allgemeine Unruhe in der Schule bzw. Arbeitssituation (Z55.8) (Z56.8)
8.8. Andere

9 – Belastende Lebensereignisse / Situationen infolge von Verhaltensstörungen / Behinderungen des Kindes (Z72.8)

Innerhalb der ICD-10 könnten diese Kategorien dort kodiert werden, wo die analogen Kategorien, jedoch ohne Bezug auf die Verhaltensstörungen / Behinderungen des Kindes selbst angeführt sind (unabhängige Lebensereignisse), das heißt unter Z62.2, Z61.1 bzw. Z61.2.

9.1. Institutionelle Erziehung (Z62.2)
9.2. Bedrohliche Umstände infolge von Fremdunterbringung (Z61.1)
9.3 Abhängige Ereignisse, die zur Herabsetzung der Selbstachtung führen (Z61.3)
9.8 Andere

Einleitung

Diese Achse beschreibt methodisch diejenigen Aspekte der psychosozialen Situation des Kindes, die in Bezug auf den Entwicklungsstand des Kindes, seinen Erfahrungsschatz und die herrschenden soziokulturellen Umstände signifikant von der Norm abweichen. Die auf dieser Achse einbezogenen Kategorien wurden ausgewählt, weil man aus Erfahrung weiß, dass sie signifikante psychiatrische Risikofaktoren darstellen können. Die Kodierungen sollten sich streng danach orientieren, ob die Situation des Kindes die Zuordnungsrichtlinien für die Kategorien erfüllt, ungeachtet dessen, ob die psychosozialen Umstände als direkte Ursache der psychischen Störung betrachtet werden oder nicht. Dieser Ansatz ist aus drei Gründen notwendig: (1) In den meisten Fällen ist es auf Grund mangelnder Information unmöglich, im individuellen Fall eine begründete Entscheidung über die Kausalzusammenhänge zu treffen; (2) im allgemeinen wirken wichtige psychosoziale Faktoren bei der Entstehung psychischer Erkrankungen mit, reichen jedoch allein als Ursache nicht aus; (3) Kliniker unterscheiden sich in ihren Ansichten, inwieweit psychosozialen Faktoren eine kausale Bedeutung zukommt. Da diese Achse Faktoren abdecken soll, die die Genese bzw. den weiteren Verlauf der Erkrankung beeinflussen können, sollen aber Situationen, die wahrscheinlich Folgen eigener Handlungen oder eigener symptomatischer Verhaltensweisen des Patienten sind, von der Kodierung der Hauptkategorien 1–8 *ausgeschlossen* werden. Solche Ereignisse und Situationen, die sich aus der Störung bzw. Funktionseinschränkung des Kindes selbst ergeben, sollen unter dem Kategorienabschnitt 9 kodiert werden.

Für jede Kategorie bedeutet das Kodieren mit

«2» dass die Umstände in dem spezifizierten Zeitraum mit Sicherheit gegeben und von der Art und dem Schweregrad waren, die eindeutig von den diagnostischen Richtlinien definiert werden.

«1» bedeutet, dass die Umstände in dem spezifizierten Zeitraum zwar mit Sicherheit gegeben waren, und die Art der Umstände den Zuordnungskriterien genügte, der Schweregrad jedoch gerade nicht dem von den spezifizierten Kriterien geforderten Ausmaß entsprach, obwohl er als klinisch abnorm und u. U. als bedeutsam eingeschätzt wurde.

«0» bedeutet, dass die psychosoziale Situation des Patienten (unter Berücksichtung der Merkmale der Kategorien) innerhalb breit definierter normaler Grenzen lag (d.h. bis auf kleinere Abweichungen ohne klinische Relevanz) und die Umstände in dem spezifizierten Zeitraum nicht zutrafen.

«8» bedeutet, dass die Situation auf einen bestimmten Patienten nicht zutreffend ist (d.h. der Patient hätte nicht in diese Situation kommen können).

«9» bedeutet, dass die Informationen unzureichend sind, um die Situation einschätzen zu können.

Es ist nicht beabsichtigt, dass diese Achse alle potentiell ätiologischen Faktoren mit einbezieht. So werden z.B. genetische Faktoren nicht erfasst, es sei denn, sie stehen mit einer der hier spezifizierten Abnormitäten der psychosozialen Umgebung im Zusammenhang. In ähnlicher Weise lässt die Achse Stress in Verbindung mit der Pubertät oder anderen physischen Übergangsstadien unberücksichtigt. Stattdessen bietet sie einen systematischen Kodierungsmodus, anhand dessen die wichtigsten Typen von abnormen psychosozialen Situationen, die für die Lebensumstände des Kindes von Bedeutung sind, klassifiziert werden können. Trotz alledem können Kliniker psychosoziale Faktoren als ätiologisch wichtig und u. U. sogar als maßgeblich ansehen, obwohl die spezifizierten Kriterien nicht erfüllt werden. So kann z.B. die Geburt eines Geschwisters oder der Schulanfang für ein empfindsames Kind bereits einen signifikanten Stressfaktor darstellen. Eine begrenzte Anzahl von Kodierungen kann auf keinen Fall all die verschiedenen psychosozialen Situationen berücksichtigen, die für den Einzelfall relevant sein können. Stattdessen beschränken sich die Kategorien auf diejenigen Situationen, von denen die vorliegenden Erfahrungswerte vermuten lassen, dass sie für einen bedeutsamen Anteil von Kindern ein substantielles psychiatrisches Risiko in sich tragen.

Die Kategorien beschreiben ausgewählte Aspekte der Lebensumstände des Kindes. Wahrscheinlich werden oft mehrere Kategorien zutreffen; vor allem werden diese häufig ineinander übergreifen oder verschiedene Aspekte einer grundsätzlich gleichen Situation widerspiegeln. So kann z.B. eine psychische Störung eines Elternteils mit Streit in der Familie verbunden sein. Jedoch ist kein Versuch einer übergreifenden Kategorisierung einer theoretisch ableitbaren «grundlegenden» Familienpsychopathologie intendiert, vielmehr sollen die verschiedenen Dimensionen kategorisiert werden, die in unterschiedlicher Art und Weise einen Einfluss auf das Kind haben könnten.

Zeitrahmen

Diese Klassifikation beschreibt Methoden zur Kodierung jener abnormen psychosozialen Situationen, für die aus guten Gründen angenommen werden kann, dass sie eine bedeutsame psychische Gefährdung für eine wesentliche Anzahl von Kindern darstellen. Solche Situationen mögen in der Kindheit wirksam gewesen sein und zu einer Empfindlichkeit geführt haben, die dem Beginn einer psychischen Störung lange vorausgegangen ist; sie könnten ihre hauptsächliche Wirkung aber auch in den Monaten unmittelbar vor dem Ausbruch der Störung entfaltet (und so den Ausbruch der Störung beschleunigt) haben; oder sie könnten sich gegenwärtig hauptsächlich eher auf den Verlauf als auf den Ausbruch der Störung auswirken. Kliniker und Forscher werden sich auf verschiedene Zeiträume für verschiedene Zwecke beziehen wollen. Die Klassifikation kann dann auch auf irgend einen Zeitraum, der ausgewählt werden kann, bezogen werden. Um aber Zweideutigkeiten zu vermeiden und damit auch eine Reliabilität zu ermöglichen, ist es wünschenswert, den gewählten Zeitraum bei der Verwendung dieser Klassifikation deutlich zu definieren.

Die meisten Kodierungen beziehen sich auf einen Sechs-Monatszeitraum (auf die wenigen Ausnahmen wird im Glossar hingewiesen). Dieser Zeitraum wurde gewählt, weil er einerseits lang genug ist, um eine Beurteilung über die Qualität der psychosozialen Situationen zuzulassen und Auswirkungen auf das Kind zu zeigen, aber andererseits auch so kurz, um Probleme durch den Wechsel der psychosozialen Umstände des Kindes über die Zeit hinweg weitgehend zu vermeiden.

Für die meisten Zwecke wollen Kliniker und Forscher wahrscheinlich solche psychosozialen Situationen kodieren, die den sechs Monaten unmittelbar vor der Zeit der Beurteilung vorangehen. Wenn man sich auf die der Störung unmittelbar vorangehenden Vorgänge konzentrieren will, könnte es (stattdessen oder zusätzlich) wünschenswert sein, jene zu kodieren, die wirksam und unmittelbar während der sechs Monate vor Ausbruch der Störung, die zur psychiatrischen Zuweisung führte, vorausgingen. Eine dritte Alternative wäre eine Kodierung auf der Basis der gesamten Lebensspanne des Kindes. Diese hätte den Vorteil, alle Situationen zu umfassen, die sich wahrscheinlich auf das Kind auswirkten, aber auch den bedeutenden Nachteil, dass dies zu Schwierigkeiten im Kodieren führen würde, wenn sich die Situationen während der gesamten Lebensspanne des Kindes wesentlich verändern. Es ist denjenigen, die die Klassifikation verwenden, freigestellt, ihre eigenen Entscheidungen über den Zeitrahmen der Kodierung zu treffen; es wird aber empfohlen, einen Zeitraum von sechs Monaten verwenden, weil für eine Reihe von Zielsetzungen die Zeit der letzten sechs Monate am ehesten anwendbar und diese die für die Kodierung praktikabelste Zeitspanne ist.

Kodierung in Kategorien oder Dimensionen

Die Klassifikation umfasst methodisch neun Haupttypen psychosozialer Situationen, von denen die meisten unterteilt sind, so dass es sich insgesamt um 39 Kodierungen handelt. Jede Kodierung beschreibt einen bestimmten Aspekt oder ein charakteristisches Merkmal der psychosozialen Situation des Kindes. In ihrer Art schließen sich solche Aspekte oder Merkmale nicht gegenseitig aus und einige, mitunter sogar mehrere, sind in der Praxis gleichzeitig anwendbar. Die Klassifikation, wie sie hier beschrieben wird, gibt nicht vor, ob eine kategoriale oder dimensionale Methode angewandt werden soll, daher ist die Verwendung unterschiedlicher Formate möglich.
Die am meisten reliable und valide Methode ist wahrscheinlich die der Verwendung einer dimensionalen Struktur durch ein separates Kodieren von «0», «1», oder «2» (siehe oben) für jede einzelne der 39 spezifizierten Situationen. Diese Vorgehensweise wird daher empfohlen. Eine gleichermaßen einfach anzuwendende Vorgehensweise besteht darin, multikategoriale Formate zu verwenden, durch welche nur solche Situationen kodiert werden, die für irgendeinen individuellen Fall zutreffen. Solche Formate sind aber wegen der hohen Variation in der Anzahl der Situationen zwischen den Fällen und zwischen den kodierenden Experten statistisch schwieriger zu handhaben. Dieses Problem kann durch die Spezifizierung der Kodierung erleichtert werden, z. B. durch psychiatrische Gewichtung und Kodierung und / oder durch Begrenzung der Anzahl der anzuwendenden Kategorien. Beides kostet seinen Preis wegen der Verschlechterung der Reliabilität in der Beurteilung und Gewichtung, so dass diese Vorgangsweise nicht empfohlen wird.

Beschreibung der Kategorien, diagnostische Richtlinien und Kodierung

00. Keine signifikante Verzerrung oder unzureichende psychosoziale Umstände

Die psychosozialen Umstände des Patienten liegen innerhalb breit definierter Grenzen der Normalität, so dass sowohl akute Stressoren und chronische Widrigkeiten derart geringfügig sind, dass sie als klinisch wenig bedeutsam betrachtet werden können. Operationalisiert bedeutet dies, dass keine Kategorie auf dieser Achse mit «1» oder «2» kodiert wird.

1. Abnorme intrafamiliäre Beziehungen

Diese Kategorie bezieht sich auf solche widrigen Interaktionen und Beziehungen innerhalb der Familie, die der sozialen / emotionalen Entwicklung des Kindes abträglich sind. Die unter diesem Punkt zusammengefassten schädlichen familiären Beziehungen stehen bekanntlich mit einer abnormen Entwicklung in verschiedenen Gesellschaften in Zusammenhang; dennoch ist der Mechanismus, durch den die Widrigkeiten zur Wirkung kommen, noch unklar. Einige der psychosozial belastenden Umstände betreffen direkt die Beziehungen des Kindes zu anderen Familienmitgliedern, andere wirken sich auf das allgemeine familiäre Klima, in dem das Kind aufwächst, aus.
Ein Kind kann eine, mehrere oder alle Belastungen dieser Kategorien zur selben Zeit erfahren. Es wird angenommen, dass trotz der interkulturellen Unterschiede für die Beurteilung durch die Art, wie etwas zum Ausdruck kommt und durch die Art der Schwellenwerte, Mängel oder Störungen in diesen Bereichen in jeder Kultur auf vergleichbare Weise identifizierbar sind. Prinzipiell sollte für die Beurteilung gelten, dass das Vorhandensein von Abnormitäten unabhängig von kompensatorisch wirkenden positiven Erfahrungen oder Umwelteinflüssen kodiert werden sollte.
Ihrer Natur nach sind alle Beziehungen Zweiweginteraktionen, die vom Verhalten beider Betroffener beeinflusst werden. Außerdem ist es in einem wechselnden Ausmaß wahrscheinlich, dass abnorme innerfamiliäre Beziehungen zum Teil aus dem Verhalten des Kindes selbst, seinen Einstellungen oder Reaktionen entstanden sind. Es ist oft schwierig zu beurteilen, inwieweit sich dies tatsächlich so verhält. Die Kodierungen sollten hier allein aufgrund der Abnormität des Verhaltens der anderen Personen erfolgen, ungeachtet der Beiträge, die das Kind selbst zu der schwierigen Beziehung leistet.

1.0 Mangel an Wärme in der Eltern-Kind Beziehung

Das Kind erfährt in seinem häuslichen Milieu einen ausgeprägten Mangel an positiven Gefühlen durch eines oder beide Elternteile. Wärme drückt sich durch die Art und Weise aus, in der die Eltern mit dem Kind sprechen und sich ihm gegenüber nonverbal verhalten (z.B. durch liebevolle Berührungen oder körperliche Nähe). Der Kontext und die Häufigkeit eines solchen offensichtlichen Ausdrucks von Wärme variiert interkulturell und zwischen den Geschlechtern. Das Ausmaß der dem Kind vermittelten Wärme sollte entsprechend dem elterlichen Verhalten beurteilt werden, das ein Kind in der jeweiligen Kultur normalerweise zu erwarten hat und das anderen Kindern offensichtlich entgegengebracht wird. Ein Mangel an positiven Gefühlen sollte nicht mit vorhandenen kritischen oder negativen Gefühlen verwechselt werden. Es ist durchaus möglich, dass ein liebevoller Elternteil dem Verhalten seines Kindes kritisch gegenüber steht, besonders dann, wenn das Kind problematische Verhaltensweisen zeigt.

Diagnostische Richtlinien

Ein Mangel an Wärme drückt sich charakteristischerweise dadurch aus, dass nicht stolz oder positiv über die Qualitäten des Kindes oder seine Leistungen berichtet wird und / oder seine Probleme oder Ängste nicht in einer einfühlsamen oder teilnehmenden Art diskutiert werden.
Grundlage der Einschätzung ist die emotionale Grundstimmung in der Eltern-Kind-Beziehung. Diese drückt sich von Familie zu Familie unterschiedlich aus, jedoch sollte die Beziehung mehrere der folgenden Charakteristika zeigen, um sicher als Mangel an Wärme zu gelten:

a) wenn er mit dem Kind redet, wird dieser Elternteil abweisend oder uneinfühlsam;
b) er mangelt an Interesse an den Aktivitäten, Fortschritten und Leistungen des Kindes;
c) er wird kein Mitgefühl für die Schwierigkeiten des Kindes gezeigt;
d) Lob und Ermutigung werden nur selten erteilt;
e) die Eltern reagieren nur gereizt oder mit Zurechtweisungen, wenn das Kind ängstliches Verhalten zeigt;
f) körperliche Nähe wird nur kurz oder schematisiert oder gar nicht eingesetzt, um das Kind in Angst- oder Notsituationen zu beruhigen (maßgeblich ist nicht der Erfolg des Elternteils beim Versuch das Kind zu beruhigen: es kommt auf die Art des Versuches an).

Gelegentlich muss man auf Berichte von anderen Haushaltsmitgliedern zurückgreifen, um Informationen über den / die Elternteil(e) zu erhalten. In diesem Fall sollten nur Beispiele über das konkrete Verhalten berücksichtigt werden, nicht Verallgemeinerungen über die Eltern-Kind-Beziehung. Wichtig für die Beurteilung relevanter Verhaltensweisen sind unter anderem: der Elternteil zeigt kein Interesse am Kind; er erkundigt sich nicht nach den Interessen und Aktivitäten des Kindes; er spielt selten mit dem Kind; er zeigt wenig Freude an Fortschritten oder Leistungen des Kindes und / oder verhält sich auf irgendeine andere Weise so, dass sein Verhalten mit den Kriterien für die Einschätzung «Mangel an Wärme» übereinstimmt. Um diese Kodierung vorzunehmen ist es notwendig, dass der Mangel i) erheblich ist, ii) sicher ist, iii) über die Zeit persistiert, iv) situationsübergreifend ist und v) in Bezug auf die herrschenden subkulturellen Normen eindeutig abnorm ist. Emotionale Zurückhaltung oder Mangel an Begeisterung reichen als Kriterien nicht aus, um eine Kodierung vorzunehmen. Der Mangel an Wärme muss in der Beziehung zwischen einem oder beiden Elternteil(en) und dem Kind bestehen (d.h. ein Mangel an Wärme zwischen den Eltern ist nicht relevant); es ist also nicht notwendig, dass beide Eltern diesen Mangel zeigen. Der Mangel kann eine spezifische Abnormität der Eltern-Kind-Beziehung darstellen oder aus einem allgemeinen Defizit eines Elternteils resultieren (z.B. bei einem schizophrenen Defektzustand). Die Kodierung «Mangel an Wärme» sollte dann vorgenommen werden, wenn die Kriterien erfüllt sind, unabhängig davon, ob ihr eine Abnormität zugrunde liegt, die durch eine andere psychosoziale Kodierung erfasst wird (z.B. psychische Störungen der Eltern).

1.1 Disharmonie in der Familie zwischen Erwachsenen

Unter intrafamiliärem Streit wird eine Streitbeziehung zwischen den Eltern des Kindes oder anderen Erwachsenen im Haushalt verstanden (diese schließt auch die Geschwister des Kindes mit ein, sofern sie älter als 16 Jahre sind). Nicht gemeint ist Streit zwischen den Eltern und dem Kind selbst (dieser wird durch Kategorie 1.2 abgedeckt). Die Disharmonie muss geprägt sein durch aktive, negative Auseinandersetzungen oder eine persistierende, gespannte Atmosphäre, aus der deutlich erkennbar belastete Beziehungen resultieren. Ein Mangel an Zuneigung oder positiver Interaktion oder kurze, wiederholte Episoden von Gereiztheit reichen für diese Kodierung nicht aus, es muss schon eine heftige, negative, Auseinandersetzung vorherrschen. Normalerweise ist eine Streitbeziehung durch eine negative zweiseitige Interaktion gekennzeichnet, allerdings sollten hier auch einseitige verbale oder körperliche Misshandlungen berücksichtigt werden.

Diagnostische Richtlinien

Es gibt sowohl deutliche individuelle als auch subkulturelle Unterschiede in dem Ausmaß, in dem Menschen ihre Unzufriedenheit, ihre Meinungsverschiedenheiten oder ihren Ärger in einem offenen Streit äußern. Disharmonie sollte nur dann kodiert werden, wenn sie deutlich aus dem subkulturellen Rahmen des Kindes herausfällt.

Eine Streitbeziehung sollte dann als abnorm eingeschätzt werden,
a) wenn sie in einem gravierenden oder ausgedehnten Kontrollverlust endet; *oder* wenn sie mit einer Generalisierung der feindseligen oder kritischen Gefühle gekoppelt ist (s.u.);
b) *oder* wenn sie mit einer persistierenden Atmosphäre von gravierender Gewalttätigkeit verbunden ist (Schlagen oder Prügeln der anderen Person);
c) *oder* wenn sie dazu führt, dass eine Person in Wut das Haus verlässt oder den anderen aussperrt.

Eine Generalisierung der ablehnenden oder kritischen Gefühle kann sich darin ausdrücken, dass:
a) die Familie, Freunde oder die Herkunft, und dgl. des anderen verleumdet oder beleidigt werden;
b) *oder* für das aktuelle Geschehen irrelevante Episoden oder Geschehnisse aus der Vergangenheit herangezogen werden, um ein schlechtes Bild vom anderen zu zeichnen;
c) *oder* die Beteiligten nach einem Streit getrennt schlafen;

d) *oder* die Beteiligten über längere Zeiträume hinweg nicht miteinander sprechen;
e) *oder* einer das Haus nach einem Streit verlässt, um anderswo zu übernachten.

Eine persistierende Atmosphäre der Spannung kann sich durch folgendes ausdrücken:
a) häufige sarkastische, abweisende oder verleumdende Bemerkungen über den anderen;
b) *oder* eine durchgehende Neigung, auf neutrale oder schwach negative Bemerkungen stark negativ zu reagieren;
c) *oder* eine durchgehende Tendenz, schwach negative Interaktionen in einen langwierigen, zwingenden oder feindseligen Austausch ausarten zu lassen.

Diese Kodierung soll die vorherrschende Situation während des spezifizierten Zeitraumes erfassen. Vereinzelte ernsthafte Streitereien, die nicht von einer persistierenden Atmosphäre der Spannung begleitet wurden, reichen in der Regel nicht aus, um die Einschätzung «Streitbeziehung» treffen zu können (sind sie jedoch ernsthaft, können sie für eine Kodierung unter «6 – Akute, belastende Lebensereignisse» relevant sein). «Streitbeziehung» sollte dann kodiert werden, wenn die Streitigkeiten ernsthaft und häufig sind, oder wenn eine anhaltend gespannte Atmosphäre herrscht, selbst wenn es zwischendurch Perioden von Harmonie oder positiver Interaktion geben sollte.
Eine Streitbeziehung zwischen getrennt lebenden Eltern (z.B. zwischen Geschiedenen über das Besuchsrecht) ist für das Kodieren in dieser Kategorie relevant, wenn i) das Kind eine weiter fortbestehende Beziehung zu beiden Elternteilen hat und ii) der Streit nach Art und Niveau die oben genannten Kriterien erfüllt.
Streit zwischen im Haushalt des Kindes lebenden Erwachsenen, die nicht Eltern des Kindes sind, sollte ebenfalls kodiert werden. Dabei kann es sich um einen Streit zwischen einem biologischen Elternteil und angeheirateten Elternteil handeln; zwischen einem Elternteil und seinem im Haushalt lebenden Partner; zwischen Eltern und im gleichen Haushalt wohnenden Großeltern; zwischen den Eltern und einem erwachsenen Geschwister; zwischen den Eltern und einem anderen im Haushalt lebenden erwachsenen Verwandten oder Untermieter.

1.2 Feindliche Ablehnung oder Sündenbockzuweisung gegenüber dem Kind

Diese Kategorie bezieht sich auf ausdrücklich gegen (bzw. gezielt gegen) die Person des Kindes gerichtete, deutlich negative Gefühle von Seiten eines der oder beider Elternteile (bzw. der Ersatzeltern oder anderer erwachsener Mitglieder des Haushaltes des Kindes). Sie schließt die spezifische Ablehnung des Kindes oder die Zuweisung der Sündenbockrolle mit ein, dagegen werden generalisierter Streit oder auf alle Familienmitglieder bezogene negative Gefühle nicht berücksichtigt. Die negativen Gefühle müssen speziell gegen das Kind selbst gerichtet sein, doch ist es möglich, dass mehr als einem Kind der Familie die Sündenbockrolle zugewiesen wird.

Diagnostische Richtlinien

Im extremsten Fall nimmt das elterliche Verhalten die Form von psychischer Misshandlung an, bei der das Kind systematisch gequält, verleumdet und abgewertet wird. Die Kategorie erfasst aber auch ähnlich definierbares, konzentriert feindseliges Verhalten, das zwar deutlich außerhalb des normalen Rahmens liegt, juristisch gesehen allerdings nicht das Ausmaß annimmt, das eine Fremdunterbringung aufgrund von Misshandlung rechtfertigen würde.

Als Einschlusskriterien gelten, dass:
1) das negative Verhalten der Eltern dem Kind gegenüber deutlich in Form und / oder Schweregrad von der Norm abweicht;
2) *und* es ganz persönlich auf dieses Kind gerichtet ist;
3) *und* es länger andauert und nicht nur auf wenige Verhaltensweisen des Kindes beschränkt ist (d.h. eine überschießende Reaktion auf eine oder zwei Handlungsweisen des Kindes wäre keine ausreichende Grundlage für eine Kodierung).

Die Feindseligkeit oder Sündenbockzuweisung kann sich ausdrücken als:
a) eine unbegründete Neigung, das Kind automatisch für Probleme, Schwierigkeiten oder Pannen zu Hause verantwortlich zu machen;
b) *oder* eine allgemeine Tendenz, dem Kind negative Merkmale zuzuschreiben;
c) *oder* Kritik am Kind, die so weit geht, dass das Kind als Person auf allgemeine Art und Weise beschuldigt wird, seine früheren Missetaten verallgemeinert und mit Erwartungen künftiger Missetaten verbunden werden;
d) *oder* eine eindeutige Neigung, besonders auf dem Kind «herumzuhacken» oder es in Streitereien zu verwickeln, wenn der betreffende Erwachsene sich unwohl, gereizt oder schlecht gelaunt fühlt;
e) *oder* unfaire Behandlung des Kindes – im Vergleich zu anderen Haushaltsmitgliedern – durch übermäßige Belastung mit Arbeit oder Verantwortung, mangelnde Beteiligung an positiven Familienaktivitäten; oder durch einen ausgeprägten Mangel an Aufmerksamkeit gegenüber den Bedürfnissen und Schwierigkeiten des Kindes;
f) *oder* schwerwiegende (psychische) Bestrafungsmaßnahmen wie z.B. Einsperren des Kindes in einem engen oder dunklen Ort, wie Schrank oder Keller.

1.3 Körperliche Kindesmisshandlung

Kindesmisshandlung umfasst alle eindeutigen Vorfälle, in denen das Kind von einem im Haushalt lebenden Erwachsenen in einem Ausmaß verletzt worden ist, das entweder medizinisch relevant ist oder eine für die Subkultur abnorme Form der Gewalt darstellt.

Diagnostische Richtlinien

Es bestehen große kulturelle Unterschiede, in welchem Ausmaß der Einsatz von körperlicher Bestrafung von Kindern als annehmbar gilt. Nichtsdestoweniger sollte eine körperliche Misshandlung dann als sicher angenommen werden, wenn:

a) die Bestrafung so hart war, dass sie zu Platzwunden, Knochenbrüchen, Ausrenkungen von Gliedmaßen oder ausgeprägten Blutergüssen führte;
b) *oder* die Bestrafung des Kindes durch Schläge mit harten oder scharfen Gegenständen wie Stöcken, Gürteln mit Schnalle erfolgte (das Schlagen mit einem Pantoffel oder Lederriemen mag auf eine Misshandlung hinauslaufen, dies muss es in manchen Subkulturen aber nicht sein, wenn es gemäßigt und kontrolliert geschieht);

c) *oder* die Bestrafung in Verbindung mit einem deutlichen und schwerwiegenden Kontrollverlust stand, z.B. wird das Kind gegen die Wand geschleudert oder die Treppen hinuntergestoßen;
d) *oder* die Gewalt ungewöhnliche und unannehmbare Formen eines körperlichen Traumas annahm, z.B. durch Verbrennungen oder Verbrühungen des Kindes oder Fesselungen oder dadurch, dass der Kopf des Kindes unter Wasser festgehalten wurde.

Körperliche Misshandlung kann sowohl das Ergebnis einer exzessiv betriebenen, körperlichen Bestrafung infolge eines Kontrollverlustes, als auch Folge einer vorsätzlichen, böswilligen Handlung sein.

Ausschlusskriterien
körperliche Misshandlung durch eine Person, die nicht zum Haushalt gehört (evtl. betrifft dies 6.5).

1.4 Sexueller Missbrauch (innerhalb der Familie)

Sexueller Missbrauch innerhalb der Familie schließt sowohl inzestuöse sexuelle Beziehungen (weil sie zwischen Familienmitgliedern, die von Gesetzes wegen nicht heiraten dürfen, stattfinden) als auch nicht-inzestuöse Beziehungen zwischen dem Kind und einem erwachsenen Haushaltsmitglied ein. Daher bezieht sich dieser Missbrauch auf sexuelle Handlungen mit biologischen Eltern, Adoptiveltern, älteren Geschwistern, anderen im Haushalt lebenden Verwandten, Untermietern oder Freunden der Eltern.
Ein sexueller Missbrauch, der innerhalb der Familie oder des Haushaltes stattfindet, wird hier erfasst, weil er in der Regel mit ernsthaften Beziehungsstörungen innerhalb der Familie oder des Haushaltes verbunden ist. Allerdings sollte sexueller Missbrauch nur auf der Grundlage sexueller Handlungen (und nicht aufgrund vermuteter gestörter Beziehungen) kodiert werden.

Diagnostische Richtlinien

Kulturen unterscheiden sich darin, inwieweit Kinder ihre Eltern nackt sehen dürfen, wie lange sie von den Eltern gewaschen, wie lange sie im Elternbett schlafen dürfen und ab welchem Alter ihnen von ihren Eltern eine eigene Intimsphäre zugestanden wird. Es sollte jedoch als sexueller Missbrauch betrachtet werden, wenn:

a) irgendein Genitalkontakt zwischen Erwachsenem und Kind stattgefunden hat;
b) *oder* irgendwelche Manipulationen an Brüsten oder Genitalien des Kindes durch einen Erwachsenen vorgenommen wurden, ausgenommen das kulturell gebilligte Baden eines jungen Kindes;
c) *oder* das Kind genötigt wurde, Brüste oder Genitalien des Erwachsenen zu berühren;
d) *oder* der Erwachsene mit Absicht Brüste oder Genitalien vor dem Kind entblößte, außer es geschah zufällig beim Baden oder Anziehen;
e) *oder* das Kind genötigt wurde, Brüste oder Genitalien zu entblößen, ausgenommen beim Baden oder Ankleiden;

f) *oder* irgendeine andere Form von physischem Kontakt oder Entblößung zwischen Erwachsenem und Kind stattgefunden hat, die zu sexueller Erregung führte. Dabei ist es irrelevant, ob das Kind in sexuelle Handlungen eingewilligt hat oder nicht.

Ausschlusskriterien
Sexueller Missbrauch außerhalb der Familie (6.4).

1.8 Andere

Jede abnorme intrafamiliäre Beziehung, die den allgemeinen Kriterien dieser Kategorie in Art und Ausprägung genügt, die aber nicht unter 1.0–1.4 eingeordnet werden kann.

2. Psychische Störung, abweichendes Verhalten oder Behinderung in der Familie

Diese Kategorie umfasst jene Störungen von Familienmitgliedern, die sich wahrscheinlich negativ auf das Kind auswirken, indem sie einen potentiellen psychiatrischen Risikofaktor darstellen. Ihre Auswirkungen werden in manchen Fällen unter anderen Kategorien kodiert werden müssen (wie z.B. unter «abnormen intrafamiliären Beziehungen»), in anderen Fällen wiederum nicht (z.B. Stigmatisierung in Verbindung mit einer psychischen Erkrankung oder Epilepsie). Eine Störung in der Familie sollte auf jeden Fall hier kodiert werden, wenn sie die spezifischen Kriterien erfüllt (zusammen mit anderen relevanten zusätzlichen Kodierungen).

Die allgemeinen Kriterien für diese Kategorie sind:
1) es besteht eine Störung mit einer zusätzlichen sozialen Behinderung oder ein abweichendes Verhalten bei einem Familienmitglied oder einem anderen Mitglied des Haushaltes, in dem das Kind lebt;
2) *und* diese Störung wirkt sich nach Art und Schweregrad auf das Leben des Kindes so aus, dass dies ein potentielles psychiatrisches Risiko darstellt.
   Solche Beeinträchtigungen können die Form sozialer Stigmatisierung, eingeschränkter elterlicher Funktion, eingeschränkten sozialen Lebens des Kindes, abnormer Beziehungen in der Familie, Miteinbeziehung des Kindes in abnormes Verhalten, gestörter Pflege des Kindes oder belastender sozialer Situationen annehmen.

2.0 Psychische Störung, abweichendes Verhalten eines Elternteils

Diese Kategorie umfasst alle Arten *gegenwärtig behindernder* psychischer Störungen der Eltern, ungeachtet dessen, ob der Elternteil sich in psychiatrischer Behandlung befindet oder nicht. Für die Kodierung ist es nicht notwendig, dass das Kind Kontakt zum Elternteil hat, und es muss zum gegenwärtigen Zeitpunkt auch nicht notwendigerweise mit dem Erwachsenen zusammenwohnen. Die Störung des Elternteils muss aber auf das Kind in einem gewichtigen Ausmaß eingewirkt haben. Für diese Kategorie wird jeder Erwachsene miteinbezogen, der mit dem Kind im Haushalt lebt und der einen Teil der Elternrolle ihm gegenüber übernimmt (unabhängig davon, ob er biologisch verwandt ist oder ob es von ihm von Gesetzes wegen erwartet wird, eine Elternrolle zu übernehmen).

Diagnostische Richtlinien

Es gibt keine klare Grenze zwischen normalem und psychopathologischem Verhalten. Viele Erwachsene durchleben Phasen der Angst oder Depression, zeigen Alkoholabusus oder kleinere delinquente Handlungen, die aber nicht ausreichen, um als sozial einschränkende psychische Störung zu gelten. Ferner gibt es keine eindeutige Grenze zwischen psychiatrischer Störung und sozial abweichendem Verhalten. Zu Kodierungszwecken ist es nicht notwendig, solche diagnostischen Unterscheidungen vorzunehmen (da die Auswirkung auf das Kind in beiden Fällen ähnlich sein kann). Trotzdem ist es notwendig, dass die Störung oder Abweichung mit gravierenden Einschränkungen in einem oder mehreren sozialen Hauptfunktionsbereichen des Erwachsenen verbunden ist.

So würde Kriminalität miterfasst werden, wenn sie persistiert oder rezidiviert, wenn sie zur Einweisung in ein Gefängnis oder eine andere Anstalt führt, oder wenn es sich um Gewalttaten gegen Menschen handelt. Alkoholismus würde dann erfasst werden, wenn er zu medizinischen Komplikationen führt (wie z.B. Anfällen, Delirium Tremens oder amnestischen Episoden) oder er in das Sozialleben eindeutig störend eingreift oder dazu führt, dass der Betreffende wiederholt zu spät oder eine Zeit lang gar nicht zur Arbeit erscheint. Schizophrenie würde dann miterfasst, wenn offensichtlich abnormes Verhalten (psychotisch oder nicht-psychotisch) oder kontinuierlich sozial bizarres Verhalten gezeigt wird oder sich medikamentöse Nebenwirkungen beobachten lassen. Affektive Störungen würden erfasst, wenn sie so gravierend sind, dass sie zu regelmäßigen, offensichtlichen Einschränkungen in der Ausübung der sozialen Rolle führen (was sich z.B. darin äußern kann, dass der Betroffene von seiner Arbeit fern bleibt oder seinen Aufgaben im Haushalt und beim Einkaufen nicht mehr nachkommt, nicht mehr an den üblichen Freizeitaktivitäten teilnimmt oder seine Kinder nicht mehr adäquat versorgen kann). In der Regel darf angenommen werden, dass jede pflege- oder behandlungsbedürftige psychiatrische Erkrankung diesen Kriterien genügt. Umgekehrt kann angenommen werden, dass eine Störung, die nicht zur Inanspruchnahme professioneller Hilfe (wie etwa vom Hausarzt oder von einem Sozialarbeiter oder Gemeindehelfer) führt, nicht ernsthaft genug ist, um hier miterfasst zu werden – es sei denn, es gibt klare Hinweise auf eine wesentliche soziale Einschränkung des Betroffenen. Deutlich abweichendes Sozialverhalten in Verbindung mit beträchtlich eingeschränktem oder gestörtem Verhalten sollte auch bei unklarer Diagnose hier erfasst werden. So können krankhafte Eifersucht, die zu Verfolgung oder systematischen Kontrolle der anderen Person führt, oder persistentes, gewalttätiges Verhalten oder extreme soziale Isolierung dann relevant sein, wenn sie eine soziale Behinderung mit einschließen.

Jede psychische Störung, die von einer deutlichen sozialen Behinderung eines Elternteils mit einem regelmäßigen Kontakt zum Kind begleitet wird, erfüllt das Kriterium, wonach die Wahrscheinlichkeit einer eindeutigen Beeinträchtigung der Lebensweise des Kindes und damit ein psychiatrisches Risiko besteht. Umgekehrt jedoch würde ein eindeutiger Hinweis auf eine wesentliche Beeinträchtigung der Lebensweise des Kindes durch eine Störung / Behinderung eines unmittelbaren Familienmitgliedes eine Kodierung begründen, auch dann, wenn das Kind mit dem Familienmitglied nicht in Kontakt steht. Die Störung / Behinderung eines unmittelbaren Familienmitgliedes drückt sich z.B. durch soziale Einschränkungen oder abnorme/inadäquate Erfüllung der Elternrolle aus. Sie kann sich aber auch in durch deutlich sichtbare soziale Stigmata veränderten Lebensumständen zeigen, die als indirekter Hinweis auf soziales Unvermögen interpretiert werden.

Ausschlusskriterien
- Homosexualität (wenn sie nicht mit anderen Störungen verbunden ist);
- Geistige Behinderung (wenn sie nicht mit anderen Störungen verbunden ist – siehe 2.1).

2.1 Behinderung eines Elternteils

Diese Kategorie betrifft alle Typen von Behinderungen der Eltern, die nicht unter 2.0 erfasst sind.
Die allgemeinen Kriterien sind vergleichbar, d.h., zwei Bedingungen müssen zusammentreffen:

1) Ein Elternteil ist so schwer behindert, dass dies zu einer ein- oder mehrfachen Einschränkung seiner wichtigsten sozialen Rollenfunktionen als Erwachsener führt,
2) *und* dies ist vom Typ und Schweregrad so, dass die Behinderung wahrscheinlich in das Leben des Kindes auf eine Art eingreift, die ein potentielles psychiatrisches Risiko darstellt.

Diagnostische Richtlinien

Die fünf folgenden Haupttypen von Behinderungen erfüllen mit größter Wahrscheinlichkeit die Einschlusskriterien:

A. geistige Behinderung,
B. ernste sensorische Ausfälle (z.B. taube oder blinde Eltern),
C. schwere Epilepsie,
D. chronische körperliche Störungen / Behinderungen (wie z.B. Zerebralparesen oder schweres Asthma),
E. lebensbedrohliche Erkrankung (wie z.B. Krebs).

Für eine Kodierung ist es jedoch nicht ausreichend, dass die eine oder andere dieser Behinderungen vorhanden ist. Zusätzlich muss es deutliche Hinweise dafür geben, dass sie auf das Kind in einer Art übergreifen, die wahrscheinlich ein potentielles psychiatrisches Risiko darstellt. Dies kann sich zeigen durch:

a) ein deutliches, offensichtliches soziales Stigma (z.B. das Kind vermeidet es, Freunde nach Hause zu bringen oder anderen Leuten von der Behinderung der Eltern zu erzählen, oder es wird wegen der Probleme der Eltern gehänselt),
b) *oder* unzulängliche Versorgung oder Aufsicht des Kindes durch den betroffenen Elternteil;

c) *oder* eingeschränktes elterliches Verhalten, wie es sich z.B. durch einen Mangel an Einfühlungsvermögen in kindliche Alltagsbedürfnisse, unpassenden Umgang mit kindlichen Sorgen oder oppositionellem Verhalten oder eingeschränkten Möglichkeiten für Spiel /Konversation zeigen kann;
d) *oder* familiären Streit und Spannung;
e) *oder* nicht gesellschaftsfähiges oder peinliches Verhalten;
f) *oder* Einschränkungen im sozialen Leben des Kindes;
g) *oder* Überforderung, da dem Kind eine nicht altersadäquate Verantwortung auferlegt wird.

Ausschlusskriterien
Elterliche Behinderung, die das Leben des Kindes nicht deutlich stört.

2.2 Behinderung der Geschwister

Hier treffen dieselben zwei Hauptkriterien wie unter 2.1 zu, sie beziehen sich jedoch auf ein Geschwister statt auf die Eltern. Die Behinderungen sind die gleichen wie unter 2.0 und 2.1.

Diagnostische Richtlinien

Um die Kriterien zu erfüllen, müssen eine geistige oder körperliche Behinderung bei einem Geschwister und außerdem offensichtliche Hinweise vorhanden sein, dass das Kind dadurch beeinträchtigt wird. Es könnte sich dabei hauptsächlich um folgende Kriterien handeln:
a) das Kind ist in seinem sozialen Leben eingeschränkt, entweder, weil es ihm unangenehm ist, Freunde nach Hause zu bringen, oder weil durch die Sorge um das behinderte Geschwister die sozialen Aktivitäten des Kindes eingeschränkt werden;
b) *oder* Einmischen in die persönlichen Besitztümer des Kindes, wie z.B. durch Zerreißen / Zerstören seiner Sachen, oder indem es seine Dinge nicht offen liegen lassen kann in Anwesenheit des behinderten Geschwisters;
c) *oder* das Eingehen der Eltern auf das Kind oder die sozialen Aktivitäten der Familie werden gehemmt oder verzerrt, weil sich die Eltern vermehrt um das behinderte Kind kümmern müssen;
d) *oder* deutliche Schwierigkeit des Kindes wegen des abweichenden / aggressiven Verhaltens des behinderten Geschwisters in öffentlichen Situationen;
e) *oder* Gehänseltwerden des Kindes durch andere Kinder seiner Altersgruppe wegen Absonderlichkeiten und Behinderung des Geschwisters;
f) *oder* das Kind wird physisch gestört, weil es das Bett mit einem einnässenden Geschwister teilen muss oder Ziel aggressiven Verhaltens ist;
g) *oder* Überforderung, weil dem Kind eine altersinadäquate Verantwortung in der Sorge um das behinderte Geschwister übertragen wird.

Ausschlusskriterien
Behinderung eines Geschwisters, die das Leben des Kindes nicht deutlich stört.

2.8 Andere

Jegliche andere geistige Störung, Abweichung oder Behinderung, die bei einem Mitglied des Haushalts außer bei Eltern oder Geschwistern vorhanden ist und auf welche die beiden Hauptkriterien für die allgemeine Kategorie zutreffen.

3. Inadäquate oder verzerrte intrafamiliäre Kommunikation

Die Beurteilung innerfamiliärer Kommunikationsmuster ist schwierig. Zudem sind die Forschungsergebnisse über den Zusammenhang zwischen gestörten Kommunikationsmustern und psychiatrischer Störung uneinheitlich. Viele Experten nehmen an, dass die charakteristischen Kommunikationsmerkmale nicht anhand von Berichten Außenstehender bestimmt werden können; vielmehr ist es notwendig, Familien zu beobachten, während sie sich miteinander unterhalten. Dennoch ist die Annahme weit verbreitet und es gibt auch einige Belege dafür, dass beeinträchtigte familiäre Kommunikation ein psychiatrisches Risiko darstellt. Dominanzstrukturen, das Ausmaß gemeinsamen Redens, die sprachliche Präzision oder Klarheit der Mitteilungen und die Artikulationsfähigkeit der Familienmitglieder scheinen aber nicht besonders bedeutsam zu sein. Vielmehr betreffen die entscheidenden Aspekte verzerrter innerfamiliärer Kommunikation verwirrende oder widersprüchliche Botschaften, fruchtlose Auseinandersetzungen und den vergeblichen Versuch, innerfamiliäre Kommunikation wirksam bei der Bewältigung von Zwiespältigkeiten in der Familie und deren Probleme oder Konflikte einzusetzen. Ein weiteres charakteristisches Merkmal scheint das Aufrechterhalten von Familiengeheimnissen bzw. das Verbergen von Schlüsselinformationen vor dem Kind zu sein, die für ein angepasstes Verhalten notwendig sind.

Diagnostische Richtlinien

Gemeinsame Diskussionen in der Familie scheinen charakterisiert zu sein durch:

a) Botschaften, die in ihrem Inhalt auffallend widersprüchlich sind und / oder nicht übereinstimmen mit den Gefühlen, die verbal mitgeteilt werden und solchen, die durch Tonfall oder Gesichtsausdruck deutlich werden;
b) *oder* eine auffällige Tendenz, über längere Zeit zu niemand Bestimmtem zu sprechen, insbesondere ohne dabei auf irgendetwas, das von anderen Familienmitgliedern gesagt wurde, einzugehen;
c) *oder* fruchtlose Auseinandersetzungen, die zu keiner Lösung oder Übereinstimmung führen;
d) *oder* unangebrachtes Zurückhalten von familiären Schlüsselinformationen (wie z.B. dem Kind die Information vorzuenthalten, dass es adoptiert ist);
e) *oder* regelmäßige Verleugnung von familiären Schwierigkeiten und / oder die Weigerung, sich mit ihnen auseinanderzusetzen oder sie zu diskutieren. Familien unterscheiden sich sehr stark in ihren Kommunikationsstilen.

In welchem Ausmaß Familien sie selbst betreffende Themen diskutieren, unterliegt großen kulturellen Unterschieden.

Gestörte intrafamiliäre Kommunikation sollte nur dann kodiert werden, wenn:
1) sie deutlich außerhalb von weit gefassten und für die Subkultur des Kindes normalen Grenzen liegt;
2) *und* die gestörten und unangemessenen Kommunikationsmuster überdauernd und durchgängig sind, insofern sie das Kind mit einbeziehen;
3) *und* die dürftige Kommunikation in ihren Auswirkungen zu Fehlanpassungen führt (d.h. die Familienmitglieder dazu verleitet, sich unangemessen zu verhalten, der Auseinandersetzung mit entscheidenden Themen aus dem Wege zu gehen oder bei der Lösung wichtiger familiärer Streitpunkte zu versagen).

4. Abnorme Erziehungsbedingungen

Diese Kategorie beschreibt bestimmte abnorme Merkmale der Erziehung durch Eltern oder andere primäre Bezugspersonen des Kindes, z.B. Großeltern, Pflegeeltern, Kinderfrau oder auch ältere Geschwister, die mit dem Kind bzw. dem Jugendlichen in derselben Wohnung leben; von diesen abnormen Erziehungsmerkmalen wird angenommen, dass sie ein Risiko für die psychische Gesundheit des Kindes darstellen.
Elterliche Erziehungsbedingungen umfassen normalerweise viele verschiedene Ebenen, die zum Teil in die Beschreibung anderer Kategorien dieses Glossars hineinreichen. Dies betrifft z.B. auch die Beziehung zwischen Eltern und Kind; Auffälligkeiten auf dieser Ebene werden durch die erste Kategorie (abnorme intrafamiliäre Beziehungen) erfasst. Ein anderes Beispiel betrifft Schwierigkeiten, soziale Probleme zu lösen; diese Aspekte betreffen die Kategorie 3 (inadäquate oder verzerrte intrafamiliäre Kommunikation). Eltern sind aber auch dafür verantwortlich, dass sich ihre Kinder angemessene und adäquate Fähigkeiten auf verschiedenen Gebieten aneignen können. Abweichungen vor allem in diesem Sinn werden durch die Inhalte der Kategorie «abnorme Erziehungsbedingungen» beschrieben.
Die Unterkategorie 4.0 (elterliche Überfürsorge) betrifft einen elterlichen Erziehungsstil, der dazu führt, dass Kinder davon abgehalten werden, angemessene Gelegenheiten wahrzunehmen, um selbständig und eigenverantwortlich zu werden bzw. um Beziehungen außerhalb der Dyade Elternteil – Kind eingehen zu können. In der Unterkategorie 4.1 werden Situationen mit mangelnder Aufsicht und Führung durch die Eltern erfasst, so dass Kinder in psychisch gefährdende Situationen geraten. Die 3. Unterkategorie beschreibt einen ausgeprägten Mangel an Anregung zu Spiel und Konversation, die es dem Kind in unmittelbarem Zusammenhang damit ermöglichen würde, entsprechende Erfahrungen in sozialen Beziehungen oder in von Erwachsenen beaufsichtigten oder angebahnten Aktivitäten zu sammeln. Die 4. Unterkategorie behandelt den Druck durch Eltern, die Interessen ihrer Kinder in eine sozio-kulturell abweichende und / oder von den Eigeninteressen der Kinder, ihren Möglichkeiten und ihrem Entwicklungsstand stark diskrepante Richtung zu drängen.
Da es bemerkenswerte soziokulturelle Variationen in der Kindererziehung gibt, sollten diese Kategorien nur dann benutzt werden, wenn die Qualität des Erziehungsstils sowohl in der Intensität als auch nach der Art und Weise der Erziehungsmerkmale ausgeprägt abweicht *und* wenn gleichzeitig dadurch eine psychische Gefährdung des Kindes wahrscheinlich ist (ein derartiges Risiko schließt eine Verantwortlichkeit für eine spezifische oder allgemeine Entwicklungsverzögerung mit ein). Für gewöhnlich wird ein Erziehungsstil, der in der Subkultur oder religiösen Gemeinschaft, in der das

Kind lebt, allgemein üblich ist, auch dann nicht als abweichend gewertet werden, wenn er sich vom breiteren kulturellen Umfeld, in dem diese Subkultur eingebettet ist, unterscheidet. Die in Rede stehende Kategorie sollte aber dann verwendet werden, wenn dadurch Merkmale der Erziehung erfasst werden, die eine deutliche psychische Gefährdung für das Kind bedeuten (allerdings sollte bei einer derartigen Bewertung mit aller gebotenen Vorsicht vorgegangen werden – die Zuschreibung einer bloßen Möglichkeit, dass es sich dabei um eine Gefährdung handele, weil die Erziehungsmuster im weiteren gesellschaftlichen Umfeld unüblich sind, sind für sich genommen keine ausreichenden Einschlusskriterien).

Eine Erziehung sollte dann als abnorm eingeschätzt werden, wenn sie dem Entwicklungsstand, dem Verhalten, dem physischen Gesundheitszustand und den soziokulturellen Gegebenheiten des Kindes nicht angemessen ist. Die Bedürfnisse von Kindern richten sich nach deren individuellen Eigenschaften; auf der einen Seite braucht ein impulsives Kind mehr Aufsicht, ein ängstliches mehr Unterstützung, auf der anderen Seite ein reifes Kind weniger direkte Kontrolle. Auf ähnliche Weise unterscheidet sich die Art einer sprachlichen Interaktion bei einem Kind mit normalem Hörvermögen von dem, was bei einem tauben Kind hilfreich ist. Des weiteren sollte berücksichtigt werden, dass es eine breite Spannweite soziokultureller Situationen dafür gibt, was ein Kind in bestimmten Situationen angemessenerweise tun soll und was nicht. Die Zuordnung abnormer Erziehungsbedingungen sollte daher immer auf deutlich abweichende Situationen beschränkt werden, so dass eine erhöhte psychiatrische Gefährdung für das Kind dadurch wahrscheinlich ist.

Nicht selten zeigen bestimmte Erziehungsmuster Abweichungen in verschiedenen Richtungen oder kommen zusammen vor. Z.B. können inadäquate elterliche Aufsicht und Streitbeziehung in der Familie gleichzeitig vorkommen. In diesem Fall sollten auch beide Unterkategorien kodiert werden. Wenn diese beiden Erziehungsprobleme auf eine psychiatrische Störung der Eltern zurückgeführt werden können, sollte letztere ebenfalls kodiert werden. Die Notwendigkeit eines derartigen Verfahrens ergibt sich auch daraus, dass eine breite Variation an abnormen Mustern gleichzeitig bestehen kann und so willkürliche Entscheidungen über die Wertigkeit und Rangfolge bestimmter Aspekte vermieden werden.

Die Kodierungen unter einer dieser Kategorien sollten auch unabhängig davon Verwendung finden, ob die bestimmten abweichenden Erziehungsmerkmale nur einem Elternteil zugeschrieben werden können und dem anderen nicht. Wichtig ist hier lediglich, ob die abnormen Erziehungsbedingungen durch ein Elternteil unabhängig von der Art der Erziehung des anderen einen wesentlichen Teil der Erfahrungen des Kindes in seiner Familie ausmachen. In diesem letzteren Fall, also wenn abnorme Erziehungsbedingungen lediglich auf eine Eltern-Kind-Dyade zutrifft, sollte gleichzeitig eine Einschätzung darüber erfolgen, inwieweit gleichzeitig eine intrafamiliäre Streitbeziehung zwischen den Erwachsenen in der Familie (Kategorie 1.2) oder z.B. eine inadäquate oder verzerrte intrafamiliäre Kommunikation (3) besteht.

Widrige Erziehungsmerkmale durch die Erziehung von Geschwistern sollten hier nur dann mit einbezogen werden, wenn z.B. eine Schwester oder ein Bruder eine offensichtliche erzieherische Stellung einnimmt, die mit einer elterlichen Funktion vergleichbar ist.

4.0 Elterliche Überfürsorge

Der Ausdruck «Überfürsorge» hat in verschiedenen Beschreibungen häufig sehr unterschiedliche Bedeutung. Hier ist eine bestimmte Erziehung gemeint, bei welcher ein Elternteil (meist handelt es sich um die Mutter) seine Beziehung zum Kind und / oder bestimmte Erziehungsmethoden auf solche Weise ausnützt bzw. ausübt, dass die Fähigkeiten des Kindes in einem ausgeprägten Ausmaß behindert werden, Beziehungen zu anderen zu entwickeln oder aufrechtzuerhalten und / oder altersangemessene Entscheidungen zu treffen und Eigenverantwortung zu übernehmen.

Dementsprechend stellen folgende Verhaltensweisen wesentliche Bestandteile einer Überfürsorge dar:
1) Verhinderung eines unabhängigen, eigenständigen Verhaltens
2) *und* Infantilisierung.

Ein oder beide Elternteil(e) entscheiden in unangemessener Weise über das Kind, schirmen das Kind gegenüber Herausforderungen und Stresshaften Einwirkungen ab, statt ihm zu helfen, selbst damit fertig zu werden und entsprechende Fähigkeiten zu entwickeln. Sie behandeln das Kind, als ob es wesentlich jünger wäre, so dass dies zu einer vermehrten Abhängigkeit führt, bzw. dass es keine angemessene Eigenverantwortlichkeit entwickeln kann und verhindern jegliche (oder beinahe jegliche) Möglichkeit, kindgemäße soziale Erfahrungen außerhalb der überbehütenden Dyade zu entwickeln. Gewöhnlich wird das Kind auch von anderen sozialen Einflüssen fern gehalten.
Von wesentlicher Bedeutung für die Verwendung dieser Kategorie ist die dem Entwicklungsstand des Kindes nicht entsprechende elterliche Kontrolle über die Aktivitäten des Kindes (in eine Richtung verstärkter Abhängigkeit und Infantilisierung). In einigen Fällen besteht dabei gleichzeitig eine übermäßige Nachgiebigkeit gegenüber der infantilen Rolle des Kindes (z.B. durch Tolerierung von kindisch störendem Benehmen oder durch die Nachgiebigkeit gegenüber seinen Launen und Ausbrüchen). Letzteres ist aber kein manifestes Merkmal und nicht Teil der Definition dieses Kriteriums. Überbehütung ist häufig durch die emotional sehr umfassende Art wie auch durch die gleichzeitig bestehende soziale Restriktion gekennzeichnet, das Ausmaß einer gleichzeitig bestehenden Wärme in der Beziehung variiert mitunter aber beträchtlich. Häufig ist der überbehütende Elternteil durch seinen abnorm großen emotionalen Einsatz in seiner Beziehung zum Kind gekennzeichnet, aber dies ist ebenfalls nicht Bestandteil der Definition. Auch hier richten sich die Einschlusskriterien lediglich nach den Auswirkungen auf das Kind und nicht nach der Psychopathologie der Eltern oder einer (häufig sehr unterschiedlichen) Motivation.

Diagnostische Richtlinien
Die Zuordnung verlangt die gleichzeitige Anwesenheit sowohl einer Einschränkung in Bezug auf unabhängiges Verhalten als auch einer Infantilisierung (in beiden Fällen in einem ausgeprägt abnormen Ausmaß im Verhältnis zu den sozio-kulturell akzeptierten Altersnormen).

A. *Die Unterdrückung unabhängigen Verhaltens kann durch folgendes deutlich werden:*

a) starke Einengung der Freizeitbeschäftigungen, so dass entweder diese nur zusammen mit den Eltern unternommen werden oder nur unter direkter elterlicher Kontrolle, bzw. Aufsicht; *und /*
b) *oder* unangemessene Kontrolle über Freundschaften des Kindes *und /*
c) *oder* das Kind wird entmutigt, bei Freunden oder Verwandten zu übernachten; *und /*
d) *oder* es werden ausschließlich nur jene Beschäftigungen eines Elternteils mit dem Kind gefördert, die nach Art und Intensität dem Alter nicht entsprechen; *und /*
e) *oder* die Kleidung des Kindes oder seine Beschäftigungen werden nach Gesichtspunkten ausgewählt, die den soziokulturellen Altersnormen nicht entsprechen; *und /*
f) *oder* dem Kind werden unabhängige Entscheidungen nicht erlaubt; *und /*
g) *oder* dem Kind wird Verantwortung abgenommen in dem Sinn, dass es sich mit seinen eigenen sozialen Schwierigkeiten nicht mehr auseinander setzen muss (die dem Kind entsprechenden Auseinandersetzungen werden für es ausgefochten); *und /*
h) *oder* das Kind wird in unangemessener Weise daran gehindert, außer Haus seinen Freizeitaktivitäten nachzugehen, wenn sie außerhalb der direkten elterlichen Kontrolle und / oder Aufsicht liegen.

B. Eine Infantilisierung kann durch folgendes deutlich werden:
a) das Kind wird gekleidet und gewaschen in einer Weise, die den altersgemäßen kulturellen Normen nicht mehr entspricht; *und /*
b) *oder* ein Elternteil legt sich abends zusammen mit dem Kind regelmäßig schlafen, um dessen Ängste auf diese Weise zu mildern / um es ihm einfach angenehmer zu machen; *und /*
c) *oder* das Kind wird regelmäßig zur Schule oder an andere Orte gebracht bzw. von dort abgeholt, statt dass das Kind seinem Alter entsprechend einen Schulbus bzw. öffentliche Transportmittel benutzt; *und /*
d) *oder* die Freizeitaktivitäten des Kindes werden ungewöhnlich häufig und unangemessen überprüft, indem es auf Spielplätzen u. dgl. beobachtet wird; *und /*
e) *oder* das Kind wird ungewöhnlich häufig oder ungewöhnlich eindringlich überprüft durch Kontakte zum Lehrer oder zu anderen; *und /*
f) *oder* das Kind wird bei kleineren körperlichen Beschwerden ohne ersichtliche Anlässe gleich zum Arzt gebracht oder ins Bett gesteckt; *und /*
g) *oder* das Kind wird von den Eltern abgehalten, sich mit altersentsprechenden Herausforderungen oder entsprechenden Ereignissen auseinander zu setzen bzw. selbst damit fertig zu werden; *und /*
h) *oder* die Eltern bestehen darauf, beim Kind im Krankenhaus zu bleiben oder bei der Untersuchung anwesend zu sein, wenn dies dem Alter nach den üblichen soziokulturellen Normen nicht entspricht; *und /*
i) *oder* das Kind wird in unangemessener Weise von der Teilnahme an gewöhnlichen sportlichen Aktivitäten (z.B. Schwimmen, Fußball, Radfahren) wegen der damit verbundenen möglichen Gefahren abgehalten.

Elterliche Überfürsorge sollte nur dann kodiert werden, wenn das Kind gleichzeitig sowohl abgehalten wird, ein eigenständiges Verhalten zu entwickeln, als auch Merkmale der Infantilisierung vorhanden sind, und zwar beides in einer durchgängigen

Art, so dass wenigstens mehrere der eben angeführten Beispiele in jedem der beiden Hauptteile zutreffen.
Gewöhnlich tritt eine überfürsorgliche Haltung zusammen mit exzessiver Angst und Sorge um das Kind auf. Letztere ist aber nicht Teil der Definition. Besteht gleichzeitig eine hohe Intensität elterlicher Ängste, muss überlegt werden, ob diese den Schweregrad einer psychiatrischen Störung erreichen, die eine Kodierung unter 2.0 (psychische Störung / abweichendes Verhalten eines Elternteiles) rechtfertigt.

Ausschlusskriterien
- elterliche Ängste, die nicht von Infantilisierung und Behinderung unabhängiger Aktivitäten des Kindes begleitet sind;
- überfürsorgliche Haltung, die aber nur auf ganz bestimmte Aktivitäten bezogen ist;
- überfürsorgliche Haltung, die zeitlich begrenzt im Zusammenhang mit einer akuten Erkrankung oder anderen Krisensituationen steht.

4.1 Unzureichende elterliche Aufsicht und Steuerung

Diese Kategorie betrifft einen ausgeprägten Mangel an wirksamer Kontrolle oder Aufsicht über die Aktivitäten des Kindes im Verhältnis zu seinem Entwicklungsstand und soziokulturellen Hintergrund. Heranwachsende Kinder müssen bis zu einem gewissen Ausmaß beaufsichtigt werden. Das Ausmaß der Kontrolle muss gemäß den Erfahrungen der Kinder, ihren Fähigkeiten und ihrem Reifegrad abgebaut werden, so dass sie schließlich eine Eigenverantwortung übernehmen können, ohne in unangemessener Weise gefährdet zu werden bzw. in psychisch gefährdende Situationen zu geraten. Exzessive Kontrolle wird unter 4.0, inadäquate Kontrolle unter 4.1 kodiert. Es gibt wiederum deutliche soziokulturelle Unterschiede, was das Ausmaß der Kontrolle betrifft. Eine inadäquate Kontrolle sollte nur dann kodiert werden, wenn sie im soziokulturellen Kontext abnorm und gleichzeitig eine psychische Gefährdung des Kindes wahrscheinlich ist.

Praktisch wird die Kategorie «unzureichende Aufsicht und Steuerung» am ehesten bei folgendem zutreffen:
1) mangelhafte Übersicht der Eltern darüber, was das Kind in seiner Freizeit tut oder wo es sich aufhält (da dies im Gegensatz zu einer effektiven Kontrolle steht);
2) *und* deutlich unwirksame oder kaum etablierte Kontrollstrategien, bzw. solche, die kaum aufrechterhalten werden (aus denselben Gründen wie oben);
3) Mangel an elterlicher Fürsorge oder Unterlassung auch nur des Versuchs einer Intervention, wenn den Eltern bekannt ist, dass sich das Kind in psychisch gefährdenden Umständen befindet.

Diagnostische Richtlinien

A. *Die Unkenntnis der Eltern, wo sich das Kind aufhält und was es tut, kann durch folgende Punkte gekennzeichnet sein:*
   a) die Eltern wissen normalerweise nicht, wo sich das Kind aufhält, wenn es nicht zu Hause ist; *und /*
   b) *oder* den Eltern sind die Namen (oder Adressen) der Freunde, die das Kind zu

Hause besucht, unbekannt, oder sie wissen nicht, wo sich das Kind über Nacht aufhält; *und /*

c) *oder* die Eltern wissen gewöhnlich nicht, wann das Kind abends bzw. nachts nach Hause kommt; *und /*

d) *oder* das Kind befindet sich häufig ohne Aufsicht außer Haus, obwohl es dafür noch nicht alt genug ist; *und /*

e) *oder* das Kind wird oft allein zu Hause gelassen, obwohl dies noch nicht seinem Alter entspricht.

B. Unwirksame elterliche Steuerung kann durch folgendes deutlich werden:

a) einen Mangel an erkennbaren Alltagsregeln dafür, was erlaubt ist und was nicht; *und /*

b) *oder* das Kind erfährt Anerkennung oder Ermutigung durch die Eltern weitgehend eher entsprechend deren Stimmung und Laune als entsprechend seinem Verhalten; *und /*

c) *oder* die Eltern drücken sich bei erzieherischen Maßnahmen nur ungenau und allgemein aus (z.B. «sei ein gutes Kind»), statt deutlich zu sagen, was sie vom Kind erwarten; *und /*

d) *oder* die Erziehung ist widersprüchlich / die Eltern sind sich darin uneinig, so dass es nicht möglich ist, vorhersehbare Reaktionen auf das Fehlverhalten des Kindes zu erkennen; *und /*

e) *oder* erzieherische Maßnahmen werden nur halb durchgehalten, nicht konsequent bis zu Ende durchgeführt, um das erwünschte kindliche Verhalten zu erreichen.

C. Ein Mangel an Fürsorge oder Einflussnahme auf das Kind, wenn dieses sich in einer psychisch gefährdeten Situation befindet, kann durch folgendes verdeutlicht werden:

a) die Eltern greifen nicht ein, obwohl sie wissen, dass das Kind Kontakte unterhält, die eine wesentliche psychische Gefährdung darstellen (z.B. ein junges Mädchen ist in ein potentielles Liebesverhältnis mit älteren Männern verwickelt, oder das Kind nimmt am Leben einer ernsthaften kriminellen Gruppierung teil oder einer solchen, die Drogen gebraucht, oder das Kind steht in einer inzestuösen Beziehung zu einem anderen Familienmitglied); *und /*

b) *oder* die Eltern intervenieren nicht, obwohl ihnen klar ist, dass das Kind ein Verhalten an den Tag legt, das es wahrscheinlich in ernste Schwierigkeiten bringen wird (z.B. das Kind nimmt «harte» Drogen, begeht kriminelle Handlungen oder besitzt gefährliche Waffen); *und /*

c) *oder* die Eltern reagieren nicht, obwohl sich das Kind in offensichtlich physisch gefährdenden Situationen befindet (z.B. klettert es als kleines Kind auf ein Dach oder spielt an anderen gefährlichen Orten oder mit gefährlichen Materialien).

Diese Kategorie kann nur dann verwendet werden, wenn die angeführten elterlichen Verhaltensweisen in Bezug auf verschiedene Aspekte des kindlichen Lebens auf eine ausgeprägt persistierende und übergreifende Art deutlich werden. Das bedeutet auch, dass wenigstens mehrere der oben angeführten Beispiele zutreffen müssen, auch muss dabei ein abnormes Verhalten wenigstens in zwei von drei spezifischen Aspekten

kontrollierenden Verhaltens erwartet werden. Wenn zumindest auf einem Gebiet ein offensichtlicher und schwerwiegender Mangel bei entsprechender Kontrolle deutlich wird, sind die notwendigen diagnostischen Kriterien für diese Unterkategorie ebenfalls erfüllt.
Die unzureichende elterliche Aufsicht bzw. Steuerung muss zwar bei verschiedenen kindlichen Handlungen deutlich werden, für eine Kodierung ist es aber unerheblich, ob dies lediglich für einen oder für beide Elternteile zutrifft.

4.2 Erziehung, die eine unzureichende Erfahrung vermittelt

Kinder entwickeln bestimmte Fähigkeiten und soziale Beziehungen im Zusammenhang mit Konversation, Spiel und verschiedenen Aktivitäten mit ihren Eltern und anderen Familienmitgliedern (aber auch mit Personen außerhalb der Familie). Die Kategorie 4.2 bezieht sich auf einen ausgeprägten Mangel an derartigen Auseinandersetzungen. Es hat sich eingebürgert, dass dies gewöhnlich als ein Mangel an bedeutsamer «Stimulation» bezeichnet wird. Dies ist aber eine irreführende Bezeichnung für das, was für Kinder dann notwendig ist, wenn sie aus einer aktiven Auseinandersetzung mit anderen Personen oder generell von ihrer Umgebung lernen sollen. Diese Kategorie bezieht sich deshalb auf einen Mangel an einem derartigen aktiven Engagement als Folge elterlicher Handlungen (z.B. in restriktiver Form oder in Form von Verboten) oder elterlicher Untätigkeit (z.B. es zu unterlassen, entsprechende Möglichkeiten für das Kind zu eröffnen) und zwar in Hinsicht auf sprachliche, soziale, perzeptive oder motorische Aktivitäten. Die Beurteilung sollte im Verhältnis zum Entwicklungsniveau des Kindes und zu seiner soziokulturellen Situation stehen.

Gründe, dass bedeutsame Erfahrungen nicht gesammelt werden können, können sein:
1) Mangel an Konversation / Spiel zwischen Eltern und Kind; *und /*
2) *oder* Mangel an Aktivitäten außerhalb der Familie; *und /*
3) *oder* Beschränkungen, die eine aktive Auseinandersetzung mit anderen Personen *und /* oder Sachobjekten ausgesprochen behindert; *und /*
4) *oder* das Kind entbehrt Spielsachen oder andere Dinge, die es zum Spielen braucht.

Diagnostische Richtlinien

A. *Ein Mangel an Konversation / Spiel zwischen Eltern und Kind könnte durch folgendes deutlich werden:*
   a) dem Kind mangelt es deutlich an Gelegenheiten, sich mit Familienmitgliedern zu unterhalten, weil sie selten zusammen sind; *und /*
   b) *oder* die Eltern sprechen mit dem Kind nicht über das, was es interessiert oder über seine Aktivitäten, mit denen es gerade beschäftigt ist oder die es plant; *und /*
   c) *oder* (bei einem jüngeren Kind) die Eltern lesen dem Kind selten vor oder hören ihm selten zu, wenn es selbst vorliest; *und /*
   d) *oder* während der Mahlzeiten oder anderer Gelegenheiten, wenn die Familie zusammen ist, wird kaum, wenn überhaupt, eine allgemeine Unterhaltung geführt; *und /*

e) *oder* die Eltern spielen sehr selten mit dem Kind, balgen sich kaum je mit ihm und pflegen auch keine andere Form von spielerischen Auseinandersetzungen; *und /*
f) *oder* derartige Interaktionen kommen zwar vor, aber meist auf Initiative der Eltern, gleichzeitig herrscht eine ausgeprägte Tendenz vor, entsprechende Anregungen, die vom Kind ausgehen, zu ignorieren, bzw. darauf nicht zu reagieren.

B. Ein Mangel an Aktivitäten außerhalb der Wohnung könnte sich manifestieren durch:
a) Mangel an gemeinsamen Aktivitäten, z.B. keine Spaziergänge, Besuche von Museen, Galerien oder Fahrten zu anderen Orten; und/
b) *oder* einen Mangel an gemeinsamen Aktivitäten mit dem Kind z.B. bei Sport, Musik, Hobbys oder Mitarbeit im Haushalt; *und /*
c) *oder* Mangel an altersentsprechenden Möglichkeiten, z.B. Einkäufe oder Reisen zu unternehmen.

C. Beschränkungen, die das Kind in ausgeprägter Weise hindern, sich aktiv mit der Umwelt zu beschäftigen, können deutlich werden durch:
a) dem Kind wird das Spielen außerhalb der Wohnung verboten; *und /*
b) *oder* das Kind darf sich nur in Räumen aufhalten, in denen es nicht spielen oder sich unterhalten kann; *und /*
c) *oder* (bei einem jungen Kind) das Kind wird während langer Zeiträume, in denen es nicht schläft, sich selbst überlassen; *und /*
d) *oder* das Kind muss derart unangemessen früh zu Bett gehen, dass keine gemeinsame Zeit mit den Eltern oder anderen Familienmitgliedern bleibt.

D. Ein Mangel an zur Verfügung stehendem Spielzeug oder anderen Objekten zum Spielen kann sich zeigen durch:
a) dem Kind werden keine altersentsprechenden Spielmaterialien zur Verfügung gestellt. Es gibt bedeutsame soziokulturelle Unterschiede, in welchem Ausmaß Kinder über Spielzeug verfügen, auch wirtschaftliche Überlegungen können hier eine wesentliche Grenze setzen. Allerdings können so gut wie immer, außer bei größter Armut, bestimmte Materialien zum Spielen zur Verfügung gestellt werden, auch wenn dabei improvisiert werden muss. Hier sollte auch eine sehr breite Definition von altersentsprechenden Materialien verwendet werden – das Kind sollte über einige Auswahl solcher Spielmaterialien verfügen, entsprechend seinem Alter und seiner soziokulturellen Einbettung; *und /*
b) *oder* altersentsprechendes Spielmaterial ist zwar vorhanden, es kann aber nicht benützt werden, weil es weggesperrt ist, oder seine Verwendung auf irgendeine andere Weise verhindert wird.

Im Gegensatz zu den meisten anderen Kategorien sollte eine Zuordnung hier nicht aufgrund der dyadischen Interaktion des Kindes mit einem Elternteil oder anderen Familienmitgliedern gewertet werden, sondern aufgrund des allgemein umfassenden Milieus, in dem das Kind lebt. Diese Kategorie soll nicht benutzt werden, wenn es sich dabei um einen Mangel an Interaktion mit einem Elternteil allein handelt, aber generell die Möglichkeit besteht, sich entsprechende Erfahrungen anzueignen (eine

derartige Schwierigkeit mit einem Elternteil kann aber als ein Anzeichen für andere Probleme gewertet werden, für die andere Kategorien zutreffen).
Weiter sollte die Kategorie nur dann verwendet werden, wenn der Erfahrungsmangel für das Kind sowohl ausgeprägt als auch durchgängig ist, da sich Kinder ja entsprechende Erfahrungen aus vielen verschiedenen Quellen aneignen können. Deshalb sollten im allgemeinen wenigstens mehrere Beispiele aus wenigstens zwei der angeführten vier Kriteriengruppierungen zutreffen. Die umfassende Möglichkeit, sich Erfahrungen aneignen zu können, ist das hervorstechende Merkmal in der Verwendung dieser Kategorie: Gelegentlich kann aber ein sehr schwerwiegender Mangel, der sich nur auf eine Beispielsgruppe bezieht, dazu führen, dass eine Kodierung unter dieser Kategorie ebenfalls Verwendung findet – es sollte dabei aber klar sein, dass dies sehr ungewöhnlich ist.

4.3 Unangemessene Forderungen und Nötigungen durch die Eltern

Diese Kategorie bezieht sich auf unangemessene elterliche Anforderungen und Nötigungen, die nicht im Einklang mit der Entwicklung des Kindes und seinen angemessenen soziokulturellen Bedürfnissen und Wünschen stehen. Das Kind wird in einer unangemessenen Weise bedrängt, anders zu sein, als es ist. Derartige Nötigungen können im Gegensatz zum Geschlecht des Kindes stehen (z.B. weil ein Junge wie ein Mädchen gekleidet wird oder umgekehrt) oder im Gegensatz zu seinem Alter (z.B. weil ein älteres Kind angehalten wird, sich zu kleiden oder zu verhalten, als ob es ein viel jüngeres Kind wäre oder ebenfalls umgekehrt), bzw. im Gegensatz zu den Fähigkeiten des Kindes (weil vom Kind Leistungen gefordert werden, die nicht im Einklang mit seinen Fähigkeiten oder Wünschen stehen). Das Kind wird entweder von einem oder beiden Elternteilen in diese Rollen gedrängt. Um die Kategorie zu verwenden, muss es sich dabei aber um eine persistierende, deutlich unangemessene und derart intensive oder durchgängige Art von Nötigung handeln, dass damit das Leben des Kindes deutlich gestört wird. Nötigungen, die sich aus einem ungewöhnlichen kulturellen Verhaltensstil der Familie ableiten (z.B. bei Angehörigen bestimmter religiöser Gruppierungen) sollten im allgemeinen nicht in diese Kategorie mit einbezogen werden. Wenn aber beispielsweise durch elterliche Normen und / oder Praktiken Druck auf das Kind in einer unangemessenen Weise ausgeübt wird, der gegen den Wunsch des Kindes gerichtet ist, sich die Normen der weiteren Umgebung, in der die Familie lebt, anzueignen, sollte diese Kategorie verwendet werden.

Diagnostische Richtlinien

A. *Die dem Geschlecht des Kindes nicht entsprechenden Forderungen und Nötigungen können sich folgendermaßen darstellen:*
   a) das Kind wird bedrängt, sich zu kleiden, zu verhalten oder Handlungen auszuführen, die der Art, dem Stil oder der Form nach in der entsprechenden Kultur dem anderen Geschlecht zugeschrieben werden; *und /*
   b) *oder* das Kind wird dauernd bedrängt, sich in extremer Weise seinem Geschlecht entsprechend zu verhalten, jedoch in einer Art und Weise, die einer extremen Übertreibung der entsprechenden Geschlechtsrolle gleichkommt und damit außerhalb der Normen der Subkultur der Familie steht; *und /*
   c) *oder* das Kind wird andauernd bedrängt, sich homosexuell zu verhalten, obwohl es heterosexuelle Intentionen zeigt oder umgekehrt.

B. *Nicht altersentsprechende Nötigungen können sich zeigen durch:*
   a) ein älteres Kind wird andauernd dazu gedrängt, sich im manifesten Gegensatz zu seinem Entwicklungsniveau und seiner Subkultur als wesentlich zu jung oder zu alt zu kleiden, zu verhalten oder entsprechende Funktionen auszuüben; *und /*
   b) *oder* das Kind wird andauernd dazu angehalten, gegen seine eigenen Wünsche bestimmte Verantwortungen zu übernehmen, die entsprechend seinem Alter oder seinen Fähigkeiten eine klare Überforderung darstellen; *und /*
   c) *oder* die Eltern besprechen andauernd in unangemessener Weise sehr persönliche Probleme (wie z.B. eheliche oder außereheliche sexuelle Aktivitäten).

C. *Der Persönlichkeit des Kindes nicht entsprechende Nötigungen können folgendermaßen sichtbar sein:*
   a) das Kind wird ständig dazu gedrängt, bestimmte Tätigkeiten wahrzunehmen (wie Sport, Musik oder Schularbeiten), die im Gegensatz zu den durchgängig geäußerten Wünschen, Bedürfnissen und / oder Fähigkeiten des Kindes stehen; *und /*
   b) *oder* das Kind wird andauernd derart verplant und beschäftigt, dass keine Zeit und Energie mehr zur Verfügung steht und es dadurch von angemessenen sozialen Kontakten fern gehalten wird und dies auch eher die Ambitionen der Eltern widerspiegelt als die Ziele, bzw. Interessen des Kindes selbst (das Kind wird z.B. mit Nachdruck zu Leistungssport oder künstlerischer Beschäftigung gedrängt).

Die Benützung dieser Kategorie setzt voraus, dass die Nötigungen durch Eltern im soziokulturellen Kontext klar abweichend sowie ausgeprägt unangemessen in Bezug auf die Eigenschaften des Kindes sind und dass sie durchgehend und umfassend sind. Derartige Verhaltensweisen können von einem einzigen Elternteil ausgehen. Für die Kodierung genügt es bereits, wenn nur eine der drei Kategorien zutrifft (Unangemessenheit entsprechend dem Alter, Geschlecht oder der Persönlichkeit des Kindes).

Ausschlusskriterien
- spezifische Förderung bestimmter Talente des Kindes, die zu keinen exklusiven Restriktionen führen;
- das Kind stimmt damit überein, sich im Wettbewerb um Höchstleistungen zu beteiligen, obwohl dies zu starken Eingrenzungen seiner sonstigen sozialen Möglichkeiten beiträgt;
- das Kind wird dazu ermutigt, Verantwortung zu übernehmen, die meistens viel Älteren zugemutet wird, das Kind akzeptiert dies aber und bewältigt diese Aufgaben mit Erfolg.

4.8 Andere

Andere Erziehungsbedingungen, für die die generellen Kriterien für abnorme Erziehungsbedingungen zutreffen, die jedoch nicht die Kriterien 4.0 bis 4.3 erfüllen.

5. Abnorme unmittelbare Umgebung

Die Kategorie deckt verschiedene Aspekte der sozialen oder materiellen Struktur des Umfeldes des Kindes ab; diese sind durch eine widrige psychosoziale Situation auffällig, die ihrerseits ein psychiatrisches Risikopotential entstehen lässt. Ihre Einflüsse auf das Kind sind wahrscheinlich weniger direkt als die der meisten anderen Kategorien, dennoch werden sie aufgrund ihres deutlichen Risikos aufgenommen. Da der das Risiko vermittelnde genaue Mechanismus bislang nicht eindeutig bekannt ist, sollte die Kodierung nicht anhand irgendeiner Beurteilung über eine aktuelle Schädigung des jeweiligen Kindes vorgenommen werden, sondern auf der Präsenz spezifizierter, strukturierter Variablen basieren.

Die allgemeinen Kriterien für diese Kategorie lauten:
1) die soziale / materielle Struktur der unmittelbaren Umgebung des Kindes ist auffallend untypisch für die soziokulturelle Umgebung;
2) das Untypische gehört zu dem Merkmalstyp, der wahrscheinlich für die Entstehung einer widrigen oder abweichenden psychosozialen Situation verantwortlich ist; *und*
3) es gibt empirische Belege für die Vermutung, dass diese Situation für das Kind ein psychiatrisches Risiko in sich birgt.

5.0 Erziehung in einer Institution

Diese Kategorie wird verwendet, wenn das Kind in einer Institution lebt und die «Familienbetreuung» durch eine «Gruppenbetreuung» ersetzt ist. Der Begriff «Gruppenbetreuung» bedeutet in diesem Zusammenhang, dass ein Kind von vielen Erwachsenen in Form einer geteilten Beaufsichtigung betreut wird (z.B. die Betreuer haben feststehende Freizeiten, in denen die Beaufsichtigung von anderen Personen übernommen wird). Dies steht im Gegensatz zur Betreuung innerhalb einer Familie («Familienbetreuung»), in der die Kinder mit einem oder mehreren Erwachsenen zusammenleben und von diesen rund um die Uhr ohne festgelegte Freizeiten betreut werden (auch wenn häufig die Betreuung auf andere Personen übertragen wird). Während die Gruppenbetreuung gewöhnlich mit einer regelmäßigen Aufsicht über die Nachtstunden verbunden ist, findet man bei der Familienbetreuung selten eine regelmäßige nächtliche Betreuung durch Nicht-Familienmitglieder. Die meisten Formen institutioneller Erziehung sind mit einem turnusmäßigen Schichtwechsel der Betreuer verbunden; z.B. haben die Betreuer nach Dienstplan festgelegte Dienst- und Freizeiten. In einigen Fällen bedeutet dies, dass ein Kind durch sehr viele Erwachsene betreut wird. Dieser Mangel an einer kontinuierlichen Betreuung durch eine relativ kleine Anzahl von Erwachsenen, die für das Kind regelmäßig als Ansprechpartner verfügbar sind, macht den deutlichsten Unterschied zwischen institutioneller und familiärer Erziehung aus und birgt nach Meinung vieler das psychiatrische Hauptrisiko.

Eine institutionelle Erziehung beinhaltet:
1) Gruppenbetreuung, bei der die Erziehung weitgehend durch irgendeine institutionelle Form übernommen wird, wie z.B. Säuglingsheim, Waisenhaus oder Kinderheim;

2) *oder* eine Behandlung des Kindes in einem Krankenhaus, einem Rehabilitationszentrum oder ähnlichem, ohne dass ein Elternteil mit aufgenommen wird.

Diagnostische Richtlinien

Eine institutionelle Erziehung sollte dann kodiert werden, wenn:
a) die Erziehung durch eine Wohngruppe, andere Gruppenpflege, Fremdunterbringung oder therapeutische Einrichtungen übernommen worden ist (unabhängig davon, ob das Kind von Geschwistern begleitet wird oder nicht);
b) *und* das Kind während der ganzen (Werk-)Woche so betreut wird (unabhängig davon, ob das Kind die Wochenenden zuhause verbringt);
c) *und* die Betreuung in dieser Weise während des ganzen Jahres durchgeführt wird (unabhängig davon, ob das Kind im Urlaub bei der Familie ist,) ohne dass das Kind die ganzen Schulferien zuhause verbringt (wie es z.B. in einem Schulinternat der Fall wäre);
d) *und* die Betreuung mindestens drei Monate bestanden hat.

Ausschlusskriterien
- Pflegefamilie (kodiere 5.1);
- Schulinternat;
- therapeutische Familienbetreuung, bei der das Kind mit mindestens einem Elternteil zusammenlebt;
- institutionelle Betreuung von weniger als dreimonatiger Dauer (evtl. trifft hier aber 6.1 zu);
- alle Arten von Kindertagesstätten;
- Unterbringung in einer geschlossenen Einrichtung, wie z.B. einer Jugendstrafanstalt oder einem Erziehungsheim, in die das Kind wegen delinquenten oder dissozialen Verhaltens eingewiesen worden ist (kodiere 9.0);
- therapeutische Betreuung aufgrund einer psychiatrischen Störung (kodiere 9.0).

5.1 Abweichende Elternsituation

Diese Kategorie deckt eine ziemlich heterogene Spannbreite von Situationen ab, die sich von der traditionellen Norm der Erziehung durch zwei biologische Eltern unterscheidet. Bei vielen dieser Situationen finden sich empirische Hinweise einer – wenngleich nicht sehr hohen – statistischen Beziehung zu einer erhöhten psychiatrischen Gefährdung. Dies bezieht sich z.B. auf allein erziehende Eltern, Adoptiveltern, Stiefeltern, Pflegeeltern, die Erziehung von nicht- oder außerehelichen Kindern und einen Mangel an stabilen elterlichen Beziehungen. Zumindest in einigen dieser Fälle ist es wahrscheinlich, dass die Gefährdung sowohl von dem psychosozialen Umfeld, welches Ursache der Situation ist, als auch von der Situation selbst ausgeht (z.B. kann dies bei einer Pflegefamilie der Fall sein). Folglich stellen diese Situationen meistens eher Risikoindikatoren als Risikomechanismen dar.
Zusätzlich zu jenen Situationen mit empirisch gesicherter psychiatrischer Gefährdung (obgleich eher minimaler) werden hier auch einige wenige andere Situationen miteinbezogen, von denen entweder eine sehr schwache Gefährdung angenommen werden kann oder von denen keine Untersuchungsdaten verfügbar sind. Sie werden (zum gegenwärtigen Zeitpunkt) hier mit aufgenommen, weil sie eine ausgeprägte aty-

pische Situation darstellen und weil das Vorkommen dieser Merkmale anscheinend Parallelen zu jenen mit bekannter Gefährdung erkennen lässt. Situationen mit ungewisser Gefährdung umfassen Erziehung durch ein homosexuelles Paar, Gruppenerziehung in einer Kommune ohne unmittelbaren familiären Zusammenhang, Erziehung durch ein Paar, in der die Mutter durch einen Spender künstlich befruchtet worden war und Erziehung durch Verwandte, die nicht die Eltern des Kindes sind.

Diagnostische Richtlinien

Abweichende Elternsituationen schließen folgendes mit ein:
a) nichtverwandte Pflegefamilie;
b) Erziehung durch Verwandte mit Ausnahme der Eltern (wie z.B. durch Großeltern, Tanten, ältere Geschwister usw.);
c) Erziehung durch einen allein stehenden Elternteil (mit oder ohne Anwesenheit von anderen im Haushalt lebenden Verwandten); eine solche Alleinerziehung kann daraus resultieren, dass z.B. die Mutter unverheiratet, geschieden, getrennt oder verwitwet ist;
d) Erziehung eines außerehelichen Kindes durch ein Paar, das nicht die biologischen Eltern darstellt (d.h. ausgenommen solche Kinder, die juristisch außerehelich sind, die aber von zusammenlebenden biologischen Eltern erzogen werden);
e) Erziehung durch Stiefeltern (d.h. ein Elternteil lebt mit einem Partner zusammen, der nicht der biologische Elternteil des Kindes ist);
f) Erziehung durch Adoptiveltern (unabhängig davon, ob das Kind von seiner Adoption weiß);
g) Erziehung durch Eltern, die im nichtfamiliären Kontext einer Wohngemeinschaft leben, in welcher die Erziehung mit anderen geteilt wird und die Eltern keine deutlich abgegrenzte, exklusive Erziehungsrolle ausüben;
h) Erziehung durch die Mutter, die das Kind über eine künstliche Befruchtung durch einen Spender empfangen hat (unabhängig davon, ob das Kind sich dieser Tatsache bewusst ist);
i) Erziehung durch ein homosexuelles Paar (männlich oder weiblich);
j) Erziehung durch ein Paar, bei dem ein Elternteil offensichtlich aktiv homosexuell ist;
k) Erziehung durch ein Paar, das in keiner stabilen Beziehung zusammenlebt (d.h. es kommt wiederholt zu Trennungen oder Partnerwechsel ohne Kontinuität der dyadischen Beziehung);
l) jede andere Situation, in der andere als zwei zusammenlebende biologische Elternteile das Kind großziehen.

Um in diese Kategorie aufgenommen zu werden, muss die abweichende Erziehungssituation mindestens schon drei Monate bestanden haben (bei kürzeren Zeiträumen kann eine der Kategorien für akute Lebensereignisse zur Anwendung kommen – siehe «6»).

Ausschlusskriterien
- Formen der Gemeinschaftserziehung, bei denen die Eltern den exklusiven Erziehungsrahmen für die Familie bilden, die Tagespflege des Kindes aber von anderen übernommen wird (wie z.B. in den meisten Kibbuzim);

- Erziehung durch zusammenlebende biologische Eltern, die den Haushalt mit anderen Verwandten oder Nicht-Verwandten teilen;
- die Erziehung durch zusammenlebende biologische Eltern von einem dem Gesetz nach außerehelichen Kind.

5.2 Isolierte Familie

Offensichtlich funktionieren Familien besser, wenn die Eltern soziale Unterstützung von Menschen außerhalb der Familie erfahren, zu denen sie befriedigende, vertrauensvolle Beziehungen haben. Ferner ist es ebenso offensichtlich, dass Kinder von sozialen Erfahrungen außerhalb der Familie profitieren. Es ist beobachtet worden, dass manche Familien, die psychosoziale Probleme mit ihren Kindern haben, sozial stark isoliert erscheinen. Daraus leitet sich die Annahme ab, dass extreme soziale Isolation einen psychiatrischen Risikofaktor für Kinder darstellen kann. Diese Kategorie hat das Ziel, solche Situationen von extremer sozialer Isolation zu erfassen.
Als Hauptmerkmal und Definitionskriterium dient hier die Selbstabkapselung der Familie als Ganzes von positiven sozialen Kontakten oder deren Ausschluss durch andere aufgrund ihres Verhaltens. Negative Interaktionen mit anderen Menschen der Nachbarschaft oder mit sozialen Einrichtungen können dabei vorkommen oder auch nicht. Die Situation wird anhand der fehlenden positiven sozialen Interaktion definiert. Das Vorhandensein oder Fehlen von negativen Interaktionen ist für die Kodierung irrelevant. Um kodiert zu werden, muss die Isolation auch die Kinder erfassen (abgesehen von sozialen Kontakten der Kinder in der Schule).
Es gibt viele mögliche Ursachen für die Isolation. Dazu zählen: paranoide Vorstellungen, die von beiden Eltern geteilt werden; ein geschlossenes Familiensystem mit starren, persönlichen Ansichten, die von denen der herrschenden Subkultur abweichen; Isolation, die aus Angst vor der Entdeckung eines Familiengeheimnisses entsteht; Isolation resultierend aus der abnormen Persönlichkeit der Eltern; und Isolation durch die Nachbarn, weil das Verhalten der Familie als anstößig oder auf irgendeine Art ehrenrührig empfunden wird.

Diagnostische Richtlinien

Vier Kriterien sind für die «Isolierte Familie» wesentlich:
A. Mangel an befriedigenden Sozialkontakten der Familie nach außen;
B. Mangel an Besuchern zu Hause;
C. Mangel an elterlichen Freundschaften; und
D. die Kinder sind in die soziale Isolation miteinbezogen.

A. *Ein Mangel an befriedigenden Sozialkontakten außerhalb der Familie zeigt sich als:*
   a) fehlende oder sehr seltene Teilnahme an sozialen Gruppenaktivitäten (z.B. in der Kirche, in einem Verein oder Sportclub);
   b) *und* fehlende oder sehr seltene Teilnahme an außerhäuslichen Unternehmungen mit Nicht-Verwandten (oder Verwandten, die nicht zur unmittelbaren Familie gehören);
   c) *und* fehlende oder sehr seltene informelle positive, soziale Interaktion mit anderen, zu denen die Eltern eine persistierende freundliche Beziehung haben

(dennoch können die Eltern sich in der Öffentlichkeit gelegentlich mit anderen unterhalten; typischerweise kennen die Mitglieder von solchen isolierten Familien nicht einmal die Namen der Personen, mit denen sie sich unterhalten).

B. Ein Mangel an Besuchern zeigt sich darin, dass:
- a) andere nicht oder sehr selten nach Hause eingeladen werden;
- b) *und* uneingeladene Gäste nicht oder sehr selten zum Bleiben ermutigt werden;
- c) *und* es kaum «Schau mal vorbei»-Beziehungen zu anderen gibt.

C. Ein Mangel an persönlichen Freundschaften zeigt sich als:
- a) Mangel an vertrauensvollen Beziehungen zu Personen außerhalb der Kernfamilie;
- b) *und* Mangel an regelmäßiger Teilnahme an Aktivitäten mit Personen außerhalb der Kernfamilie.

D. Das Übergreifen der sozialen Isolation auf das Kind zeigt sich darin, dass:
- a) es dem Kind verboten wird, Besuch überhaupt oder höchst selten nach Hause einzuladen;
- b) *und* es dem Kind verboten wird, andere zu Hause überhaupt oder höchst selten zu besuchen.

Das Wesentliche dieser Kategorie liegt darin, dass die soziale Isolation durchgängig ist. Daher ist es notwendig, dass alle vier Kriterien erfüllt werden, und dass innerhalb jedes Kriteriums keine Ausnahmen in Bezug auf dauerhafte Beziehungen oder positive soziale Aktivitäten mit Personen außerhalb der Familie bestehen (ausgenommen die, die von dem Kind selbst initiiert wurden, wenn es sich außerhalb der Familie aufhält, wie in der Schule). Jedoch sollten weder formelle noch gelegentliche Kontakte, die sowohl gemeinsame Aktivitäten als auch Vertrautheit vermissen lassen, eine Kodierung ausschließen.

Ausschlusskriterien
- Einschränkungen der Sozialkontakte des Kindes, die nicht Teil einer allgemeinen sozialen Isolation der Familie sind (evtl. unter 4.0 kodieren);
- Beschränkung der sozialen Kontakte auf Personen, die die eigenen kulturellen oder religiösen Ansichten teilen;
- Isolation, die der Mitgliedschaft in einer diskriminierten Gruppe entspringt (kodiere unter 7.0).

5.3 Lebensbedingungen mit möglicher psychosozialer Gefährdung

Es ist offensichtlich, dass ausgeprägt schlechte Lebensbedingungen positives elterliches Verhalten erschweren und auch Belastungen für die Eltern selbst mit sich bringen. Es fehlen aber noch übereinstimmende Untersuchungsergebnisse darüber, ob solche Lebensbedingungen ein psychiatrisches Risiko für Kinder darstellen, unabhängig von ihren Auswirkungen auf die Eltern. Darüber hinaus sind die Schwierigkeiten beträchtlich, Kriterien aufzustellen, die «schlechte Lebensbedingungen» be-

schreiben, da diese sehr stark von Land zu Land und sogar innerhalb eines jeden Landes variieren. Dementsprechend wird diese Kategorie eher für Lebensbedingungen definiert, die eine potentiell gefährdende psychosoziale Situation schaffen und eher nicht für eine direkte Beschreibung des Ausmaßes der Armut oder etwa eines Mangels an Wohnungsausstattung.
Niedriger Wohnungsstandard oder niedriges Einkommen mit Auswirkungen auf die Eltern oder das elterliche Verhalten finden in anderen Kategorien dieser psychosozialen Achse Berücksichtigung. Diese Kategorie ist beschränkt auf die Lebensumstände, welche zu psychosozialen Situationen führen, die nicht durch die anderen Kategorien abgedeckt sind, die aber wahrscheinlich ein potentielles psychiatrisches Risiko erzeugen können.

Solche Lebensbedingungen fallen unter zwei Hauptkategorien:
A. jene, die sehr ungünstige Auswirkungen auf die Interaktionen innerhalb der Familie haben;
B. *und* solche, die mit sehr ungünstigen Auswirkungen außerhalb der Familie einhergehen.

In beiden Fällen wird das Kriterium erfüllt, wenn sie zu Verhaltensmustern führen, die sowohl untypisch für die Subkultur der Familie als auch von einer Art sind, die möglicherweise ein psychiatrisches Risiko darstellen.

Diagnostische Richtlinien

A. *Bedeutende schädliche Auswirkungen auf familiäre Interaktionen können sich zeigen durch:*
   a) Mangel an Schlafraum, so dass zwei oder mehr gegengeschlechtliche nachpubertäre Kinder ein nicht abgetrenntes Zimmer teilen müssen;
   b) *oder* Mangel an Schlafraum in der Art, dass ein Kind das elterliche Bett oder Schlafzimmer teilen muss in einem Alter, in dem dies in der familiären Subkultur nicht mehr üblich ist;
   c) *oder* behelfsmäßiges Wohnen oder andere vorübergehende Unterbringung, die zur Auflösung der Familie zwingt.

B. *Schädliche Auswirkungen außerhalb der Familie können sich zeigen durch:*
   a) behelfsmäßiges Wohnen oder vorübergehende Unterbringung, die die Familie zwingen, den Lebensraum mit anderen Familien zu teilen;
   b) *oder* behelfsmäßiges Wohnen oder vorübergehende Unterbringung, die gegenüber dem soziokulturellem Hintergrund eine öffentliche Stigmatisierung der Familie darstellt;
   c) *oder* Mangel an Einkommen oder unwirtschaftliches Haushalten, so dass die Kinder in Kleidern zur Schule gehen, die von der subkulturellen Umgebung als hässlich und unpassend angesehen werden in einem Ausmaß, dass dies zur persönlichen Beschämung und Verspottung führt;
   d) *oder* Mangel an Einkommen oder unwirtschaftliches Haushalten, so dass die Kinder nicht in der Lage sind, sich an Aktivitäten zu beteiligen, die in der Subkultur üblich sind.

Ausschlusskriterien

- das Kind ist wegen der Enge der Wohnung gezwungen, mit einem kranken oder gestörten Verwandten ein Zimmer zu teilen (unter 2 kodieren);
- Lebensbedingungen, die Mangelernährung verursachen (unter der passenden Kategorie für somatische Störungen kodieren);
- schlechte Lebensbedingungen, die keinen ungünstigen psychosozialen Effekt mit einem wahrscheinlichen psychiatrischen Risiko darstellen.

Andere Lebensbedingungen, für die die generellen Kriterien für eine unmittelbare abnorme Umgebung zutreffen, jedoch nicht die Kriterien 5.0 bis 5.3 erfüllen.

6. Akute, belastende Lebensereignisse

Akute Lebensereignisse begünstigen oder beschleunigen sehr wahrscheinlich das Auftreten psychiatrischer Störungen, wenn ihnen etwas ausgesprochen Unangenehmes innewohnt und wenn sie entweder eine widrige Langzeitveränderung in den Lebensumständen mit sich bringen oder auch zu einer langzeitigen Beeinträchtigung des Selbstbildes führen. Außerdem können kurze psychische Traumen wie ungewöhnliche, extrem ängstigende oder demütigende Erfahrungen ebenso Langzeitfolgen haben, wenn diese kurzen psychischen Traumen entsprechend schwerwiegend sind. Diese übergreifende Kategorie beschreibt eine Gruppe unterschiedlicher Lebensereignisse, denen eines gemeinsam ist, nämlich die Wahrscheinlichkeit, dass sie ein substantielles psychiatrisches Risiko darstellen.

Diese Aufzählung von akuten Lebensereignissen stellt *kein* umfassendes Inventar von Ereignissen dar, die eine signifikante psychische Auswirkung auf den Einzelnen haben können. Es ist bekannt, dass solche Effekte sehr wahrscheinlich durch eine Vielzahl persönlicher Umstände beeinflusst werden. So könnte z.B. die Wahl zum Mannschaftskapitän von den meisten Kindern als Auszeichnung empfunden werden, aber junge Menschen, die ihre Fähigkeit, der dazu gehörigen Verantwortung gerecht zu werden, bezweifeln, können sich dadurch bedroht fühlen. Solche individuellen Einschätzungen können entscheidend sein für die klinische Formulierung psychosozialer Einflüsse, aber sie sind mit Sicherheit außerhalb des Bereichs einer allgemeinen Klassifikation, die eher in der Routinepraxis angewandt werden soll als in einer systematischen Forschungsarbeit (die ausreichende Materialien bereitstellen soll, um solche Beurteilungen auf verlässliche Weise zu ermöglichen).

Alltagsereignisse werden nicht als Stressoren bezeichnet, wenn ihnen kein weiteres ausgeprägt bedrohliches Merkmal zukommt. Als Alltagsereignisse gelten solche, die üblicherweise in der Subkultur des Kindes zu erwarten sind. Das wären z.B.: Beginn oder Beendigung der Schulzeit, Schul- oder Abschlussprüfungen, Geburt eines Geschwisters und Weggang eines älteren Geschwisters aufgrund einer Heirat usw. Solche Ereignisse auszuschließen wird dadurch begründet, dass ihr Erklärungswert sehr gering zu sein scheint, weil solche Ereignisse nahezu in jedem Leben auftreten und sie der empirischen Erfahrung nach mit psychischen Störungen – wenn überhaupt – nur schwach korrelieren. Dementsprechend sind übliche Ereignisse hier nur miteinbezogen, wenn etwas Ungewöhnliches in ihrem Ablauf auf eine damit vergesellschaftete bedeutende Bedrohung hinweist.

Weiter wird in dieser Kategorie jene Gruppe von Ereignissen ausdrücklich ausge-

schlossen, die durch die Kinder selbst hervorgerufen werden. So z.B. kann eine Gerichtsvorladung sehr wohl eine belastende Erfahrung für Delinquente sein, aber sie kann nicht als ein unabhängiger potentiell kausaler Faktor für die Entstehung einer psychiatrischen Störung angesehen werden. Ähnlich kann elterlicher Zorn als Reaktion auf die Schulverweigerung eines Kindes belastend wirken, aber er ist nicht zu trennen von der Störung des Kindes oder *unabhängig* in dem Sinn, dass er nicht eine Konsequenz auf das Verhalten des Kindes wäre (siehe aber unter Kategorie 9).
So gesehen umfassen die hier zu kodierenden Situationen nur unabhängige Ereignisse, die in einem bestimmten Zeitraum auftreten und zu einer signifikanten Verschlechterung der kindlichen Lebenssituation geführt haben oder mit einer ernsten langzeitlichen psychischen Bedrohung des Selbstkonzepts des Kindes verbunden sind oder mit einem hohen Grad von Gefährdung oder mit einem Bruch im Leben des Kindes einhergehen, so dass ein relativ lang andauerndes Gefühl von Furcht oder Unsicherheit erwartet werden kann.

6.0 Verlust einer liebevollen Beziehung

Es ist für Menschen charakteristisch, dass sie von der zweiten Hälfte des ersten Lebensjahres an enge gefühlsmäßige Bindungen zu anderen Menschen aufnehmen, und dass diese Bindungen einen wichtigen emotionalen Schutz bedeuten und der Verlust solcher wichtigen Bindungen eine signifikante psychische Belastung darstellt. Um «Verlust» kodieren zu können, ist es notwendig, dass es sich um eine ausreichend enge emotionale Beziehung mit einem Potential von Vertrauen und psychischer Unterstützung handelt. Für gewöhnlich sollte dies auf alle Eltern-Kind-Beziehungen zutreffen (auch wenn sie stark negative Züge mit beinhalten) – auch für wichtige Liebesbeziehungen während der Adoleszenz. Dies mag auch für Beziehungen zu anderen Erwachsenen gelten (wenn sie in oder außerhalb der Familie für das Kind mitsorgen oder wenn sie von diesem häufig und regelmäßig gesehen werden und als eine Quelle emotionaler Unterstützung und Beistands dienen). Dasselbe mag für Geschwister oder besonders enge Freunde gelten, wenn es offensichtlich ist, dass sie Beistand oder Unterstützung bieten oder die Beziehung gegenseitiges Vertrauen vermitteln.
Das zweite Kriterium, das vorhanden sein muss, um «Verlust» zu kodieren, bezieht sich auf das deutliche Empfinden des Kindes, einen ausgeprägten Verlust zu erleiden. Der Verlust kann vollkommen und von Dauer sein, wie z.B. beim Tod einer geliebten Person oder er kann teilweise und vorübergehend sein, wie durch den stark eingeschränkten Kontakt mit dem Elternteil, der nach einer Scheidung nicht das Sorgerecht bekommen hat. In beiden Fällen kann angenommen werden, dass der Verlust von Kindern aller Altersgruppen verspürt wird, auch wenn die Art, wie sie darauf reagieren, dem Entwicklungsstand entsprechend unterschiedlich ist. Es ist jedoch wahrscheinlich, dass das Ausmaß, in dem vorübergehende Trennungen als Verlust empfunden werden, zu einem großen Teil abhängig vom Alter des Kindes ist. Ältere Kinder sind für gewöhnlich in der Lage zu verstehen, dass eine Zeit der Abwesenheit nicht von Dauer sein wird und können die Beziehung aufrecht erhalten, während die geliebte Person weg ist; dies ist für jüngere Kinder sehr viel schwieriger.

Diagnostische Richtlinien

Verlust sollte nur kodiert werden, wenn er eine emotional enge Beziehung betrifft und wenn das Ausmaß des Verlustes groß genug ist, um ein echtes psychisches Risiko für die meisten Kinder derselben Altersgruppe und unter denselben Umständen zu bedeuten.

Ein Verlust sollte als bedeutsam angesehen werden bei einem / einer:

a) Tod einer Person, die die Rolle eines soziologischen Elternteils erfüllt (unabhängig davon, ob diese Person noch im Haushalt des Kindes lebte; es ist jedoch notwendig, dass ausreichender Kontakt in der nahen Vergangenheit bestand, so dass das Kind die Person als einen soziologischen Elternteil empfand);
b) *oder* permanenten oder zeitweisen Verlassen eines soziologischen Elternteils als Folge einer Scheidung, Trennung oder einer anderen Form einer Auflösung der Familie (unabhängig davon, ob weiterhin ein durch ein Besuchsrecht geregelter direkter Kontakt besteht oder nicht);
c) *oder* vorübergehenden, aber lang andauernden Weggang eines soziologischen Elternteils von zu Hause als Folge von Krankheit, Beschäftigung in einem anderen Teil des Landes oder aus irgendeiner anderen Ursache und wenn diese Trennung aufgrund des Alters des Kindes und / oder der damit verbundenen Umstände als Verlust empfunden wird (für gewöhnlich kann dies z.B. im Vorschulalter bei einer Abwesenheit, die über einen Monat hinausgeht, angenommen werden);
d) *oder* Tod eines Geschwisters (vorausgesetzt, dass das Geschwister im Haushalt des Kindes lebte oder dass es genügend Hinweise gibt, dass die Beziehung eng und stützend war)
e) *oder* Weggang eines Geschwisters für immer oder vorübergehend von zu Hause unter Bedingungen, die es wahrscheinlich machen, dass dieses Ereignis als größerer Verlust empfunden wird (z.B. wenn ein Geschwister in eine Pflegestelle kommt, hingegen würde man den Eintritt eines Geschwisters in ein Internat oder den Weggang durch Heirat nicht als Verlust kodieren);
f) *oder* Tod eines besonders guten Freundes, der regelmäßigen und häufigen Kontakt zum Kind hatte, wobei diese Beziehung durch emotionale Unterstützung und Vertrauen gekennzeichnet war;
g) *oder* Tod oder Weggang eines Erwachsenen, obwohl dieser nicht in der Familie lebte, den das Kind aber regelmäßig und häufig sah, zu dem es eine liebevolle, enge Beziehung hatte und zu dem das Kind Zutrauen besaß oder von dem es emotionale Unterstützung empfing;
h) *oder* Tod eines geliebten Haustieres, zu dem das Kind große Zuneigung hatte (dies kann auf einen Hund zutreffen, wahrscheinlich aber nicht auf einen Vogel; es sollte jedoch das Ausmaß der Beziehung eingeschätzt werden je nach dem Umfang der Beschäftigung mit dem Tier und der emotionalen Bedeutung des Tieres für das Kind);
i) *oder* heftigen Zurückweisung durch jemanden, zu dem das Kind eine offenbar enge, liebevolle Beziehung hat, (eine Abweisung durch einen Freund würde z.B. normalerweise nicht als größere Zurückweisung gelten, jedoch das Zerbrechen einer intensiven Liebesbeziehung in der Adoleszenz würde wahrscheinlich hierzu zählen)
j) *oder* Fehlgeburt bei einer erwünschten Schwangerschaft (kodiere 6.3 bei einer ungewollten);
k) *oder* Totgeburt oder Tod eines Kindes des (der) Jugendlichen.

Ausschlusskriterien
Verlust, der durch die Einweisung des Kindes in eine Pflegestelle oder eine andere Institution erfolgt (6.1) oder Verlust, der durch eine veränderte Zusammensetzung der Familie entsteht (6.2).

6.1 Bedrohliche Umstände infolge von Fremdunterbringung

Offensichtlich stellt die Aufnahme von Kindern in stationäre Einrichtungen häufig eine signifikante psychische Belastung dar. Das Ausmaß der Belastung variiert jedoch entsprechend den Umständen, unter denen die Aufnahmen erfolgt, und dem Alter des Kindes. Teilweise resultiert eine derartige Belastung aus dem Verlust oder der Unterbrechung einer affektiven Beziehung, die mit einem Weggang des Kindes von zu Hause zusammenhängt; teilweise ist die Belastung in dem Mangel einer kontinuierlichen, emotionell zugewandten Versorgung begründet, die die Konsequenz einer institutionellen Versorgung sein kann; teilweise liegt sie in der Abweisung und Zurückweisung, die gelegentlich mit einigen Arten der Entlassung aus dem häuslichen Milieu in Verbindung stehen kann; teilweise liegt sie in den unerfreulichen oder widrigen Erfahrungen in der neuen Umgebung (wie z.B. bei manchen Krankenhausaufnahmen). Jüngere (besonders Vorschul-) Kinder neigen wahrscheinlich eher dazu, das Wegbringen von zu Hause als große Belastung zu erleben (wie etwa bei einer Krankenhausaufnahme), weil sie sowohl eine liebevolle Beziehung während einer Abwesenheit schlechter aufrechterhalten können und weil sie auch weniger gut einordnen können, was passiert und warum es notwendig ist. Im ganzen gesehen bedeuten sehr kurze Krankenhausaufenthalte (kürzer als eine Woche) keine signifikante Bedrohung, jedoch eine Aufnahme in eine Pflegestelle oder in ein Kinderheim scheint unabhängig von der Dauer eine signifikante Bedrohung darzustellen wegen ihres deutlicher zurückweisenden Charakters. *Einmalige* Krankenhausaufnahmen können zu einer plötzlichen kurzzeitigen Bedrängnis führen, aber es sind nur wiederholte Aufnahmen (und wenn mindestens eine frühere Aufnahme im Vorschulalter stattfand), die ein signifikantes psychiatrisches Risiko in sich bergen. Die Unterbringung eines Kindes in einer Pflegestelle mag aus berechtigter Sorge bei elterlicher Misshandlung oder Vernachlässigung erfolgen, nichtsdestoweniger kann diese Veränderung für das Kind ein signifikantes Element einer Bedrohung darstellen, wenn irgendeine Art von Bindung in der Beziehung zu den Eltern vorhanden war (trotz der daraus resultierenden Verringerung der psychosozialen Gesamtbelastung).

Diagnostische Kriterien

Die Trennung von zu Hause sollte in diesem Zusammenhang als deutliche Bedrohung betrachtet werden bei:

a) Aufnahme in eine Pflegestelle oder ein Kinderheim von unbestimmter Dauer (auszuschließen ist die Aufnahme als Konsequenz auf das abweichende Verhalten des Kindes selbst – kodiere 9.1);
b) *oder* ab einer zweiten Krankenhausaufnahme, es müssen jedoch eine oder mehrere während des Vorschulalters vorangegangen sein (auszuschließen ist eine Einweisung aufgrund einer psychiatrischen Störung – kodiere 9.1).

Ausschlusskriterien

- eine einmalige Aufnahme in ein Krankenhaus (wenn diese eine persönlich ängstigende Erfahrung für das Kind darstellt, kann sie unter 6.5, s.u., kodiert werden);
- ein zeitweiliger Aufenthalt fern von der Familie, der keine damit in Zusammenhang stehende Bedrohung darstellt (wie z.B. ein verlängerter Ferienaufenthalt, ein Aufenthalt mit Verwandten oder eine Erholung nach einer körperlichen Erkrankung);
- Trennung von zu Hause aufgrund der eigenen abweichenden Verhaltensweisen des Kindes (kodiere 9.1).

6.2 Negativ veränderte familiäre Beziehungen durch neue Familienmitglieder

Zum größten Teil sind Risikofaktoren, die aus abnormen Familieninteraktions- oder Beziehungsmustern stammen, durch die Kategorie 1 abgedeckt. Die Kategorie 6.2 stellt jedoch Möglichkeiten zur Verfügung, um *bedeutendere widrige Veränderungen* in den Beziehungsmustern des Kindes innerhalb der Familie kodieren zu können, die durch den Eintritt von neuen Personen in die Familie ernsthaft die bestehenden liebevollen Beziehungen des Kindes beeinträchtigen oder für dieses einen Rivalen darstellen können.

In diesem Fall müssen zwei Kriterien vorhanden sein:

1) es muss eine neue Person in die Familie hinzugekommen sein
2) *und* aus diesem Hinzukommen resultiert eine stärkere negative Veränderung in den Beziehungsmustern für das Kind innerhalb der Familie.

Die zwei häufigsten Situationen, auf die diese Kriterien zutreffen, sind Wiederverheiratung eines Elternteils mit dem Eintritt eines Stiefelternteils in die Familie und die Geburt eines jüngeren Geschwisters. Keines von beiden sollte (in Bezug auf die Kriterien) automatisch als zutreffend angesehen werden; um dieses Ereignis hier kodieren zu können, muss es begründete Hinweise dafür geben, dass der Eintritt einer neuen Person in die Familie zu einer signifikant widrigen Veränderung in den Beziehungen des Kindes innerhalb seiner Familie geführt hat (für gewöhnlich trifft dies zu in der Beziehung zu einem der beiden Elternteile oder dem wichtigsten Betreuer des Kindes).

Diagnostische Richtlinien

Elterliche Wiederverheiratung kann das Kriterium für eine veränderte Beziehung erfüllen, wenn sie begleitet ist von:

a) einer deutlichen Abnahme des Ausmaßes der Eltern-Kind-Interaktion;
b) *oder* einer relativ eingeschränkten Verfügbarkeit des Elternteiles als emotionale Stütze für das Kind;
c) *oder* einer größeren Veränderung der familiären Kommunikations- und Interaktionsmuster bei Fragen der Disziplin und in der Kindererziehung;
d) *oder* der Annahme einer Elternrolle durch ein Stiefelternteil, bevor eine stabile Beziehung zu dem Kind entstanden ist;
e) *oder* dem Hinzukommen von Stiefgeschwistern in die Familie, die die Nähe der ursprünglichen Eltern-Kind-Beziehung beeinträchtigen.

Analog treffen dieselben Kriterien dann zu, wenn geschiedene / getrennte Eltern eine neue Beziehung eingehen, die zu keiner Heirat führt; die Einschätzung sollte durch dieselben Kriterien, wie sie für die Heirat der Eltern beschrieben sind, erfolgen. Ebenso würde der Eintritt eines Stiefgeschwisters in die Familie Bedeutung haben, wenn dieses die existierenden Familienbeziehungen auf negative Art beeinträchtigt, auch dann, wenn dieser Eintritt nicht mit einer elterlichen Wiederverheiratung zusammentrifft.
Die Geburt eines Geschwisters erfüllt das Kriterium, auch wenn eines der Kriterien analog von a) bis e) für elterliche Wiederverheiratung zutrifft. Typischerweise wäre eine Geburt von Bedeutung, wenn sie zu vermehrten negativen Eltern-Kind-Konfrontationen führte oder zu einem Ausschluss des Kindes von der Versorgung des Babys / von der Interaktion mit dem neuen Baby und / oder einer merklichen Verringerung der Verfügbarkeit des Elternteils für die emotionalen Bedürfnisse oder im Spiel / Gespräch mit dem Kind.
Der Eintritt anderer neuer Mitglieder in die Familie kann von Bedeutung sein, wenn er die obigen Kriterien erfüllt. So sollte z.B. die Kodierung überlegt werden, wenn ein Baby / Kind adoptiert würde, wenn die Eltern ein Pflegekind aufnähmen oder wenn ein älteres Geschwister mit seinem eigenen Kind wieder in den Haushalt einzöge. Das entscheidende Kriterium ist nicht der Grad der Veränderung als solcher, sondern vielmehr das Ausmaß widriger Veränderungen in dem existierenden Familienbeziehungsmuster des Kindes.

6.3 Ereignisse, die zur Herabsetzung der Selbstachtung führen

Ein gesundes Selbstwertgefühl ist wichtig für eine angemessene Persönlichkeitsentwicklung und ein bedeutenderer Verlust der Selbstachtung stellt eine signifikante psychische Belastung dar, die eine ernsthafte Bedrohung in sich birgt.

Ein derartiger Verlust des Selbstwertgefühls kann entstehen durch:

1) das Versagen des Kindes auf einem bestimmten Gebiet, das großen persönlichen Einsatz erfordert;
2) *oder* die Enthüllung oder Entdeckung eines persönlichen oder familiären Ereignisses oder einer Besonderheit, welche(s) von dem Kind als beschämend oder stigmatisierend empfunden wird;
3) *oder* eine ernsthafte öffentliche Demütigung;
4) *oder* einen ernsthaften Verlust an Vertrauen in oder Achtung für eine geliebte Person, von deren emotionaler Unterstützung das Kind abhängig ist;
5) *oder* den Verlust an Selbstachtung, der mit einer unerwünschten Schwangerschaft verbunden sein kann (sowohl wenn sie ausgetragen als auch wenn sie abgebrochen wird).

Das Hauptcharakteristikum der Ereignisse diese Kategorie ist, dass sie eine Veränderung mit sich bringen, die sehr wahrscheinlich zu einer bedeutenderen negativen Selbsteinschätzung führt.

Diagnostische Richtlinien

A. *Versagen bei bestimmten Aufgabenstellungen könnte als relevant angenommen werden, wenn:*
   a) das Versagen entweder in seiner Auswirkung auf die Fortschritte des Kindes in einigen Aktivitäten / auf einigen Funktionsebenen oder auch in seiner Auswirkung auf das Selbstbild des Kindes stärker ausgeprägt ist;
   b) *und* das Versagen ein Gebiet betrifft, für das das Kind sich stark engagiert;
   c) *und* das Versagen mit hoher Wahrscheinlichkeit als Widerspiegelung der mangelnden Fähigkeit oder Kompetenz des Kindes empfunden werden kann. Daher würde das Versagen bei einer gewöhnlichen schulischen Prüfung wahrscheinlich nicht den Kriterien entsprechen; letztere würden bei einem Versagen in einem öffentlichen Examen nur zutreffen, wenn der Erfolg für das Kind wichtig ist, entweder wegen seines persönlichen Einsatzes dafür oder weil er erforderlich war, um eine bestimmte Laufbahn zu erreichen. Versagen auf außerschulischem Gebiet (wie Musik oder Sport) sollte nach denselben Kriterien beurteilt werden. Entlassung aus einer Arbeitsstelle oder erzwungene Arbeitslosigkeit würde für gewöhnlich wegen des damit verbundenen Verlustes an Selbstachtung zu kodieren sein.

Die Enthüllung oder die Entdeckung beschämender oder stigmatisierender Tatsachen erfüllen die Einschlusskriterien dann, wenn beim Kind wahrscheinlich dadurch ein ernsthaftes Minderwertigkeitsgefühl oder eine Herabsetzung des Selbstwertgefühls entstehen kann. Offensichtlich hängt es sowohl von persönlichen als auch von subkulturellen Normen und Erwartungen ab, ob eine solche Enthüllung eine derartige Wirkung hat.

B. *Ereignisse, die hier von Bedeutung sein können, betreffen folgende Entdeckungen:*
   a) das Kind war illegitim;
   b) *oder* ein Elternteil war homosexuell;
   c) *oder* ein Elternteil, von dem bis vor kurzem angenommen wurde, dass er gesetzestreu ist, war ein ernsthafter Krimineller;
   d) *oder* die Familie konnte ihren Unterhalt nicht bestreiten (z.B. dadurch, dass das Mobiliar vom Gericht beschlagnahmt wurde oder durch Delogierung aus der Wohnung, da die Miete nicht bezahlt wurde);
   e) *oder* die Jugendliche wurde unter Umständen schwanger, die in der Subkultur als beschämend angesehen wurden.

Öffentliche Demütigung trifft zu, wenn sie mit einer stärkeren negativen Einschätzung des Kindes durch Freunde, Familie oder andere für das Kind wichtige Personen einhergeht (oder dies sehr wahrscheinlich ist). Das kann z.B. zutreffen, wenn Lehrer in der Schule öffentlich über das Aussehen des Kindes oder über extreme Anschauungen seiner Eltern spotten oder wenn das Kind von Gleichaltrigen gehänselt oder tyrannisiert wird in einer Art, die zu öffentlicher Demütigung führt (wenn dies auch Gewalt beinhaltet, treffen auch die Kriterien der Kat. 6.5 zu, dann ist beides zu kodieren). Demütigung aufgrund des eigenen abweichenden Verhaltens des Kindes sollte hier nicht berücksichtigt werden (kodiere 9.2).
Ereignisse, die zum Verlust an Vertrauen und Achtung des Kindes gegenüber einer

geliebten Person führen, sollten kodiert werden, wenn der Verlust ernsthaft war und wenn das Kind emotionale Unterstützung von dieser Person erfuhr. Dies kann z.B. der Fall sein, wenn das Kind entdeckt, dass seine Eltern es ernsthaft belogen haben oder entsprechend handelten (so z.B. um vorzugeben, dass das Kind ihr biologischer Abkömmling sei, wenn es tatsächlich adoptiert oder ein Pflegekind ist).

6.4 Sexueller Missbrauch (außerhalb der Familie)

Auf Grund epidemiologischer Forschungsergebnisse kann man annehmen, dass sexuelle Handlungen mit Kindern eine extrem häufige Erscheinung darstellen, und zwar so häufig, dass die psychische Gefährdung durch kleinere Vorkommnisse dieser Art als eher gering eingeschätzt werden kann. Letztlich ist nicht bekannt, welche Art von Missbrauch zu einer Schädigung führt. Man kann jedoch davon ausgehen, dass das Ausmaß der psychischen Gefährdung beeinflusst wird in dem Grad, indem das Kind direkt einbezogen wird oder Mittelpunkt und Ziel ist; von Ausmaß und Richtung der persönlichen (sexuellen) Aufdringlichkeit; durch den Missbrauch, der sich unter Ausnützung des Alters, der Autoritätsstellung oder der persönlichen / beruflichen Beziehung herleitet; und durch das Ausmaß der physischen Gewalt oder des Traumas.

Diagnostische Richtlinien

Sexuelle Handlungen sollten dann als Missbrauch bezeichnet werden, wenn:

A. die andere Person wesentlich älter als das Kind ist (d.h. es handelt sich nicht um eine gleichrangige Liebesbeziehung bei der die andere Person eigentlich ein Erwachsener ist, in Wirklichkeit vom Kind aber als gleichartiger Partner angesehen wird);

und entweder

B. die sexuelle Handlung durch ein Ausnutzen der Autoritätsstellung des Erwachsenen stattgefunden hat (z.B. er oder sie war der Arzt des Kindes, sein Pfarrer oder eine professionelle Bezugsperson außerhalb der Familie);

oder

C. das Kind an der Handlung gegen seinen Willen teilnahm (gleichgültig, ob es aktiven Widerstand geleistet hat oder nicht).

Weiterhin ist zu einer Kodierung für das Vorliegen eines Missbrauchs erforderlich, dass

a) eine Berührung oder der Versuch einer Berührung von Brust oder Genitalien des Kindes stattgefunden hat;
b) *oder* eine Berührung oder der Versuch einer Berührung der Brüste oder der Geschlechtsteile des Erwachsenen stattgefunden hat;
c) *oder* ein Erwachsener sich zur Schau stellte mit dem Ziel, eine Berührung oder einen engen Kontakt mit dem Kind zu versuchen;
d) *oder* die andere Person versuchte, in sozial unangemessenen Situationen das Kind auszuziehen (oder dazu zu bringen, es selbst zu tun);
e) *oder* die andere Person das Kind verführte oder versuchte es zu verführen, mit ihm zu kommen (z.B. in ein Fahrzeug oder an einen anderen Ort) unter Umständen, die mit einer psychischen Bedrohung für das Kind verbunden waren.

Ausschlusskriterien
Sexueller Missbrauch innerhalb der Familie des Kindes (1.4)

6.5 Unmittelbare beängstigende Erlebnisse

Die verfügbaren Untersuchungsergebnisse zu diesem Thema führen zu der Annahme, dass kurzzeitig beängstigende Erlebnisse trotz der Beunruhigung zum Zeitpunkt des Geschehens für gewöhnlich kein wesentliches, lang andauerndes psychisches Risiko beinhalten. Trotzdem scheint es wahrscheinlich, dass derartige Erfahrungen dann in bedeutsamer Weise risikobehaftet sind, wenn die Art oder der Zusammenhang des Ereignisses unter Umständen stattfindet, die eine implizite oder explizite Bedrohung für das zukünftige Wohl des Kindes darstellen. Eine derartige Bedrohung kann aus einer höheren Ungewissheit über mögliche ernsthafte Folgen, aus aktuellen Verletzungen anderer oder aus persistierenden Traumen des Kindes herrühren.

Diagnostische Richtlinien

Die Erfahrungen müssen klar außerhalb von normalen Ereignissen liegen, um hier kodiert zu werden, zudem müssen sie eine Gefahr für die Zukunft des Kindes darstellen. Eine derartige Bedrohung kann sich folgendermaßen manifestieren:

a) in schwerwiegenden Situationen mit unsicherem Ausgang für das Leben des Kindes (wie z.B. bei einer Entführung oder Geiselnahme, auch dann, wenn dem Kind nichts weiter geschehen ist);
b) *oder* wenn Lebensgefahr besteht (z.B. bei Überschwemmungen, Erdbeben, Vulkanausbrüchen oder anderen Naturkatastrophen, die dazu führen, dass Personen, die dem Kind physisch oder emotionell nahe standen, ernsthaft verletzt oder getötet werden, auch dann, wenn das Kind selbst nicht zu Schaden gekommen ist);
c) *oder* wenn das Kind derart verletzt wird, dass sein Selbstbild oder die eigene Sicherheit gefährdet erscheinen (z.B. durch eine Gesichtsnarbe von einem Hundebiss oder durch einen das Kind miteinbeziehenden Unfall, der schwerwiegende Verletzungen von Menschen oder Sachschäden nach sich zieht);
d) *oder* in Verbindung mit langanhaltenden Schmerzzuständen (wie etwa bei einer ausgedehnten, schweren Verbrennung);
e) *oder* wenn das Kind Zeuge eines schweren Unfalles oder einer vorsätzlichen Verletzung von engen Familienmitgliedern oder von emotional nahestehenden Personen wird (z.B. schwerer Raub, Gewaltverbrechen, Autounfall);
f) *oder* wenn das Kind bei Raub oder Diebstahl mitbetroffen ist, unter Umständen, die gleichzeitig eine persönliche Bedrohung darstellen (z.B. durch einen Einbruch mit größerem Chaos im Zimmer des Kindes, oder das Kind entdeckt einen Wohnungseinbruch, oder wegen eines Raubüberfalls auf das Kind selbst oder auf ein unmittelbares Familienmitglied, bei dem sich das Kind aufhält);
g) *oder* wenn der Zwischenfall wahrscheinlich eine wiederholte nachhaltige Wirkung zeigt (z.B. durch ernstliches Tyrannisieren, Schikanieren in der Schule oder Nachbarschaft).

Ausschlusskriterien

- Naturkatastrophen, von denen das Kind nicht direkt betroffen ist, wie oben beschrieben, bei denen aber jemand, der eng mit dem Kind verbunden ist, getötet wurde (kodiere 6.0);
- Katastrophen, die für die Familie des Kindes eine potentielle Bedrohung darstellen, das Kind aber nicht unmittelbar betreffen, wie z.B. nukleare Verseuchung nach einem Reaktorunfall (nur dann kodieren, wenn Kriterien anderer Kategorien nicht zutreffen);
- ziviler Aufruhr, mit dem keine längerfristige Bedrohung des Kindes einhergeht;
- aktuelle Lebensereignisse, die Familienangehörigen zustoßen, das Kind aber nicht direkt betreffen (nur dann kodieren, wenn sich aus der familiären Reaktion psychosoziale Situationen ergeben, die sich mit anderen Kategorien überschneiden).

6.8 Andere aktuell belastende Lebensereignisse

Alle anderen akuten Ereignisse, die nicht durch die Kategorien 6.0–6.5 abgedeckt sind, aber entsprechend den allgemeinen Kriterien für Ereignisse, die als langfristige substantielle (psychische oder physische) Bedrohungen einzuordnen sind.

7. Gesellschaftliche Belastungsfaktoren

Diese Kategorie umfasst Belastungsfaktoren, die Umstände widerspiegeln, die sich eher von breiteren sozialen oder kulturellen Kräften ableiten als von charakteristischen Merkmalen der unmittelbaren Umgebung oder der persönlichen Erlebnisse des Kindes. Den Ereignissen, Umständen oder Vorfällen muss eine direkte Auswirkung auf das Kind und eine wesentliche Ausprägung einer langzeitigen psychischen oder physischen Bedrohung innewohnen, um hier miteinbezogen zu werden.

7.0 Verfolgung oder Diskriminierung

A. *Diese Kategorie umfasst Ereignisse oder Erfahrungen, die*
   1) das Kind direkt betreffen;
   2) *und* eine langfristige Bedrohung verursachen;
   3) *und* Verfolgung oder Diskriminierung durch die Zugehörigkeit des Kindes zu einer ethnischen, religiösen oder anderen Gruppierung betreffen (und eher nicht Persönlichkeitsmerkmale des Kindes selbst);

B. *Die Kodierung sollte sich auf Ereignisse / Erlebnisse beschränken, die folgendes nach sich ziehen:*
   1) physische Schädigung;
   2) *oder* Ausschluss von für das Kind wichtigen Aktivitäten;
   3) *oder* öffentliche Stigmatisierung oder Demütigung, welche über jene unerfreulichen Verhaltensweisen hinaus gehen, die einer (breit definierten, normalerweise vorauszusetzenden) alltäglichen Belastung entspricht.

Diagnostische Richtlinien

Verfolgung oder Diskriminierung können mit einschließen:

a) Schläge oder physische Erniedrigungen (z.B. durch Beschmutzen der Kleidung des Kindes);
b) *oder* das Kind wird von von ihm begehrten Aktivitäten oder Freizeitbeschäftigungen ausgeschlossen;
c) *oder* den Zwang, sich durch Kleidung als nicht dazugehörig zu deklarieren oder an ausschließlich dafür vorgesehenen Orten sich aufzuhalten oder zu spielen;
d) *oder* jedwede Form öffentlicher Stigmatisierung oder Demütigung.

Alle Fälle haben zur Voraussetzung, dass die Diskriminierung eher auf der Zugehörigkeit des Kindes zu einer bestimmten Gruppe basiert (wie z.B. wegen der Hautfarbe, Religion, ethnischer Zugehörigkeit usw.) als auf den dem Kind eigenen Charakteristika, seinem Äußeren oder Verhalten. Hänseln oder Spitznamen können als gewöhnliche «Peer-Group»–Auseinandersetzungen angesehen werden, die nicht für eine Kodierung ausreichen. Andererseits sollten öffentliche Demütigungen (wie etwa durch ein grob diskriminierendes Verhalten eines Lehrers) miteingeschlossen werden.

Ausschlusskriterien
Tyrannisieren oder Hänseln aufgrund persönlicher Merkmale (es sollte aber überlegt werden, ob dabei die Kriterien für 6.5 oder 6.3 betroffen sind).

7.1 Migration oder soziale Verpflanzung

Die in einem begrenzten Umfang verfügbaren Daten legen es nahe, dass mit Umsiedelungen selbst (in Bezug auf Wohnung und / oder Schule) nur ein geringfügiges psychiatrisches Risiko verbunden ist. Wie auch immer, ein signifikantes Risiko könnte sich bei folgendem zeigen:

1) der Ortswechsel wird auf eine demütigende Art erzwungen (wie bei Flüchtlingen oder bei einer Ausweisung);
2) *oder* es kommt zu einem gravierenden Abbruch persönlicher Beziehungen;
3) *oder* der Umzug erfolgt in eine völlig andere Subkultur;
4) *oder* das Kind wird in eine Umgebung umgesiedelt, in der eine andere Sprache erlernt werden muss;
5) *oder* der Umzug führt zu einem einschneidenden Verlust im sozialen Status.

Diagnostische Richtlinien

Umzüge sollten hier einbezogen werden, wenn:

a) das Kind zum Umzug ohne seine Familie gezwungen ist (z.B. durch bestimmte Evakuierungen);
b) *oder* der Umzug der Familie erzwungen ist und der damit verbundene Verlust die Aufgabe persönlicher Sicherheit bedeutet (z.B. wenn jemand zum Flüchtling wird oder wenn er gezwungen wird, die familiäre Geborgenheit zu verlassen – ausgeschlossen sind z.B. Umzüge wegen eines Wohnungswechsels ohne langfristige Bedrohung);

c) *oder* der Umzug in eine völlig neue und andere Kultur erfolgt oder in eine Umgebung, in der das Kind eine ganz neue Sprache erlernen muss (das trifft nicht auf Kinder zu, denen ein wesentlicher Teil der alten Subkultur erhalten bleibt, wie etwa bei Angehörigen von Diplomaten oder Militärs);
d) *oder* der Umzug eine Verschlechterung für das Wohl des Kindes, für seine sozialen Umstände oder für seine soziale Stellung (z.B. bei einem Umzug nach einem finanziellen Zusammenbruch der Familie) bedeutet.

7.8 Andere

Ferner gelten diese Richtlinien für alle anderen sozialen Stressoren, die nicht in den Kategorien 7.0 und 7.1 vorkommen, auf die aber die allgemeinen Kriterien für soziale Stressoren zutreffen.

8. Chronische zwischenmenschliche Belastung im Zusammenhang mit Schule oder Arbeit

Schule und Arbeit machen die soziale Umgebung der Menschen zu einem Großteil ihrer Zeit aus. Diese Kategorie betrifft abnorme Beziehungen, die während der Schul- oder Arbeitszeit erlebt werden und die dergestalt und so schwerwiegend sind, dass sie wahrscheinlich einen psychiatrischen Risikofaktor für junge Menschen darstellen. In dieser Hinsicht geht diese Kategorie parallel zu der der abnormen intrafamiliären Beziehungen (1.0–1.8). Der chronische zwischenmenschliche Stress im Zusammenhang mit Schule / Arbeitssituation mag von der Ablehnung durch Mitschüler (Mitarbeiter) herrühren oder von der Zuordnung einer Sündenbockrolle durch Lehrer (Ausbilder) oder aber von einer allgemeinen Unruhe oder Uneinigkeit in der Schule bzw. am Arbeitsplatz.
Diese zwischenmenschliche Belastung muss im *Zusammenhang* mit der Schule oder Arbeit stehen, aber nicht notwendigerweise in der Schule selbst oder an der Arbeitstätte erlebt werden und es müssen auch nicht Personen aus der Schule des Kindes oder dem Arbeitsplatz des Jugendlichen miteinbezogen sein, damit diese Kategorie angewandt werden kann. Daher würde hier z.B. regelmäßiges Schikanieren auf dem Schulweg durch Schüler einer anderen Schule mit angeführt werden.
Analaog den abnormen innerfamiliären Beziehungen tragen die eigenen Handlungen, Einstellungen oder Reaktionen des Kindes ihren Teil zur Entstehung oder Verlängerung der zwischenmenschlichen Schwierigkeiten in der Schule oder am Arbeitsplatz bei. Ungeachtet dieser eigenen Beiträge zu den schlechten Beziehungen durch das Kind selbst sollten aber die Kodierungen nur aufgrund des abnormen Verhaltens anderer erfolgen.

8.0 Abnorme Streitbeziehungen mit Schülern / Mitarbeitern

Diese Kategorie betrifft abnorme Auseinandersetzungen zwischen dem Kind und seinen Mitschülern bzw. Mitarbeitern. Ein bloßer Mangel an positiven Beziehungen allein reicht für eine Kodierung nicht aus, eine ernste, aktive, negative Auseinandersetzung muss vorhanden sein. Auf gleiche Weise genügen kurze, wiederholte Episoden von Streit nicht; die Auseinandersetzungen müssen durchgehend und generell negativ sein. In die Kodierung sollten sowohl eine einzelne deutlich negative Beziehung wie auch mehrere Beziehungen dieser Art miteinbezogen werden, wenn sie den diagnostischen Richtlinien entsprechen. Prinzipiell muss das Vorkommen diskordanter Beziehungen kodiert werden, ungeachtet ausgleichender guter Beziehungen zu anderen.

Diagnostische Richtlinien

Die Beziehungen zu Mitschülern / Mitarbeitern sollten als abnorm kodiert werden, wenn das Kind (der Jugendliche):

a) wiederholt gequält, angeschwärzt oder insultiert wird
b) *oder* wiederholt bedroht oder schikaniert wird
c) *oder* zur Teilnahme an Handlungen gegen seinen Willen gezwungen wird
d) *oder* erpresst wird
e) *oder* aktiv abgelehnt, ignoriert oder von den Mitschülern / Mitarbeitern isoliert wird
f) *oder* wiederholt demütigenden Erlebnissen ausgesetzt ist.

8.1 Sündenbockzuweisung durch Lehrer / Ausbilder

Diese Kategorie bezieht sich auf ausgeprägt negative, persönlich auf das Kind abzielende Gefühle eines oder mehrerer Lehrer oder Ausbilder. Diese negativen Stimmungen müssen spezifisch auf das Kind gerichtet sein, aber es ist dabei durchaus möglich, dass die feindselige Ablehnung auch noch gegen andere als dieses eine Kind der Gruppe der Schüler oder Auszubildenden gerichtet ist.

Diagnostische Richtlinien

Die Kodierung verlangt, dass das negative Verhalten des Erwachsenen:

1) eindeutig in Form und/oder Schweregrad abnorm ist
2) *und* spezifisch auf das Kind als Person bezogen ist
3) *und* zeitlich und über verschiedene kindliche Verhaltensweisen hinweg durchgängig besteht (d.h. eine exzessive Reaktion eines Erwachsenen auf lediglich ein oder zwei Verhaltensweisen des Kindes würde für eine Kodierung nicht ausreichen).

Die Feindseligkeit/Sündenbockzuweisung kann sich zeigen durch:

a) eine grundlose Tendenz, das Kind für Probleme oder Schwierigkeiten oder Fehler in der Schule oder in der Arbeitssituation verantwortlich zu machen;
b) *oder* wiederholte Kritik am Kind, welche sich zu einer persönlichen Abwertung des Kindes ausweitet und ganz allgemein vergangene Fehlhandlungen mit einbezieht oder auch eindeutig solche für die Zukunft erwartet;
c) *oder* eine allgemeine Tendenz, dem Kind negative Eigenschaften zuzuschreiben;
d) *oder* eine eindeutige Tendenz, besonders auf dem Kind herumzuhacken oder das Kind in negative Auseinandersetzungen einzubeziehen, wenn der Erwachsene sich unwohl fühlt, gereizt oder schlecht gelaunt ist;
e) *oder* eine unfaire Behandlung des Kindes im Vergleich mit anderen Personen in der Schule / Arbeitssituation – etwa durch eine exzessive Arbeitsbelastung oder

Übertragung von Verantwortung, einem Ausschluss von positiven Aktivitäten oder durch den deutlichen Mangel, die Bedürfnisse des Kindes oder seine Schwierigkeiten zu beachten.

8.2 Allgemeine Unruhe in der Schule bzw. Arbeitssituation

Diese Kategorie bezieht sich auf Unstimmigkeiten oder Unruhe in der Schule / Arbeitssituation, die sich auf das Kind in einem deutlichen Maß auswirkt, obwohl es selbst nicht direkt in die Zwistigkeiten einbezogen ist, sondern diese sich zwischen anderen Personen abspielen. Die Situation muss, damit sie kodiert werden kann, im soziokulturellen Zusammenhang abnorm sein, sie muss mindestens über die Hälfte der für die Kodierung maßgebenden Zeit von sechs Monaten angedauert haben und das Kind muss zu einem wesentlichen Ausmaß davon betroffen worden sein. Diese Unruhe / Zwistigkeit kann sich hauptsächlich zwischen anderen Kindern, zwischen Erwachsenen in der Schule bzw. Arbeitssituation oder zwischen Lehrern und anderen Schülern (oder Ausbildern und anderen Arbeitern) abgespielt haben. Um kodiert zu werden, sollte die Bewältigung der Aufgaben des Kindes bzw. des Jugendlichen in der Schule oder Arbeitssituation oder seine persönlichen Beziehungen dadurch schwerwiegend beeinträchtigt sein.

Diagnostische Richtlinien

Die Schul- / Arbeitssituation sollte dann als abnorm beschrieben werden, wenn sie gekennzeichnet ist durch:
a) wiederholtes oder durchgehend störendes Verhalten mit häufigen Streitigkeiten, lauten Auseinandersetzungen, aggressiven oder destruktiven Handlungen durch Erwachsene, Kinder oder beide;
b) *oder* einen ausgeprägten Mangel an Disziplin, so dass eine Arbeit nicht fortgesetzt werden kann oder wiederholt Hilfe von anderen angefordert werden muss, um die Kontrolle wieder zu erlangen;
c) *oder* häufige Streitigkeiten oder Auseinandersetzungen zwischen den Lehrern (Ausbildern).

8.8 Andere

Irgendeine andere chronische zwischenmenschliche Belastung im Zusammenhang mit Schule oder Arbeitssituation, die den allgemeinen Kriterien für diese Kategorie nach Art und Schweregrad entspricht, aber nicht unter 8.0 bis 8.2 kodiert werden kann.

Ausschlusskriterien
Stress, der von schulischen Schwierigkeiten oder pädagogischer Insuffizienz oder anderen nicht-sozialen Aspekten aus der Umgebung der Schule / des Arbeitsplatzes herrührt.

9. Belastende Lebensereignisse oder Situationen infolge von Verhaltensstörungen oder Behinderungen des Kindes

Die Anwendung dieser Kategorie ist streng auf Ereignisse oder Situationen infolge von Störungen / Funktionseinschränkungen des Kindes selbst begrenzt (die deswegen nicht unter den Kategorien 1 bis 8 kodiert werden können), die aber, wenn sie vorkommen, nichtsdestoweniger einen wesentlichen, zusätzlichen Belastungsfaktor für das Kind erzeugen. So mag die Aufnahme des Kindes in ein Heim wegen der Störung des Kindes veranlasst worden sein, aber die Heimerziehung selbst könnte einen zusätzlichen psychiatrischen Risikofaktor darstellen. In ähnlicher Weise könnte ein Schulausschluss eines Kindes durch sein störendes Verhalten bedingt sein, dennoch könnte der Ausschluss einen weiteren bedeutenden Stressfaktor bilden. Diese Kategorie sollte nur dann kodiert werden, wenn es klar ist, dass das Ereignis / die Situation, welche sich aus der Störung / Funktionseinschränkung des Kindes selbst ergibt, tatsächlich einen wesentlichen zusätzlichen Belastungsfaktor darstellt.
Wie schon beschrieben, ist es wahrscheinlich, dass das Verhalten des Kindes zum Teil zur Entstehung verschiedener abnormer psychosozialer Situationen beigetragen haben mag. Dies ist z.B. bei vielen Auseinandersetzungen in der Familie und Schule wahrscheinlich. Diese Annahme stellt aber nicht den Grund dar, diese Situation hier zu kodieren (siehe Kodierungsinstruktionen für die Kategorie 1 bis 8). Die Kategorie 9 ist nur Ereignissen / Situationen vorbehalten, bei deren Entstehung die Rolle des Kindes sowohl offenkundig als auch bedeutsam ist.

9.0 Institutionelle Erziehung

Die Kodierung dieser Kategorie sollte analog den Richtlinien der Kategorie 5.0 erfolgen, mit dem Zusatz, dass die Erziehung in einer Institution vorwiegend durch die Symptomatik des Kindes veranlasst worden ist. Daher sollte die Unterbringung in einem psychiatrischem Krankenhaus oder in einer Institution für Delinquente hier miteinbezogen werden.

9.1 Bedrohliche Umstände infolge von Fremdunterbringung

Die diagnostische Richtlinie dieser Kategorie entspricht der Kategorie 6.1 mit dem erforderlichen Zusatz, dass die Fremdunterbringung vorwiegend infolge der Symptomatik des Kindes erfolgt ist.

9.2 Abhängige Ereignisse, die zur Herabsetzung der Selbstachtung führen

Die Kodierung dieser Kategorie folgt der Richtlinie von 6.3 mit der zusätzlichen Bedingung, dass das Ereignis vorwiegend aufgrund der Symptomatik des Kindes stattfand. Der Verlust der Selbstachtung kann daher aus einer öffentlichen Enthüllung eines beschämenden Aspekts des Verhaltens des Kindes herrühren, von einer Demütigung in Zusammenhang mit einem Schulausschluss oder einer Entlassung aus einer Arbeit oder von einem Verlust an Vertrauen oder Achtung einer für das Kind wichtigen Person, weil es etwas angestellt hat.

Ausschlusskriterien
Verlust an Selbstachtung wegen einer beschämenden Entdeckung oder stigmatisierenden Tatsache, die andere Mitglieder der Familie betreffen (unter 6.3 zu kodieren).

9.8 Andere

Irgendwelche anderen Belastungen / Situationen, die einer langfristigen Bedrohung zuzuordnen sind, entsprechend den Kriterien der Kategorie 9. Diese Kategorie sollte nur dann angewandt werden, wenn es deutlich ist, dass das belastende Ereignis / Situation aus der eigenen Symptomatik des Kindes resultierte und dieses Ereignis / diese Situation eine wesentliche zusätzliche Belastung für das Kind erzeugte.

Anhang zur Achse fünf
Kodierschema (Kurzfassung) aus dem Eltern-(Life-time-) Interview

Assoziierte aktuelle abnorme psychosoziale Umstände

Kodierungsvorlage für die Achse fünf

Jede Kategorie soll mit einer zutreffenden Zahl und die entsprechenden Subkategorien folgendermaßen kodiert werden:

2 = trifft sicher zu; 1 = zutreffend, aber mit nicht ausreichendem Schweregrad; 0 = nicht zutreffend, normal; 8 = logisch nicht möglich; 9 = unbekannt, mangelnde Information
(Betrifft Zeitraum der letzten 6 Monate und das Kind muss direkt und durchgehend betroffen sein)

Jede positive Kategorie soll kodiert werden (z.B. wenn Kategorie 1.2 mit «2» oder «1» zutrifft, dann mindestens eine Information aus a–f). Auf Ausnahmen, z.B. bei notwendigen Mehrfachkodierungen, wird unter der betreffenden Kategorie gesondert hingewiesen. Jede Unstimmigkeit (keine Kongruenz zwischen einer Information und der Kodierungsmöglichkeit) sollte für sich vermerkt werden.

1. Abnorme intrafamiliäre Beziehungen

1.0 Mangel an Wärme in der Eltern-Kind-Beziehung durch ein oder beide Elternteile **2 1 0 8 9**

(Mehrere Punkte müssen zutreffen)

a Elternteil abweisend, uneinfühlsam
b Mangel an Interesse am Kind
c Kein Mitgefühl für Schwierigkeiten des Kindes
d Selten Lob und Ermutigung
e Gereizte Reaktion auf Ängste des Kindes
f Kaum körperliche Nähe bei Nöten des Kindes

1.1 Disharmonie in der Familie zwischen Erwachsenen oder Geschwistern über 16 . . . . **2 1 0 8 9**

a Auseinandersetzungen enden mit gravierendem Kontrollverlust (generalisierend / persistierend)
b Persistierende Atmosphäre gravierender Gewalttätigkeit
c Verlassen des Hauses in Wut oder Aussperrung des anderen

Generalisierung ablehnender oder kritischer Gefühle

d Beleidigung der Familie, Freunde, Herkunft
e Irrelevantes, vergangenes Geschehnis zur Herabsetzung verwendet
f Getrenntes Schlafen nach Streit

g Längeres Schweigen nach Streit
h Auswärts Übernachten nach Streit

Persistierende Spannung

i Häufig negative Bemerkungen/gespannte Atmosphäre
j Stark negative Reaktion auch auf neutrale Bemerkungen des anderen
k Schwach negative Interaktion artet in längere Feindseligkeit aus

Mehrere Streitpunkte müssen in generalisierter oder / und persistierender Form zutreffen; isolierte Streitsituationen alleine sollten besser unter «6» kodiert werden.

1.2 Feindliche Ablehnung oder Sündenbockzuweisung gegenüber dem Kind durch eines oder beide Elternteile 2 1 0 8 9

(Das negative Verhalten ist ganz persönlich gegen das Kind gerichtet, persistierend und nicht nur auf wenige Verhaltensweisen beschränkt)

a Automatisches Verantwortlichmachen des Kindes für Probleme zu Hause
b Generelle Tendenz, dem Kind negative Merkmale zuzuschreiben
c Allgemeine Beschuldigung mit Erwartung von Missetaten
d Herumhacken auf, Streit mit dem Kind bei Gereiztheit des Erwachsenen
e Im Vergleich zu anderen Haushaltsmitgliedern übermäßige Belastung, wenig Aufmerksamkeit dem Kind gegenüber
f Schwere psychische Strafen (z.B. Einsperren im Keller)

1.3 Körperliche Kindesmisshandlung 2 1 0 8 9

a mit Verletzungen
b Schläge mit harten / scharfen Gegenständen
c Bestrafung mit schwerwiegendem Kontrollverlust
d Gewalt mit körperlichem Trauma (z.B. Verbrennung, Fesselung)

1.4 Sexueller Missbrauch (innerhalb der engeren Familie) 2 1 0 8 9

(Ausgenommen ist zufällige Entblößung, Manipulation in soziokulturell akzeptablen Situationen)

a Irgendein Genitalkontakt zwischen Erwachsenem und Kind
b Manipulationen an Brust oder Genitalien des Kindes durch Erwachsenen
c Nötigen des Kindes, Genitalien (Brüste) des Erwachsenen zu berühren
d Absichtliches Entblößen der Genitalien vor dem Kind
e Versuch, Genitalien des Kindes zu entblößen
f Physischer Kontakt / Entblößung zwischen Erwachsenem und Kind mit sexueller Erregung

1.8 Andere 2 1 0 8 9

2. Psychische Störung, abweichendes Verhalten oder Behinderung in der Familie Behinderung / abweichendes Verhalten eines Familienmitgliedes und potentielles Risiko für das Kind

2.0 Psychische Störung / abweichendes Verhalten eines Elternteils 2 1 0 8 9
(Psychische Störung mit deutlicher sozialer Behinderung eines Elternteils und Beeinträchtigung der Lebensweise des Kindes. Muss deutlich auf das Kind eingewirkt haben, aktueller Kontakt nicht nötig)
Infolge von psychischer Störung, abweichendem Verhalten des Erwachsenen:

- a Soziale Einschränkung des Kindes
- b Abnorme, inadäquate Erfüllung der Elternrolle / Erziehung
- c Durch deutliche soziale Stigmata veränderte Lebensumstände als direkter Hinweis auf soziales Unvermögen

2.1 Behinderung eines Elternteils 2 1 0 8 9

- *A Geistige Behinderung*
- *B Ernste sensorische Ausfälle*
- *C Schwere Epilepsie*
- *D Chronische körperliche oder somatopsychische Störungen*
- *E Lebensbedrohliche Erkrankung*

Infolge einer Behinderung aus A–E

- a Offensichtliche soziale Stigmatisierung des Kindes
- b Unzulängliche Versorgung / Aufsicht des Kindes
- c Eingeschränktes elterliches Einfühlungsvermögen für Probleme/ Spiele des Kindes
- d Familiärer Streit, Spannung
- e Nicht gesellschaftsfähiges, peinliches Verhalten
- f Einschränkung im sozialen Leben des Kindes
- g Überforderung des Kindes

2.2 Behinderung / abweichendes Verhalten der Geschwister 2 1 0 8 9

- a Einschränkung im sozialen Leben des Kindes
- b Persönlicher Besitz des Kindes durch Geschwister bedroht
- c Eingehen der Eltern auf das Kind wegen Behinderung eines anderen gehemmt, verzerrt
- d Schwierigkeiten durch Verhalten des behinderten Geschwisters in der Öffentlichkeit
- e Hänseln durch andere Kinder wegen Behinderung des Geschwisters
- f Physische Störung durch Behinderung des Geschwisters
- g Überforderung durch altersinadäquate Verantwortung für behindertes Geschwister

2.8 Andere 2 1 0 8 9

3. Inadäquate oder verzerrte intrafamiliäre Kommunikation 21089
Intrafamiliäre Kommunikation deutlich außerhalb normaler Grenzen, gestörte Kommunikationsmuster persistieren und führen zu Fehlanpassungen in Verbindung mit:

- a widersprüchlichen Botschaften (Inhalt, Gefühl, Ton, Mimik)
- b zu niemand Bestimmtem sprechen, Nichteingehen auf Mitteilungen von anderen
- c fruchtlosen Auseinandersetzungen ohne Lösung oder Übereinstimmung
- d unangebrachtem Zurückhalten familiärer Schlüsselinformationen
- e regelmäßigem Verleugnen familiärer Schwierigkeiten oder Weigerung zur Auseinandersetzung

4. Abnorme Erziehungsbedingungen

4.0 Elterliche Überfürsorge durch ein oder beide Elternteile 21089
(Mehrere Punkte aus A und B müssen zutreffen)
A Unterdrückung, Verhinderung unabhängigen Verhaltens

- a Starke Einschränkung der Freizeitbeschäftigungen
- b Unangemessene Kontrolle über Freundschaften
- c Entmutigung, auswärts zu übernachten
- d Förderung altersinadäquater Beschäftigung mit dem Kind
- e Altersinadäquate Auswahl von Kleidung / Beschäftigungen
- f Verbot unabhängiger Entscheidungen des Kindes
- g Abnahme altersadäquater Verantwortung des Kindes
- h Verhinderung von Freizeitaktivitäten außerhalb direkter Kontrolle und Aufsicht

B Infantilisierung

- a Altersinadäquates Kleiden und Waschen des Kindes
- b Regelmäßiges Schlafengehen mit dem Kind
- c Altersinadäquates Begleiten zur Schule / anderen Orten
- d Ungewöhnlich häufiges, unangemessenes Überprüfen der Freizeitaktivitäten
- e Ungewöhnliches, häufiges Überprüfen durch Kontakte zum Lehrer
- f Unangemessene Vorstellung beim Arzt / Bettruhe bei kleineren körperlichen Beschwerden
- g Das Kind wird davon abgehalten, sich mit altersentsprechenden Herausforderungen auseinander zu setzen
- h Unangemessene Anwesenheit der Eltern im Krankenhaus, bei Untersuchung des Kindes
- i Unangemessenes Abhalten des Kindes von der Teilnahme an gewöhnlichen sportlichen Aktivitäten

(Ausschluss: elterliche Ängste ohne Infantilisierung und Unterdrückung / Überfürsorge nur auf bestimmte Aktivitäten bezogen oder bei adäquaten Krisensituationen)

4.1 Unzureichende elterliche Aufsicht und Steuerung durch ein oder beide Elternteile 2 1 0 8 9

A Eltern wissen normalerweise vom Kind nicht

a wo es sich außer Haus aufhält
b welche Freunde es hat
c wann es abends/nachts heimkommt
d Altersinadäquates Verweilen ohne Aufsicht außer Haus
e Altersinadäquates Verweilen zu Hause ohne Aufsicht

B Unwirksame elterliche Steuerung

a Mangel an erkennbaren Alltagsregeln
b Anerkennung / Ermutigung durch Eltern nach Stimmung und Laune
c Ungenaue und nicht konkrete erzieherische Maßnahmen
d Widersprüchliche, uneinige Erziehung (elterliche Reaktionen unvorhersehbar)
e Inkonsequente erzieherische Maßnahmen

C Mangel an Einflussnahme auf das Kind

a Kein Eingreifen der Eltern bei bekannten gefährdenden Kontakten des Kindes
b Keine elterliche Intervention bei bekannten Verhaltensschwierigkeiten des Kindes
c Keine elterliche Reaktion bei bekannten physischen Gefährdungen des Kindes

(Positive Kodierung, wenn bei einem oder beiden Elternteilen mehrere Punkte in den Gruppen von A–C zutreffen oder ein besonders gravierendes Beispiel in einer Gruppe)

4.2 Erziehung, die eine unzureichende Erfahrung vermittelt, durch beide Elternteile 2 1 0 8 9

A Mangel an Konversation

a Mangel an Unterhaltung mit Familienmitgliedern
b Eltern sprechen mit dem Kind nicht über dessen Interessen
c Eltern lesen dem Kind selten vor / hören selten zu
d Kaum Unterhaltung bei Mahlzeiten
e Selten Spielen / Balgen
f Ignorieren von Anregungen, die vom Kind ausgehen

B Mangel an Aktivität außerhalb der Wohnung

a Mangel an Spaziergängen, kulturellen Unternehmungen, Fahrten
b Mangel an Aktivitäten wie Sport, Hobbys
c Kaum altersentsprechende Möglichkeiten (Einkäufe, Reisen)

C Beschränkungen, sich aktiv mit der Umwelt zu beschäftigen

a Verbot von Spielen außerhalb der Wohnung
b Aufenthalt in Räumen ohne Spiel oder Unterhaltung
c Kleines Kind wird lange sich selbst überlassen
d Unangemessen frühes Zubettgehen

D Mangel an zur Verfügung stehendem Spielzeug

a Keine altersentsprechenden Spielmaterialien

b Verhinderung der Benützung altersentsprechenden Spielmaterials

(Kategorie nur kodieren, wenn Mangel an Interaktion gegenüber beiden Elternteilen besteht und gewöhnlich mehrere Beispiele aus wenigstens zwei Beispielsgruppen (A–D) zutreffen oder ein gravierendes Beispiel in einer Gruppe)

4.3 Unangemessene Forderungen und Nötigungen durch ein oder beide Elternteile 2 1 0 8 9

A Dem Geschlecht des Kindes nicht entsprechende Forderungen

a Bedrängen, sich entsprechend dem anderen Geschlecht zu verhalten

b Bedrängen, sich in extremer Weise dem eigenen Geschlecht entsprechend zu verhalten

c Andauerndes Bedrängen, sich homosexuell zu verhalten, bei heterosexuellen Intentionen oder umgekehrt

B Nicht altersentsprechende Nötigungen

a Bedrängen, sich wesentlich nicht altersentsprechend zu kleiden oder zu verhalten

b Dauerndes Anhalten zur Übernahme altersinadäquater Verantwortung

c Unangemessenes Besprechen persönlicher Probleme der Eltern in Anwesenheit des Kindes

C Der Persönlichkeit nicht entsprechende Nötigungen

a Dauerndes Drängen durch die Eltern, bestimmte Aktivitäten wahrzunehmen entgegen den Bedürfnissen / Fähigkeiten des Kindes

b Andauerndes Verplanen und Beschäftigen des Kindes

A, B oder C nur kodieren, wenn Kind exklusiv eingeschränkt wird und/oder wenn es nicht einverstanden ist.

4.8 Andere 2 1 0 8 9

5. Abnorme unmittelbare Umgebung

5.0 Erziehung in einer Institution 2 1 0 8 9

a Erziehung in Gruppenpflege, Institution (außer Internat), Krankenhaus (ohne Eltern) und lückenlose Betreuung während der ganzen Werkwoche und Betreuung während des ganzen Jahres, Schulferien nur zum Teil zu Hause und Betreuung seit mindestens drei Monaten

5.1 Abweichende Elternsituation 2 1 0 8 9

Durch mindestens drei Monate Erziehung durch:

a Nichtverwandte Pflegefamilie

b Andere Verwandte (Großeltern, Tanten, ältere Geschwister)

c Alleinstehenden Elternteil (mit oder ohne Verwandte)

d Nicht-biologische Eltern (beide)

e Biologischen Elternteil mit nicht biologisch verwandtem Partner (dauerhafte Beziehung)

f Adoptiveltern
g Wohngemeinschaft (ohne abgegrenzte Erziehungsrolle der Eltern)
h Mutter nach künstlicher Befruchtung
i Homosexuelles Paar
j Eltern, ein Elternteil aktiv homosexuell
k Ein Paar mit instabiler Beziehung (wiederholte Trennung oder häufiger Partnerwechsel)
l Andere vergleichbare Situation

5.2 Isolierte Familie 2 1 0 8 9

A Mangel an befriedigenden Sozialkontakten nach außen
a Kaum Teilnahme an sozialen Gruppenaktivitäten und
b Kaum Teilnahme an Ausflügen mit Nichtverwandten und
c Kaum informelle, positive, soziale Interaktion mit anderen

B Mangel an Besuchern
a Seltene Einladungen zu sich nach Hause und
b uneingeladene Gäste werden selten zum Bleiben ermutigt und
c kaum «Schau einfach mal vorbei»-Beziehungen

C Mangel an persönlichen Freundschaften
a Mangel an vertrauensvollen Beziehungen außerhalb der Kernfamilie und
b Mangel an regelmäßiger Teilnahme an Aktivitäten mit Personen außerhalb der Kernfamilie

D Übergreifen sozialer Isolation auf das Kind
a Verbot für das Kind, jemanden einzuladen
b Verbote, andere zu besuchen

(Nur positiv zu kodieren, wenn A–D durchgehend zutrifft)

5.3 Lebensbedingungen mit möglicher psychosozialer Gefährdung . . . 2 1 0 8 9

A Mögliche schädliche Auswirkungen auf familiäre Interaktionen
a Kein abgetrennter Schlafraum für gegengeschlechtliche nachpubertäre Kinder
b Ältere Kinder übernachten im elterlichen Schlafzimmer
c Behelfsmäßiges Wohnen mit Gefahr der Auflösung der Familie

B Mögliche schädliche Auswirkungen außerhalb der Familie
a Behelfsmäßiges Wohnen zusammen mit anderen Familien
b Behelfsmäßiges Wohnen mit öffentlicher Stigmatisierung der Familie
c Mangel an Einkommen mit persönlicher Beschämung
d Mangel an Einkommen mit dadurch bedingtem Mangel an Aktivitäten

5.8 Andere 2 1 0 8 9

6. Akute, belastende Lebensereignisse

6.0 Verlust einer liebevollen Beziehung 2 1 0 8 9

- a Tod einer Person mit Elternrolle
- b Trennung vom Elternteil durch Scheidung und ähnliches
- c Trennung vom Elternteil durch Krankheit, Arbeitsaufnahme
- d Tod eines Geschwisters
- e Ungewöhnlicher, anderer Verlust eines Geschwisters
- f Tod eines besonders guten Freundes
- g Tod / Verlust eines geliebten Erwachsenen
- h Tod eines geliebten, emotional bedeutsamen Haustieres
- i Heftige Zurückweisung durch jemanden, zu dem eine enge Beziehung bestand
- j Fehlgeburt bei erwünschter Schwangerschaft
- k Totgeburt oder Tod eines Kindes des / der Jugendlichen

6.1 Bedrohliche Umstände infolge von Fremdunterbringung 2 1 0 8 9

Trennung von Zuhause nicht wegen Symptomatik des Kindes

- a Aufnahme in eine Pflegestelle oder ein Kinderheim
- b Zweite Krankenhausaufnahme (eine davon im Vorschulalter; jetzige Aufnahme nicht mit eingerechnet)

6.2 Negative veränderte familiäre Beziehung durch neue Familienmitglieder 2 1 0 8 9

- a Deutliche Abnahme der Eltern-Kind-Interaktion
- b Einschränkung der Verfügbarkeit des Elternteils
- c Größere Veränderung der familiären Kommunikation für die Kindererziehung
- d Annahme einer Elternrolle ohne bereits stabilisierte Beziehung zum Kind
- e Beeinträchtigung der Nähe zu den Eltern durch neue Stiefgeschwister

6.3 Ereignisse, die zur Herabsetzung der Selbstachtung führen 2 1 0 8 9

A Versagen

- a mit starker Auswirkung auf das Selbstbild oder andere Funktionsebenen
- b bei starkem Engagement
- c mit Widerspiegeln mangelnder Kompetenz

B Enthüllung mit Beschämung / öffentlicher Demütigung bei

- a Illegitimität
- b Homosexualität eines Elternteils
- c ernsthafter Kriminalität eines Elternteils
- d Schwierigkeiten, den Unterhalt zu bestreiten
- e Beschämenden Umständen einer Schwangerschaft des Jugendlichen

6.4 Sexueller Missbrauch (außerhalb der Familie) **2 1 0 8 9**

A Missbrauchende Person wesentlich älter als das Kind
B Sexuelle Handlung durch Ausnutzung der Autoritätsstellung
C Handlungen gegen den Willen des Kindes

Zusätzlich bei A–C zur Kodierung erforderlich

a (versuchte) Berührung von Brust und Genitalien des Kindes
b (versuchte) Berührung der Genitalien des Erwachsenen
c Zur Schau stellen der Genitalien des Erwachsenen
d Versuch, das Kind in unangemessener Situation auszuziehen
e Zumindest deutlicher Versuch einer Verführung unter psychisch bedrohlichen Umständen

6.5 Unmittelbar beängstigende Erlebnisse **2 1 0 8 9**

a mit unsicherem Ausgang für das Leben (z.B. Entführung)
b Naturkatastrophen mit Lebensgefahr
c Verletzung mit Gefährdung und / oder Herabsetzung des Selbstbildes
d Verletzung in Verbindung mit lang anhaltenden Schmerzzuständen
e Direkte Anwesenheit bei schwerem Unfall
f Bedrohung des Eigentums mit gleichzeitiger persönlicher Bedrohung
g Zwischenfall mit nachhaltiger sozialer Auswirkung

6.8 Andere **2 1 0 8 9**

7. Gesellschaftliche Belastungsfaktoren

7.0 Verfolgung oder Diskriminierung **2 1 0 8 9**

a Schläge oder physische Erniedrigung
b Ausschluss von begehrten Aktivitäten
c Zwang zum Deklarieren durch Kleidung, Aufenthalt mit Ausschlusscharakter
d Jedwede öffentliche Stigmatisierung oder Demütigung

(Kind muss direkt betroffen sein, langfristige Bedrohung und Diskriminierung wegen bestimmter Gruppenzugehörigkeit)

7.1 Migration oder soziale Verpflanzung **2 1 0 8 9**

a Zum Umzug ohne Familie gezwungen
b Umzug mit Familie und gleichzeitigem Verlust der persönlichen Sicherheit
c Umzug in völlig andere Kultur mit neuer Sprache ohne Erhalt der alten Subkultur
d Umzug mit wesentlicher Verschlechterung der sozialen Umstände

(Demütigendes Erzwingen eines Ortswechsels / einschneidender Abbruch persönlicher Beziehungen)

7.8 Andere **2 1 0 8 9**

8. Chronische zwischenmenschliche Belastung im Zusammenhang mit Schule oder Arbeit

8.0 Abnorme Streitbeziehungen mit Schülern / Mitarbeitern 2 1 0 8 9

a Wiederholtes Gequältwerden
b Wiederholtes Bedrohtwerden
c Zwang zur Teilnahme an Handlungen wider Willen
d Erpresst werden
e Aktive Ablehnung oder Isolierung
f Wiederholt demütigende Erlebnisse

8.1 Sündenbockzuweisung durch Lehrer / Ausbilder 2 1 0 8 9

a Grundlose Tendenz, das Kind für Probleme in der Schule verantwortlich zu machen
b Wiederholte Kritik mit Abwertung des Kindes oder Erwartung von Fehlhandlungen
c Allgemeine Tendenz des Zuschreibens negativer Eigenschaften
d Herumhacken auf dem Kind bei schlechter Laune des Erwachsenen
e Unfaire Behandlung im Vergleich mit anderen in der Schule / Arbeitssituation oder Mangel bei der Wahrnehmung kindlicher Bedürfnisse

(Handlungen müssen spezifisch auf das Kind als Person bezogen werden, durchgängig und eindeutig sein)

8.2 Allgemeine Unruhe in der Schule bzw. Arbeitssituation 2 1 0 8 9

a Wiederholtes, durchgehend störendes Verhalten
b Ausgeprägter Mangel an Disziplin
c Häufig Streitigkeiten zwischen Lehrern

(Stress rührt nicht von schulischen Schwierigkeiten des Kindes, sondern aus der Umgebung der Schule her)

8.8 Andere 2 1 0 8 9

9. Belastende Lebensereignisse oder Situationen infolge von Verhaltensstörungen oder Behinderungen des Kindes

9.0 Institutionelle Erziehung 2 1 0 8 9
(Analog 5.0)

a Erziehung in Gruppenpflege, Institution (außer Internat), Krankenhaus (ohne Eltern) und Betreuung während der ganzen Werkwoche und Betreuung während des ganzen Jahres, Schulferien nur zum Teil zu Hause und Betreuung seit mindestens drei Monaten

9.1 Bedrohliche Umstände infolge von Fremdunterbringung 2 1 0 8 9
(Analog 6.1)

a Aufnahme in einer Pflegestelle
b Zweite Krankenhaus- oder Heimaufnahme (eine davon im Vorschulalter; jetzige Aufnahme nicht mitgerechnet)

9.2 Abhängige Ereignisse, die zur Herabsetzung der Selbstachtung führen 2 1 0 8 9
(Analog 6.3)
- a Für Funktionen mit starker Auswirkung auf das Selbstbild
- b Bei starkem Engagement
- c Bei Widerspiegeln mangelnder Kompetenz

9.8 Andere 2 1 0 8 9
(Alle analogen Kodierungen nur bei Abhängigkeit der Ereignisse von der Verhaltensstörung des Kindes)

Sechste Achse
Globale Beurteilung des psychosozialen Funktionsniveaus (Adaptation/Beeinträchtigung)

Die Einschätzung auf dieser Achse sollte die psychische, soziale und berufliche (schulische) Leistungsfähigkeit des Patienten zum Zeitpunkt der klinischen Evaluation widerspiegeln. Außer bei sehr akuten Störungsbildern sollte sie für den Zeitraum der vergangenen drei Monate beurteilt werden, wobei die Codierung das Funktionsniveau während der Krankheitsphase widerspiegeln soll. Die Codierungen beziehen sich auf Beeinträchtigungen, die als direkte Folge der psychiatrischen Erkrankung aufgetreten sind. Beeinträchtigungen, die aus physischen (oder umgebungsbedingten) Einschränkungen resultieren, sollen hier nicht codiert werden. Beurteile die schwerste Einschränkung des Funktionsniveaus im letzten Vierteljahr auf der Basis offensichtlichen sozialen Funktionierens im Rahmen des gewöhnlichen sozialen Kontextes des Kindes und seiner unabhängig von psychiatrischen Symptomen gegebenen Möglichkeiten.
Die Beurteilung der psychosozialen Beeinträchtigung sollte darauf basieren, bis zu welchem Grad das Kind dazu in der Lage ist, relativ harmonische Beziehungen mit Eltern, Geschwistern, Lehrern und anderen Erwachsenen aufrecht zu erhalten, sich in alters- und sozial angemessener Weise sauber und in Ordnung zu halten, zumutbare Arbeiten im Haushalt zu verrichten, ohne Probleme das Haus zu verlassen, mit den schulischen Anforderungen dem Alter und den gegebenen intellektuellen Fähigkeiten entsprechend zurecht zu kommen, tragfähige Beziehungen zu Gleichaltrigen herzustellen, die auch gemeinsame Aktivitäten einschließen, sich bei verschiedenen Freizeitaktivitäten zu engagieren und – falls berufstätig – mit der beruflichen Arbeitssituation zurechtzukommen. Die Entscheidung darüber, ob die Beeinträchtigung Folge der psychiatrischen Störung ist, sollte primär darauf basieren, ob die Veränderung im psychosozialen Funktionsniveau in nachvollziehbarem zeitlichen Zusammenhang mit dem Beginn der Symptomatik steht und ob es plausibel erscheint, dass die Symptomatik zu einer solchen Beeinträchtigung führen konnte.

Achse 6: Stufen der Ausprägung

0 Herausragende / gute soziale Funktionen: Herausragende / gute soziale Funktionen in allen sozialen Bereichen. Gute zwischenmenschliche Beziehungen mit Familie, Gleichaltrigen und Erwachsenen außerhalb der Familie; kann sich mit allen üblichen sozialen Situationen effektiv auseinander setzen und verfügt über ein gutes Spektrum an Freizeitaktivitäten und Interessen.

1 Mäßige soziale Funktion: Insgesamt mäßige soziale Funktion, aber mit vorübergehenden oder geringeren Schwierigkeiten in nur ein oder zwei Bereichen (das Funktionsniveau kann – aber muss nicht – in ein oder zwei anderen Bereichen hervorragend sein).

2 Leichte soziale Beeinträchtigung: Adäquates Funktionsniveau in den meisten Bereichen aber leichte Schwierigkeiten in mindestens ein oder zwei Bereichen (wie

z.B. Schwierigkeiten mit Freundschaften, gehemmte soziale Aktivitäten/Interessen, Schwierigkeiten mit innerfamiliären Beziehungen, wenig effektive soziale Coping-Mechanismen oder Schwierigkeiten in den Beziehungen zu Erwachsenen außerhalb der Familie).

3 Mäßige soziale Beeinträchtigung: Mäßige Beeinträchtigung in mindestens ein oder zwei Bereichen.

4 Ernsthafte soziale Beeinträchtigung: Ernsthafte Beeinträchtigung in mindestens ein oder zwei Bereichen (wie z.B. erheblicher Mangel an Freunden, Unfähigkeit, mit neuen sozialen Situationen zurecht zu kommen oder Schulbesuch nicht mehr möglich).

5 Ernsthafte und durchgängige soziale Beeinträchtigung: Ernsthafte Beeinträchtigung in den meisten Bereichen.

6 Funktionsunfähig in den meisten Bereichen: Benötigt ständige Aufsicht oder Betreuung zur basalen Alltagsbewältigung; ist nicht in der Lage, für sich selbst zu sorgen.

7 Schwere und durchgängige soziale Beeinträchtigung: Manchmal unfähig für eine minimale Körperhygiene zu sorgen, oder braucht zeitweise strenge Beaufsichtigung um Gefahrensituationen für sich selbst oder andere zu verhüten, oder schwere Beeinträchtigung in allen Bereichen der Kommunikation.

8 Tiefe und durchgängige soziale Beeinträchtigung: Ständige Unfähigkeit für die eigene Körperhygiene zu sorgen, oder ständige Gefahr, sich selbst oder Andere zu verletzen oder völliges Fehlen von Kommunikation.

9 Nicht zutreffend / nicht einschätzbar.

Tabelle mit den korrespondierende DSM-IV Diagnosen zur ICD-10 für die Kategorien F0 bis F9

Aus: Pitzer M., Schmidt M. H.: Referenztabellen zur Abbildung von ICD-10 Diagnosen im DSM-IV. Zeitschrift für Kinder- und Jugendpsychiatrie und Psychotherapie, 28(2), 119–128, 2000

ICD-10		DSM-IV	
F0			
F05.0	Delir ohne Demenz, nicht durch Alkohol oder psychotrope Substanzen bedingt	293.0	Delir Aufgrund eines Medizinischen Krankheitsfaktors
F07.0	organische Persönlichkeitsstörung	310.0	Persönlichkeitsveränderung Aufgrund eines Medizinischen Krankheitsfaktors (Bestimme den Typus)
F1			
F10	*Störungen durch Alkohol*		
F10.0x F10.03	akute Intoxikation mit Delir	303.0 291.0	Alkoholintoxikation außer Alkoholintoxikationsdelir
F10.2	Abhängigkeitssyndrom	303.90	Alkoholabhängigkeit
F10.3	Entzugssyndrom	291.8	Alkoholentzug
F10.4	Entzugssyndrom mit Delir	291.0	Alkoholentzugsdelir
F10.51 F10.52	vorwiegend wahnhaft vorwiegend halluzinatorisch	291.5 291.3	Alkoholinduzierte Psychotische Störung, mit Wahn[1] Alkoholinduzierte Psychotische Störung, mit Halluzinationen[1]
F10.72 F10.75	durch Alkohol bedingtes affektives Zustandsbild durch Alkohol bedingte verzögert auftretende psychotische Störung	291.8 291.9 291.5 291.2	Alkoholinduzierte Affektive Störung NNB Störung im Zusammenhang mit Alkohol außer Alkoholinduzierte Psychotische Störung, mit Wahn[1] oder Alkoholinduzierte Psychotische Störung, mit Halluzinationen[1]
F1x.3	*Entzugssyndrom*	292.0 292.9	Entzug (Bestimme die Substanzklasse[2]) oder NNB Störung im Zusammenhang mit (Bestimme die Substanzklasse)
F1x.4	*Entzugssyndrom mit Delir*	292.81 292.9	Entzugsdelir (Sedativa, Hypnotika oder Anxiolytika oder Andere Substanzen) oder NNB Störung im Zusammenhang mit (Bestimme die Substanzklasse)

1 DSM-IV kennt nur die substanzinduzierte psychotische Störung mit Beginn innerhalb eines Monats nach Substanzintoxikation oder -entzug. ICD-10 kennt keine psychotische Störung nach Entzug, unterscheidet aber nach Beginn in psychotische (max. zwei Wochen nach Konsum) und verzögert auftretende psychotische (2 bis 6 Wochen nach Konsum) Störung.

2 In DSM-IV nicht definiert für: Cannabis, Halluzinogene, Inhalantien, Koffein, Multiple Substanzen

F1x.51	*psychotische Störung, vorwiegend wahnhaft*	292.11	Substanzinduzierte Psychotische Störung, mit Wahn[1] (Bestimme die Substanzklasse)
F1x.52	psychotische Störung, vorwiegend halluzinatorisch	292.12	Substanzinduzierte Psychotische Störung, mit Halluzinationen[1] (Bestimme die Substanzklasse)
F16.70	durch Halluzinogene bedingte Nachhallzustände (Flashbacks)	292.89	Persistierende Wahrnehmungsstörung im Zusammenhang mit Halluzinogenen (Flashbacks)[3]
F1x.72	affektives Zustandsbild	292.84	Substanzinduzierte Affektive Störung (Bestimme die Substanzklasse[4])
F2			
F20	*Schizophrenie*	295.x 295.40	Schizophrenie[5] oder Schizophreniforme Störung
F20.0	paranoide Schizophrenie	295.30	Paranoider Typus
F20.1	hebephrene Schizophrenie	295.10	Desorganisierter Typus
F20.2	katatone Schizophrenie	295.20	Katatoner Typus
F20.3	undifferenzierte Schizophrenie	295.90	Undifferenzierter Typus
F20.5	schizophrenes Residuum	295.60	Residualer Typus
F21	schizotype Störung	301.22	Schizotypische Persönlichkeitsstörung
F23	vorübergehende akute psychotische Störungen		
F23.0	akute polymorphe psychotische Störung ohne Symptome einer Schizophrenie	298.8 298.9	Kurze Psychotische Störung oder NNB Psychotische Störung[6]
F23.1	akute polymorphe psychotische Störung mit Symptomen einer Schizophrenie	298.8	Kurze Psychotische Störung
F23.2	akute schizophreniforme psychotische Störung	298.8	Kurze Psychotische Störung
F24	induzierte wahnhafte Störung	297.3	Gemeinsame psychotische Störung (folie a deux)
F25.0	Schizoeffektive Störung	295.70	Schizoeffektive Störung[6a]
F3			
F30	manische Episode		
F30.1	Manie ohne psychotische Symptome	296.0x	Bipolar I Störung, einzelne Manische Episode (Bestimme den Schweregrad)

3 In DSM-IV nur für Halluzinogene definiert
4 In DSM-IV nicht definiert für: Cannabis, Koffein, Nikotin, Multiple Substanzen
5 Für die Diagnose einer Schizophrenie muß in DSM-IV das Zeitkriterium von mind. sechs Monaten Dauer (davon ein Monat floride Symptome) erfüllt sein, in ICD-10 ist ein Monat mit floriden Symptomen für die Diagnose ausreichend
6 Die Kurze Psychotische Störung darf nach DSM-IV Kriterien maximal einen Monat andauern
6a DSM-IV klassifiziert den schizomanischen und gemischten Subtyp aus ICD-10 (F25.0, F25.2) als biopolaren Typ, den schizodepressiven aus ICD-10 (F25.1) als depressiven Typ mit jeweils engeren Kriterien
7 Falls in der Anamnese mindestens eine manische oder gemischte Episode

F30.2	Manie mit psychotischen Symptomen	296.04	Bipolar I Störung, einzelne Manische Episode
F31	bipolare affektive Störung		
F31.0	gegenwärtig hypomanische Episode	296.40 296.89	Bipolar I Störung[7], letzte Episode Hypoman oder Bipolar II Störung
F31.1	gegenwärtig manische Episode ohne psychotische Symptome	296.4x	Bipolar I Störung[8], letzte Episode manisch (Bestimme den Schweregrad)
F31.2	gegenwärtig manische Episode mit psychotischen Symptomen	296.44	Bipolar I Störung, letzte Episode manisch
F31.3	gegenwärtig mittelgradige oder leichte depressive Episode	296.5x 296.89	Bipolar I Störung[7], letzte Episode depressiv (Bestimme den Schweregrad) oder Bipolar II Störung
F31.4	gegenwärtig schwere depressive Episode ohne psychotische Symptome	296.53 296.89	Bipolar I Störung[7], letzte Episode depressiv oder Bipolar II Störung
F31.5	gegenwärtig schwere depressive Episode mit psychotischen Symptomen	296.54 296.89	Bipolar I Störung[7], letzte Episode depressiv oder Bipolar II Störung
F31.6	gegenwärtig gemischte Episode	296.6x 296.0x	Bipolar I Störung[8], letzte Episode Gemischt (Bestimme den Schweregrad) oder Bipolar I Störung, einzelne gemischte Episode (Bestimme den Schweregrad)
F31.7	gegenwärtig remittiert	296.x5 296.x6 296.89	Bipolar I Störung[7], teilremittiert (Bestimme den Typ der letzten Episode) oder Bipolar I Störung[7], vollremittiert (Bestimme den Typ der letzten Episode) oder Bipolar II Störung
F32	depressive Episode		
F32.0	leichte depressive Episode	296.21	Major Depression, leicht
F32.1	mittelgradige depressive Episode	296.22	Major Depression, mittelschwer
F32.2	schwere depressive Episode ohne psychotische Symptome	296.23	Major Depression, schwer ohne psychotische Merkmale
F32.3	schwere depressive Episode mit psychotischen Symptomen	296.24	Major Depression, schwer mit psychotischen Merkmalen[9]
F33	rezidivierende depressive Störung		
F33.0	gegenwärtig leichte Episode	296.31	Major Depression, rezidivierend, letzte Episode leicht
F33.1	gegenwärtig mittelgradige Episode	296.32	Major Depression, rezidivierend, letzte Episode mittelschwer

8 Falls in der Anamnese mindestens eine depressive, manische oder gemischte Episode
9 In ICD-10 reicht Stupor für die Diagnose psychotischer Symptome, in DSM-IV müssen Wahn oder Halluzinationen vorliegen

F33.2	gegenwärtig schwere Episode ohne psychotische Symptome	296.33	Major Depression, rezidivierend, letzte Episode schwer ohne psychotische Merkmale
F33.3	gegenwärtig schwere Episode mit psychotischen Symptomen	296.34	Major Depression, rezidivierend, letzte Episode schwer mit psychotischen Merkmalen[9]
F33.4	gegenwärtig remittiert	296.35 296.36	Major Depression, rezidivierend, teilremittiert oder Major Depression, rezidivierend, vollremittiert
F34	anhaltende affektive Störungen		
F34.0	Zyklothymia	301.13	Zyklothyme Störung
F34.1	Dysthymia	300.4	Dysthyme Störung
F38.10	Rezidivierende kurze depressive Störung	296.90	Affektive Störung NNB
F4			
F40	phobische Störung		
F40.00	Agoraphobie ohne Panikstörung	300.22	Agoraphobie ohne Panikstörung in der Vorgeschichte
F40.01	Agoraphobie mit Panikstörung	300.21	Panikstörung mit Agoraphobie
F40.1	soziale Phobien	300.23 300.00	Soziale Phobie[10] oder NNB Angststörung
F40.2	spezifische (isolierte) Phobien	300.29 300.00	Spezifische Phobie[10] (Bestimme den Typus) oder NNB Angststörung
F41	andere Angststörungen		
F41.0	Panikstörung (episodisch paroxysmale Angst)	300.01	Panikstörung ohne Agoraphobie
F41.1	generalisierte Angststörung	300.02 300.00	Generalisierte Angststörung[11] oder NNB Angststörung
F42.x	Zwangsstörung	300.3	Zwangsstörung
F43	Reaktionen auf schwere Belastungen und Anpassungsstörungen		
F43.0	Akute Belastungsreaktion	308.3	Akute Belastungsstörung[11a]
F43.1	Posttraumatische Belastungsstörung	309.81	Posttraumatische Belastungsstörung[11b]
F43.2	Anpassungsstörungen		Anpassungsstörung
F43.20	Kurze depressive Reaktion	309.0	Mit depressiver Stimmung
F43.21	Längere depressive Reaktion	309.0 311	Mit depressiver Stimmung[12] oder NNB depressive Störung
F43.22	Angst und depressive Reaktion gemischt	309.28	Mit Angst und depressiver Stimmung, Gemischt

10 Bei Personen unter 18 Jahren verlangt DSM-IV eine Symptomdauer von mindestens sechs Monaten

11 DSM-IV verlangt eine Symptomdauer von mindestens sechs Monaten, ICD-10 lediglich von «mehreren Wochen».

11a Im DSM-IV ohne Zeitvorgabe

11b Im DSM-IV Mindestdauer 1 Monat

12 Dauer der Symptomatik maximal sechs Monate oder anhaltende Belastung

F43.24	Mit vorwiegender Störung des Sozialverhaltens	309.3	Mit Störung des Sozialverhaltens
F43.25	Mit gemischter Störung von Gefühlen und Sozialverhalten	309.4	Mit emotionalen Störungen und Störungen des Sozialverhaltens
F44	dissoziative Störungen (Konversionsstörungen)		
F44.0	dissoziative Amnesie	300.12	Dissoziative Amnesie
F44.1	dissoziative Fugue	300.13	Dissoziative Fugue
F44.4–7	dissoziative Störungen der Bewegung und der Sinnesempfindung	300.11	Konversionsstörung
F44.81	multiple Persönlichkeit(sstörung)	300.14	Dissoziative Identitätsstörung
F44.82	Vorübergehende dissoziative Störungen in Kindheit und Jugend	300.15	Dissoziative Störung NNB
F45	somatoforme Störungen		
F45.0	Somatisierungsstörung	300.82 300.82	Somatisierungsstörung[13] oder Undifferenzierte Somatisierungsstörung
F45.1	undifferenzierte Somatisierungsstörung	300.81	Undifferenzierte Somatisierungsstörung
F45.2	hypochondrische Störung	300.7 300.81	Hypochondrie[14] oder NNB somatoforme Störung
F45.3	Somatoforme autonome Funktionsstörung	300.81	Somatoforme Störung NNB
F45.4	anhaltende somatoforme Schmerzstörung	307.80 307.89	Schmerzstörung in Verbindung mit psychischen Faktoren oder Schmerzstörung in Verbindung mit sowohl psychischen Faktoren wie einem medizinischen Krankheitsfaktor
F48.1	Depersonalisations- / Derealisationssyndrom	300.6 300.15	Depersonalisationsstörung oder NNB dissoziative Störung
F5			
F50	Essstörungen		
F50.0	Anorexia nervosa	307.1	Anorexia nervosa
F50.00	A.n. ohne aktive Maßnahmen zur Gewichtsabnahme	307.1	A.n. Restriktiver Typus
F50.01	A.n. mit aktiven Maßnahmen zur Gewichtsabnahme	307.1	A.n. Bindge-Eating/Purging Typus
F50.2	Bulimia nervosa	307.51	Bulimia nervosa
F51	nicht-organische Schlafstörungen		
F51.0	nicht-organische Insomnie	307.42	Primäre Insomnie
F51.1	nicht-organische Hypersomnie	307.44	Primäre Hypersomnie
F51.2	nicht-organische Störung des Schlaf-Wach-Rhythmus	307.45	Schlafstörung mit Störung des zirkadianen Rhythmus (Bestimme den Typus)

13 DSM-IV fordert genauer definierte, umfangreichere Diagnosekriterien als ICD-10, z.B. mindestens ein sexuelles Symptom

14 DSM-IV verlangt eine Symptomdauer von mindestens sechs Monaten, ICD-10 lediglich «anhaltende» Symptome

F51.3	Schlafwandeln	307.46	Schlafstörung mit Schlafwandeln
F51.4	Pavor nocturnus	307.46	Pavor nocturnus
F51.5	Alpträume (Angstträume)	307.47	Schlafstörung mit Alpträumen
F6			
F60	spezifische Persönlichkeitsstörungen[15]		
F60.0	paranoide Persönlichkeitsstörung	301.00	Paranoide Persönlichkeitsstörung
F60.1	schizoide Persönlichkeitsstörung	301.20	Schizoide Persönlichkeitsstörung
F60.31	emotional instabile Persönlichkeitsstörung, Borderline Typus	301.83	Borderline Persönlichkeitsstörung
F60.4	histrionische Persönlichkeitsstörung	301.50	Histrionische Persönlichkeitsstörung
F60.5	anankastische (zwanghafte) Persönlichkeitsstörung	301.4	Zwanghafte Persönlichkeitsstörung
F60.6	ängstliche (vermeidende) Persönlichkeitsstörung	301.82	Vermeidend-selbstunsichere Persönlichkeitsstörung
F60.7	abhängige (asthenische) Persönlichkeitsstörung	301.6	Dependente Persönlichkeitsstörung
F60.8	andere spezifische Persönlichkeitsstörung – narzistische Persönlichkeitsstörung	301.9 301.81	NNB Persönlichkeitsstörung oder Narzistische Persönlichkeitsstörung
F63.3	Trichotillomanie	312.39	Trichotillomanie
F64.2	Störung der Geschlechtsidentität des Kindesalters	302.6	Geschlechtsidentitätsstörung bei Kindern
F66	psychische oder Verhaltensstörungen in Verbindung mit der sexuellen Entwicklung und Orientierung	302.9 302.6	NNB Sexuelle Störung oder NNB Geschlechtsidentitätsstörung
F7			
F70	leichte Intelligenzminderung	317	Leichte geistige Behinderung
F71	mittelgradige Intelligenzminderung	318.0	Mittelschwere geistige Behinderung
F72	schwere Intelligenzminderung	318.1	Schwere geistige Behinderung
F73	schwerste Intelligenzminderung	318.2	Schwerste geistige Behinderung
F78	andere Intelligenzminderung	319	Geistige Behinderung mit unspezifischem Schwertegrad
F79	NNB Intelligenzminderung	319	Geistige Behinderung mit unspezifischem Schwertegrad
F8			
F80	*umschriebene Entwicklungsstörungen des Sprechens und der Sprache*		
F80.0	Artikulationsstörung	315.39	Phonologische Störung
F80.1	expressive Sprachstörung	315.31	Expressive Sprachstörung
F80.2	rezeptive Sprachstörung	315.3	Kombinierte rezeptiv-expressive Sprachstörung, entwicklungsbezogener Typus

15 Die Definitionen sind in ICD-10 und DSM-IV teilweise etwas unterschiedlich, jedoch außer bei der dissozialen Persönlichkeitsstörung (s. dort) vergleichbar

F80.3	erworbene Aphasie mit Epilepsie (Landau-Kleffner-Syndrom)	315.31	Kombinierte rezeptiv-expressive Sprachstörung, erworbener Typus
F81	*umschriebene Entwicklungsstörungen schulischer Fertigkeiten*		
F81.0	Lese- und Rechtschreibstörung	315.0 315.2	Lesestörung und (wenn Kriterien erfüllt) und Störung des schriftlichen Ausdrucks[16]
F81.1	Isolierte Rechtschreibstörung	315.9	Lernstörung NNB[16a]
F81.2	Rechenstörung	315.1	Rechenstörung
F82	*umschriebene Entwicklungsstörung der motorischen Funktionen*	315.4	Entwicklungsbezogene Koordinationsstörung
F84	*tiefgreifende Entwicklungsstörungen*		
F84.0	frühkindlicher Autismus	299.0	Autistische Störung
F84.2	Rett-Syndrom	299.80	Rett-Störung
F84.3	andere desintegrative Störung des Kindesalters	299.10	Desintegrative Störung des Kindesalters
F84.5	Asperger-Syndrom	299.80	Asperger-Störung
F9			
F90	hyperkinetische Störungen		
F90.0	einfache Aktivitäts- und Aufmerksamkeitsstörung	314.01 314.00	Aufmerksamkeitsdefizit-/ Hyperaktivitätsstörung, Mischtypus[17] oder Aufmerksamkeitsdefizit-/ Hyperaktivitätsstörung, vorwiegend unaufmerksamer Typus
F91	Störungen des Sozialverhaltens		
F91.0	auf den familären Rahmen beschränkte Störung des Sozialverhaltens	312.8 312.9	Störung des Sozialverhaltens (wenn Kriterien erfüllt)[18] oder NNB sozial störendes Verhalten
F91.1	Störung des Sozialverhaltens bei fehlenden sozialen Bindungen	312.8 312.9	Störung des Sozialverhaltens (wenn Kriterien erfüllt) oder NNB sozial störendes Verhalten
F91.2	Störung des Sozialverhaltens bei vorhandenen sozialen Bindungen	312.8 312.9	Störung des Sozialverhaltens (wenn Kriterien erfüllt) oder NNB sozial störendes Verhalten
F91.3	Störung des Sozialverhaltens mit oppositionellem, aufsässigen Verhalten	313.81	Störung mit oppositionellem Trotzverhalten

16 DSM-IV verwendet eine deutlich unterschiedliche, weitere Definition, die jedoch die isolierte Rechtschreibstörung nach ICD-10 umfaßt

16a Im DSM-IV in 315.2 enthalten

17 DSM-IV verlangt 6 Items betreff Impulsivität und Hyperaktivität zur Diagnose des Mischtypus, in ICD-10 werden nur 4 Items aus diesm Bereich gefordert (3 Items Hyperaktivität / 1 Item Impulsivität)

18 Störungen des Sozialverhaltens benötigen in ICD-10 nur ein Kriterium, in DSM-IV müssen drei Kriterien erfüllt sein

F93.0	emotionale Störung mit Trennungsangst des Kindesalters	309.21	Störung mit Trennungsangst
F94	Störungen sozialer Funktionen mit Beginn in der Kindheit und Jugend		
F94.0	elektiver Mutismus	313.23	Selektiver Mutismus
F94.1	reaktive Bindungsstörung des Kindesalters	313.89	Reaktive Bindungsstörung im Säuglingsalter oder in der frühen Kindheit, gehemmter Typus[19]
F94.2	Bindungsstörung des Kindesalters mit Enthemmung	313.89	Reaktive Bindungsstörung im Säuglingsalter oder in der frühen Kindheit, ungehemmter Typus
F95.0	Ticstörungen		
F95.0	vorübergehende Ticstörung	307.21	Vorübergehende Ticstörung
F95.1	chronische motorische oder vokale Ticstörung	307.22	Chronische motorische oder vokale Ticstörung
F95.2	kombinierte vokale und multiple motorische Tics (Tourette-Syndrom)	307.23	Tourette-Störung
F98	*andere Verhaltens- und emotionale Störungen mit Beginn in der Kindheit und Jugend*		
F98.0	Enuresis	307.6	Enuresis
F98.1	Enkopresis	307.7	Enkopresis
F98.2	*Fütterstörung im frühen Kindesalter*	307.59 307.53	Fütterstörung im Säuglings- oder Kleinkindalter oder Ruminationsstörung
F98.3	Pica im Kindesalter	307.52	Pica
F98.4	stereotype Bewegungsstörung	307.3	Stereotype Bewegungsstörung
F98.5	Stottern (Stammeln)	307.0	Stottern
F98.8	andere näher bezeichnete Verhaltens- und emotionale Störungen mit Beginn in der Kindheit und Jugend – Nägelkauen – Nasebohren – Daumenlutschen – (exzessive) Masturbation – Aufmerksamkeitsstörung ohne Hyperaktivität	313.9 314.00	NNB Störung im Kleinkindalter, in der Kindheit oder Adoleszenz außer Aufmerksamkeitsdefizit-/Hyperaktivitätsstörung, vorwiegend unaufmerksamer Typus

19 Für die Diagnose wird in ICD-10 u.a. das Vorliegen einer emotionalen Störung gefordert, in DSM-IV reicht das gestörte Bindungsverhalten; hier wird aber obligat der Nachweis pathologischer Fürsorgebedingungen gefordert, die in ICD-10 nur als «fast immer anzutreffen» beschrieben sind

Kinder- und jugendpsychiatrisch relevante ICD-10 Diagnosen ohne Entsprechung in DSM-IV

Aus: Pitzer M., Schmidt M. H.: Referenztabellen zur Abbildung von ICD-10 Diagnosen im DSM-IV. Zeitschrift für Kinder- und Jugendpsychiatrie und Psychotherapie, 28(2), 119–128, 2000

F07.1	postenzephalitisches Syndrom
F07.2	organisches Psychosyndrom nach Schädelhirntrauma
F20.4	postschizophrene Depression
F43.23	Anpassungsstörung mit vorwiegender Beeinträchtigung von anderen Gefühlen (beinhaltet regressives Verhalten von Kindern wie Bettnässen, Daumenlutschen)
F43.28	Andere spezifische Anpassungsstörungen *dazugehöriger Begriff:* Hospitalismus bei Kindern
F44.82	vorübergehende dissoziative Störungen (Konversionsstörungen) in der Kindheit und Jugend
F50.1	atypische Anorexia nervosa
F50.3	atypische Bulimia nervosa
F50.4	Essattacken bei anderen psychischen Störungen
F66	psychische oder Verhaltensstörungen in Verbindung mit der sexuellen Entwicklung und Orientierung
F84.1	atypischer Autismus
F84.4	hyperkinetische Störung mit Intelligenzminderung und Bewegungsstereotypien
F93.1	phobische Störung des Kindesalters
F93.2	Störung mit sozialer Überempfindlichkeit des Kindesalters
F93.3	emotionale Störung mit Geschwisterrivalität
F98.6	Poltern
F90.1	hyperkinetische Störung des Sozialverhaltens[a]
F92.0	Störung des Sozialverhaltens mit depressiver Störung[a] (= Störung des Sozialverhaltens (F91.x) mit depressiver Störung (F30–39))
F92.8	andere kombinierte Störung des Sozialverhaltens und der Emotionen[a] (= Störung des Sozialverhaltens (F91.x) mit emotionaler Störung (F93) oder neurotischer Störung (F40–49))

a Diese Störungsbilder werden aufgrund des DSM-IV Prinzips, kombinierte Diagnosen zu vermeiden, durch zwei entsprechende Diagnosen kodiert

Vorläufige Kriterien für ausgewählte Störungen

Dieser Anhang enthält Kriterien für einige Störungen, deren klinische und wisssenschaftliche Bedeutung bestenfalls als unsicher angesehen werden. Interessierte Wissenschaftler haben die Aufnahme dieser Störungen in die Klassifikation vorgeschlagen. Allerdings sind weitere Untersuchungen notwendig, bevor die internationale Akzeptanz ausreicht, um sie in das Kapitel V(F) der ICD-10 aufzunehmen. Die in diesem Anhang aufgeführten vorläufigen Kriterien werden die Forschung zum Wesen und der Bedeutung dieser Störungen hoffentlich anregen.

- Saisonale affektive Störung
- Bipolare II Störung
- Bipolare Störung mit schnellem Phasenwechsel (Kurzzykler, rapid cycler)
- Narzisstische Persönlichkeitsstörung
- Passiv-aggressive (negativistische) Persönlichkeitsstörung

Saisonale affektive Störung

(Diese Störung könnte den affektiven Störungen, Kategorie F30.–, F31–, F32.– und F33.–, zugeordnet werden.)

A. Drei oder mehr Episoden einer affektiven Störung mit einem Beginn innerhalb desselben 90-Tage-Zeitraumes in drei oder mehr aufeinander folgenden Jahren.
B. Remissionen ebenfalls innerhalb eines bestimmten 90-Tage-Zeitraumes.
C. Die Zahl saisonaler Episoden übertrifft eindeutig die Zahl eventuell auftretender nichtsaisonaler Episoden.

Bipolare II Störung

(Diese Störung könnte den bipolaren affektiven Störungen, Kategorie F31.0, F31.3–F31.5, F31.7, zugeordnet werden.)

A. Eine oder mehrere depressive Episoden (F32.–).
B. Eine oder mehrere hypomanische Episoden (F30.0).
C. Keine manischen Episoden (F30.1–F30.2).

Bipolare Störung mit schnellem Phasenwechsel (Kurzzykler, rapid cycler)

(Diese Störung könnte den bipolaren affektiven Störungen, Kategorie F31.0–F31.7, zugeordnet werden.)

A. Die Kriterien für eine bipolare affektive Störung, F31.0–F31.7, müssen erfüllt sein.
B. Mindestens vier Episoden einer bipolaren affektiven Störung innerhalb von 12 Monaten.

Beachte: Die Episoden sind abgegrenzt durch einen Wechsel zu einer Episode des entgegengesetzten affektiven Poles oder zu einer gemischten Episode oder durch Remission.

Narzisstische Persönlichkeitsstörung

A. Die allgemeinen Kriterien für eine Persönlichkeitsstörung (F60) müssen erfüllt sein.
B. Mindestens fünf der folgenden Merkmale:
   1. Größengefühl in Bezug auf die eigene Bedeutung (z.B. die Betroffenen übertreiben ihre Leistungen und Talente, erwarten ohne entsprechnende Leistungen als bedeutend angesehen zu werden);
   2. Beschäftigung mit Phantasien über unbegrenzten Erfolg, Macht, Scharfsinn, Schönheit oder ideale Liebe;
   3. Überzeugung, «besonders» und einmalig zu sein und nur von anderen besonderen Menschen oder solchen mit hohen Status (oder von entsprechenden Institutionen) verstanden zu werden oder mit diesen zusammen sein zu können;
   4. Bedürfnis nach übermäßiger Bewunderung;
   5. Anspruchshaltung; unbegründete Erwartung besonders günstiger Behandlung oder automatische Erfüllung der Erwartungen;
   6. Ausnutzung von zwischenmenschlichen Beziehungen, Vorteilsnahme gegenüber anderen, um eigene Ziele zu erreichen;
   7. Mangel an Empathie; Ablehnung, Gefühle und Bedürfnisse anderer anzuerkennen oder sich mit ihnen zu identifizieren;
   8. häufiger Neid auf andere oder Überzeugung, andere seien neidisch auf die Betroffenen;
   9. arrogante, hochmütige Verhaltensweisen und Attitüden.

Passiv-aggressive (negativistische) Persönlichkeitsstörung

A. Die allgemeinen Kriterien für eine Persönlichkeitsstörung (F60) müssen erfüllt sein.
B. Mindestens fünf der folgenden Merkmale:
   1. Verzögerung und Verschleppung bei der Beendigung grundlegender Routineaufgaben, vor allem, wenn andere darum bitten;
   2. ungerechtfertigter Protest gegen gerechtfertigte Forderungen anderer;
   3. Trotz, Reizbarkeit oder Streitlust, wenn die Betroffenen gebeten werden, etwas zu tun, was sie nicht wollen;
   4. ungerechtfertigte Kritik an oder Verachtung für Autoritätspersonen;
   5. absichtlich langsame oder schlechte Arbeit an unliebsamen Aufgaben;
   6. Behinderung von Bemühungen anderer, dadurch dass der eigene Anteil an der Arbeit nicht geleistet wird;
   7. Vermeidung von Verpflichtungen durch die Behauptung, sie vergessen zu haben.

Übersicht über die in einzelnen diagnostischen und therapeutischen «Leitlinien» behandelten Störungen zu den Klassifikationen der ICD-10

Leitlinien zu Diagnostik und Therapie von psychischen Störungen im Säuglings-, Kindes- und Jugendalter. Herausgeber: DGKJP, BKJPP, BAG. Deutscher Ärzte-Verlag, Köln, 2000.

Persönlichkeits- und Verhaltensstörungen aufgrund einer Krankheit, Schädigung oder Funktionsstörung des Gehirns (F07)

Organische Persönlichkeitsstörung (F07.0)
Postenzephalitisches Syndrom (F07.1)
Organisches Psychosyndrom nach Schädelhirntrauma (F07.2)
Sonstige organische Persönlichkeits- und Verhaltensstörungen aufgrund einer Krankheit, Schädigung oder Funktionsstörung des Gehirns (F07.8)

Psychische und Verhaltensstörungen durch psychotrope Substanzen (F1)

Störungen durch Alkohol (F10)
Störungen durch Opioide (F11)
Störungen durch Cannabinoide (F12)
Störungen durch Sedativa und Hypnotika (F13)
Störungen durch Kokain (F14)
Störungen durch andere Stimulantien einschließlich Koffein (F15)
Störungen durch Halluzinogene (F16)
Störungen durch Tabak (F17)
Störungen durch flüchtige Lösungsmittel (F18)
Störungen durch multiplen Substanzgebrauch und Konsum sonstiger psychotroper Substanzen (F19)

Schizophrenie, schizotype und wahnhafte Störungen (F2)

Schizophrenie (F20.x)
Paranoide Schizophrenie (F20.0)
Hebephrene Schizophrenie (F20.1)
Katatone Schizophrenie (F20.2)
Undifferenzierte Schizophrenie (F20.3)
Postschizophrene Depression (F20.4)
Schizophrenes Residuum (F20.5)
Schizophrenia simplex (F20.6)
Schizotype Störung (F21)
Anhaltende wahnhafte Störungen (F22)
Akute vorübergehende psychotische Störungen (F23)

Induzierte wahnhafte Störung (F24)
schizoaffektive Störungen F 25
Schizotype (F21), wahnhafte (F22), akute vorübergehende psychotische Störungen (F23)
induzierte wahnhafte Störung (F24) und schizoeffektive Störungen (F25)

Manische und bipolare affektive Störungen (F30, F31)

Manische Episode (F30)
Bipolare Affektive Störung (F31).
Hypomanie (F30.0)
Manie ohne psychotische Symptome (F30.1)
Manie mit psychotischen Symptomen (F30.2)
synthyme (F30.20) oder
parathyme (F30.21) psychotische Symptome

Depressive und rezidivierende depressive Störungen (F32 und F33)

Depressive Episode (F32.0–32.3)
Rezidivierende depressive Störungen (F33.0–F33.3)
- *mit* somatischen Symptomen (F32.01 bzw. F33.01)
- *ohne* somatische Symptome (F32.00 bzw. F33.00)
- *Vorhandensein von psychotischen Symptomen* (F32.3 bzw. F33.3)
- oder dem *Fehlen von psychotischen Symptomen* (F32.2 bzw. F33.2)

Schwereren Formen der rezidivierenden depressiven Störung (F33.2 und F33.3)
Manie (F30.1 und F30.2)
Rezidivierenden depressiven Störung *gegenwärtig remittiert* (F33.4)

Anhaltende affektive Störungen (F34)

Zyklothymia F34.0
Dysthymia F34.1

Zwangsstörung (F42)

Vorwiegend Zwangsgedanken oder Grübelzwang (F42.0)
Vorwiegend Zwangshandlungen (Zwangsrituale) (F42.1)
Zwangsgedanken und -handlungen, gemischt (F42.2)

Reaktionen auf schwere Belastungen und Anpassungsstörungen (F43)

Akute Belastungsreaktion (F43.0)
Posttraumatische Belastungsstörung (F43.1)
Anpassungsstörungen (F43.2)
Kurze depressive Reaktion (F43.20)

Längere depressive Reaktion (F43.21)
Angst und depressive Reaktion gemischt (F43.22)
Mit vorwiegender Störung des Sozialverhaltens (F43.24)
Gemischte Störung von Gefühl und Sozialverhalten (F43.25)

Dissoziative Störungen (Konversionsstörungen) (F44)

Dissoziative Amnesie (F44.0)
Dissoziative Fugue (F44.1)
Dissoziativer Stupor (F44.2)
Trance und Besessenheitszustände (F44.3)
Dissoziative Bewegungsstörungen (F44.4)
Dissoziative Krampfanfälle (F44.5)
Dissoziative Sensibilitäts- und Empfindungsstörungen (F44.6)
Dissoziative Störungen (Konversionsstörungen), gemischt (F44.7)
Sonstige dissoziative Störungen (Konversionsstörungen) (F44.8)
Nicht näher bezeichnete dissoziative Störungen (F44.9)

Somatoforme Störungen (F45)

Somatisierungsstörung (F45.0)
Undifferenzierte Somatisierungsstörung (F45.1)
Hypochondrische Störung (F45.2)
Somatoforme autonome Funktionsstörung (F45.3)
Anhaltende somatoforme Schmerzstörung (F45.4)
Sonstige somatoforme Störungen (F45.8)
Nicht näher bezeichnete somatoforme Störung (F45.9)

Essstörungen (F50)

Anorexia nervosa (F50.0)
Atypische Anorexia nervosa (F50.1)
Bulimia nervosa (F50.2)
Atypische Bulimia nervosa (F50.3)

Nicht-organische Schlafstörungen (F51)

Dyssomnien:
Nichtorganische Insomnie (F51.0)
Nichtorganische Hypersomnie (F51.1)
Nichtorganische Störung des Schlaf-Wach-Rhythmus (F51.2)
Parasomnien:
Schlafwandeln (F51.3)
Pavor nocturnus (F51.4)
Alpträume (F51.5)

Persönlichkeitsstörungen (F60, F61)

Spezifische Persönlichkeitsstörungen (F60)
Kombinierte und sonstige Persönlichkeitsstörungen (F61)
Dissoziale Persönlichkeitsstörung (F60.2)
Emotional instabile Persönlichkeitsstörung, Borderline-Typus (F60.3/F60.31)
Histrionische Persönlichkeitsstörung (F60.4)
Ängstlich (vermeidende) Persönlichkeitsstörung (F60.6)
Kombinierte und sonstige Persönlichkeitsstörungen (F61)
Kombinierte Persönlichkeitsstörungen F61.0
Störende Persönlichkeitsänderungen F61.1
Andauernde Persönlichkeitsänderung, nicht Folge einer Schädigung oder Erkrankung des Gehirns (F62.0)

Abnorme Gewohnheiten und Störungen der Impulskontrolle (F63)

Pathologisches Glücksspiel (F63.0)
Pathologische Brandstiftung (Pyromanie) F63.1
Pathologisches Stehlen (Kleptomanie) (F63.2)
Trichotillomanie (F63.3)

Störungen der Geschlechtsidentität (F64)

Störung der Geschlechtsidentität des Kindesalters (F64.2)
Transsexualismus (F64.0)
Sonstige Störung der Geschlechtsidentität (F64.8)
nicht näher bezeichnete Störung der Geschlechtsidentität (F64.9)
Psychische und Verhaltensprobleme in Verbindung mit der sexuellen Entwicklung und Orientierung (F66)
Heterosexuell F66.–0
Homosexuell F66.–1
Bisexuell F66.–2
Andere, einschließlich präpubertär. F66.–8

Intelligenzminderung (F7) und grenzwertige Intelligenz

Intelligenzminderungen unterschiedlicher Schweregrade (F70 bis F73)
Hyperkinetische Störung mit Intelligenzminderung und Bewegungsstereotypien (F84.4).
Keine oder eine nur geringe Verhaltensstörung F7x.0
deutliche Verhaltensstörung F7x.1

Umschriebene Entwicklungsstörungen der Sprache (F80.1, F80.2)

Expressive Sprachstörung (F80.1)
Rezeptive Sprachstörung (F80.2)

Umschriebene Entwicklungsstörungen schulischer Fertigkeiten (F81)

Lese- und Rechtschreibstörung (F81.0)
Isolierte Rechtschreibstörung (F81.1)
Rechenstörung (F81.2)
Kombinierte Störung schulischer Fertigkeiten (F81.3)

Tiefgreifende Entwicklungsstörungen (F84)

Frühkindlicher Autismus (F84.0)
Atypischer Autismus (F84.1)
Asperger-Syndrom (F84.5)
Rett-Syndrom (F84.2)
Sonstige desintegrative Störungen des Kindesalters (F84.3)
Überaktive Störung mit Intelligenzminderung und Bewegungsstereotypien (F84.4)

Hyperkinetischen Störungen (F90)

einfachen Aktivitäts- und Aufmerksamkeitsstörung (F90.0)
hyperkinetischen Störung des Sozialverhaltens (F90.1)

Störungen des Sozialverhaltens (F91, F92)

Störungen des Sozialverhaltens (F91.0, F91.1, F91.2, F91.3)
kombinierte Störung des Sozialverhaltens und der Emotionen (F92.0, F92.8)

Phobische Störungen (F40) und Emotionale Störungen des Kindesalters (F93.1, F93.2)

Agoraphobie (F40.0)
Agoraphobie ohne Panikstörung (F40.00)
Agoraphobie mit Panikstörung (F40.01)
Soziale Phobien (F40.1)
Störung mit sozialer Ängstlichkeit des Kindesalters (F93.2)
Spezifische (isolierte) Phobien (F40.2)
Phobische Störungen des Kindesalters (F93.1)

Angststörungen (F41, F93.0)

Panikstörung (F41.0)
Generalisierte Angststörung (F41.1)
Angst und depressive Störung, gemischt (F41.2)
Sonstige gemischte Angststörungen (F41.3)
Emotionale Störung mit Trennungsangst des Kindesalters (F93.0)

Elektiver Mutismus (F94.0)

Bindungsstörungen (F94.1, F94.2)

Reaktive Bindungsstörung des Kindesalters (F94.1)
Bindungsstörung des Kindesalters mit Enthemmung (F94.2)

Ticstörungen (F95)

Vorübergehende Ticstörung (F95.0)
Chronische motorische oder vokale Ticstörung (F95.1)
Kombinierte vokale und multiple motorische Tics (Tourette-Syndrom, F95.2)
Sonstige Ticstörung (F95.8)
Nicht näher bezeichnete Ticstörung (F95.9)

Enuresis und funktionelle Harninkontinenz (F98.0)

Primäre isolierte Enuresis nocturna
Primäre symptomatische Enuresis nocturna
Sekundäre Enuresis nocturna
Idiopathische Dranginkontinenz
Harninkontinenz bei Miktionsaufschub
Detrusor-Sphinkter-Dyskoordination
Primäre isolierte (monosymptomatische) Enuresis nocturna:
tiefer Schlaf
schwere Erweckbarkeit trotz normaler Schlafarchitektur
hohe Einnässfrequenz
Polyurie
Variation der zirkadianen ADH-Sekretion
unauffälliger Urodynamik ohne Miktionsauffälligkeiten tagsüber
geringe psychiatrische Komorbidität.

Enkopresis (F98.1)

Primäre Enkopresis: Die Sphinkterkontrolle wurde nie erlernt
Sekundäre Enkopresis: Die Sphinkterkontrolle wurde für die Dauer von mindestens sechs Monaten beherrscht

Regulationsstörungen im Säuglingsalter (u.a. F98.2)

Exzessives Schreien
Exzessives Schreien im ersten Lebenshalbjahr
Fütterstörung im frühen Kindesalter (F98.2)
Schlafstörungen

Selbstverletzendes Verhalten (F68.1 und F98.4)

Stereotype Bewegungsstörung (F98.4)
Trichotillomanie mit Trichophagie (F63.3)
Pica (F98.3)
Artifizielle Störung (absichtliches Erzeugen oder Vortäuschen von körperlichen oder psychischen Symptomen oder Behinderungen) (F68.1)
mit vorwiegend psychischen Symptomen der Störung
mit vorwiegend körperlichen Symptomen der Störung
mit gemischt körperlichen und psychischen Symptomen
Münchhausen-Syndrom

Umschriebene Entwicklungsstörungen des Sprechens (F80)

Artikulationsstörungen (F80.0)
Stottern (F98.5)
Poltern (F98.6)

Emotionale Störung mit Geschwisterrivalität (F93.3)

Suizidalität im Kindes- und Jugendalter

vorsätzliche Selbstbeschädigung X60–80 der ICD-10

Vernachlässigung, Misshandlung, sexueller Missbrauch

Siehe auch Achse 5, Assoziierte aktuelle abnorme psychosoziale Umstände: Extrafamilialer Missbrauch (6.4) / sexueller Missbrauch innerhalb der Familie (1.4) / körperliche Kindesmisshandlung (1.3) / Vernachlässigungssymptome wie Mangel an Wärme in der Eltern-Kind-Beziehung (1.0) / Erziehung, die eine unzureichende Erfahrung vermittelt (4.2) / unzureichende elterliche Aufsicht und Steuerung (4.1) / unangemessene Anforderungen und Nötigung durch die Eltern (4.3) / sowie feindliche Ablehnung oder Sündenbockzuweisung (1.2)

Sachregister

Anhang